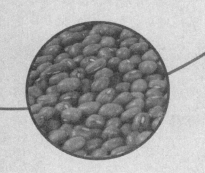

"十三五"江苏省高等学校重点教材

高等学校创新教材

供本科护理学类专业用

编号(2017-1-143)

营养与食疗学

主　编　徐桂华　孙桂菊

副主编　叶　然　宋志秀　宋　阳　姚　新

编　者（按姓氏笔画排序）

丁　融（南京中医药大学附属医院）　　　陈晓甜（南京大学医学院附属鼓楼医院）

王少康（东南大学）　　　　　　　　　　苗　苗（南京市妇幼保健院）

邓丽金（福建中医药大学）　　　　　　　周慧芳（湖北中医药大学）

叶　然（南京中医药大学）　　　　　　　施赛磊（南京医科大学第一附属医院）

白建英（河北中医学院）　　　　　　　　姜荣荣（南京中医药大学）

孙桂菊（东南大学）　　　　　　　　　　姚　新（长春中医药大学）

任　蓁（黑龙江中医药大学）　　　　　　徐桂华（南京中医药大学）

宋志秀（南京中医药大学）　　　　　　　夏　惠（东南大学）

宋　阳（广州中医药大学）　　　　　　　钱凤娥（云南中医药大学）

吴云凤（南京中医药大学）　　　　　　　鹿竞文（南京中医药大学）

张留巧（河南中医药大学）

人民卫生出版社

·北京·

图书在版编目（CIP）数据

营养与食疗学 / 徐桂华，孙桂菊主编 . —北京：
人民卫生出版社，2020.12
ISBN 978-7-117-31155-7

Ⅰ.①营… Ⅱ.①徐…②孙… Ⅲ.①营养学—高等
学校—教材②食物疗法—高等学校—教材 Ⅳ.① R151
② R247.1

中国版本图书馆 CIP 数据核字（2020）第 265704 号

人卫智网	www.ipmph.com	医学教育、学术、考试、健康， 购书智慧智能综合服务平台
人卫官网	www.pmph.com	人卫官方资讯发布平台

营养与食疗学
Yingyang yu Shiliaoxue

主　　编：徐桂华　　孙桂菊
出版发行：人民卫生出版社（中继线 010-59780011）
地　　址：北京市朝阳区潘家园南里 19 号
邮　　编：100021
E - mail：pmph @ pmph.com
购书热线：010-59787592　　010-59787584　　010-65264830
印　　刷：天津安泰印刷有限公司
经　　销：新华书店
开　　本：787 × 1092　1/16　　印张：28
字　　数：681 千字
版　　次：2020 年 12 月第 1 版
印　　次：2021 年 1 月第 1 次印刷
标准书号：ISBN 978-7-117-31155-7
定　　价：78.00 元

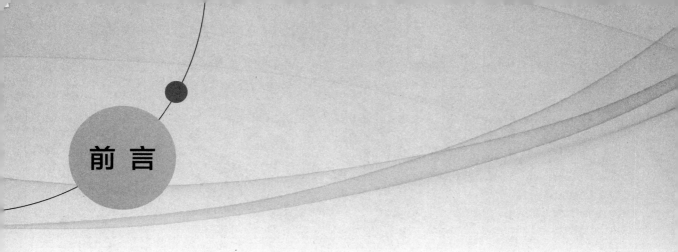

前　言

随着医学模式的改变，人们对健康需求水平不断提高，无论是医务人员还是普通百姓都已深切地认识到疾病的形成、发展、治疗和康复与饮食的密切相关。营养学与中医食疗学是人们预疾防病的重要武器，在医学院校，尤其是中医药院校，营养学与中医食疗学是学生必修的两门专业基础课程，为了满足临床及教学需求，我们将两门课程编入同一本教材。本教材紧扣专业特点，以够用、好用、实用为原则，立足传承与创新，体现以下特点。

第一，结构优化，环环相扣。本教材由营养学和中医食疗学两部分构成。营养学包含基础营养、食物营养、公共营养、人群营养和临床营养五大板块。中医食疗学包含中医食疗学基本理论、常用食物的食疗功效、常用食疗方、常见疾病的饮食治疗四大板块。各板块之间体现先行后续，层层递进，环环相扣，便于理解和掌握。

第二，内容丰富，易学实用。本教材基本保证了对营养学与中医食疗学的全貌的描述，结构完整，内容丰富。注重理论联系实际，教材中纳入的"食"为日常生活常用之食，"方"为简便有效可用之方，"病"为临床常见之病，让学习者感到"学了有用"。

第三，食疗营养，中西结合。本教材在介绍食物时编写了"现代研究"这部分内容，体现了食疗与营养的有机结合，更加贴近临床，服务大众。这是本教材的创新之处。

第四，数字内容，配套上线。为适应互联网时代下的教学变革，本次编写将数字内容作为重难点建设内容，为每一章配套编写了课件、习题、重难点讲解视频，为广大读者提供了丰富的学习资源。

本教材由十三所兄弟单位专家组成编委团队，共同承担编写工作，他们均在医、教、研的第一线，有着丰富的教学和临床经验，为本教材的编写花费了大量的心血。

由于我们的业务水平和编写经验有限，缺点和错误在所难免，恳请读者不吝赐教，以便今后予以进一步完善。

徐桂华　孙桂菊

2020 年 10 月

目 录

第一章　绪论·················1
　　一、营养学的定义···········1
　　二、中医食疗学的定义·······1
　　三、营养学与中医食疗学的联系
　　　　与区别···············1

第二章　营养学概述···········3
　　一、营养与营养素的概念·····3
　　二、营养学的发展历史·······4
　　三、人群的营养需要·········6

第三章　营养学基础···········10
第一节　蛋白质··············10
　　一、蛋白质的生理功能·······10
　　二、蛋白质的消化吸收和代谢·11
　　三、食物蛋白质的营养价值评价·12
　　四、蛋白质营养不良·········13
　　五、蛋白质的参考摄入量和食物
　　　　来源···············14
第二节　脂类················14
　　一、脂肪酸的分类···········14
　　二、脂类的生理功能·········15
　　三、脂类的消化吸收和代谢···17
　　四、食物脂类的营养价值评价·17
　　五、脂类的参考摄入量和食物
　　　　来源···············18
第三节　碳水化合物···········18
　　一、碳水化合物的分类·······19

　　二、碳水化合物的生理功能···21
　　三、碳水化合物的消化吸收
　　　　和代谢·············22
　　四、碳水化合物的参考摄入量
　　　　和食物来源···········23
第四节　能量················23
　　一、能量单位和能量系数·····24
　　二、人体能量消耗···········24
　　三、能量需要量和食物来源···26
第五节　维生素··············27
　　一、概述················27
　　二、脂溶性维生素···········28
　　三、水溶性维生素···········33
第六节　矿物质··············39
　　一、概述················39
　　二、钙··················40
　　三、铁··················42
　　四、锌··················44
　　五、硒··················46
　　六、碘··················47
第七节　水··················49
　　一、水的代谢············49
　　二、水的生理功能·········50
　　三、水的缺乏和过多·······51
　　四、水的需要量及来源·····52
第八节　植物化学物··········52
　　一、概述················52
　　二、植物化学物的生物活性···52
　　三、常见植物化学物·······54

第四章　各类食物的营养价值 ………… 56
　第一节　食物营养价值的评价
　　　　　及意义
　　　一、食物营养价值的评价 ……… 56
　　　二、评价食物营养价值的意义 … 57
　第二节　谷薯类及杂豆类营养价值 …… 58
　　　一、谷类 …………………………… 58
　　　二、薯类 …………………………… 59
　　　三、杂豆类 ………………………… 59
　第三节　蔬菜、水果类营养价值 ……… 59
　　　一、蔬菜类 ………………………… 60
　　　二、水果类 ………………………… 60
　第四节　畜禽肉、水产品和蛋类
　　　　　营养价值 ………………………… 61
　　　一、畜禽肉类 ……………………… 61
　　　二、水产品 ………………………… 62
　　　三、蛋类 …………………………… 63
　第五节　奶类、大豆及坚果类营养
　　　　　价值
　　　一、奶类 …………………………… 64
　　　二、大豆类 ………………………… 66
　　　三、坚果类 ………………………… 67
　第六节　烹调油和食盐营养价值 ……… 67
　　　一、烹调油 ………………………… 67
　　　二、食盐 …………………………… 68

第五章　合理营养与平衡膳食 ………… 69
　第一节　膳食结构与膳食指南 ………… 69
　　　一、膳食结构 ……………………… 69
　　　二、中国居民膳食指南 …………… 70
　第二节　营养调查与评价 ……………… 74
　　　一、膳食调查 ……………………… 75
　　　二、人体测量 ……………………… 76
　　　三、临床检查 ……………………… 78
　　　四、实验室检查 …………………… 79
　第三节　营养配餐与食谱编制 ………… 80
　　　一、营养配餐 ……………………… 80
　　　二、食谱编制 ……………………… 81

第六章　人群营养与膳食 ……………… 85
　第一节　孕妇的营养与膳食 …………… 85
　　　一、妊娠期的生理特点 …………… 85
　　　二、妊娠期的营养需要 …………… 87
　　　三、妊娠期营养失衡对母体和
　　　　　胎儿的影响 …………………… 89
　　　四、妊娠期的合理膳食 …………… 90
　第二节　乳母的营养与膳食 …………… 92
　　　一、哺乳期的生理特点 …………… 92
　　　二、哺乳期的营养需要 …………… 92
　　　三、哺乳期的合理膳食 …………… 94
　　　四、如何增加泌乳量 ……………… 94
　　　五、乳母一天食物建议量 ………… 95
　第三节　婴幼儿的营养与膳食 ………… 95
　　　一、婴幼儿的生理特点 …………… 96
　　　二、婴幼儿的营养需要 …………… 96
　　　三、婴幼儿的合理喂养 …………… 97
　　　四、幼儿的合理膳食 ……………… 99
　第四节　学龄前儿童的营养与膳食 …… 99
　　　一、学龄前儿童的生理特点 …… 100
　　　二、学龄前儿童的营养需要 …… 100
　　　三、学龄前儿童的合理膳食 …… 100
　第五节　学龄儿童的营养与膳食 …… 100
　　　一、学龄儿童的生理特点 ……… 101
　　　二、学龄儿童的营养需要 ……… 101
　　　三、学龄儿童的合理膳食 ……… 101
　第六节　青少年的营养与膳食 ……… 101
　　　一、青少年的生理特点 ………… 102
　　　二、青少年的营养需要 ………… 102
　　　三、青少年的合理膳食 ………… 102
　第七节　老年人的营养与膳食 ……… 103
　　　一、老年人的生理特点 ………… 103
　　　二、老年人的营养需要 ………… 104
　　　三、老年人的合理膳食 ………… 105

第七章　疾病营养与膳食 …………… 106
　第一节　医院膳食 …………………… 106
　　　一、基本膳食 …………………… 106

二、治疗膳食 ……………… 108
三、试验膳食 ……………… 113
第二节 患者营养风险筛查
与评估 ……………… 114
一、营养风险 ……………… 114
二、营养风险筛查 ………… 114
三、营养评估 ……………… 114
四、常用营养风险筛查与
评估量表 ……………… 114
五、进一步评估措施 ……… 120
第三节 营养支持 …………… 120
一、概述 …………………… 120
二、肠外营养 ……………… 121
三、肠内营养 ……………… 124
第四节 营养与疾病 ………… 127
一、营养与肥胖 …………… 127
二、营养与高血压 ………… 131
三、营养与高血脂 ………… 136
四、营养与糖尿病 ………… 141
五、营养与慢性肾脏病 …… 145
六、营养与恶性肿瘤 ……… 149

第八章 中医食疗学概述 …… 155
一、食疗、食养、食治、药膳的
概念 ……………………… 155
二、中医食疗的发展历史 … 155

第九章 食物的性能 ………… 161
第一节 性味 ………………… 161
一、四性 …………………… 161
二、五味 …………………… 161
第二节 归经 ………………… 162

第十章 食疗的基本原则 …… 163
一、整体性原则 …………… 163
二、辨证施食 ……………… 165
三、辨病施食 ……………… 165
四、顾护脾胃 ……………… 166

第十一章 食物的应用 ……… 167
第一节 食物配伍 …………… 167
一、单行 …………………… 167
二、相须 …………………… 167
三、相使 …………………… 167
四、相畏 …………………… 167
五、相杀 …………………… 167
六、相恶 …………………… 168
七、相反 …………………… 168
第二节 食疗常用剂型 ……… 168
一、米饭 …………………… 168
二、粥食 …………………… 168
三、面食 …………………… 168
四、菜肴 …………………… 169
五、汤液 …………………… 169
六、汤羹 …………………… 169
七、饮料 …………………… 169
八、鲜汁 …………………… 169
九、酒剂 …………………… 169
十、散剂 …………………… 169
十一、丸剂 ………………… 169
十二、蜜膏 ………………… 169
十三、蜜饯 ………………… 170
十四、糖果 ………………… 170
十五、饼干 ………………… 170
第三节 常用食疗方制作 …… 170
一、制作形式 ……………… 170
二、制作方法 ……………… 171
第四节 饮食禁忌 …………… 173
一、食物配伍禁忌 ………… 173
二、时令饮食禁忌 ………… 174
三、病证饮食禁忌 ………… 174
四、服药饮食禁忌 ………… 174
五、孕期及产褥期饮食禁忌 … 175
六、饮食卫生禁忌 ………… 175

第十二章 常用食物 ………… 176
第一节 谷物类 ……………… 176

一、粳米《名医别录》…………176
二、糯米《中华本草》…………177
三、粟米《名医别录》…………178
四、薏苡仁《神农本草经》……179
五、荞麦《千金·食治》…………180
六、大麦《名医别录》…………181
七、小麦《本草经集注》………182
八、绿豆《日华子本草》………183
九、黄豆《神农本草经》………184
十、豆腐《本草图经》…………185
十一、黑大豆《神农本草经》…186
十二、赤小豆《神农本草经》…188
十三、白扁豆《本草纲目》……189
十四、蚕豆《救荒本草》………190
十五、玉米《滇南本草图说》…190
十六、芝麻《本草纲目》………191

第二节　蔬菜类…………………192
一、韭菜《滇南本草》…………193
二、旱芹《履巉岩本草》………194
三、苋菜《神农本草经》………195
四、菠菜《履巉岩本草》………196
五、胡荽《食疗本草》…………197
六、荠菜《千金·食治》…………198
七、马齿苋《本草经集注》……199
八、南瓜《滇南本草》…………200
九、冬瓜《本草经集注》………201
十、苦瓜《滇南本草》…………202
十一、黄瓜《本草拾遗》………203
十二、丝瓜《救荒本草》………204
十三、番茄《陆川本草》………205
十四、西蓝花《食物本草》……206
十五、紫甘蓝《植物名实图考》…207
十六、茄子《本草拾遗》………209
十七、辣椒《植物名实图考》…210
十八、萝卜《新修本草》………211
十九、胡萝卜《日用本草》……212
二十、土豆《植物名实图考》…213
二十一、山药《神农本草经》…214
二十二、魔芋《四川中药志》…215

二十三、竹笋《本草纲目拾遗》……217
二十四、洋葱《药材学》…………217
二十五、大蒜《本草经集注》……218
二十六、百合《神农本草经》……219
二十七、藕《本草经集注》………220
二十八、猴头菇《全国中草药
　　　　汇编》……………221
二十九、木耳《神农本草经》……222
三十、香蕈《随息居饮食谱》……223
三十一、银耳《中国药学大词典》…224
三十二、紫菜《本草经集注》……225
三十三、海带《吴普本草》………226

第三节　果品类…………………228
一、荔枝《食疗本草》…………228
二、龙眼《开宝本草》…………229
三、大枣《神农本草经》………230
四、核桃《本草纲目》…………231
五、栗子《千金要方·食治》……232
六、槟榔《名医别录》…………232
七、杨梅《本草拾遗》…………234
八、桃《日用本草》……………234
九、杏《本草图经》……………235
十、葡萄《神农本草经》………236
十一、无花果《救荒本草》……237
十二、白果《本草纲目》………238
十三、柠檬《岭南采药录》……239
十四、苹果《滇南本草》………240
十五、橘《神农本草经》………241
十六、梨《新修本草》…………242
十七、柿子《滇南本草图说》…243
十八、香蕉《本草纲目拾遗》…244
十九、枇杷《名医别录》………245
二十、猕猴桃《开宝本草》……246
二十一、桑葚《新修本草》……247
二十二、西瓜《日用本草》……248
二十三、花生《滇南本草图说》…249
二十四、荸荠《日用本草》……250
二十五、莲子《本草经集注》…251
二十六、芡实《本草纲目》……252

二十七、甘蔗《名医别录》…… 253
二十八、柚《本草经集注》…… 254
二十九、草莓《台湾药用植物志》… 255
三十、山楂《本草衍义补遗》…… 256
三十一、椰子《海药本草》…… 257
三十二、橄榄《日华子本草》…… 258
第四节　肉食、蛋奶类………… 259
一、猪肉《本草经集注》…… 259
二、猪心《名医别录》…… 260
三、猪肝《千金·食治》…… 261
四、猪肺《千金·食治》…… 262
五、猪肾《名医别录》…… 263
六、猪血《名医别录》…… 263
七、猪蹄《千金·食治》…… 264
八、牛肉《名医别录》…… 265
九、牛奶《本草经集注》…… 266
十、羊肉《本草经集注》…… 267
十一、狗肉《名医别录》…… 268
十二、鸡肉《神农本草经》…… 269
十三、鸡蛋《神农本草经》…… 270
十四、麻雀《名医别录》…… 271
十五、鸭肉《名医别录》…… 272
十六、鸭蛋《本草经集注》…… 273
十七、鹅肉《名医别录》…… 274
十八、鸽肉《嘉祐本草》…… 275
十九、鸽蛋《本草纲目》…… 276
二十、鹌鹑《齐民要术》…… 276
二十一、鹌鹑蛋《山东药用
　　　动物》…… 277
二十二、燕窝《本草逢原》…… 278
二十三、蛇《本草纲目》…… 279
第五节　水产类………………… 280
一、鳝鱼《雷公炮炙论》…… 281
二、鲤鱼《神农本草经》…… 282
三、鲫鱼《新修本草》…… 283
四、黄鱼《本草述》…… 284
五、鲍鱼《本草经集注》…… 284
六、鳖《名医别录》…… 285
七、龟《名医别录》…… 286

八、河蚌《食疗本草》…… 287
九、牡蛎《本草拾遗》…… 288
十、泥鳅《滇南本草》…… 289
十一、河虾《名医别录》…… 290
十二、螃蟹《神农本草经》…… 290
十三、海参《食物本草》…… 291
十四、海蜇《食物本草汇纂》…… 292
第六节　造酿类………………… 293
一、冰糖《本草纲目》…… 293
二、白砂糖《本草纲目》…… 294
三、红糖《随息居饮食谱》…… 295
四、蜂蜜《神农本草经》…… 296
五、茶叶《本草便读》…… 297
六、酒《名医别录》…… 299
七、咖啡《广西中药志》…… 300
八、食盐《名医别录》…… 300
九、醋《名医别录》…… 302
十、酱油《名医别录》…… 303
十一、麻油《本草经集注》…… 304
十二、生姜《本草经集注》…… 305
十三、葱《神农本草经》…… 306
十四、花椒《神农本草经》…… 307
十五、胡椒《新修本草》…… 308

第十三章　常用食疗方………… 310
第一节　解表类………………… 310
一、姜糖苏叶饮《本草汇言》…… 310
二、生姜粥《兵部手集方》…… 310
三、防风粥《千金月令》…… 310
四、黄豆芫荽煎《民间方》…… 311
五、葱豉黄酒汤《偏方大全》…… 311
六、生姜红糖茶《饮食辨录》…… 311
七、神仙粥《惠直堂经验方》…… 311
八、薄荷糖《简便单方》…… 311
九、新加香薷饮《温病条辨》…… 312
十、菊花粥《慈山粥谱》…… 312
十一、银花饮《验方新编》…… 312
十二、五神汤《惠直堂经验方》…… 312

十三、荆芥粥《养老奉亲书》·········313
第二节　泻下类·············313
一、桃花面《圣济总录》·········313
二、枳实粥《本草纲目》·········313
三、苁蓉羊肉粥《本草纲目》·····313
四、郁李仁粥《太平圣惠方》·····314
五、麻仁紫苏粥《普济本事方》···314
六、柏子仁粥《粥谱》···········314
七、麻仁栗子糕《食物疗法》·····314
八、黄芪汤《金匮翼方》·········314
九、芝麻归杏粥《中医饮食调
补学》·····················315
十、百合蜂蜜饮《中医饮食调
补学》·····················315
第三节　清热类·············315
一、鲜李汁《泉州本草》·········315
二、五汁饮《温病条辨》·········315
三、清络饮《温病条辨》·········315
四、马齿苋粥《食医心鉴》·······316
五、梨粥《太平圣惠方》·········316
六、天花粉粥《备急千金要方》···316
七、雪羹汤《古方选注》·········316
八、苦菜姜汁《唐瑶经验方》·····317
九、丝瓜花蜜饮《滇南本草》·····317
十、鱼腥草饮《本草经疏》·······317
十一、桑菊薄竹饮《广东
凉茶方》···················317
十二、栀子仁粥《太平圣惠方》···317
十三、竹叶粥《老老恒言》·······318
第四节　祛湿类·············318
一、薏苡仁粥《本草纲目》·······318
二、白花蛇酒《本草纲目》·······318
三、海桐皮酒《圣济总录》·······318
四、五加皮醪《本草纲目》·······319
五、固春酒《随息居饮食谱》·····319
六、川乌粥《普济本事方》·······319
七、滑石粥《太平圣惠方》·······319
八、土茯苓猪骨汤《民间方》·····320
九、茯苓酒《饮膳正要》·········320

十、威灵仙酒《中药大辞典》·····320
十一、茵陈粥《粥谱》···········320
十二、赤小豆鲤鱼汤《外台
秘要》·····················320
十三、五白糕《百病中医药膳
疗法》·····················321
十四、麦苗汁《备急千金要方》···321
第五节　温里类·············321
一、干姜粥《寿世青编》·········321
二、当归生姜羊肉汤《金匮
要略》·····················321
三、鲢鱼肉丸汤《药膳汤菜》·····322
四、姜橘椒鱼羹《食医心境》·····322
五、丁香煮酒《千金翼方》·······322
六、羊肾馄饨《太平圣惠方》·····322
七、附子粥《太平圣惠方》·······323
八、姜汁砂仁粥《老老恒言》·····323
九、丁香姜糖《摘元方》·········323
十、醋浸生姜饮《食医心镜》·····323
十一、姜露《本草纲目拾遗》·····323
十二、吴茱萸粥《食鉴本草》·····324
第六节　补虚类·············324
一、五味枸杞饮《摄生众妙方》···324
二、桂圆参蜜膏《得配本草》·····324
三、归圆杞菊酒《摄生秘剖》·····324
四、葡萄藕蜜膏《太平圣惠方》···325
五、鹿肾粥《养老奉亲书》·······325
六、雀儿药粥《太平圣惠方》·····325
七、燕窝粥《本草纲目拾遗》·····325
八、春盘面《饮膳正要》·········326
九、枸杞子酒《太平圣惠方》·····326
十、对虾酒《本草纲目拾遗》·····326
十一、桂圆醴《万氏家抄方》·····326
十二、桑葚醴《本草纲目》·······327
十三、五汁蜜膏《经验广集》·····327
第七节　固涩类·············327
一、黄芪粥《冷庐医话》·········327
二、黄芪蒸鸡《随园食单》·······327
三、浮小麦饮《卫生宝鉴》·······328

四、腐皮白果粥《家庭食疗手册》·· 328
五、五味子蛋茶《常见药用食物》 328
六、人参诃子茶《奇效良方》……… 328
七、赤石脂干姜粥《伤寒论》……… 329
八、石榴皮茶《食疗本草》……… 329
九、乌梅粥《圣济总录》……… 329
十、保精汤《不居集》……… 329
十一、金樱子粥《饮食辨录》……… 330
十二、山茱萸粥《粥谱》……… 330
十三、苎麻粥《圣济总录》……… 330
十四、阿胶糯米粥《食医心鉴》…… 330
十五、乌雄鸡粥《太平圣惠方》…… 330
十六、山药山萸粥《经验方》……… 331
十七、糖溜白果《民间方》……… 331
十八、山药芡实粥《寿世保元》…… 331
十九、白果乌鸡汤《经验方》……… 331
第八节 安神类……… 332
一、大枣粥《太平圣惠方》……… 332
二、人参枣仁茶《百病饮食
自疗》……… 332
三、桂圆粥《饮食辨录》……… 332
四、甘麦大枣粥《金匮要略》……… 332
五、酸枣仁粥《太平圣惠方》……… 333
六、养心粥《食疗百味》……… 333
七、龙眼酒《万病回春》……… 333
八、参归猪心汤《证治要诀》……… 333
九、百合粥《本草纲目》……… 333
十、乌灵参炖鸡《民间方》……… 334
十一、夜交藤粥《民间方》……… 334
十二、磁石粥《寿亲养老新书》…… 334
十三、珍珠母粥《饮食辨录》……… 334
十四、清宫安神茶《慈禧光绪医方
选议》……… 335
十五、龙骨粥《千金翼方》……… 335
十六、珍珠母茯神汤《煲汤网》…… 335
第九节 理气类……… 335
一、姜橘饮《魏氏家藏方》……… 335
二、薤白粥《食医心境》……… 336
三、萝卜生姜汁《食疗本草学》…… 336

四、竹茹芦根茶《千金要方》……… 336
五、茉莉花露《本草纲目拾遗》…… 336
六、楂核散《清朝宫廷秘方》……… 336
七、小暴腌肉《食宪鸿秘》……… 336
八、橙膏《食宪鸿秘》……… 337
九、荞麦面《随息居饮食谱》……… 337
十、暗香汤《饮撰服食谱》……… 337
十一、玫瑰花茶《本草纲目
拾遗》……… 337
十二、橄榄萝卜《调鼎集》……… 338
第十节 理血类……… 338
一、益母草煮鸡蛋《食疗药膳》…… 338
二、白及肺《喉科心法》……… 338
三、猪肺粥《证治要诀》……… 338
四、三七蒸蛋《同寿录》……… 339
五、蕹菜汤《岭南采药录》……… 339
六、荆芥馄饨《经验方》……… 339
七、大小蓟饮《圣济总录》……… 339
八、槐叶茶《食医心境》……… 339
九、山楂红糖汤《朱震亨方》……… 339
十、月季花汤《本草纲目》……… 340
十一、鱼鳔膏《中医食疗学》……… 340
十二、木耳粥《刘涓子鬼遗方》…… 340
第十一节 平肝潜阳类……… 340
一、芹菜粥《本草纲目》……… 340
二、芹菜拌海带《疾病的食疗
与验方》……… 341
三、芹菜红枣汤《家庭食疗手册》·· 341
四、益寿饮《华佗·青囊书》……… 341
五、夏枯草煲猪肉《食物疗法》…… 341
六、菊花绿茶饮《药膳食谱集锦》·· 341
七、醋泡花生仁《中医食疗学》…… 342
八、天钩石藕饮《中医内科杂病
证治新义》……… 342
九、猪脑天麻粥《中华食物疗法
大全》……… 342
十、菊楂决明饮《中国药膳辨证
治疗学》……… 342
十一、驴头汤《食医心鉴》……… 342

十二、桑芽粥《养生随笔》……………343

第十二节 化痰止咳平喘类………343
一、杏仁猪肺粥《食鉴本草》………343
二、瓜蒌饼《宣明论方》……………343
三、枇杷叶粥《中国益寿食谱》……343
四、麦冬糯米粥《养生康复
粥谱》……………………………344
五、沙参粥《秘传证治要诀》………344
六、贝母粥《本草纲目》……………344
七、利痰止嗽茶《中医良药良方》…344
八、白芥子粥《本草纲目》…………345
九、参味苏梗茶《饮膳正要》………345
十、双花杏蜜茶《百病饮食
自疗》……………………………345
十一、二冬茶《张氏医通》…………345

第十三节 消食类………………346
一、焦三仙消食汤《慈禧光绪医
方选议》…………………………346
二、石斛玉竹粥《证治准绳》………346
三、红枣益脾糕《中国药膳学》……346
四、干姜肉桂猪肚《医学教育网》…346
五、天门冬萝卜汤《当代健康报》…347
六、山药百合大枣粥
《39健康网》……………………347
七、豆蔻馒头《中国药膳》…………347
八、荸荠内金饼《中国食疗学·养生
食疗菜谱》………………………347
九、赤小豆内金粥《中国药膳》……348
十、橘皮粥《保健药膳》……………348
十一、苹果山药散《食疗本草学》…348
十二、莱菔子粥《寿世青编》………348
十三、雪红汤《百食阁·中医
养生网》…………………………349
十四、曲米粥《多能鄙事》…………349
十五、萝卜瘦肉饼《清宫食谱》……349
十六、槟榔粥《本草纲目》…………349

第十四节 其他…………………350
一、参芪鸡丝冬瓜汤《中医临床
药膳食疗学》……………………350

二、荷叶减肥茶《华夏药膳保健
顾问》……………………………350
三、冬瓜粥《药粥疗法》……………350
四、鲤鱼汤《备急千金要方》………351
五、赤豆羹《太平圣惠方》…………351
六、茯苓粥《圣济总录》……………351
七、茼蒿炒萝卜《中华临床药膳食
疗学》……………………………351
八、蟠桃果《景岳全书》……………351
九、玉柱杖粥《医便》………………352
十、芝麻枣糕《太平圣惠方》………352
十一、七宝美髯蛋《本草纲目》卷十八
引《积善堂经验方》……………352
十二、煮料豆《增补内经拾遗
方论》……………………………352
十三、蜀椒糕《圣济总录》…………353
十四、瓜子芝麻糊《千金翼方》……353
十五、文武膏《素问病机气宜
保命集》…………………………353
十六、猪肝羹《太平圣惠方》………353
十七、菟丝子茶《本草纲目》………354
十八、枸杞叶粥《太平圣惠方》……354
十九、枸杞子粥《本草纲目》………354
二十、菊花酒《太平圣惠方》………354
二十一、地骨爆两样《圣济
总录》…………………………354
二十二、沙苑蒺藜鱼胶汤《本经
逢原》…………………………355
二十三、生炒羊肝《食医心镜》……355
二十四、糯米阿胶粥《食医
心鉴》…………………………355
二十五、艾叶炖母鸡《中华养生
药膳大典》……………………355
二十六、菟丝子粥《粥谱》…………355
二十七、鸡子羹《圣济总录》………356
二十八、糖渍柠檬《本草纲目
拾遗》…………………………356
二十九、猪蹄通乳羹《梅师集
验方》…………………………356

三十、桃仁炖墨鱼《陆川本草》······ 356
三十一、凉拌莴苣《海上方》······· 357
三十二、虾米酒汤《本草纲目
　　　　拾遗》······· 357
三十三、花生炖猪蹄《陆川本草》·· 357
三十四、八宝饭《方脉正宗》····· 357
三十五、人参固本茶《张氏医同》·· 357
三十六、山药茯苓糕《儒门事亲》· 358
三十七、琼脂膏《医学正传》····· 358
三十八、补虚正气粥《圣济总录》· 358
三十九、珍珠鹿茸《中医饮食
　　　　疗法》······· 358
四十、延年草《养老奉亲书》····· 359
四十一、九仙王道糕《万病回春》·· 359
四十二、槟榔粥《圣济总录》····· 359
四十三、绿豆汁《圣济总录》····· 359
四十四、苦楝根粥《圣济总录》··· 360
四十五、虫草炖老鸭《本草纲目
　　　　拾遗》······· 360
四十六、白术猪肚粥《圣济
　　　　总录》······· 360
四十七、益脾饼《医学衷中参
　　　　西录》······· 361
四十八、洋参雪耳炖燕窝《疾病
　　　　饮食疗法》······· 361
四十九、双母蒸甲鱼《妇人良方》· 361
五十、十全大补汤《良药佳馐》··· 361
五十一、乌鸡白凤汤《中国药膳
　　　　大全》······· 362

附1　常见病证食疗······· 363
附1-1　内科常见病证食疗······· 363
附1-2　外科常见病证食疗······· 389
附1-3　妇科常见病证食疗······· 390
附1-4　儿科常见病证食疗······· 396
附1-5　五官科常见病证食疗······· 399

附2　中国居民膳食营养素参考
　　摄入量表······· 402
附2-1　中国居民膳食能量需要量
　　　（EER）······· 402
附2-2　中国居民膳食蛋白质参考
　　　摄入量（DRIs）······· 403
附2-3　中国居民膳食碳水化合物、脂肪
　　　酸的参考摄入量（DRIs）······· 404
附2-4　中国居民膳食矿物质的
　　　推荐摄入量（RNI）或适宜
　　　摄入量（AI）······· 405
附2-5　中国居民膳食矿物质的可耐受
　　　最高摄入量（UL）······· 406
附2-6　中国居民膳食维生素的
　　　推荐摄入量（RNI）或适宜摄入
　　　量（AI）······· 407
附2-7　中国居民膳食维生素的
　　　可耐受最高摄入量（UL）······· 408
附2-8　中国居民膳食宏量营养素的
　　　可接受范围（AMDR）······· 409
附2-9　中国居民膳食水适宜
　　　摄入量（AI）······· 410
附2-10　中国居民膳食营养素的
　　　建议摄入量（PI）······· 410
附2-11　中国成人其他膳食成分特定
　　　建议值（SPL）和可耐受最高
　　　摄入量（UL）······· 411

附3　常用食物一般营养成分表····· 412

附4　既是食品又是药品的物品、可用
　　于保健食品的物品、保健食品禁
　　用物品名称······· 426

参考文献······· 428

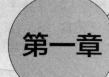

第一章

绪　论

　　随着社会的发展,医学模式的改变,人们对健康需求水平不断提高,无论是医务人员还是普通百姓都已深切地认识到疾病的形成、发展、治疗和康复与饮食密切相关。营养学与中医食疗学都是人类通过长期实践积累的,反映人体健康与饮食关系的科学依据。它们是既紧密联系又相互区别的两门学科。

一、营养学的定义

　　营养学是指研究机体营养规律以及改善措施的科学,即研究食物中对人体有益的成分及人体摄取和利用这些成分以维持、促进健康的规律和机制,在此基础上采取具体的、宏观的、社会性措施改善人体健康、提高生命质量。因此,它主要涉及食物营养、人体营养、公共营养三大领域。还可将其分为基础营养、食物营养、公共营养、人群营养和临床营养五大领域。

二、中医食疗学的定义

　　中医食疗学是在中医药理论指导下,研究食物的性能、配伍、制作和食法,以及食物与健康的关系,并利用食物来维护健康、防治疾病的一门学科。

三、营养学与中医食疗学的联系与区别

　　营养学与中医食疗学的联系是,从研究的目的来看,两者都是为了探寻食物及饮食活动与人体健康之间的关系;从平衡理念的角度来看,营养学的"平衡膳食宝塔"强调平衡、多样、适量的饮食原则,这与《黄帝内经》中所述的"五谷为养、五果为助、五畜为益、五菜为充"中医饮食原则不谋而和;从脾胃功能的重要性来看,营养学观点认为胃肠道是营养素吸收的重要场所,中医食疗学也提出了"顾护脾胃"重要理论,并有"得胃气者生,失胃气者死。"的说法,由此可见两者都极其重视脾胃运化功能。

　　但营养学作为西方医学的产物,其与中医食疗学之间也存在一定的区别:从研究内容来看,现代营养学主要以实验研究为依托,以营养素研究和平衡膳食为核心,更侧重通过实验寻找人体对于各种营养素的标准摄入量。而中医食疗学则在中医药理论的指导下,以整体观念、辨证施食等为原则,注重研究食物的性能、配伍、制作方法、服用方法以及食物与健康的关系等;从治疗观念来看,营养学主张辨病施食,其认为对于不同的疾病其营养素的摄入

量存在差别,但是对于同一疾病,其标准往往是统一的,尽管近年来强调个体化治疗方案,但个体精准营养的实施目前有一定难度。与之相比,中医食疗在中医理论的指导下则更加注重个体、季节、地域、证型的差异性,在辨病的基础上还强调"三因制宜""辨证施食"的个体化饮食干预。综上所述,营养学与中医食疗学各有优势,将营养学与中医食疗学合理的结合应用,将更利于保证人体的健康。

(徐桂华)

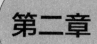

第二章

营养学概述

一、营养与营养素的概念

食物是人类赖以生存的物质基础,供给人体必需的各类营养素,不同的食物有各自的营养特点,因此膳食需要不同食物构成,构成是否合理,即提供营养素的数量与质量是否适宜,其比例是否合适,对于维持机体的生理功能、生长发育,促进健康及预防疾病至关重要。

(一) 营养

从字义上讲"营"是经营、谋求,"养"是养生,营养就是谋求养生。营养是指机体从外界摄取食物,经过体内的消化、吸收和 / 或代谢后,或参与构建组织器官,或满足生理功能和体力活动必需的生物学过程。特别强调营养是指一个过程。

(二) 营养素

营养素(nutrients)为维持机体繁殖、生长发育和生存等一切生命活动和过程,需要从外界环境中摄取的物质。营养素必须从食物中摄取,能够满足机体的最低需求,即生存。来自食物的营养素种类繁多,根据其化学性质和生理作用可将营养素分为六大类,即蛋白质(protein)、脂类(lipids)、碳水化合物(carbohydrate)、矿物质(mineral)、维生素(vitamin)和水(water)。根据人体对各种营养素的需要量或体内含量多少,可将营养素分为宏量营养素(macronutrients)和微量营养素(micronutrients)。

1. **宏量营养素** 人体对宏量营养素的需要量较大,包括碳水化合物、脂类和蛋白质,这三种营养素经体内氧化后均可以释放能量,故又称为产能营养素(calorigenic nutrients)。

2. **微量营养素** 相对宏量营养素而言,人体对微量营养素需要量较少,包括矿物质和维生素。根据在体内的含量不同,矿物质又可分为常量元素(macroelements)和微量元素(microelements)。常量元素是指在体内含量大于 0.01% 的矿物元素,微量元素则是指在体内含量小于 0.01% 的矿物元素。维生素可根据其溶解性,分为脂溶性维生素(lipid-soluble vitamins)和水溶性维生素(water-soluble vitamins)。

3. **营养素的生理功能** 营养素的生理功能主要表现以下三个方面:

(1)供给能量:食物中的三大营养素,即蛋白质、脂类和碳水化合物可以提供能量,以维持体温并满足各种生理活动及体力活动对能量的需要。

(2)构成机体组织,促进生长、发育:蛋白质、脂类、碳水化合物与某些矿物质经代谢、同

3

化作用可构成机体组织,以满足生长发育与新陈代谢之需要。

(3)调节机体生理活动:营养素在机体各种生理活动与生物化学变化中起调节作用,发挥重要生理功能。

二、营养学的发展历史

我国对食物营养及其对人体健康影响的认识历史悠久,源远流长。早在3 000多年前我国古代西周时期,官方医政制度就把医学分为四大类,即食医、疾医、疡医、兽医,其中食医排在"四医"之首。食医是专门从事饮食营养的医生。在中医经典著作《黄帝内经·素问》中,有"五谷为养、五果为助、五畜为益、五菜为充、气味合而服之,以补精益气"的原则,可以认为这是最早的膳食指南。东晋葛洪撰写的《肘后备急方》记载了用豆豉、大豆、小豆、胡麻、牛乳、鲫鱼六种方法治疗和预防脚气病。唐代医学家孙思邈强调顺应自然,特别要避免"太过"和"不足"的危害,还提出了"食疗"的概念和药食同源的观点,认为就食物功能而言,"用之充饥则谓之食,以其疗病则谓之药"。元朝忽思慧等撰写的《饮膳正要》,针对各种保健食物、补益药膳以及烹调方法进行了较为深入的研究。明代李时珍总结了我国16世纪以前的药学经验,撰写了《本草纲目》,其中有关抗衰老的保健药物及药膳就达253种。

人类在长达几千年探索饮食与健康关系的历史进程中,逐渐形成了祖国传统医学中关于食物保健的独特理论体系,如"药食同源学说""药膳学说""食物功能的性味学说""食物的升、降、浮、沉学说""食物的补泻学说""食物的归经学说""辨证施食学说"等。

国外最早关于营养方面的记载始见于公元前400多年前的著作中。《圣经》中就曾描述将肝汁挤到眼睛中治疗一种眼病。古希腊名医希波克拉底(Hippocrates)在公元前400多年提出"食物即药"的观点,还尝试用海藻治疗甲状腺肿、动物肝脏治疗夜盲症和用含铁的水治疗贫血,这些饮食疗法有些现在仍被沿用。

随着1785年法国"化学革命"的发生,一些主要化学元素被鉴定并建立了一些化学分析方法,开始了现代意义的营养学研究(标志着现代营养学的开端),以后营养学的快速发展不仅得益于化学、物理学突飞猛进的发展,还依赖于生物化学、微生物学、生理学、医学等学科所取得的突破性成果。现代营养学从开始至现在通常分为三个时期:

1. 营养学的萌芽与形成期(1785—1945年)

(1)在认识到食物与人体基本化学元素组成基础上,逐渐形成了营养学的基本概念、理论。

(2)建立了食物成分的化学分析方法和动物实验方法。

(3)明确了一些营养缺乏病的病因。

(4)1912—1944年,分离和鉴定了食物中绝大多数营养素(nutrient),该时期是发现营养素的鼎盛时期,也是营养学发展的黄金时期。

(5)1934年美国营养学会的成立,标志着营养学的基本框架已经形成。

2. 营养学的全面发展与成熟期(1945—1985年)

(1)继续发现一些新营养素并系统研究了这些营养素消化、吸收、代谢及生理功能,营养素缺乏引起的疾病及其机制。

(2)不仅关注营养缺乏问题,而且还开始关注营养过剩对人类健康的危害。

（3）公共营养（public nutrition）的兴起，这是该时期营养学发展的显著特点。

3. 营养学发展新的突破与孕育期（1985年—）

（1）营养学研究领域更加广泛，尤其植物化学物（phytochemicals）对人体健康的影响及其对慢性病的防治作用逐渐成为营养学研究热点。

（2）营养学的研究内容更加深入，提出了分子营养学（molecular nutrition）的概念，标志着营养学研究已进入分子时代。

（3）营养学的研究内容更加宏观，公共营养学得到迅速发展，营养学与社会学和环境科学融入一体，成为综合性的新型学科。

我国现代营养学的发展约始于20世纪初。当时的生化学家做了一些食物成分分析和膳食调查方面的工作。1927年，刊载营养学论文的《中国生理杂志》创刊。1928年、1937年分别发表了《中国食物的营养价值》和《中国民众最低营养需要》。1939年，中华医学会参照国联建议提出了我国历史上第一个营养素供给量建议。1941年，中央卫生实验院召开了全国第一次营养学会议。1945年，中国营养学会（Chinese nutrition society）在重庆正式成立，并创办《中国营养学杂志》。新中国成立后，我国营养学和人民营养事业有了长足发展。先后进行了"粮食适宜碾磨度""军粮标准化""5410豆制代乳粉""提高粗粮消化率"等研究工作。1952年，我国出版第一版《食物成分表》；1956年，营养学报创刊；1959年，开展了我国历史上第一次全国性营养调查（nutritional survey）；1963年，提出我国中华人民共和国成立后第一个营养素供给量建议（recommended dietary allowance，RDA）。

1978年改革开放以来我国的营养学事业蒸蒸日上，营养学基础研究有了突破性进展，同时根据社会发展和居民膳食结构的改变，我国于1989年首次发布了《中国居民膳食指南》，在1997年和2007年进行了修订，在指导、教育人民群众采用平衡膳食、增强健康素质方面发挥了积极作用。2016年5月13日又发布了现行的《中国居民膳食指南（2016）》。2000年，中国营养学会发布了我国第一部《中国居民膳食营养素参考摄入量（dietary reference intakes，DRIs）》，于2013年进行了修订和发布。

随着营养学的发展，营养支持在疾病康复和治疗中的作用越来越得到重视，临床营养学应运而生。肠内营养（enteral nutrition，EN）和肠外营养（parenteral nutrition，PN）得到迅速发展，特殊医学配方食品的应用越来越普遍，在一些国家颁发了相应标准，有了法律依据。

现代临床营养学的快速发展大致分为以下三个阶段：

20世纪中期，以Moore教授为代表的外科专家们阐明了外科病人在应激状态下的一系列代谢变化，这些研究结果为营养治疗奠定了全面的理论基础。法国医生Aubaniac成功地完成中心静脉置管技术，为静脉营养解决了输入的途径。从制药工业角度，又生产出了可供静脉输注的水解蛋白溶液（1939年）、结晶氨基酸（1940年）。Wretlind发明的大豆油脂肪乳剂Intralipid（1961年）成为极好的静脉用能量物质。1968年Dudrick等首先报道了应用全肠外营养（total parenteral nutrition，TPN）的实验及临床研究结果，证明该方法的营养治疗效果非常显著。次年，Randall受宇航员饮食的启发，将要素膳用于病人，发展了近代的肠内营养。

20世纪后期，EN和PN得到了迅速发展。70年代是验证阶段，同时也是制剂的发展阶段。在这一阶段内，大量的临床资料充分证实了EN和PN的应用价值。对于重症病人，特别是短肠综合征、烧伤、消化道瘘和严重感染的病人，EN或PN都能有效地改善病人的营养状况,使救治的成功率显著提高。与此同时,随着临床的需要,各种新的营养制剂陆续研制成功并上市,使临床应用更为安全和有效。80年代到90年代,是临床营养进入了第二次革命。这一阶段内,EN或PN的临床应用日趋广泛。起初主要是在普外科内应用,后来则应用于内科、妇产科和神经科等几乎所有临床学科的重症病人,都取得了良好疗效。同时对PN营养补充方法有了重要的、新的认识。

过去认为上述营养补充方法使胃中没有食物,没有消化作用,胃肠道可得到休息而加快康复。后来发现,肠道是人体中最大的免疫器官,也是人体的第三种屏障。如果肠道内没有食物和营养素供应,肠道就会营养不良,使肠道的免疫功能减弱而发生细菌相互移位。因此,目前认为能用普通膳的尽量用普通膳,能用匀浆膳的不用要素膳,除非在万不得已的情况下,才用要素膳或全静脉营养。临床营养学又进入了一个新的阶段。

20世纪60年代初,原上海医科大学附属中山医院吴肇光教授于1961年4月,实施了一例全胃切除,空肠代胃者术后发生吻合口瘘,经上腔静脉插管输注高渗葡萄糖和水解蛋白等营养物质,同时结合手术引流和抗生素等治疗,38日后瘘口自行闭合。这是国内首例肠外营养治疗成功的病例。在全国,各地的专家们也从不同角度对肠内、肠外营养的基础及临床作了大量研究。东部战区总医院(原南京军区总医院)在消化道瘘的营养治疗方面积累了极为丰富的经验;北京协和医院对多种特殊营养物质(如谷氨酰胺、生长激素等)做了很深入的研究;天津烧伤研究所对烧伤病人的代谢及其营养治疗也做了许多研究。此外,上海第二医科大学附属瑞金医院和新华医院、复旦大学附属华山医院(原上海医科大学华山医院)、北京大学医学部(原北京医科大学)附一医院等都在近代营养治疗的基础和临床方面做了许多研究。

在营养与疾病关系、营养与病人的治疗与康复的研究和应用方面,我国也做了大量的工作,一些大医院在几十年前就配有营养师和设有营养食堂。现在各大医院也普遍配有营养师和设有营养食堂。随着医疗卫生事业的发展,医院服务范围扩大,病人对医院的服务质量和水平提出了更高的要求,营养在医院病人的治疗和康复中发挥越来越重要的作用。

三、人群的营养需要

(一)合理营养

合理营养是指人体每天从食物中摄入的能量和各种营养素的量及其相互间的比例能满足在不同生理阶段、不同劳动环境及不同劳动强度下的需要,并使机体处于良好的健康状态。因为各种不同的营养素在机体代谢过程中均有其独特的功能,一般不能互相替代,因此,在数量上要满足机体对各种营养素及能量的需要;另外,各种营养素彼此间有着密切的联系,起着相辅相成的作用,各种营养素之间要有一个适宜的比例。

(二)营养失衡造成的危害

营养失去平衡可产生营养不良(malnutrition),营养不良是指由于一种或一种以上营养素的缺乏或过剩所造成的机体健康异常或疾病状态。营养不良包括两种表现,即营养缺乏(nutrition deficiency)和营养过剩(nutrition excess)。

各种营养素的缺乏都可产生相应的缺乏病如蛋白质-能量营养不良、缺铁性贫血、缺碘性疾病、维生素A缺乏病等。营养素摄入过多,可产生营养过剩性疾病,如高热量、高脂肪、高蛋白,特别是动物性脂肪摄入过多,可以引起营养过剩性疾病,如肥胖症、高脂血症、冠心病、糖尿病等;此外,维生素 A、D 摄入过多,可造成维生素 A、D 中毒,一些营养素摄入不合理还与一些肿瘤的发病有关,如脂肪摄入过多与乳腺癌、结肠癌的发病有关。近年的膳食营养状况研究显示,中国居民存在着一些微量营养素(如铁、钙、维生素 B_2、维生素 A)缺乏和一些营养素过剩导致慢性病患病率居高不下的双重挑战。

(三)膳食营养素参考摄入量

膳食营养素参考摄入量(dietary reference intakes,DRIs)是在推荐的每日膳食营养摄入量(recommended dietary allowance,RDA)基础上发展起来的一组每日平均膳食营养素摄入量的参考值。RDA 是以预防营养缺乏病为目标而提出的人体所需要一日膳食中能量和营养素的种类和数量。然而,随着经济发展和膳食模式改变,营养相关性慢性病患病率呈逐年上升趋势,成为威胁人类健康的主要问题之一,营养素和膳食成分影响着一些慢性病的发生发展,这对营养素的摄入标准提出了新的要求,与传统的 RDA 相比,DRIs 不仅考虑到防止营养不足的需要,同时考虑到降低慢性疾病风险的需要。2013 版中国营养学会修订的 DRIs 在 2000 年四个概念的基础上又增加了三个参考摄入量,所以 DRIs 内容包括七个概念:平均需要量(estimated average requirement,EAR)、推荐摄入量(recommended nutrient intake,RNI)、适宜摄入量(adequate intake,AI)、可耐受最高摄入量(tolerable upper intake level,UL)、宏量营养素可接受范围(acceptable macronutrient distribution ranges,AMDR)、预防非传染性慢性病的建议摄入量(proposed intakes for preventing non-communicable chronic disease,PI-NCD,简称建议摄入量,PI)和特定建议值(specific proposed levels,SPL)。

1. **平均需要量(EAR)**　平均需要量指某一特定性别、年龄及生理状况群体中个体对某营养素需要量的平均值。营养素摄入量达到 EAR 的水平时可以满足人群中 50% 个体对该营养素的需要。EAR 是制订 RNI 的基础,也可用于评价或计划群体的膳食摄入量,或判断个体某营养素摄入量不足的可能性。由于某些营养素的研究尚缺乏足够的资料,因此,并非所有的营养素都已制定出其 EAR。

EAR 不是计划个体膳食的目标和推荐量,当用 EAR 评价个体摄入量时,如某个体的摄入量远高于平均需要量,则此人的摄入量有可能是充足的;如某个体的摄入量远低于平均需要量,则此个体的摄入量很可能为不足。

2. **推荐摄入量(RNI)**　推荐摄入量是指可以满足某一特定性别、年龄及生理状况群体中绝大多数个体(97%~98%)需要量的某种营养素摄入水平。长期摄入 RNI 水平,可以满足机体对该营养素的需要,维持组织中有适当的营养素储备和机体健康。RNI 相当于传统意义上的 RDA。

如果已知某种营养素 EAR 的标准差,则其 RNI 值为 EAR 加两个标准差,即 RNI=EAR+2SD;如果资料不充分,不能计算某营养素 EAR 的标准差时,一般设定 EAR 的变异系数为 10%,RNI 定为 EAR 加 20%,即 RNI=EAR × 1.2。

RNI 的主要用途是作为个体每日摄入该营养素的推荐值,是健康个体膳食摄入营养素的目标,但不作为群体膳食计划的依据。RNI 在评价个体营养素摄入量方面的作用有限,当某个体的日常摄入量达到或超过 RNI 水平,则可认为该个体没有摄入不足的危险,但当个体的营养素摄入量低于 RNI 时,并不一定表明该个体未达到适宜营养状态。

3. 适宜摄入量(AI) 适宜摄入量是通过观察或实验获得的健康人群某种营养素的摄入量。例如纯母乳喂养的足月产健康婴儿,从出生到 4~6 个月,他们的营养素全部来自母乳,故母乳中的营养素含量就是婴儿所需各种营养素的 AI。当某种营养素的个体需要量研究资料不足而不能计算出 EAR,进而无法推算 RNI 时,可通过设定 AI 来代替 RNI。

AI 和 RNI 的相似之处是两者都可以作为目标人群中个体营养素摄入量的目标,可以满足该人群中几乎所有个体的需要。但值得注意的是,AI 的准确性远不如 RNI,可能高于 RNI,因此,使用 AI 作为推荐标准时要比使用 RNI 更加注意。

AI 主要用作个体的营养素摄入目标,也可用于评价群体的平均摄入量水平。当某群体的营养素平均摄入量达到或超过 AI 水平,则该群体中摄入不足者的比例很低;当某个体的日常摄入量达到或超过 AI 水平,则可以认为该个体摄入不足的几率很小。AI 也可作为限制营养素摄入过多的参考。

4. 可耐受最高摄入量(UL) 即平均每日摄入营养素的最高限量。"可耐受"指这一摄入水平在生物学上一般是可以耐受的,但并不表示可能是有益的。对一般人群来说,摄入量达到 UL 水平对几乎所有个体均不致损害健康,但并不表示达到此摄入水平对健康是有益的。对大多数营养素而言,健康个体的摄入量超过 RNI 或 AI 水平并不会产生益处,因此,UL 并不是一个建议的摄入水平。在制订个体和群体膳食时,应使营养素摄入量低于 UL,以避免营养素摄入过量可能造成的危害。但 UL 不能来评估人群中营养素摄入过多而产生毒副作用的危险性,因为 UL 对健康人群中最易感的个体也不应造成危害。对许多营养素来说,目前尚缺乏足够的资料来制订它们的 UL,但没有 UL 值并不意味着过多摄入这些营养素没有潜在的危害。

5. 宏量营养素可接受范围(AMDR) AMDR 指脂肪、蛋白质和碳水化合物理想的摄入量范围,该范围可以提供人体这些必需营养素的需要,并且有利于降低慢性病的发病风险,常用占能量摄入量百分比表示,有上限和下限。

如果个体的摄入量高于或低于推荐的范围,可能引起罹患慢性病的风险增加,或导致必需营养素缺乏的可能性增加。

6. 预防非传染性慢性病的建议摄入量(PI) PI 是以非传染性慢性病(NCD)的一级预防为目标,提出的必需营养素的每日摄入量。当 NCD 易感人群某些营养素的摄入量接近或达到 PI 时,可以降低他们发生 NCD 的风险。有的营养素 PI 可能高于 RNI 或 AI(如钾和维生素 C),但也有的营养素可能低于 AI(如钠)。

7. 特定建议值(SPL) 近几十年的研究证明了营养素以外的某些膳食成分,其中多数属于植物化合物,具有改善人体生理功能、预防慢性疾病的生物学作用。SPL 是指某些疾病易感人群膳食中某些生物活性成分的摄入量达到或接近这个建议水平时,有利于维护人体健康。SPL 是专用于营养素以外的其他食物成分而建议的有利于人体健康的每日摄入量。

综上所述,人体每天都需要从膳食中获得一定量的各种必需营养素。如果人体长期摄入某营养素不足就有发生该营养素缺乏症的危险。当日常摄入量为 0 时,摄入不足的概率为 1.0。当摄入量达到 EAR 水平时,发生营养素缺乏的概率为 0.5,即有 50% 的机会缺乏该营养素。摄入量达到 RNI 水平时,摄入不足的概率变得很小,也就是绝大多数的个体都没有发生缺乏症的危险。摄入量达到 UL 水平后，若再继续增加就可能开始出现毒副作用。RNI 和 UL 之间是一个"安全摄入范围"。

（孙桂菊）

第二章
自测题

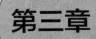

第三章

营养学基础

营养学基础主要研究营养素的生理功能、消化吸收和代谢、缺乏和过量对人体健康影响以及营养素参考摄入量及食物来源等内容。

第一节 蛋 白 质

视频:蛋白质
互补作用

蛋白质是一切生命的物质基础,是机体细胞、组织器官的重要组成部分。蛋白质种类繁多,主要由碳、氢、氧、氮及硫等元素构成,有些蛋白质还含有磷、铁、碘、锰及锌等其他元素。由于碳水化合物和脂类中不含氮,所以蛋白质是人体氮的唯一来源。

蛋白质的基本构成单位是氨基酸,其按一定顺序通过肽键连接。自然界中存在 300 多种氨基酸,但构成人体蛋白质的氨基酸只有 20 种。其中在人体内不能合成或合成速度不能满足人体需要,必须由食物供给的氨基酸称为必需氨基酸。成人必需氨基酸有 8 种,即异亮氨酸、亮氨酸、赖氨酸、蛋氨酸、苯丙氨酸、苏氨酸、色氨酸和缬氨酸。婴幼儿必需氨基酸有 9 种,除了以上 8 种外,还有组氨酸。其余氨基酸为非必需氨基酸,此外,半胱氨酸和酪氨酸在体内分别由蛋氨酸和苯丙氨酸转变而成,称为条件必需氨基酸。

一、蛋白质的生理功能

(一)人体组织的主要构成成分

人体内所有组织器官,都以蛋白质作为重要组成成分,如肌肉、心、肝、肾等器官含大量蛋白质;骨骼和牙齿中含有大量胶原蛋白,指甲中含有角蛋白;细胞中从细胞膜到细胞内的各种结构中均含有蛋白质,身体的生长发育可视为蛋白质不断积累的过程。因此人体在生长过程,以及疾病修复过程中,就必须摄入足够的蛋白质,作为生长、修复的材料。同时,成年人体内蛋白质含量虽稳定不变,但在不断地进行更新,维持动态平衡,人体内各种组织细胞的蛋白质始终在不断更新。机体由于皮肤、毛发和黏膜的脱落,妇女经期失血,以及肠道菌体死亡排出,每天约有 3% 蛋白质进行着更新,约损失 20g 以上的蛋白质,这种氮排出是机体不可避免的氮消耗,称为必要的氮损失。因而,每天至少要供给必要的氮损失量的蛋白质,才能保证机体组织更新的需要。

（二）构成体内各种重要生理活性物质,调节生理功能

1. 构成酶和激素的成分 体内代谢活动由成千上万种化学反应来完成,在常温下这些反应的顺利进行都必须依赖酶来进行催化,没有酶反应就无法进行,生命活动也将停止。而这些具有各种特异作用的酶,其本质都为蛋白质所组成。此外,由蛋白质为主要成分的某些激素,能够使机体内环境稳定并调节许多生理过程。

2. 构成抗体 抗体可以抵御外来微生物及其他有害物质的入侵,蛋白质可提高机体对外界有害因素的抵抗能力。

3. 调节渗透压 人体血浆与组织间水分保持着动态平衡,是靠晶体渗透压与胶体渗透压来调节维持。当组织液与血浆电解质浓度相等时,分布就取决于血浆蛋白质浓度,特别是小分子白蛋白含量。若饮食中长期缺乏蛋白质,血浆白蛋白降低,水分会渗入周围组织,引起水肿。

4. 其他 血液的凝固、视觉的形成、人体的运动等,无一不与蛋白质有关。

（三）供给热能

1g 食物蛋白质在体内产生 16.7kJ（4.0kcal）的能量。但是,蛋白质的这种功能可以由碳水化合物、脂肪所代替,因此,供给能量是蛋白质的次要功能。

二、蛋白质的消化吸收和代谢

（一）蛋白质的消化、吸收和代谢

由于唾液中不含水解蛋白质的酶,所以食物蛋白质的消化从胃开始,但主要在小肠。蛋白质在胃中胃酸的作用下变性,其空间结构发生改变以利于酶发挥作用。同时,胃酸可激活胃蛋白酶分解蛋白质,将蛋白质及大分子多肽分解为小分子多肽和游离氨基酸。食物在胃内停留时间较短,蛋白质在胃内消化很不完全,消化产物及未被消化的蛋白质在小肠内经胰液及小肠黏膜细胞分泌的多种蛋白酶及肽酶的共同作用,进一步水解为氨基酸。这些氨基酸通过黏膜细胞进入肝门静脉而被运送到肝脏和其他组织或器官被利用。也有报道,少数蛋白质大分子和多肽可被直接吸收。

氨基酸通过小肠黏膜进行吸收是由主动运输系统来完成的。具有相似结构的氨基酸在共同使用同一种转运系统时,相互间具有竞争机制,这种竞争的结果,使含量高的氨基酸相应地被吸收多一些。因此,如果在膳食中过多地加入某一种氨基酸,由于这种竞争作用会造成同类型的其他氨基酸吸收减少,从而造成食物蛋白质营养价值下降。

肠道中被消化吸收的蛋白质并非全部来自膳食,也有来自肠道脱落的黏膜细胞和消化液等,每天有 70g 左右,其中大部分可被消化和重吸收,未被吸收的由粪便排出体外,这种蛋白质称内源性氮或粪代谢氮。

吸收的氨基酸先储存于人体各组织、器官和体液中,这些游离氨基酸统称为氨基酸池。氨基酸池中的氨基酸除了来自食物外,大部分来自体内蛋白质的分解。氨基酸通过氨基酸转运子即细胞膜结合蛋白进入细胞,主要用来重新合成体内人体蛋白质,使机体蛋白质不断更新和修复。未被利用的氨基酸经代谢转化为含氮化合物,如尿素、氨、尿酸和肌酐等,由尿和其他途径排出体外,也可转化为糖原和脂肪。

（二）氮平衡

人体内氮的摄入与排出存在一定的相互关系,即氮平衡的关系,其关系式如下:

$$B=I-(U+F+S)$$

B:氮平衡;I:摄入氮;U:尿氮;F:粪氮;S:皮肤等氮损失。

当摄入氮和排出氮相等时,B=0,为零氮平衡,健康的成人应维持在零氮平衡并富裕5%。如摄入氮多于排出氮,B>0,则为正氮平衡,处于生长发育阶段的儿童、孕妇、乳母、疾病恢复时以及运动和劳动需要增加肌肉时等,应保证适当的正氮平衡,以满足机体对蛋白质额外的需要。摄入氮少于排出氮时,B<0,为负氮平衡,蛋白质摄入不足、饥饿、疾病及老年人等情况下会出现负氮平衡。长期负氮平衡将导致人体营养不良,应注意尽可能减轻或改变这种情况。

三、食物蛋白质的营养价值评价

各种食物蛋白质的含量、氨基酸模式等都不一样,人体对不同蛋白质的消化、吸收和利用程度也存在着差别,其营养价值也不一样,通过评价可确定各种蛋白质的营养价值。食物营养价值评价主要从"量"的角度测定食品蛋白质含量和"质"的角度了解食品蛋白质被机体消化、吸收、利用的程度这两个方面,常用的评价指标如下。

（一）蛋白质含量

蛋白质含量是评价其营养价值的基础。一般来说,蛋白质含氮量在16%左右,其倒数即为6.25,因而测定时,先使用凯氏定氮法,测定食物中的氮含量,然后再乘以换算系数,即6.25,就可得到食物蛋白质的含量。

（二）蛋白质消化率

蛋白质消化率是指在消化道内被吸收的蛋白质占摄入蛋白质的百分数,不仅反映蛋白质在消化道内被分解程度,还反映消化后的氨基酸和肽被吸收的程度。测定蛋白质的消化率时,以人或动物为实验对象,测定实验期内摄入的食物氮、粪氮和粪代谢氮。蛋白质消化率用下面公式进行计算。

$$真消化率 = \frac{食物氮 -(粪氮 - 粪代谢氮)}{食物氮} \times 100\%$$

上式计算结果是食物蛋白质的真消化率。在实际应用中,通常忽略粪代谢氮,这样不仅实验方法简便,而且因所测得的结果比真消化率要低,具有一定安全性。这种消化率,称为表观消化率。不同的食物或同一种食物的不同加工方法,其蛋白质的消化率都有差异。一般来说动物性食物蛋白质的消化率高于植物性食物,如鸡蛋、牛奶蛋白质的消化率分别为97%、95%,而玉米和大米蛋白质的消化率分别为85%和88%。

（三）生物价

蛋白质生物价是反映食物蛋白质消化吸收后,被机体利用程度的一项指标,生物价的值越高,表明其被机体利用程度越高,最大值为100。计算公式如下:

$$生物价 = \frac{储留氮}{吸收氮} \times 100$$

（四）氨基酸模式

不同食物来源的蛋白质及人体蛋白质在必需氨基酸的种类和含量上存在着差异,营养学上用氨基酸模式来反映这种差异。氨基酸模式是指蛋白质中各种必需氨基酸的构成比例。其计算方法是将该种蛋白质中的色氨酸含量定为1,分别计算出其他必需氨基酸的相应比值(以色氨酸含量为分母),这一系列的比值就是该种蛋白质氨基酸模式(表3-1)。当食物蛋白质氨基酸模式与人体蛋白质氨基酸模式越接近时,必需氨基酸被机体利用的程度就越高,食物蛋白质的营养价值也相对越高,如动物性蛋白质中蛋、奶、肉、鱼等以及大豆蛋白,因此被称为优质蛋白质。鸡蛋蛋白质与人体蛋白质氨基酸模式最接近,在实验中常以它作为参考蛋白用来测定其他蛋白质质量。

在食物蛋白质中一种或几种必需氨基酸相对含量较低,导致其他的必需氨基酸在体内不能被充分利用而浪费,造成其蛋白质营养价值降低,这些含量相对较低的必需氨基酸称限制氨基酸。其中含量最低的称第一限制氨基酸,余者类推。如谷类蛋白质的第一限制氨基酸为赖氨酸,豆类蛋白质为蛋氨酸。植物性蛋白往往相对缺少赖氨酸、蛋氨酸、苏氨酸和色氨酸,所以其营养价值相对较低。为了提高植物性蛋白质的营养价值,往往将两种或两种以上的食物混合食用,而达到以多补少的目的,改变混合膳食蛋白质的氨基酸模式,从而提高混合膳食蛋白质的营养价值,这种现象称之为蛋白质互补作用(complementary action)。如大豆蛋白可弥补米面蛋白质中赖氨酸的不足。

表3-1 人体和几种食物蛋白质氨基酸模式

氨基酸	人体	全鸡蛋	牛奶	牛肉	大豆	面粉	大米
异亮氨酸	5.0	3.2	3.4	4.4	4.3	3.8	4.0
亮氨酸	9.8	5.1	6.8	6.8	5.7	6.4	6.3
赖氨酸	7.5	4.1	5.6	7.2	4.9	1.8	2.3
蛋氨酸 + 半胱氨酸	3.7	3.4	2.4	3.2	1.2	2.8	2.3
苯丙氨酸 + 酪氨酸	6.3	5.5	7.3	6.2	3.2	7.2	3.8
苏氨酸	3.8	2.8	3.1	3.6	2.8	2.5	2.9
缬氨酸	6.5	3.9	4.6	4.6	3.2	3.8	4.8
色氨酸	1.0	1.0	1.0	1.0	1.0	1.0	1.0

四、蛋白质营养不良

蛋白质缺乏在成人和儿童中都有发生,但处于生长阶段的儿童更为敏感,可与能量缺乏同时存在。据世界卫生组织估计,目前世界上大约有500万儿童患蛋白质 - 能量营养不良(proteinenergy malnutrition,PEM),其中大多数是因贫穷和饥饿引起的。

根据临床表现 PEM 分为两种类型,即消瘦型(marasmus)和水肿型(kwashiorker)。前者指蛋白质和能量摄入均严重不足的儿童营养性疾病,患儿生长发育缓慢或停止,消瘦无力,肌肉萎缩,皮肤干燥,毛发发黄无光泽,抵抗力低下,易感染其他疾病而死亡。后者指蛋白质严重缺乏而能量供应勉强能维持最低营养需要,主要表现为腹、腿部水肿,虚弱、表情淡漠、生长滞缓、头发变色、变脆和易脱落、易感染其他疾病等。也有人认为此两种营养不良症是

PEM 的两种不同阶段。对成人来说,蛋白质摄入不足,同样可引起体力下降、水肿、抗病力减弱等。

蛋白质摄入过多,尤其是动物性蛋白摄入过多,同样对人体健康产生危害。首先过多的动物蛋白质的摄入,常伴随摄入较多的动物脂肪和胆固醇。其次蛋白质过多本身也会产生有害影响。正常情况下,人体不贮存蛋白质,所以必须将过多的氨基酸脱氨分解,由尿排出体外。这一过程需要大量水分,从而加重了肾脏的负荷,若肾功能不全,则危害就更大。过多的动物蛋白摄入,也造成含硫氨基酸摄入过多,这样可加速骨骼中钙质的丢失,易产生骨质疏松。

五、蛋白质的参考摄入量和食物来源

目前国际上仍以氮平衡法作为测定人体蛋白质需要量的一种方法,长期不恰当的正氮平衡和负氮平衡都可对人体造成危害。理论上,成人每天摄入约 30g 蛋白质就可满足氮平衡,但从安全性和消化吸收等因素考虑,成人每日按 0.8g/kg 摄入蛋白质为宜。我国膳食以植物性食品为主,植物蛋白的生物价稍低,因此,成人蛋白质每日推荐量为 1.16g/kg。《中国居民膳食营养素参考摄入量(2013)》推荐成人蛋白质 RNI 为:男性 65g/d,女性 55g/d。

蛋白质广泛存在于动植物食物中。动物性蛋白质质量好,且含量高,但同时富含饱和脂肪酸和胆固醇,而植物蛋白质利用率较低,因此,应注意蛋白质互补。植物性食物中谷类含蛋白质 7% 左右,蛋白质含量不算高,但由于是人们的主食,所以仍然是膳食蛋白质的主要来源。大豆含有丰富的蛋白质,氨基酸组成也比较合理,在体内的利用率较高,是植物蛋白质中优质蛋白质来源。

(宋志秀　孙桂菊)

第二节　脂　类

脂类(lipids)是人体需要的重要营养素之一,包括脂肪和类脂两大类,它与蛋白质、碳水化合物是产热的三种宏量营养素,在供给人体能量方面起着重要作用,在人类膳食中占有重要地位。

脂肪有狭义和广义之分。狭义的脂肪仅指中性脂肪即甘油三酯(triglycerides);广义的脂肪即指脂类,包括甘油三酯和类脂(lipoids)。类脂的种类很多,营养学上特别重要的是磷脂(phospholipids)和固醇类(sterols)这两类化合物,类脂的组成因组织不同而有差异。食物中脂类 95% 是甘油三酯,5% 是其他脂类。人体内甘油三酯含量可高达 99%。

一、脂肪酸的分类

脂肪酸(fatty acid,FA)是构成甘油三酯的基本成分,目前已知的天然脂肪酸有 40 多种。各种天然脂肪酸分子是由不同碳链(2~26C 原子)所组成的直链脂肪酸,碳原子基本为偶数。因脂肪酸碳链的长短、饱和程度和空间结构不同,其所组成的脂肪呈现不同的特性和功能。

（一）脂肪

根据碳链中碳原子数的不同,脂肪酸可分为短链(2~6C)、中链(8~12C)及长链(14C 以上)脂肪酸,人体脂类中的脂肪酸绝大部分是由 14~22 个偶数 C 原子构成的长链脂肪酸,脂肪酸的命名可以根据以上碳链的数目来确定。

从结构形式上可分为饱和脂肪酸(saturated fatty acid,SFA)和不饱和脂肪酸(unsaturated fatty acid,USFA),不饱和脂肪酸又分为单不饱和脂肪酸(monounsaturated fatty acid,MUFA)和多不饱和脂肪酸(polyunsaturated fatty acid,PUFA)。

按双键位置分类,脂肪酸碳原子位置的排列一般从 CH_3—的碳(称为 ω 碳)开始计算不饱和脂肪酸中不饱和键的位置。如油酸表达式为 $C_{18:1}$,ω-9,即碳链包含 18 个碳原子,其中有一个饱和键,从 CH_3—数起,不饱和双键在第九位和第十位之间。亚油酸为 $C_{18:2}$,ω-6,9,即指亚油酸有两个不饱和键,从 CH_3—数起,第一个不饱和双键在第 6 位和第 7 位之间,第二个不饱和双键位置在第 9 位和第 10 位之间。此外,还可以用 n 来代替 ω 表示,比如油酸表达式还可以为 $C_{18:1}$,n-9。

按其空间结构不同,还可分为顺式脂肪酸(cis-fatty acid)和反式脂肪酸(trans-fatty acid)。

人体不可缺少且自身不能合成,且必须通过外界环境中获取的脂肪酸,即必需脂肪酸(essential fatty acid,EFA)。目前认为亚油酸和 α- 亚麻酸是人体必需的两种脂肪酸。事实上还有许多脂肪酸,如花生四烯酸(arachidonic acid,ARA)、二十碳五烯酸(eicosapentaenoic acid,EPA)、二十二碳六烯酸(docasahexaenoic acid,DHA)等都是人体不可缺少的脂肪酸,但人体可利用亚油酸和 α- 亚麻酸作为母体,并通过加长碳链和去饱和而合成同系列的其他多不饱和脂肪酸。由于机体在利用两种必需脂肪酸合成同系列的其他不饱和脂肪酸时,使用同一种酶,它们之间存在竞争抑制作用,使体内合成速度较为缓慢,因此,若能从食物中直接获得这些脂肪酸是最有效的途径。

视频:必需脂肪酸

（二）磷脂

包括各种含磷的脂类。它们在自然界的分布很广,种类繁多。按其化学组成大体上可分为两大类:一类是分子中含甘油的称为甘油磷脂;另一类是分子中含神经氨基醇的称为神经磷脂。其中最重要的磷脂是卵磷脂(属甘油磷脂)。

（三）固醇类

一类含有多个环状结构的脂类化合物。营养学上最重要的固醇是胆固醇。植物性食物不含胆固醇,而含植物固醇,如豆固醇、谷固醇等,能抑制胆固醇的吸收。

二、脂类的生理功能

（一）体内脂肪的功能

人体内的甘油三酯主要分布在皮下、腹腔大网膜及肠系膜等处和肌肉纤维之间,常以大块脂肪组织的形式存在。这些脂肪主要有以下功能:

1. **体内的能量贮存形式** 因其所占空间小,可以看作为贮存热能的燃料库。脂肪的主要功用是氧化释放能量,供给机体利用。1g 脂肪在体内完全氧化所产生的能量约为 37.56kJ(9kcal)。

当人体摄入热能不能及时被利用或过多时,就转变为脂肪而贮存起来。当机体需要时,在酶作用下分解释放出能量以满足机体需要。人体在休息状态下,60% 的能量来源于体内脂肪,而在运动和长时间饥饿时,体脂提供的能量更多。

体内脂肪细胞的贮存和供应能量有两个特点:一是脂肪细胞可以不断地贮存脂肪,至今还未发现其吸收脂肪的上限,所以人体可因不断地摄入过多的热能而不断地积累脂肪,导致越来越胖;二是机体不能利用脂肪酸分解的含 2 碳的化合物合成葡萄糖,所以脂肪不能给脑和神经细胞以及血细胞提供能量。人在饥饿时,就必须消耗肌肉组织中的蛋白质和糖原来满足机体的能量需要。节食减肥危害性之一也在于此。

2. 维持体温正常 脂肪不仅可直接提供热量,而且皮下及肠系膜等处储存的大量脂肪不易传热,故可起到隔热保温的作用,使体温达到正常和恒定。

3. 保护作用 脂肪组织较为柔软,存在于器官组织间,使器官与器官间摩擦减少,起到支撑和衬垫作用,保护机体内部器官免受外力损害,使手掌、足底、臀部等部位能更好地承受压力。

4. 帮助机体更有效地利用碳水化合物节约蛋白质作用 脂肪在体内代谢分解的产物,可以促进碳水化合物的能量代谢,使其更有效地释放能量。充足的脂肪还可以保护体内蛋白质(包括食物蛋白质)不被用来作为能源物质,而使其有效地发挥其他重要的生理功能。

5. 内分泌作用 现已发现脂肪组织分泌的因子有瘦素、肿瘤坏死因子、白细胞介素 -6、白细胞介素 -8、雌激素、胰岛素样因子等。这些脂肪组织来源的因子参与机体的代谢、免疫、生长发育等生理过程。

(二) 食物中脂肪的作用

食物中的脂肪除了给人体提供热能和作为人体组织合成材料以外,还具有以下一些特殊的营养学上的功能:

1. 增加饱腹感 食物脂肪由胃进入十二指肠时,可刺激产生肠抑胃素,使肠蠕动受到抑制,造成食物由胃进入十二指肠的速度相对缓慢,在胃中停留时间长。脂肪含量越高,胃排空时间越长。

2. 改善食物的感官性状 脂肪作为食品烹调加工的重要原料,可以改善食物的色、香、味、形,达到美食和促进食欲的良好作用。

3. 提供脂溶性维生素 含有脂肪的食物中还含有各类脂溶性维生素(如维生素 A、维生素 D、维生素 E、维生素 K),脂肪还可促进这些维生素在肠道的吸收。

4. 提供必需脂肪酸 必需脂肪酸是体内磷脂、前列腺素合成的关键化合物,并参与体内胆固醇的代谢,研究还发现必需脂肪酸具有防治心血管疾病、炎症、肿瘤等多方面功能。

(三) 磷脂的功能

磷脂可与蛋白质结合形成脂蛋白,并以这种形式构成细胞的各种膜,如细胞膜、核膜、线粒体膜等,维持细胞和细胞器的正常形态和功能。由于磷脂内的不饱和脂肪酸分子中存在着双键,使得生物膜具有良好的流动性与特殊的通透性。这些膜在体内新陈代谢中起着重要作用,如摄取营养素、排出废物等,可以帮助脂类或脂溶性物质如脂溶性维生素、激素等顺利通过细胞膜,促进细胞内外的物质交流。

此外,磷脂作为乳化剂,可以使体液中的脂肪悬浮在体液中,有利于其吸收、转运和代谢。在胆汁中磷脂与胆盐、胆固醇一起形成胶粒,以利于胆固醇的溶解和排出。

(四) 胆固醇的功能

胆固醇是最重要的一种固醇,是细胞膜和细胞器膜的重要结构成分,它不仅关系到膜的通透性,而且是某些酶在细胞内有规律分布的重要条件,保证物质代谢的酶促反应顺利进行,人体内 90% 的胆固醇存在于细胞之中。胆固醇还是人体内许多重要的活性物质的合成材料,如胆汁、性激素(如睾酮)、肾上腺素(如皮质醇)和维生素 D 等。

胆固醇虽具有重要的生理功能,但因其广泛存在于动物性食品之中,人体自身也可以内源性合成胆固醇,因而一般不存在胆固醇缺乏。过去由于它与高脂血症、动脉粥样硬化、心脏病等相关,人们往往关注体内过多胆固醇的危害性,但是近几年,陆续有研究均未发现胆固醇摄入量与冠心病发病和死亡有关。目前对健康人群胆固醇的摄入不再严格限制,而适量的胆固醇被认为是人体必需的。但是对于膳食胆固醇敏感的人群和代谢障碍的人群(糖尿病、高血脂、动脉粥样硬化、冠心病等),仍需强调严格控制膳食胆固醇和饱和脂肪的摄入。

三、脂类的消化吸收和代谢

食物进入口腔后,脂肪的消化就已开始。唾液腺分泌的脂肪酶可水解部分食物脂肪,对成人来说,这种消化能力很弱,而婴儿口腔中的脂肪酶则可有效地分解奶中短链和中链脂肪酸。胃液酸性强,含脂肪酶甚少,故脂肪在胃内几乎不能被消化。胃的蠕动能促使食入的脂肪被磷脂乳化成分散在水相内的细小油珠而排入小肠腔内,与肝脏分泌的磷脂胆固醇复合体结合成胆汁酸盐微团。小肠蠕动可使微团中的脂肪油珠乳化成脂肪小滴,增加了酶与脂肪分子的接触面,然后被激活的胰脂肪酶水解为甘油和脂肪酸。摄入的甘油三酯约 70% 被水解为单酰甘油和两分子脂肪酸;其余约 20% 的甘油三酯被小肠黏膜细胞分泌的肠脂肪酶继续水解为脂肪酸及甘油,未被消化的少量脂肪则随胆汁酸盐由粪便排出。

长链脂肪酸代谢时必须在小肠黏膜细胞内重新合成甘油三酯,然后以乳糜微粒的形式,少量以极低密度脂蛋白的形式经淋巴从胸导管进入血循环。而中链脂肪酸组成的甘油三酯可不经消化、不需胆盐即可完整地被吸收到小肠黏膜细胞的绒毛上皮或进入细胞内,催化其分解的是细胞内的脂酶,而不是分泌到肠腔的胰脂酶。最后,产生的中链脂肪酸不重新酯化,亦不以乳糜微粒形式分泌入淋巴,而是以脂肪酸形式直接扩散入门静脉,与血浆清蛋白呈物理性结合,并以脂肪酸形式由门脉循环直接输送到肝脏。

食物脂肪的吸收率一般在 80% 以上,最高如菜子油可达 99%,影响脂肪吸收的因素有脂肪的熔点、脂肪摄取量、年龄、脂肪酸组成、钙等。

四、食物脂类的营养价值评价

食物脂类的营养价值评价一般从以下几个方面进行评价:

1. **脂肪的消化率** 一般来讲植物脂肪的消化率高于动物脂肪,不饱和脂肪酸和碳链越短的脂肪酸含量越高的脂肪,越容易消化。

2. **必需脂肪酸含量** 必需脂肪酸主要存于植物油中,其中亚油酸在大豆油、葵花子油、玉米油、花生油中含量较高,α- 亚麻酸在亚麻子油、胡麻油中含量较高。

3. **不同脂肪酸比例** 人体对饱和脂肪酸、单不饱和脂肪酸以及多不饱和脂肪酸的需求还需要体现在有合适的比例。有研究认为理想的饱和脂肪酸、单不饱和脂肪酸、多不饱和脂肪酸的比值为 1:1:1。

4. 脂溶性维生素含量 含较高脂溶性维生素的脂类,其营养价值也相应较高。比如植物油富含维生素 E,动物肝脏脂肪中富含维生素 A、维生素 D。

五、脂类的参考摄入量和食物来源

(一)脂类的参考摄入量

脂肪摄入过多,可导致肥胖、心血管疾病、高血压和某些癌症发病率的升高,限制和降低脂肪的摄入,已成为发达国家包括我国许多地区预防此类疾病发生的重要措施。中国营养学会推荐成人脂肪摄入量应占总能量的 20%~30%,关于 n-3 系列和 n-6 系列脂肪酸的推荐量,《中国居民膳食营养素参考摄入量》(2013 版)提出,成年人亚油酸、α- 亚麻酸的适宜摄入量分别为占总能量的 4%、0.6%,宏量营养素可接受范围为占总能量的 2.5%~9%、0.5%~2%。另外,值得注意的是,不饱和脂肪酸对人体健康虽然有很多益处,但易产生脂质过氧化反应,因而产生自由基和活性氧等物质,对细胞和组织可造成一定的损伤,导致机体的衰老,还会伴随某些溶血现象的发生,促使贫血、血栓形成、动脉硬化、糖尿病、肝肺损害等多种慢性危害的发生。因此,在考虑脂肪需要量时,必须同时考虑饱和脂肪酸、单不饱和脂肪酸和多不饱和脂肪酸三者间的合适比例。

必需脂肪酸的摄入量,一般认为应不少于总热能的 3%,一般来说,只要注意摄入一定量的植物油,就不会造成必需脂肪酸的缺乏。

人造奶油是由植物油经氢化饱和后制得,其中仍有一些未被饱和的不饱和脂肪酸,其结构可由顺式而变为反式。据研究,反式脂肪酸不仅可使血低密度脂蛋白(LDL-C)升高,同时还能降低血高密度脂蛋白(HDL-C)水平,增加心血管疾病的危险。这一结果虽有争论,但仍值得注意。《中国居民膳食营养素参考摄入量》(2013 版)提出 2 岁以上儿童和成人膳食中反式脂肪酸最高限量为膳食总能量的 1%。

(二)脂类的食物来源

人类膳食脂肪主要来源于动物性食物以及植物的种子。除食用油脂含约 100% 的脂肪外,含脂肪丰富的食品为动物性食物和坚果类。植物油(除椰子油、棕榈油等)主要含不饱和脂肪酸。植物脂肪主要来自大豆、花生、核桃、松子、葵花子、杏仁等油料植物种子及硬果类。动物脂肪(鱼油除外)相对含饱和脂肪酸多,以畜肉类含脂肪最为丰富。

必需脂肪酸的来源相当广泛,亚油酸普遍存在于植物油中,小麦胚芽油中含量很高。亚麻酸在亚麻油、豆油和紫苏子油中较多。所有的动植物均含有卵磷脂,但在脑、心、肾、骨髓、肝、卵黄、大豆中含量较为丰富。胆固醇只存在于动物性食物中,畜肉中胆固醇含量大致相近,肥肉比瘦肉高,内脏又比肥肉高,其中脑含量最高。

(夏 惠 孙桂菊)

第三节 碳水化合物

碳水化合物是由碳、氢、氧三种元素组成的一类化合物。碳水化合物作为三大宏量营养素之一,是人体膳食能量的主要来源,对人体营养有着重要作用。

一、碳水化合物的分类

碳水化合物根据化学结构和生理作用可以分为糖、寡糖和多糖三类,每类中包括若干亚类,每亚类中又包括一些主要的组成,具体见表 3-2。

表 3-2 常见膳食碳水化合物分类和组成

分类(糖分子 DP)	亚组	组成
糖(1~2)	单糖	葡萄糖、半乳糖、果糖
	双糖	蔗糖、乳糖、麦芽糖、海藻糖
	糖醇	山梨醇、甘露醇
寡糖(3~9)	异麦芽低聚寡糖	麦芽糊精
	其他寡糖	棉子糖、水苏糖、低聚果糖
多糖(≥10)	淀粉	直链淀粉、支链淀粉、变性淀粉
	非淀粉多糖	纤维素、半纤维素、果胶、亲水胶质物

(一) 糖

包括单糖、双糖和糖醇,具有甜味,能迅速被机体吸收和利用。

1. 单糖 不能被水解的最简单的碳水化合物为单糖。食物中的单糖主要为葡萄糖、果糖和半乳糖。

(1)葡萄糖是构成食物中各种糖类的最基本单位。葡萄糖以单糖的形式存在于天然食品中是比较少的。葡萄糖有 D- 型和 L- 型,人体只能代谢 D- 型而不能利用 L- 型。所以有人用 L- 型葡萄糖作甜味剂,可达到增加食品的甜味而又不增加热能摄入的双重目的。

(2)果糖主要存在于水果和蜂蜜中。果糖吸收后,经肝脏转变为葡萄糖被人体利用,也有一部分转变为糖原、乳酸和脂肪。

(3)半乳糖很少以单糖形式存在于食品之中,是乳糖的重要组成成分。在人体中也是先转变为葡萄糖后才被利用。

2. 双糖 每分子能水解成两分子单糖的碳水化合物称双糖。常见的双糖有蔗糖、麦芽糖和乳糖。

(1)蔗糖俗称白糖、砂糖或红糖。甘蔗和甜菜中含量较多。

(2)麦芽糖俗称饴糖,常用于加工食品。淀粉在酶的作用下,可降解生成大量的麦芽糖。麦芽糖在谷类种子萌发的芽中含量较多,尤其以麦芽中含量最高。

(3)乳糖主要存于奶及奶制品中。

(4)海藻糖存在于真菌及细菌之中,如食用蘑菇中含量较多。

3. 糖醇 在天然水果、蔬菜中还存在少量的糖醇类物质,由于它们在体内消化、吸收的速度慢,代谢不受胰岛素调节,提供热能较葡萄糖少,故常作为甜味剂用于糖尿病人的专用食品及许多药品中。目前常用的糖醇有山梨醇、甘露醇、木糖醇等。

（二）寡糖

寡糖又称为低聚糖，是指由 3~9 个单糖构成的一类小分子多糖。目前已知的几种重要的功能性寡糖有异麦芽低聚糖、低聚果糖、低聚甘露糖、大豆低聚糖等，其甜度通常只有蔗糖的 30%~60%。

1. **低聚果糖**　主要存在于日常食用的水果、蔬菜中，如洋葱、大蒜、香蕉等，难以被人体消化吸收，被认为是一种水溶性膳食纤维，但易被大肠双歧杆菌利用，是双歧杆菌的增殖因子。

2. **大豆低聚糖**　是存在于大豆中的可溶性糖的总称，主要成分是水苏糖、棉子糖和蔗糖。大豆低聚糖也是肠道双歧杆菌的增殖因子，可作为功能性食品的基料，能部分代替蔗糖应用于清凉饮料、酸奶、乳酸菌饮料、冰激凌、面包、糕点、糖果和巧克力等食品中。

（三）多糖

由 10 个以上单糖组成的大分子糖为多糖，可分为淀粉和非淀粉多糖。

1. **淀粉**　由许多葡萄糖组成的，能被人体消化吸收的植物多糖称为淀粉，主要存在于植物细胞中，尤其是根、茎和种子细胞之中。谷类、薯类和豆类含有丰富的淀粉，是人类碳水化合物的主要食物来源，也是最丰富、最廉价的热能营养素。淀粉根据结构可分为直链淀粉和支链淀粉，前者易使食物老化，后者易使食物糊化。

糖原也称动物淀粉，由 6 000~30 000 个葡萄糖分子组成，结构式和支链淀粉相似，不过分支更多。糖原主要在肝脏和肌肉合成和贮存，肝脏中贮存的糖原可维持正常的血糖浓度，肌肉中的糖原可提供机体运动所需的能量，尤其是高强度和持久运动时的能量需要，其较多的分支可提供较多的酶的作用位点，以便能快速地分解和提供较多的葡萄糖。食物中糖原含量很少，因此不是有意义的食物来源。

2. **非淀粉多糖**（non-starch polysaccharides，NSP）　膳食纤维的定义至今尚无定论，目前较为一致的定义为"非淀粉多糖"，即膳食纤维的主要成分为非淀粉多糖。80%~90% 的非淀粉多糖由植物细胞壁成分组成，包括纤维素、半纤维素、果胶等，其他是非细胞壁物质如植物胶质、海藻胶类等。根据其水溶性不同，一般可分为可溶性膳食纤维和不溶性膳食纤维。前者包括某些半纤维素、果胶、树胶，后者包括纤维素和木质素等。

（1）纤维素是植物细胞壁的主要成分，其构成成分和淀粉一样，但葡萄糖分子间的连接不同。它不能被肠道微生物丛分解，具有亲水性，在肠道内起吸收水分的作用。

（2）半纤维素是谷类纤维的主要成分。它们可形成黏稠的水溶液并具有降低血清胆固醇的作用，能被肠道微生物群分解，具有一定生理作用。

（3）木质素是植物木质化过程中形成的非碳水化合物，是由苯丙烷单体聚合而成，不能被人和动物消化。因为木质素存在于细胞壁中难以与纤维素分离，故在膳食纤维的组成中包括了木质素。木质素主要存在于蔬菜的木质化部分和种子中，如草莓籽，老化的胡萝卜和花茎甘蓝之中。

（4）果胶通常存在于水果和蔬菜之中，尤其是柑橘类和苹果中含量较多。果胶可在热溶液中溶解，在酸性溶液中遇热形成胶态。在食品加工中，常用果胶作为增稠剂制作果冻、色拉调料、冰激凌和果酱等。

（5）树胶存在于海藻、植物渗出液和种子中，这种胶浆具有凝胶性、稳定性和乳化等性能。因此，常被用于食品加工，使食品增稠，增加黏性。

3. 其他

(1)抗性淀粉是在人的小肠内不能被吸收的淀粉及其分解产物。过去一直认为淀粉是可以完全消化的,然而现在已知有一部分淀粉在小肠的下部仍不能被消化,而是在肠内被发酵。通过加工可以获得富含抗性淀粉的食物,此类食物和非淀粉多糖一样不被 α 淀粉酶所消化,因而起到有益于健康的作用。

(2)动物和植物中含有多种类型的多糖,有些多糖具有调节生理功能的活性,如香菇多糖、茶多糖、银耳多糖、壳聚糖等。

二、碳水化合物的生理功能

(一) 体内碳水化合物的功能

体内碳水化合物三种主要存在形式:葡萄糖、糖原和含糖的复合物,其功能与其存在形式有关。

1. **贮存和提供能量**　糖原是肌肉和肝脏内碳水化合物的贮存形式。体内的糖原贮存只能维持数小时,必须从膳食中不断得到补充。一旦机体需要,肝脏中的糖原分解为葡萄糖进入血循环,提供机体尤其是红细胞、脑和神经组织对能量的需要;肌肉中的糖原只供自身的能量需要。

2. **机体的构成成分**　碳水化合物同样也是机体重要的构成成分之一,每个细胞都有碳水化合物,其含量为 2%~10%,主要以糖脂、糖蛋白和蛋白多糖的形式存在。另外,DNA 和 RNA 中也含有大量的核糖,在遗传中起重要的作用。

3. **节约蛋白质作用**　当体内碳水化合物供给不足时,机体为了满足自身对葡萄糖的需要,则通过糖原异生作用产生葡萄糖,如果摄入足够量的碳水化合物则能预防体内或膳食中蛋白质进入糖原异生旁道。由于脂肪一般不能转变成葡萄糖,所以主要动用体内蛋白质,甚至是器官中的蛋白质如肌肉、肝、肾、心脏中的蛋白质,时间一长,将会对人体造成损害。另外,即使不用机体蛋白质,而动用食物中消化吸收的蛋白质也是不合理或有害的,这就是所谓的节约蛋白质作用。

4. **抗生酮作用**　脂肪酸被分解所产生的乙酰基需要与草酰乙酸结合进入三羧酸循环,而最终被彻底氧化和分解产生能量。当膳食中碳水化合物供应不足时,草酰乙酸供应相应减少,而体内脂肪或食物脂肪被动员并加速分解为脂肪酸来供应能量。这一代谢过程中,由于草酰乙酸不足,脂肪酸不能彻底氧化而产生过多的中间产物丙酮、乙酰乙酸等酮体,酮体不能及时被氧化而在体内蓄积,以致产生酮血症和酮尿症。膳食中充足的碳水化合物可以防止上述现象的发生,因此称为碳水化合物的抗生酮作用。人体每天至少需 50~100g 碳水化合物,才可防止酮血症的产生。

5. **解毒作用**　机体肝糖原丰富时对某些有害物质解毒作用增强,肝糖原不足时,机体对酒精、砷等有害物的解毒作用显著下降。此外,肝中的葡萄糖醛酸能结合一些外来的化合物,以及细菌产生的毒素等,共同排出体外,起到解毒作用。

(二) 食物碳水化合物的功能

1. **主要的热能营养素**　膳食中的碳水化合物是世界上来源最广,使用最多,价格最便宜的热能营养素。每克碳水化合物可提供约 16.81kJ(4.0kcal)的热能。

2. **改变食物的色、香、味和形**　利用碳水化合物的各种性质,可以加工出色、香、味、形各异的许多食品。常见食用糖的甜度见表3-3。

表3-3 食用糖及糖醇的相对甜度

名称	相对甜度	名称	相对甜度
乳糖	0.2	果糖	1.2~1.8
麦芽糖	0.4	山梨醇	0.6
葡萄糖	0.7	甘露醇	0.7
蔗糖	1.0	木糖醇	0.9

3. 提供膳食纤维 膳食纤维是特殊的碳水化合物,具有特定功能。

(1)维持正常肠道功能,有利粪便排出:大多数膳食纤维具有促进肠道蠕动和吸水膨胀的特性。一方面,可使肠道肌肉保持健康和张力,另一方面,粪便因含水分较多而体积增加变软,这样非常有利于粪便的排出。

(2)控制体重和减肥:膳食纤维特别是可溶性纤维,可以减缓食物进入肠道的速度并具有吸水作用,从而产生饱腹感而减少热能摄入,达到控制体重和减肥的作用。

(3)降低血糖和血胆固醇:其中可溶性纤维可减少小肠对糖的吸收,使血糖不因进食而快速升高,因此也可减少体内胰岛素的释放,而胰岛素可刺激肝脏合成胆固醇,所以胰岛素释放的减少可以使血胆固醇水平受到影响;各种纤维可因吸附胆汁酸、脂肪等而使其吸收率下降,也可达到降血脂作用。另外,可溶性纤维在大肠中被肠道细菌分解代谢产生一些短链脂肪酸如乙酸、丁酸、丙酸等,这些短链脂肪酸一旦进入肝脏,可减弱肝中胆固醇的合成。

(4)调节肠道菌群的功能:越来越多证据显示膳食纤维在结肠发酵,可刺激肠道菌群的生长,促进有益菌群的增殖,维持肠道健康。

目前认为临床上与膳食纤维有关的疾病包括:糖尿病、冠状动脉粥样硬化性心脏病、胆石症、便秘、刺激性肠综合征、憩室病、大肠癌、龋齿、牙周病、痔和其他肛门疾病等。但值得注意的是,过多膳食纤维的食入会引起腹部不适如增加肠道的蠕动和增加产气量,影响人体对蛋白质、维生素和微量元素的吸收。

三、碳水化合物的消化吸收和代谢

碳水化合物的消化过程从口腔开始,进入口腔后,咀嚼可促进唾液的分泌,唾液中的淀粉酶可将淀粉水解为短链多糖和麦芽糖,因在口腔停留时间短,这种水解有限。胃液不含任何能水解碳水化合物的酶,其所含的胃酸虽然很强,但对碳水化合物也只可能有微少或极局限的水解作用,故碳水化合物在胃中几乎完全没有消化。小肠才是碳水化合物分解和吸收的主要场所,小肠内消化分为肠腔消化和小肠黏膜上皮细胞表面上的消化。在淀粉酶、麦芽糖酶、蔗糖酶和乳糖酶的水解作用下,由长链变成短链,由短链变成双糖,最后分解为单糖而被吸收。糖吸收的主要部位是在小肠的空肠。

膳食中的糖类是机体血糖的主要来源,不同种类含等量碳水化合物的食物进入体内所引起的血糖值也不尽相同,血糖生成指数(GI)是衡量食物摄入后引起血糖反应的一项有生理意义的指标。

$$GI = \frac{含等量碳水化合物(50g)某食物在餐后\,2h\,内血糖曲线下面积}{50g\,葡萄糖在餐后\,2h\,内血糖曲线下面积} \times 100$$

一般 GI>70 为高生糖指数食物,70~55 为中生糖指数食物,≤ 55 为低生糖指数食物。血糖生成指数反映食物被消化吸收后升高血糖的程度,因此,可以作为糖尿病病人选择食物时的参考,不过并不是绝对的标准,除了血糖生成指数之外,还需要考虑营养素的组成与食物的性状。影响食物 GI 值的主要因素有:①碳水化合物的数量;②糖的种类(葡萄糖、果糖、蔗糖、乳糖);③淀粉的特性(直链淀粉、支链淀粉、抗性淀粉);④烹调加工方法(淀粉糊化的程度、颗粒大小、细胞结构形式);⑤食物的形态以及同时进食的其他食物成分;⑥脂肪以及其他能延缓消化的天然成分,如果胶、植酸、单宁、淀粉 - 蛋白质复合物、淀粉 - 脂类复合物等。

餐后血糖水平除了与食物血糖生成指数有关,还与食物中总碳水化合物的含量有关,因此,在 GI 的基础上提出血糖负荷(glycemic load,GL)的概念,用于评价某种食物摄入量对人体血糖影响的幅度,计算公式为:GL= 摄入食物中碳水化合物的重量 × 食物的 GI 值 /100。一般认为 GL<10 为低 GL 食物,10~20 为中 GL 食物,>20 为高 GL 食物。高 GI 食物进入胃肠后消化快,吸收完全,葡萄糖迅速进入血液;低 GI 食物在胃肠停留时间长,释放缓慢,葡萄糖进入血液后峰值低,下降速度慢。日常应用中可结合 GI 与 GL 情况进行膳食指导。

视频:血糖生成指数

四、碳水化合物的参考摄入量和食物来源

(一)碳水化合物的参考摄入量

2013 年中国营养学会 DRIs 中明确我国成人的碳水化合物平均需要量为 120g,可接受范围为总能量的 50%~65%。碳水化合物的来源包括复合碳水化合物淀粉、不消化的抗性淀粉、非淀粉多糖和低聚糖等碳水化合物,限制纯能量食物如糖的摄入量。膳食纤维的适宜摄入量为 25g/d。

(二)碳水化合物的食物来源

膳食中淀粉的来源主要是粮谷类和薯类食物;单糖和双糖的来源主要是蔗糖、糖果、甜食、糕点、甜味水果、含糖饮料和蜂蜜等;膳食纤维的最好来源是一些天然的食物,如豆类、谷类、新鲜的水果和蔬菜等,全谷类、蔬菜水果等富含膳食纤维,值得注意的是谷类加工的越精细则所含膳食纤维越少。

(夏 惠 孙桂菊)

第四节 能 量

人体为了维持生命活动和从事劳动,必须从食物中的产能营养素(包括碳水化合物、脂类、蛋白质)获得能量,以满足机体需要。一般情况下,健康成人从食物摄取的能量与消耗的能量需保持平衡状态,否则会导致体重的增减,影响身体的健康。

一、能量单位和能量系数

营养学上常使用卡(calorie,cal)或千卡(kilocalorie,kcal)作为能量单位。1kcal 指 1kg 水的温度由 15℃ 上升到 16℃ 所需要的热量。目前国际通用的能量单位是焦耳(joule,J)或千焦(kilojoule,kJ)。1 焦耳是指用 1 牛顿力把 1kg 物体移动 1m 所需要的能量。两种能量单位的换算如下:1kcal=4.184kJ;1kJ=0.239kcal。

碳水化合物、脂肪和蛋白质是三大产能营养素,除此之外,酒中的乙醇也能提供较高的热能。1g 热能营养素在体内氧化产生的能量,称为产热系数,或能量系数。据用"弹式热量计"测定,每克糖类、脂肪和蛋白质在体外燃烧时平均分别产生能量 17.15kJ(4.1kcal)、39.54kJ(9.45kcal)、23.65kJ(5.65kcal),但由于食物在人体内不可能全部被消化吸收,且消化率也各不相同;消化吸收后,在体内也不一定完全彻底被氧化分解产生热能,特别是蛋白质,可产生一些不能继续被分解利用的含氮化合物,如尿素、肌酐、尿酸等。所以营养学上,在实际应用时,按以下能量系数计算:1g 碳水化合物产热 16.81kJ(4.0kcal),1g 脂肪产热 37.56kJ(9.0kcal),1g 蛋白质产热 16.74kJ(4.0kcal),1g 乙醇产热 29.2kJ(7.0kcal)。

二、人体能量消耗

成年人的能量消耗主要用于维持基础代谢、身体活动和食物热效应这三个方面。除此之外,孕妇的能量需要还应包括用于子宫、乳房、羊水、胎盘、胎儿等生长及体脂储备的能量消耗;乳母则需要增加合成乳汁的能量消耗;儿童、青少年则应包括生长发育的能量需要;创伤病人康复期间也需要额外能量用于机体的修复。

(一)基础代谢

基础代谢(basal metabolism,BM)又称为基础能量消耗(basic energy expenditure,BEE),是指人体维持最基本生命活动时的能量消耗,用以维持体温、心跳、呼吸等系统的基本活动及保持全身细胞的功能和完整性。人体处于基础代谢状态下,每小时每平方米体表面积(或每千克体重)的能量消耗,称为基础代谢率(basic metabolic rate,BMR)。

基础代谢的测定方法是在清晨而又安静状态下,不受精神紧张、肌肉活动、食物和环境温度等因素影响时的能量代谢,即人体在安静和恒温条件下(一般 18~25℃),禁食 12 小时后,静卧、放松而又清醒时的热量消耗。计算基础代谢的方法很多,目前最为公认的推算 BEE 的公式是 Schofield 公式(表 3-4)。利用体重计算基础能量消耗,但是按照此公式计算中国人的基础代谢率偏高,且我国尚缺乏人群基础代谢的研究数据,因此,中国营养学会建议将 18~59 岁人群按此公式计算的结果减去 5%,作为该人群的基础代谢能量消耗参考值。

表 3-4　按体重计算基础能量消耗的公式

年龄 / 岁	男		女	
	kcal/d	MJ/d	kcal/d	MJ/d
18~30	15.057W+692.2	0.062 9W+2.89	14.818W+486.6	0.061 9W+2.03
30~60	11.472W+873.1	0.047 9W+3.65	8.126W+845.6	0.034 0W+3.53
>60	11.711W+587.7	0.049 0W+2.457	9.082W+658.5	0.037 9W+2.753

注:W 为体重(kg)。

人体的基础代谢不仅个体间存在差异,自身的基础代谢也常有变化,影响人体基础代谢的因素包括体格、生理状态和环境条件等。基础代谢率的高低与体重并不成比例关系,而与体表面积基本上成正比,体表面积大者,散发热能也多,所以同等体重者,瘦高者基础代谢高于矮胖者;瘦体组织质量大者,肌肉发达者,基础代谢水平高,这也是男性基础代谢水平高于女性 5%~10% 的原因。儿童和孕妇的基础代谢相对较高,婴幼儿阶段是整个代谢最活跃的阶段,以后到青春期又出现一个较高代谢的阶段。成年后随年龄增长,基础代谢水平不断下降,30 岁以后,每 10 年降低约 2%,60 岁以后下降更多,但如加强体育锻炼,这种降低相对缓慢得多。生病发热时,甲状腺素等有关激素水平异常时,也能改变基础代谢的热能消耗,如甲状腺功能亢进可使基础代谢率明显升高。另外,炎热或寒冷,过多摄食,精神紧张时都可以使基础代谢水平升高;在禁食、饥饿或少食时,基础代谢水平相应降低;劳动强度高者高于劳动强度低者;尼古丁和咖啡因可以刺激基础代谢水平升高。

静息代谢是一种与基础代谢很接近的代谢状态,在测定中仅省略摄入食物这个条件,要求全身处于休息状态,进食 3~4 小时后测量。此时机体仍在进行着若干正常的消化活动,这种状态比较接近于人们正常生活中处于休息的状态,在这种条件下测出的代谢率,称为静息代谢率(resting metabolism rate,RMR)。RMR 与 BMR 相差约 10%,故在实际工作中可以采用。RMR 一般占总能量消耗的大部分(60%~75%)。

（二）身体活动

通常情况下,由各种体力活动所消耗的能量约占人体总能量消耗的 15%~30%。这是人体能量消耗变化最大,也是人体控制能量消耗、保持能量平衡、维持健康最重要的部分。体力活动所消耗能量多少与四个因素有关:①肌肉越发达者,活动时能量消耗越多;②体重越重者,做相同的运动所消耗的能量也越多;③活动时间越长,强度越大,消耗能量越多;④工作越不熟练者,消耗能量就越多。其中劳动强度和持续时间是主要影响因素,而劳动强度主要涉及劳动时牵动的肌肉多少和负荷的大小。

（三）食物热效应

人体在摄食过程中,由于要对食物中营养素进行消化、吸收、代谢、转化等,需要额外消耗能量,同时引起体温升高和散发热量,这种因摄食而引起的额外热能消耗称食物的热效应,又称为食物特殊动力作用(specific dynamic action,SDA)。

食物热效应与食物成分、进食量和进食频率有关。不同的成分其食物的热效应不等,脂肪的食物热效应约消耗本身产生热能的 0%~5%,碳水化合物为 5%~10%,而蛋白质特别高,可达 30%。因此一般含蛋白质丰富的食物最高,其次是富含碳水化合物的食物,最后才是富含脂肪的食物。混合性食物的热效应相当于基础代谢的 10%。进食量越大,能量消耗也越多。进食速度快者比进食速度慢者食物热效应高,这是因为进食快时,其中枢神经系统更活跃,激素和酶的分泌速度更快,量更多,吸收和贮存的速率更高,其能量消耗也相对更多。

食物热效应只能增加体热的外散,而不能增加可利用的能量。换言之,食物热效应对于人体是一种损耗而不是一种收益。当只够维持基础代谢的食物摄入后,消耗的能量多于摄入的能量,外散的热多于食物摄入的热,而此项额外的能量却不是无中生有的,而是来源于体内的营养贮备。因此,为了保存体内的营养贮备,进食时必须考虑食物热效应额外消耗的能量,使摄入的能量与消耗的能量保持平衡。

（四）生长发育

婴幼儿、儿童、青少年的生长发育需要额外能量，主要包括机体生长发育中形成新的组织所需要的能量，及新生成的组织进行新陈代谢所需要的能量。婴儿每增加1g体重约需20.9kJ（5kcal）能量。孕妇的子宫、乳房、胎盘、胎儿的生长发育及体脂储备均需要能量，乳母合成和分泌乳汁也需额外补充能量。

除上述因素对机体能量消耗有影响之外，还受情绪和精神状态影响。脑的重量只占体重的2%，但脑组织的代谢水平很高。例如，精神紧张地工作可使大脑的活动加剧，能量代谢增加3%~4%，但是与体力劳动比较，脑力劳动的消耗仍然相对较少。

三、能量需要量和食物来源

（一）能量需要量

ER 0304

视频：能量需要量

人体能量代谢的最佳状态是达到能量消耗与能量摄入的平衡。这种能量平衡（energy balance）能使机体保持健康并能胜任必要的社会生活。确定各类人群的能量需要量，对于指导人们改善自身的膳食结构、膳食规律、维持能量平衡、提高健康水平是非常重要的。能量代谢失衡，即能量缺乏或过剩都对身体健康不利。由于饥饿或疾病等原因，热能摄入不足，呈负平衡，可造成机体太少的脂肪贮存，身体对环境的适应力和抗病力也因此而下降，若长期处于负平衡，则将导致生长发育迟缓、消瘦、活力消失，甚至生命运动停止而死亡；如果热能摄取量大于消耗量，呈正平衡，则体内脂肪沉积，逐渐肥胖，体重持续增加，并带来一系列损害，心脏负担过重，尤其是左心室更甚，高血压、血脂过高，进一步损及心血管系统，肾脏、肺脏和胆囊等也易于罹患疾病。

我国成年人膳食中碳水化合物提供的能量应占总能量的50%~65%、脂肪占20%~30%、蛋白质占10%~15%为宜。中国营养学会在2013年修订的营养素参考摄入量中，不仅对各年龄组人群推荐具体能量需要量，也根据不同的活动强度，分为轻体力劳动、中等体力劳动和重体力劳动等三级推荐能量摄入量（表3-5），根据中国居民膳食营养素参考摄入量（2013版），对于轻体力劳动的成年人，男性的能量需要量为2 250kcal/d，女性为1 800kcal/d。

表3-5　中国营养学会建议的中国成年人身体活动水平分级

活动水平	PAL	生活方式	从事的职业或人群
轻	1.5	静态生活方式/坐位工作，很少或没有重体力的休闲活动；静态生活方式/坐位工作，有时需走动或站立，但很少有重体力的休闲活动	办公室职员或精密仪器师；实验室助理、司机、学生、装配线工人
中	1.75	主要是站着或走着工作	家庭主妇、销售人员、侍应生、机械师、交易员
重	2.0（+0.3）	重体力职业工作或重体力休闲活动方式；体育运动量较大或重体力休闲活动次数多且持续时间较长	建筑工人、农民、林业工人、矿工；运动员

注：有明显体育运动重或重体力休闲活动者（每周4~5次，每次30~60分钟），PAL增加0.3。

（二）能量的食物来源

人体的能量来源是食物中的碳水化合物、脂肪和蛋白质。这三类营养素普遍存在于各种食物中。粮谷类和薯类食物含碳水化合物较多，是膳食能量最经济的来源；油料作物富含脂肪；动物性食物一般比植物性食物含有更多的脂肪和蛋白质；但大豆和坚果类例外，它们含丰富的油脂和蛋白质；蔬菜和水果一般含能量较少。食物按热能密度可分为极高热能食物：油脂、巧克力、煎炸食品、奶油蛋糕、瓜子花生、白酒；高热能食物：粮食制品、豆类、瘦肉、鸡蛋、果干、果酒；中等热能食物：甘薯、马铃薯、香蕉、牛奶、豆腐、水产、啤酒、甜饮料；低热能食物：新鲜蔬菜、多数水果、海带、紫菜、魔芋等。

（夏　惠）

第五节　维　生　素

一、概述

维生素（vitamin）是维持机体正常生理功能及细胞内特异代谢反应所必需的一类微量低分子有机化合物。

（一）维生素的共同特点

虽然各类维生素的化学结构不同，生理功能各异，但它们都具有以下共同特点：①它们都是以其本体的形式或可被机体利用的前体形式存在于天然食物中。②大多数维生素不能在体内合成，也不能大量储存于组织中，所以必须经常由食物供给。即使有些维生素（如维生素 K、B_6）能由肠道细菌合成一部分，但也不能替代从食物获得这些维生素的主要途径。③它们不是构成各种组织的原料，也不提供能量。④虽然每日生理需要量很少，然而在调节物质代谢过程中却起着十分重要的作用。⑤维生素常以辅酶的形式行使酶的功能。⑥不少维生素具有几种结构相近、生物活性相同的化合物。

（二）维生素的命名

维生素有三种命名系统，一是按发现历史顺序，即以英文字母顺次命名；二是按其化学结构命名；三是按其特有生理和治疗作用命名，见表 3-6。目前，三类名称往往混用。

表 3-6　常见维生素的命名

以字母命名	以化学结构命名	以功能命名
维生素 A	视黄醇	抗干眼病维生素
维生素 D	钙化醇	抗佝偻病维生素
维生素 E	生育酚	
维生素 K	叶绿醌	凝血维生素
维生素 B_1	硫胺素	抗脚气病维生素
维生素 B_2	核黄素	

以字母命名	以化学结构命名	以功能命名
维生素 B$_3$	尼克酸、尼克酸胺	抗癞皮病维生素
维生素 B$_6$	吡哆醇(醛、胺)	
维生素 M	叶酸	
维生素 H	生物素	
维生素 B$_{12}$	钴胺素、氰胺素	抗恶性贫血病维生素
维生素 C	抗坏血酸	抗坏血病维生素

(三) 维生素分类

根据维生素溶解性不同可将其分成两大类,即脂溶性维生素和水溶性维生素,各自具有特点(表3-7)。脂溶性维生素包括维生素 A、维生素 D、维生素 E、维生素 K;水溶性维生素包括 B 族维生素(维生素 B$_1$、维生素 B$_2$、维生素 PP、维生素 B$_6$、叶酸、维生素 B$_{12}$、泛酸、生物素等)和维生素 C。

表 3-7 脂溶性维生素和水溶性维生素的特点

	脂溶性维生素	水溶性维生素
化学组成	碳、氢、氧	碳、氢、氧、氮、钴、硫
溶解性	溶于脂肪及脂溶剂	溶于水
吸收排泄	经淋巴系统吸收、从胆汁少量排出	经血液吸收过量时,很快从尿中排出
积存性	摄入后,大部分积存在体内	一般在体内非功能性的单纯积存
缺乏症状出现	缓慢	较快
营养状况评价	不能用尿液进行分析评价	大多数可以通过血液/尿液进行评价
毒性	大剂量摄入易引起中毒	几乎无毒性

(四) 维生素缺乏

人体维生素缺乏是一个渐进的过程,最初表现为组织中维生素储存量降低,然后出现有关生化指标异常,生理功能降低,继续发展下去引起组织病理改变,出现临床症状和体征。临床上常见多种维生素混合缺乏的症状和体征。

目前亚临床维生素缺乏,也称维生素边缘缺乏是营养缺乏中的一个主要问题,亚临床营养缺乏者体内由于维生素营养水平及其生理功能处于低下状态,使机体降低了对疾病的抵抗力,降低了工作效率和生活质量,有时也可能出现一些症状,比如食欲差、视力降低、容易疲乏等,但由于这些症状不明显、不特异,往往被忽略,应提高警惕。

二、脂溶性维生素

主要介绍维生素 A、维生素 D、维生素 E 的主要特性以及营养价值。

(一) 维生素 A

维生素 A 类是指含有 β-白芷酮环的多烯基结构,并具有视黄醇生物活性的一大类物质,包括已形成的维生素 A 和维生素 A 原。已形成的维生素 A 是动物体内具有视黄醇生物活性功能的维生素 A,包括视黄醇、视黄醛、视黄酸等。在植物中不含已形成的维生素 A,在黄、绿、红色植物中含有类胡萝卜素,其中一部分可在体内转变成维生素 A 的类胡萝卜素称为维生素 A 原,如 α- 胡萝卜素、β- 胡萝卜素、γ- 胡萝卜素、隐黄素等,其中最重要的是 β- 胡萝卜素。还有一些类胡萝卜素,例如玉米黄质、辣椒红素、叶黄素和番茄红素,不能分解形成维生素 A,不具有维生素 A 的活性。

1. 理化性质　维生素 A 是一种淡黄色的脂溶性物质,不溶于水。在酸碱性的环境中比较稳定,一般烹调和罐头加工过程中不易被破坏。但是维生素 A 极易氧化,特别在高温条件下,紫外线照射可以加快这种氧化破坏。因此,维生素 A 或含有维生素 A 的食物应避光在低温下保存,如能在保存的容器中充氮以隔绝氧气,则保存效果更好。食物中如含有磷脂、维生素 E、维生素 C 和其他抗氧化剂时,其中的视黄醇和胡萝卜素较为稳定。当食物中共存的脂肪发生酸败时可致其严重破坏。

2. 生理功能

(1) 维持正常视觉:维生素 A 能促进视觉细胞内感光物质视紫红质的合成与再生,以维持正常视觉。视网膜上对暗光敏感的杆状细胞含有感光物质视紫红质,是 11- 顺式视黄醛与视蛋白结合而成,为暗视觉形成的必需物质。经光照漂白后,11- 顺式视黄醛转变为全反式视黄醛并与视蛋白分离。此过程产生电能刺激视神经形成视觉。全反式视黄醛经还原为全反式视黄醇,再经过酶的作用重新转化为 11- 顺式视黄醛,在暗光下 11- 顺式视黄醛与视蛋白结合,再次形成视紫红质,因而维持着视觉功能。在此过程中,有部分视黄醛变成视黄醇被排泄,所以必须不断地补充维生素 A,才能维持视紫红质的合成和整个暗光视觉过程。暗适应的过程就是视紫红质再生的过程。

(2) 维持上皮细胞的正常生长与分化:9- 顺式视黄酸和全反式视黄酸在细胞分化中的作用尤为重要。维生素 A 对上皮细胞的细胞膜起稳定作用,维持上皮细胞的形态完整和功能健全。

(3) 维持正常生长与生殖功能:维生素 A 参与细胞的 RNA、DNA 的合成,影响细胞的分化、组织更新,从而维持机体的生长发育。当饲料中缺乏维生素 A 时,动物明显出现生长停滞,还会导致雄性动物睾丸萎缩,精子数量减少、活力下降,也可影响胎盘发育,维生素 A 与生殖的关系与它对生殖器官上皮的作用有关。

(4) 对骨骼发育的作用:视黄酸是骨骼正常生长发育所必需。正常骨的生长需要良好的成骨细胞与破骨细胞之间的平衡。当缺乏维生素 A 时,这种平衡被破坏,成骨活动增强,使骨膜骨质过度增生,形成骨骼畸形,当压迫周围组织和相关神经时,能引起异常症状。

(5) 预防癌症:维生素 A 或其衍生物视黄酸类物质能促进上皮细胞的正常分化,预防和抑制癌症发生;类胡萝卜素抑癌作用与其抗氧化性有关,它们能捕捉自由基,猝灭单线态氧,提高抗氧化防卫能力,因而具有抑制超氧化物产生的作用。

(6) 维持机体正常免疫功能:研究表明,维生素 A 对机体免疫系统有重要作用,能提高机体的细胞免疫与体液免疫作用和对疾病的抗感染能力。

3. 缺乏与过量

(1) 维生素 A 缺乏:维生素 A 缺乏仍然是许多发展中国家的一个主要公共卫生问题。维生素 A 缺乏最早症状是暗适应能力下降,进一步发展为夜盲症,严重者可导致眼干燥症甚至失明;儿童维生素 A 缺乏最重要的临床诊断体征

视频:维生素
A 参考摄
入量

是比奥斑（itot spots），常出现于结膜颞侧的 1/4 处，为脱落细胞的白色泡沫状聚积物，是正常结膜上皮细胞和杯状细胞被角化细胞取代的结果。

维生素 A 缺乏还会引起机体不同组织上皮干燥、增生及角化，以至出现各种症状，特别是儿童、老人容易引起上呼吸道炎症，严重时可引起死亡。另外，维生素 A 缺乏时还可引起血红蛋白合成代谢障碍，免疫功能低下，儿童生长发育迟缓等症状。

(2) 维生素 A 过量：摄入大剂量维生素 A 可引起急性、慢性及致畸毒性。动物试验证明，维生素 A 摄入过量，可导致胚胎吸收、流产及出生缺陷。摄入普通食物一般不会引起维生素 A 过多，绝大多数是由于过多摄入维生素 A 浓缩制剂引起，也有食用狗肝、熊肝或鲨鱼肝引起中毒的报道。另外大量摄入类胡萝卜素可出现高胡萝卜素血症，易出现类似黄疸的皮肤，但停用后，症状慢慢消失，未发现其他毒性。

4. 营养状况评价　维生素 A 营养状况，可以根据临床检查和实验室检测的结果，进行人群营养状况的评价，以及个体的维生素 A 缺乏诊断。

(1) 临床检查：如出现夜盲或眼干燥症等眼部特异性表现，以及皮肤的症状和体征，诊断本病困难不大。

(2) 常用检测方法：首先可通过评价血清维生素 A 水平，成人血清维生素 A 的正常含量范围为 1.5~3μmol/L（430~860μg/L）。另外，可以采用改进的相对剂量反应试验（relative dose response test，RDR），作为诊断维生素 A 边缘状态和缺乏的新方法，是一种间接估计肝脏维生素 A 储备相对充足程度的方法。受试者口服视黄基酯（450~1 000μg），测定口服前和口服 5 小时后血浆视黄醇浓度，按公式计算 RDR［(5h 视黄醇浓度 – 基础视黄醇浓度)/5h 视黄醇浓度］，判断维生素 A 营养状况。根据 WHO 建议标准，RDR（%）≥ 20%，可判断为维生素 A 缺乏。其他的一些评价方法包括视觉暗适应功能测定、血浆视黄醇结合蛋白（反映人体维生素 A 营养水平相对较好的检查方法）、眼结膜印迹细胞学法等。

5. 膳食参考摄入量及食物来源　维生素 A 的活性表达方式包括国际单位（international units，IU）以及视黄醇活性当量（retinol activity equivalent，RAE）。目前应用较广泛的是视黄醇活性当量。

视黄醇活性当量换算为：1μg RAE=1μg 全反式视黄醇 =2μg 溶于油剂的纯品全反式 β- 胡萝卜素 =12μg 膳食全反式 β- 胡萝卜素 =24μg 其他膳食维生素 A 原类胡萝卜素。

膳食或食物中总视黄醇活性当量（μg RAE）= 全反式视黄醇（μg）+1/2 补充剂纯品全反式 β- 胡萝卜素（μg）+1/12 膳食全反式 β- 胡萝卜素（μg）+1/24 其他膳食维生素 A 原类胡萝卜素（μg）。

中国居民维生素 A 推荐摄入量（RNI）：成人 RNI 男性为 800μg RAE/d；女性为 700μg RAE/d；UL 在成人、孕妇、乳母均为 3 000μg RAE/d。维生素 A 的主要来源是各种动物肝脏、鱼肝油、鱼卵、全奶、奶油、禽蛋等；维生素 A 原的良好来源是深色蔬菜和水果，如菠菜、苜蓿、空心菜、莴笋叶、芹菜叶、胡萝卜、豌豆苗、红心红薯、辣椒及水果中的芒果、杏子及柿子等。

(二) 维生素 D

维生素 D 是一类类固醇的衍生物，为结构中含有环戊氢烯菲环并具有钙化醇生物活性的一大类物质，最为常见的种类包括维生素 D_2（ergocalciferol，麦角钙化醇）和维生素 D_3（cholecalciferol，胆钙化醇）。维生素 D 具有激素实质，也可视作条件性维生素。维生素 D 主要储存于脂肪组织，分解代谢在肝脏，主要经胆汁排泄。

1. **理化性质** 维生素 D 溶于脂肪和有机溶剂,其化学性质比较稳定,一般烹调和加工过程中不易被破坏。在中性和碱性溶液中耐热,不易被氧化,但在酸性溶液中则逐渐分解,脂肪酸败可引起维生素 D 破坏,过量辐射线照射,能形成具有毒性的化合物。

2. **生理功能** $1,25\text{-}(OH)_2\text{-}D_3$(或 D_2)是维生素 D 的主要活性形式,可作用于小肠、肾、骨等靶器官,参与维持细胞内外的钙浓度、钙磷代谢等,主要功能如下:

(1)促进小肠钙吸收:$1,25\text{-}(OH)_2\text{-}D_3$ 可促进钙结合蛋白的合成,钙结合蛋白在小肠黏膜细胞中促进钙的吸收。

(2)促进肾小管对钙、磷的重吸收:维生素 D 可直接作用于肾脏,促进肾小管对钙、磷的重吸收,减少丢失。

(3)直接作用于骨细胞:根据血液中钙浓度的变化,动态调节骨组织中的钙和磷,维持正常血钙浓度。这一作用可能与 $1,25\text{-}(OH)_2\text{-}D_3$ 诱导干细胞分化为成熟的破骨细胞和增加破骨细胞的活性,继而破骨细胞发挥调节骨的重吸收作用,调节血钙平衡有关。

(4)维持血钙的正常水平:维生素 D 内分泌调节系统中,主要的调节因子是 $1,25\text{-}(OH)_2\text{-}D_3$、甲状旁腺激素、降钙素及血清钙和磷的浓度。当血钙降低时,甲状旁腺激素升高、$1,25\text{-}(OH)_2\text{-}D_3$ 增多,通过对小肠、肾、骨等器官的作用升高血钙水平,同样当血钙过高时,甲状旁腺激素降低,降钙素分泌增加,促进钙和磷的排泄。

(5)其他:还具有免疫调节功能,能改变机体对感染的反应。

3. **缺乏与过量**

(1)维生素 D 缺乏:维生素 D 缺乏可导致肠道、肾小管对钙和磷的吸收,影响骨钙化,造成骨骼和牙齿的矿物质异常。婴幼儿缺乏维生素 D 可引起佝偻病,成人缺乏维生素 D 可导致骨质软化症和骨质疏松症。

1)佝偻病:由于婴幼儿时期生长发育旺盛,对钙需要量大,如长期摄钙不足,并常伴随蛋白质和维生素 D 缺乏,可引起生长迟缓,新骨结构异常,骨钙化不良,骨骼变形。常见发病原因是母乳不足或钙含量偏低,每天日照小于 2h 及未及时添加维生素 D 和钙制剂。临床主要表现为神经精神症状和骨骼的变化。神经精神症状有多汗、夜惊、好哭、枕秃或环形脱发。骨骼表现为头部、胸部、四肢及脊柱等发育异常。

2)骨质软化症:发生于骨生长发育已完全的成年人,妊娠、多产的妇女及体弱多病老人,典型症状为骨痛、肌无力和骨压痛。

3)骨质疏松症:骨质疏松症及其引起的骨折是威胁老年人健康的主要疾病之一。

4)手足搐搦症:维生素 D 缺乏导致钙吸收不足,主要表现为肌肉痉挛、小腿抽筋、惊厥等。

(2)维生素 D 过量:通过膳食来源的维生素 D 一般认为不会引起中毒,但摄入过量维生素 D 补充剂或强化维生素 D 的奶制品,有发生维生素 D 过量和中毒的可能。维生素 D 中毒时可出现厌食、呕吐、头痛、嗜睡、腹泻、多尿、关节疼痛和弥漫性骨质脱矿化。随着血钙和血磷水平长期升高,最终导致钙、磷在软组织的沉积,特别是心脏和肾脏,其次为血管、呼吸系统和其他组织,引起功能障碍。

4. **营养状况评价** $25\text{-}OH\text{-}D_3$ 是维生素 D 在血液中的主要存在形式,半衰期是 3 周,可特异地反映出人体几周到几个月内维生素 D 的储存情况。一般认为,血中 $25\text{-}(OH)\text{-}D_3$ <10ng/ml(25nmol/L)为严重缺乏,<20ng/ml(50nmol/L)为缺乏,21~29ng/ml(52~72nmol/L)为

不足,≥30ng/ml(75nmol/L)为充足,其正常值上限为100ng/ml(250nmol/L),当>150ng/ml(375nmol/L)时,可发生中毒。

5. 膳食参考摄入量及食物来源 维生素 D 的供给量必须与钙、磷的供给量同时考虑。维生素 D 的量可用 IU 或 μg 表示,两者的换算关系是:1IU 维生素 D=0.025μg 维生素 D。中国居民膳食维生素 D 参考摄入量:成人(18~50 岁)RNI 为 10μg/d,UL 为 50μg/d。

维生素 D 有两个来源,外源性和内源性。外源性即依靠食物来源,植物性食物如蘑菇、蕈类含有维生素 D_2,动物性食物中则含有维生素 D_3,以鱼肝和鱼油含量最丰富,其次在鸡蛋、鸡肝、黄油和咸水鱼如鲱鱼、鲑鱼和沙丁鱼中含量相对较高,牛乳和人乳的维生素 D 含量较低,蔬菜、谷物和水果中几乎不含维生素 D。内源性来源,主要是通过阳光(紫外线)照射由人体皮肤产生。许多国家均在食物中进行维生素 D 强化,如添加在焙烤食品、奶和奶制品和婴儿食品等,以预防维生素 D 缺乏。

(三)维生素 E

维生素 E 类包括生育酚(tocopherol)和三烯生育酚(tocotrienol)两大类,共 8 种化合物,即 α、β、γ、δ 生育酚和 α、β、γ、δ 三烯生育酚。这 8 种化合物生理活性不相同,其中 α- 生育酚的生物活性最高(通常作为维生素 E 的代表),β- 生育酚、γ- 生育酚和 δ- 生育酚的活性,分别为 α- 生育酚 50%、10% 和 2%。α- 三烯生育酚的活性大约为 α- 生育酚的 30%。

1. 理化性质 维生素 E 为油状液体,橙黄色或淡黄色,溶于脂肪及有机溶剂。维生素 E 对氧十分敏感,这种氧化可因光照射、热、碱,以及一些微量元素如铁和铜的存在而加速。各种生育酚在酸性环境比碱性环境下稳定,在无氧的条件下,他们对热、光以及碱性环境相对较稳定。油脂酸败会加速维生素 E 的破坏。一般烹调方法对其破坏不大,但油炸时可使其活性明显降低。

2. 生理功能

(1)抗氧化作用:为高效抗氧化剂,在体内保护细胞免受自由基损害。非酶抗氧化系统中,除维生素 E 外,其他还有类胡萝卜素、维生素 C、硒和谷胱甘肽等,主要的作用是保护细胞膜的稳定性。

(2)预防衰老:补充维生素 E 可减少脂褐质形成,改善皮肤弹性,使性腺萎缩减轻,提高免疫能力。因此在预防衰老中作用日益受到重视。

(3)调节血小板的黏附力和聚集作用。

(4)与动物的生殖功能和精子生成有关:临床上常用维生素 E 治疗先兆流产和习惯性流产。

(5)其他:抗动脉粥样硬化及抑制致癌物质形成。临床上观察发现维生素 E 能缓解心绞痛,使症状减轻或消失。

3. 缺乏与过量

(1)维生素 E 缺乏:维生素 E 在自然界中分布甚广,一般情况不会缺乏。长期缺乏者可出现溶血性贫血。流行病学研究结果表明,低维生素 E(及其他抗氧化剂)营养状况可能增加动脉粥样硬化、癌(如肺癌、乳腺癌)、白内障以及其他老年退行性病变危险性。

(2)维生素 E 过量:脂溶性维生素中,维生素 E 的毒性相对较小。有证据表明人体长期摄入 800mg/d 以上的维生素 E 有可能出现中毒症状,如视觉模糊、头痛和极度疲乏等。补充维生素 E 者,每天摄入量以不超过 400mg 为宜。

4. 营养状况评价

(1)血清维生素 E 水平:用血清(浆)α- 生育酚浓度可直接反映人体维生素 E 的储存情况。健康成人血浆 α- 生育酚的范围为 11.6~46.4μmol/L(5~20mg/L)。

(2)红细胞溶血试验:红细胞与 2.0%~2.4% H_2O_2 溶液温育后出现溶血,测得的血红蛋白量(H_1)占红细胞与蒸馏水保温后测得的血红蛋白量(H_2)的百分比反映维生素 E 的营养状况。维生素 E 水平正常者比值 <10%,偏低者为 10%~20%,缺乏者 >20%。

5. 膳食参考摄入量及食物来源
α- 生育酚有两个来源,即来自天然的 d-α- 生育酚和人工合成 dl-α- 生育酚,人工合成的活性相当于天然的 74%。维生素 E 的活性可用 α- 生育酚当量(α-tocopherol equivalent,TE)来表示。α- 生育酚的各种酯常作为维生素补充剂,酯类结构能够防止维生素 E 氧化并延长保质期。

1IU(国际单位)维生素 E=1mg dl-α- 生育酚乙酸酯 =0.91mg dl-α- 生育酚 =0.67mg d-α- 生育酚 =0.74mg d-α- 生育酚乙酸酯。混合膳食中维生素 E 的总 α-TE,应按下列公式折算:

膳食中总 α-TE(mg)=1×α- 生育酚(mg)+0.5×β- 生育酚(mg)+ 0.1×γ- 生育酚(mg)+ 0.02×δ- 生育酚(mg)+0.3 × α- 三烯生育酚(mg)。

中国居民膳食维生素 E 适宜摄入量(AI):成人为 14mg α-TE/d,UL 为 700mg α-TE/d。

维生素 E 含量丰富的食品有植物油、麦胚、硬果、种子类、豆类及谷类;蛋类、肉类、鱼类等动物性食品、水果及蔬菜含量很少。

三、水溶性维生素

水溶性维生素包括 B 族维生素(维生素 B_1、维生素 B_2、维生素 B_3、维生素 B_6、叶酸,维生素 B_{12}、泛酸、生物素等)和维生素 C。本文主要介绍维生素 B_1、维生素 B_2、烟酸、叶酸以及维生素 C。

(一) 维生素 B_1

维生素 B_1 又称为硫胺素,是人类发现最早的维生素之一。维生素 B_1 是由 1 个嘧啶环通过一个亚甲基连接在一个噻唑环上所组成。维生素 B_1 因其分子中含有"硫"和"氨",又称硫胺素,也称抗脚气病因子、抗神经炎因子等。

1. **理化性质**　维生素 B_1 纯品呈白色结晶,极易溶于水。比较耐热,在酸性溶液中极其稳定,但在中性、碱性溶液中易被氧化失活,且不耐热,在碱性情况下煮沸,可使其大部分或全部破坏,甚至在室温下储存,亦可逐渐破坏。亚硫酸盐在中性及碱性介质中能加速硫胺素的破坏,所以储存谷物、豆类时,不宜用亚硫酸盐作为防腐剂,或以二氧化硫熏蒸谷仓。

2. **生理功能**　维生素 B_1 是能量代谢中的重要辅酶,在维护神经、消化、循环等系统的正常功能中起着重要作用。

(1)辅酶功能:维生素 B_1 形成的硫胺素焦磷酸酯(TPP)是碳水化合物代谢中脱羧酶和转酮酶的辅酶,硫胺素是机体物质代谢和能量代谢中的关键物质,当硫胺素缺乏时,机体糖代谢障碍,影响机体的能量代谢以及氨基酸和脂肪代谢。

(2)非辅酶功能:维生素 B_1 在神经组织中具有一种特殊的非酶作用,当维生素 B1 缺乏时,乙酰辅酶 A 生成减少,影响乙酰胆碱的合成。乙酰胆碱具有促进胃肠蠕动和腺体分泌作用,可被胆碱酯酶分解后失去活性。维生素 B_1 还是胆碱酯酶的抑制剂,当维生素 B_1 缺乏时,胆碱酯酶的活性增强,促进乙酰胆碱分解,导致胃肠蠕动变慢,消化液分泌减少,出现消化不良。

3. 缺乏与过量

(1) 维生素 B_1 缺乏：由于维生素 B_1 摄入不足或机体吸收利用障碍，以及其他各种原因引起的需要量增加等，会引起机体维生素 B_1 缺乏。维生素 B_1 缺乏引起的疾病称脚气病 (beriberi)，主要损害神经组织、心脏和肌肉组织。硫胺素摄入不足和酒精中毒是引起该病的主要病因。发病早期可有疲倦、烦躁、头痛、食欲下降、便秘和工作能力下降等。临床上主要根据年龄差异将脚气病分为成人脚气病和婴儿脚气病。

1) 成人脚气病：早期症状较轻，主要表现有疲乏、淡漠、食欲差、恶心、忧郁、急躁、麻木等。其症状特点和严重程度与维生素 B_1 缺乏程度、发病急缓等有关，一般可分为三种类型：①湿型脚气病：以循环系统症状与水肿为主。主要表现为心界扩大、心动过速、呼吸窘迫和下肢水肿；②干型脚气病：以多发性神经炎症状为主。表现为腱反射异常、上行性多发性神经炎、肌肉乏力和疼痛、腓肠肌压痛等；③混合型脚气病：严重缺乏者可同时出现神经和心血管系统症状。

2) 婴儿脚气病：多发生在六个月以下婴儿，主要是由于乳母维生素 B_1 缺乏导致，一般发病突然，病情急，主要表现为初期食欲缺乏、呕吐、兴奋、心跳加速、呼吸急促和困难，晚期有发绀、水肿、心脏扩大、心力衰竭和强制性痉挛，甚至死亡。

(2) 维生素 B_1 过量：由于摄入过量的维生素 B_1 很容易从肾脏排出，因此罕见人体维生素 B_1 的中毒报告。有研究表明，每日口服 500mg，持续 1 个月，未见毒性反应。但也有资料显示如摄入量超过推荐量的 100 倍时，发现有头痛、抽搐、衰弱、麻痹、心律失常和过敏反应等症状。

4. 营养状况评价　人体维生素 B_1 的营养状况，可通过膳食调查、尿排出量、红细胞转酮醇酶活性等方法进行评价。

(1) 膳食调查：通过膳食调查，可了解维生素 B_1 的摄入量。体格检查可发现有无维生素 B_1 缺乏的临床表现。

(2) 尿中维生素 B_1 排出量：①尿负荷试验，清晨给予被测者口服 5mg 维生素 B_1，随后收集 4 小时内排出的尿液，测定其中维生素 B_1 含量。一般认为 4 小时内排出的维生素 B_1<100μg 为缺乏，100~199μg 为不足，$\geq$ 200μg 为正常，$\geq$ 400μg 为充裕。②尿中维生素 B_1 和肌酐含量比值，取清晨空腹尿样，测定其中维生素 B_1 和肌酐含量，计算维生素 B_1（μg）/肌酐（g）的比值，用于评价机体维生素 B_1 营养状况，一般认为比值 <27 为缺乏，27~65 为不足，66~129 为正常，$\geq$ 130 为充足。

(3) 红细胞转酮醇酶活性系数 (erythrocyte transketolase-actin coefficient, ETK-AC)：此法是目前评价维生素 B_1 营养状况的较可靠的方法。一般认为 $\leq$ 15% 为正常，16%~24% 为不足，$\geq$ 25% 为缺乏。

5. 膳食参考摄入量及食物来源　维生素 B_1 的需要与能量摄入量有密切关系。体内不能大量储存维生素 B_1，需要每天予以补充。中国居民膳食硫胺素推荐摄入量 (RNI)：成年男女分别为 1.4mg/d 和 1.2mg/d。

维生素 B_1 广泛存在于各类食物中，最丰富的来源有葵花子仁、花生、大豆粉、瘦猪肉；其次为粗粮、小麦粉、小米、玉米、大米等谷类食物；鱼类、蔬菜和水果中含量较少。目前谷物仍为我国膳食中硫胺素的主要来源。谷物过分精制加工，食物过分用水洗，弃去食物汤液，加碱,高温等均可使维生素 B_1 有不同程度损失。

（二）维生素 B_2

维生素 B_2 又称核黄素（riboflavin）,是一类含一个核糖醇侧链的异咯嗪类衍生物。

1. 理化性质　维生素 B_2 在水中的溶解度较低,在中性和酸性溶液中对热稳定,在碱性环境中容易分解破坏,游离型核黄素对紫外光敏感,易被破坏。

2. 生理功能　维生素 B_2 通常以黄素腺嘌呤二核苷酸（flavin adenine dinucleotide,FAD）和黄素单核苷酸（flavin mononucleotide,FMN）两种形式作为多种黄素酶类的辅酶,在体内催化广泛的氧化 - 还原反应。从而维持蛋白质、脂肪和碳水化合物的正常代谢,促进正常的生长发育,维持皮肤和黏膜的完整性。主要功能如下:

（1）参与体内生物氧化与能量代谢:在体内维生素 B_2 以 FAD 和 FMN 的形式与特定蛋白结合形成黄素蛋白,黄素蛋白是机体中许多酶系统中重要辅基的组成成分,通过呼吸链参与能量代谢过程,并维持正常生长发育。

（2）FAD 和 FMN 分别作为辅酶参与色氨酸转变为烟酸和维生素 B_2 转变为磷酸吡哆醛的过程。

（3）FAD 作为谷胱甘肽还原酶的辅酶,参与体内抗氧化防御系统,维持还原性谷胱甘肽的浓度。

（4）与细胞色素 P450 结合,参与药物代谢,提高机体对环境应激适应能力。

（5）其他:参与细胞的生长（在皮肤黏膜,特别是经常处于活动的弯曲部,损伤后细胞的再生需要核黄素）;核黄素与铁吸收、储存及动员有关,在防治缺铁性贫血中起重要作用。

3. 缺乏与过量

（1）维生素 B_2 缺乏:人体缺乏维生素 B_2 的常见原因包括摄入不足和酗酒。维生素 B_2 缺乏症的病变主要表现在唇、舌、口腔黏膜和会阴皮肤处,故有"口腔生殖综合征"之称。口部症状:口角裂纹,口腔黏膜溃疡及地图舌等;皮肤症状:丘疹或湿疹性阴囊炎,鼻唇沟、眉间、眼睑和耳后脂溢性皮炎;眼部症状:睑缘炎,角膜毛细血管增生和畏光等。此外,严重维生素 B_2 缺乏可引起免疫功能低下和胎儿畸形,导致儿童生长迟缓,影响铁的吸收而出现轻中度缺铁性贫血。

（2）维生素 B_2 过量:一般而言,维生素 B_2 不会引起过量中毒,大量服用时尿呈黄色。

4. 营养状况评价　人体维生素 B_2 的营养状况评价,除了通过膳食调查得到维生素 B_2 摄入量,以及体格检查发现维生素 B_2 缺乏外,常用实验室指标如下:

（1）测定红细胞中核黄素的含量:可反映体内维生素 B_2 储存情况,一般认为,红细胞维生素 B_2 含量 >400nmol/L 或 150μg/L 为正常,<270nmol/L 或 100μg/L 为缺乏。

（2）红细胞谷胱甘肽还原酶活性系数:是作为评价维生素 B_2 营养状况的一个灵敏指标,该酶的活性系数为 FAD 前后谷胱甘肽还原酶活性的比值,<1.2 为正常,1.2~1.4 为不足,>1.4 为缺乏。

（3）尿负荷试验及尿中核黄素和肌酐含量测定:尿负荷试验是清晨口服 5mg 维生素 B_2,4 小时内尿液中排出量 <400μg/L 为缺乏,400~799μg/L 为不足,800~1 300μg/L 为正常,超过 1 300μg/L 为充足。尿中核黄素和肌酐含量比值是指测任意一次尿中维生素 B_2 与尿肌酐比值,<27 为缺乏,27~79 为不足,80~269 为正常,≥ 270 为充足。

5. 膳食参考摄入量及食物来源　由于维生素 B_2 与能量代谢密切相关,因此不同的膳食

模式对维生素 B_2 的需要量有一定影响,低脂肪、高碳水化合物膳食使机体对维生素 B_2 需要量减少;高蛋白、低碳水化合物膳食或高蛋白、高脂肪、低碳水化合物膳食可使机体对维生素 B_2 需要量增加。机体维生素 B_2 需要量应从蛋白质和能量摄入量及机体代谢状况三方面来考虑。《中国居民膳食营养素参考摄入量》(2013 版):成年男女维生素 B_2 的 RNI 分别为 1.4mg/d、1.2mg/d。

维生素 B_2 广泛存在于奶类、蛋类、各种肉类、动物内脏、谷类、蔬菜和水果等动物性和植物性食物中。粮谷类的维生素 B_2 主要分布在谷皮和胚芽中,碾磨加工可丢失一部分维生素 B_2,因此,谷类加工不宜过于精细。

（三）烟酸

烟酸又称为维生素 B_3、尼克酸、维生素 PP、抗癞皮病因子,是吡啶 3- 羧酸及其衍生物的总称,在体内还包括其衍生物烟酸和烟酰胺等。

1. **理化性质** 烟酸易溶于水,性质比较稳定,酸、碱、氧、光或加热条件下均不易被破坏,在高压下加热至 120℃持续 20 分钟也不被破坏,是各种维生素中性质最稳定的一种。一般加工烹调损失很小,但会随水流失。

2. **生理功能** 膳食中的烟酸主要以辅酶 I（nicotinamide adenine dinucleotide, NAD）和辅酶 II（nicotinamide adenine dinucleotide phosophate, NADP）的形式进行代谢吸收。

（1）烟酰胺在体内与腺嘌呤、核糖和磷酸结合构成 NAD^+ 及 $NADP^+$,在生物氧化还原反应中起电子载体或递氢体作用。

（2）葡萄糖耐量因子的组成成分:葡萄糖耐量因子（glucose tolerance factor, GTF）是由三价铬、烟酸、谷胱甘肽组成的一种复合体,可能是胰岛素的辅助因子,有增加葡萄糖的利用,维持胰岛素的正常功能。

（3）保护心血管:烟酸能降低血胆固醇、甘油三酯及 β- 脂蛋白浓度及扩张血管作用。大剂量烟酸对复发性非致命的心肌梗死有一定程度的保护作用,但是烟酰胺无此作用,其原因不清。

3. **缺乏与过量** 烟酸缺乏症又称癞皮病,此病起病缓慢,常有前驱症状,如体重减轻、疲劳乏力、记忆力差、失眠等。主要损害皮肤、口、舌、胃肠道黏膜以及神经系统。如不及时治疗其典型病例可有皮炎（dermatitis）、腹泻（diarrhea）和痴呆（depression）等,即三"D"症状。烟酸缺乏常与维生素 B_1、维生素 B_2 缺乏同时存在。

至今尚未见到因食物中烟酸摄入过多而引起中毒的报道。但临床上采用大剂量烟酸治疗高脂血症时,可引起不良反应,出现皮肤发红、眼部感觉异常、高尿酸血症等。

4. **营养状况评价**

（1）膳食调查:通过膳食调查,可了解烟酸的摄入量并发现有无烟酸缺乏的临床表现。

（2）尿中烟酸代谢产物排出量:①尿中 2- 吡啶酮 /N^1- 甲基烟酰胺比值。此指标受蛋白质摄入水平的影响较大,对边缘性烟酸缺乏不敏感,一般该比值在 1.3~4.0 之间为正常,<1.3 有潜在缺乏;②尿负荷试验:一次口服烟酸 50mg 后,收集 4 小时尿,测定 N^1- 甲基烟酰胺排出量。一般认为 4 小时尿中烟酸排出量 <2.0mg 为缺乏,2.0~2.9mg 为不足,3.0~3.9mg 为正常。

（3）红细胞 NAD/NADP 比值。

5. **膳食参考摄入量及食物来源** 人体烟酸的需要量与能量的消耗量有密切关系。能量消耗增加时,烟酸需要量也增多。烟酸除了直接从食物中摄取外,还可在体内由色氨酸转化而来,平均 60mg 色氨酸转化为 1mg 烟酸。因此,膳食中烟酸的参考摄入量以烟酸当量 (niacin equivalence,NE)表示。烟酸当量(mg NE)= 烟酸(mg)+1/60 色氨酸(mg)。《中国居民膳食营养素参考摄入量》(2013 版):成年男女烟酸的 RNI 分别为 15mg NE/d、12mg NE/d, UL 为 35mg NE/d。

烟酸及烟酰胺广泛存在于食物中,植物性食物中存在的主要是烟酸;动物性食物中以烟酰胺为主。烟酸和烟酰胺在肝、肾、瘦畜肉、鱼以及坚果类中含量丰富;乳、蛋中的含量虽然不高,但色氨酸较多,可转化为烟酸。谷类中的烟酸 80%~90% 存在于它们的种子皮中,故加工影响较大。玉米含烟酸并不低,甚至高于小麦粉,但以玉米为主食的人群容易发生癞皮病。因为玉米中的烟酸为结合型,不能被人体吸收利用,此外,色氨酸含量较低。如果用碱处理玉米,可将结合型的烟酸水解成为游离型的烟酸,易被机体利用。有些地区的居民,长期大量食用玉米,用碳酸氢钠(小苏打)处理玉米以预防癞皮病,有良好的预防效果。

(四) 叶酸

叶酸(folic acid)是含有蝶酰谷氨酸(pteroylglutamic acid,PGA 或 pteGlu)结构的一类化合物的统称,由一个蝶啶,通过亚甲基桥与对氨基苯甲酸相连结成为蝶酸(蝶呤酰),再与谷氨酸结合而成。叶酸又称为维生素 B_9、维生素 M、维生素 Bc 等。

1. **理化性质** 叶酸微溶于水,对热、光、酸性溶液均不稳定,在酸性溶液中温度超过 100℃即分解。在碱性和中性溶液中十分稳定。食物中的叶酸经烹调加工后损失率可达 50%~90%,当食物中维生素 C 含量较高时,叶酸的损失可相应减少。

2. **生理功能** 叶酸在肠壁、肝脏及骨髓等组织中,经叶酸还原酶作用,还原成具有生理活性的四氢叶酸。四氢叶酸的主要生理作用在于它是体内生化反应中一碳单位转移酶系的辅酶,起着一碳单位传递体的作用。一碳单位从氨基酸释出后,以四氢叶酸作为载体,参与其他化合物的生成和代谢,主要包括:参与嘌呤和胸腺嘧啶的合成,进一步合成 DNA、RNA;参与氨基酸之间的相互转化,如丝氨酸与甘氨酸的互换、组氨酸转化为谷氨酸、同型半胱氨酸与蛋氨酸之间的互换等;参与血红蛋白及重要的甲基化合物合成,如肾上腺素、胆碱、肌酸等。叶酸对于细胞分裂和组织生长具有极其重要的作用。叶酸辅酶还可参与许多代谢过程,但需抗坏血酸、维生素 B_{12} 与维生素 B_6 的参与。

3. **缺乏与过量**

(1)叶酸缺乏

1)导致巨幼细胞贫血:主要表现为头晕、乏力、精神萎靡、面色苍白,并可出现舌炎、食欲下降以及腹泻等消化系统症状。半数以上的叶酸缺乏者由于未达到贫血阶段,常易漏诊。叶酸缺乏可在贫血几个月前就出现。

2)对孕妇胎儿有影响:叶酸缺乏可使孕妇先兆子痫、胎盘早剥的发生率增高;胎盘发育不良导致自发性流产;叶酸缺乏尤其是患有巨幼细胞贫血的孕妇,易出现胎儿宫内发育迟缓、早产及新生儿低出生体重。

3)孕早期叶酸缺乏可引起胎儿神经管畸形(neural tube defect,NTD):是指由于胚胎在母体内发育至第 3~4 周时,神经管未能闭合所造成的先天缺陷。主要包括脊柱裂(spina bifida)和无脑儿(anencephaly)等中枢神经系统发育异常。

4)导致高同型半胱氨酸血症(homocysteine,Hcy):血液高浓度同型半胱氨酸对血管内皮细胞有损害;尚可促进氧自由基的形成,加速低密度脂蛋白的氧化,并可激活血小板的黏附和聚集,可能是动脉粥样硬化产生的危险因素。患有高同型半胱氨酸血症的母亲生育神经管畸形儿的可能性较大,并可影响胚胎早期心血管发育。

(2)叶酸过量:叶酸是水溶性维生素,一般不会引起中毒。服用大剂量叶酸可能产生的毒性作用主要包括干扰抗惊厥药物的作用,诱发病人惊厥发作;口服叶酸350mg可能影响锌的吸收,而导致锌缺乏,使胎儿发育迟缓,低出生体重儿增加;掩盖维生素B_{12}缺乏的早期表现,而导致神经系统受损害。

4. 营养状况评价

(1)血清叶酸含量:血清叶酸含量反映近期膳食叶酸摄入情况,一般认为血清总叶酸含量<3ng/ml为缺乏,3~6ng/ml为不足,>6ng/ml为正常。

(2)红细胞叶酸含量:红细胞叶酸含量反映体内组织叶酸的贮存状况,是评价叶酸长期营养状况的重要指标,一般认为<140ng/ml为缺乏,140~160ng/ml为不足,>160ng/ml为正常。

(3)血浆同型半胱氨酸含量:当受试者维生素B_6及维生素B_{12}营养状况适宜时,血浆同型半胱氨酸可作为反映叶酸状况的敏感和特异指标,血清中同型半胱氨酸含量>16μmol/L为叶酸缺乏。

(4)组氨酸负荷试验:但此指标特异性差,应用不普遍。

5. 膳食参考摄入量及食物来源　由于食物叶酸与合成的叶酸补充剂生物利用度不同,美国食品营养委员会(Food and Nutrition,FNB)提出叶酸的摄入量应以膳食叶酸当量(dietary folate equivalent,DFE)表示。由于食物叶酸的生物利用度仅为50%,而叶酸补充剂与膳食混合时生物利用度为85%,是单纯来源于食物叶酸利用度的1.7倍,因此DFE的计算公式为:

$$DFE(μg)=膳食叶酸(μg)+1.7× 叶酸补充剂(μg)$$

《中国居民膳食营养素参考摄入量》(2013版):成人RNI为400μg DFE/d。成人、孕妇及乳母的UL值为1 000μg DFE/d。

叶酸广泛存在于各种动、植物食品中,尤其以绿叶蔬菜和酵母含量最丰富。富含叶酸的食物为猪肝、猪肾、鸡蛋、豌豆、菠菜等。天然叶酸在食品烹调加工过程中损失较大,合成叶酸的稳定性相比较好。

(五) 维生素 C

维生素C,又名抗坏血酸(ascorbic acid),是一种含有6个碳原子的酸性多羟基化合物。临床上作为多种疾病的辅助治疗用药已有多年的历史。

1. 理化性质　维生素C呈无色无臭的片状结晶体,易溶于水,不溶于脂溶剂,具有很强的还原性。见光受热和与铜、铁共存时极易破坏。耐酸不耐碱,在酸性环境中稳定,遇空气中氧、热、光、碱性物质,特别是有氧化酶及微量铜、铁等金属离子存在时,可促进其氧化破坏。

2. 生理功能　维生素C在组织中有两种存在形式(还原型抗坏血酸与脱氢型抗坏血酸),两者可通过氧化还原互变,都具有生理活性。维生素C在体内易被氧化成脱氢型,这一过程是可逆反应。它与谷胱甘肽构成氧化还原体系而发挥其重要生理功能。

(1)还原作用:维生素C既可以以氧化型,又可以以还原型存在于体内,所以既可作为供氢体,又可作为受氢体,在体内氧化还原反应过程中发挥重要作用。包括促进抗体形成、促进铁的吸收、促进四氢叶酸形成、维持巯基酶的活性、清除自由基等功能。

(2)参与羟化反应:羟化反应是体内许多重要物质合成或分解的必要步骤。包括促进胶原合成、促进神经递质合成、促使胆固醇转化为胆汁酸、促进有机药物或毒物羟化解毒等功能。

3. 缺乏与过量 膳食摄入减少或机体需要增加又得不到及时补充时,可使体内维生素C贮存减少,出现缺乏症状。维生素C缺乏病起病缓慢,自饮食缺乏维生素C至发展成坏血病,一般历时4~7个月。患者多有体重减轻、四肢无力、衰弱、肌肉关节疼痛、牙龈红肿、牙龈炎等。婴儿常有激动、软弱、倦怠、食欲减退、四肢疼痛、肋软骨接头处扩大、四肢长骨端肿胀以及有出血倾向等,全身任何部位可出现大小不等和程度不同的出血、血肿或瘀斑。维生素C缺乏还引起胶原合成障碍,故可致骨有机质形成不良而导致骨质疏松。

维生素C在体内分解代谢最终的重要产物是草酸,长期服用过量维生素C可出现草酸尿以至于形成泌尿道结石。

4. 营养状况评价 维生素C的营养状况,可根据膳食摄入水平、临床缺乏症状、血和尿中的含量等进行评价。

(1)血中维生素C含量:可测定血浆和白细胞中维生素C含量。血浆维生素C的含量能反映维生素C摄入情况,但不能反映体内储存状况;白细胞中维生素C含量能反映组织中的维生素C的储存情况,不反映近期内维生素C的摄取量。一般认为血浆维生素C浓度 ≥ 4mg/L 为正常,2.0~3.9mg/L 为不足,<2mg/L 为缺乏,应注意补充。

(2)尿维生素C含量:可以通过4小时尿负荷试验进行评价,清晨被检者口服500mg维生素C,然后收集4小时或24小时尿液,测定尿液中维生素C的含量,4小时尿中维生素C>13mg 为充足,5~13mg 为正常,<5mg 为不足;24小时尿中维生素C排出量为口服量的10%以上为正常。

5. 膳食参考摄入量及食物来源 维生素C成人RNI为100mg/d,预防非传染性慢性病摄入量(PI-NCD)为200mg/d,UL为2 000mg/d。在高温、寒冷、缺氧条件下劳动或生活,经常接触铅、苯、汞的有毒作业工种的人群,某些疾病的患者应酌情增加供应量。

人体内不能合成维生素C,因此人体所需要的维生素C需要通过食物提供。维生素C的主要来源是新鲜蔬菜水果,水果中以柑、橙、柚、柿、枣和草莓含量丰富,而苹果、梨含量很少;深色蔬菜,如豌豆苗、韭菜、辣椒、油菜薹、花菜、苦瓜等含量丰富;粮食和干豆类不含维生素C;动物性食物除肝、肾、血液外其他部位维生素C含量极微。

(夏 惠)

第六节 矿 物 质

一、概述

人体组织几乎含有自然界存在的各种元素,而且与地球表层元素组成基本一致。在这些元素中,已发现有20多种元素是构成人体组织、参与机体代谢、维持生理功能所必需的。其中除碳、氢、氧和氮主要构成有机化合物及水外,其余的统称为矿物质,也称为无机盐或灰分。凡体内含量大于体重的0.01%者称为常量元素或宏量元素,有钙、磷、钠、钾、氯、镁和硫等 7 种, 人体对这些元素的膳食每天需要量都在 100mg 以上; 含量小于体重的 0.01% 者称为微量元素, 人体对这些元素的膳食每天需要量都在 100mg 以下, 可分为三类: 即维持正常人体生命活动不可缺少的必需微量元素, 有铜、钴、铬、铁、碘、钼、硒和锌 8 种; 锰、硅、镍、硼和钒 5 种为可能必需微量元素; 而氟、铅、镉、汞、砷、铝、锡和锂 8 种为具有潜在毒性微量元素, 但低剂量时对人体可能具有功能作用。随着研究的深入将会发现更多的人体必需的微量元素。

人体内的矿物质有以下特点: 在体内分布极不均匀; 不能在体内生成, 必须从食物和饮水中摄取, 且除非被排出体外, 不可能在体内消失; 相互之间存在着协同或拮抗作用; 某些微量元素在体内虽需要量很少, 但因其生理剂量与中毒剂量范围较窄, 因此过量摄入不仅无益而且有害, 特别要注意用量不宜过大。

矿物质的生理功能主要有: 构成人体组织和细胞的重要成分; 在细胞内外液中, 与蛋白质一起调节细胞膜的通透性, 控制水分, 维持正常的渗透压、酸碱平衡, 维持神经肌肉兴奋性; 构成酶的辅基、激素、维生素、蛋白质和核酸的成分, 或参与酶系的激活。

我国人群中比较容易缺乏的矿物质有钙、铁、锌, 在特殊地理环境或其他特殊条件下, 也可能有碘、硒及其他元素的缺乏问题。

二、钙

(一) 钙的分布

钙是人体含量最多的常量元素, 成年时可达 1 000~1 200g, 相当于体重的 1.5%~2.0%。其中约 99% 集中于骨骼、牙齿, 这部分钙以羟磷灰石和磷酸钙形式存在; 其余 1% 的钙, 一半与柠檬酸螯合或与蛋白质结合, 另一半以离子状态存在于细胞外液、软组织和血液中, 组成人体的混溶钙池。混溶钙池与骨骼钙维持着动态平衡, 是维持机体细胞正常生理状态所必需的。

人体内有相当强大的保留钙和维持细胞外液中钙浓度的机制, 当膳食钙严重缺乏或机体发生钙异常丢失时, 骨钙脱矿化游离进入体液, 以纠正甚至是轻微的低钙血症, 而保持血钙的稳定。

(二) 钙的生理功能

1. 构成骨骼和牙齿, 起支持和保护作用 钙对保证骨骼的正常生长发育和维持骨健康起着至关重要的作用。骨骼通过成骨作用即混溶钙池中的钙不断沉积于成骨细胞中形成新骨, 通过溶骨作用即旧骨不断吸收, 骨骼中的钙从破骨细胞不断被释放, 进入混溶钙池, 使其各种组分与血液间保持动态平衡, 这一过程称为骨的重建, 如此反复使骨骼不断更新。这种骨钙的更新速率, 因年龄而变化, 1 岁以前婴儿每年转换 100%, 以后逐渐降低, 每年可转换50%, 即每 2 年骨钙可更新一次; 儿童阶段每年转换 10%; 健康年轻成人每年转变 5%; 40 岁以后骨形成明显减弱, 转换速率为每年 0.7%; 绝经后妇女和老年男女其吸收更占优势。在35~40 岁, 单位体积内的骨质达到顶峰, 称为峰值骨度, 此后骨质逐渐丢失。妇女绝经以后, 骨质丢失速度加快, 降低到一定程度时, 就不能保持骨骼结构的完整, 甚至压缩变形, 以至于在很小外力下即可发生骨折, 即为骨质疏松症 (osteoporosis)。骨骼成熟时所达到的骨骼峰值, 是防止骨质疏松危险性的主要因素。

与骨骼中的钙不同, 牙齿中的钙不能被动员返回血液。牙本质是牙的主体, 化学组成类似骨,但组织结构和骨差别很大,牙本质没有细胞、血管和神经,因此牙齿中的矿物质无更新转换过程。

2. 维持神经与肌肉活动 包括神经肌肉的正常兴奋、神经冲动的传导和心脏的正常搏动。

3. 调节体内某些酶的活性 钙对许多参与细胞代谢的酶具有重要的调节作用。

4. 其他生理功能 钙还参与血凝过程、激素分泌、维持体液酸碱平衡以及细胞内胶质的稳定性。同时,钙还具有降低毛细血管的通透性、防止渗出、控制炎症和水肿的作用。

（三）钙的吸收与代谢

1. 吸收 钙在小肠通过主动转运与被动转运吸收。一般钙吸收率为20%~60%。影响钙吸收的因素很多,主要包括机体与膳食两个方面。

（1）机体因素:因钙的吸收与机体的需要程度密切相关,故而生命周期的各个阶段钙的吸收情况不同。钙吸收率随年龄增加而渐减,婴儿时期因需要量大,吸收率可高达60%,儿童约为40%,年轻成人保持在25%上下,成年人仅为20%左右,老年人仅为15%左右。

（2）膳食因素:有些膳食因素具有促进钙吸收的作用,有些膳食因素则能抑制钙吸收。

1)促进钙吸收的主要因素:膳食中钙的摄入量,摄入量高,吸收量相应也高,但吸收量与摄入量并不成正比,摄入量增加时,虽然吸收总量有所提高,但其吸收率相对降低;膳食中维生素 D 的存在与量的多少,对钙的吸收有明显影响;乳糖与钙形成可溶性低分子物质,以及当糖被肠道菌分解发酵产酸时,肠道 pH 降低,均有利于钙吸收;适量的蛋白质和一些氨基酸,如赖氨酸、精氨酸、色氨酸等可与钙结合成可溶性络合物,而有利于钙吸收,但当蛋白质超过推荐摄入量时,则未见进一步的有利影响;膳食中钙、磷比例适宜时,有利于两者的吸收,钙磷比例在儿童以 2:1 或 1:1 为宜,成人以 1:1 或 1:2 为宜。

视频:影响钙吸收的因素

2)不利于钙吸收的主要因素:高脂膳食可延长钙与肠黏膜接触的时间,可使钙吸收有所增加,但脂肪过多或脂肪消化不良时,未被吸收的脂肪酸与钙结合形成脂肪酸钙,则影响钙吸收;谷类中的植酸会在肠道中与钙结合形成植酸钙而影响吸收,某些蔬菜如菠菜、苋菜、竹笋中的草酸与钙形成草酸钙亦可影响吸收;膳食纤维中的糖醛酸残基与钙螯合而干扰钙吸收。

另有报告一些药物如青霉素、氯霉素和新霉素能增加钙吸收,而一些碱性药物如抗酸药、肝素等可干扰钙吸收。磷酸盐对钙吸收的影响尚无一致意见,许多研究证明,大量磷酸盐对钙吸收并无影响。但是,长期摄入过多的磷可损害平衡机制,改变钙代谢,引起低钙血症和继发性甲状旁腺功能亢进。

2. 排泄 钙主要通过肠道、泌尿系统、汗腺排出,乳母还可通过乳汁分泌有一定量排出。高蛋白膳、卧床均可使钙排出增多。

3. 体内钙稳态的维持 人体内有一个灵敏的维持钙内环境稳定性的生物控制系统,主要涉及甲状旁腺素、降钙素、1,25-$(OH)_2D_3$,三者相互影响、相互制约、相互协调保持机体与外环境之间、各组织与体液之间、骨钙与混溶钙池之间的相对稳定的动态平衡。

（四）钙的缺乏与过量

1. 缺乏 我国近年来进行的全国营养调查及全国营养与健康监测结果均表明,居民钙摄入量普遍偏低,仅达推荐摄入量的50%左右。因此,钙缺乏症是较常见的营养性疾病。主要表现为骨骼的病变,包括儿童时期的佝偻病(rickets)、成年人的骨质疏松症(osteoporosis)、骨质软化症和手足搐搦症。

2. 过量

(1)肾结石:钙摄入量增多,与肾结石患病率增加有直接关系,过量摄入草酸、蛋白质等是与钙结合形成结石的相关因子。

(2)奶碱综合征:典型症候群包括高血钙症(hypercalcemia)、碱中毒(alkalosis)和肾功能障碍(renal dysfunction)。但症状表现可有很大差异。其严重程度决定于钙和碱摄入量的多少和持续时间。临床特征是易兴奋、头疼、眩晕、恶心和呕吐,虚弱、肌痛和冷漠,如再继续摄入钙和碱,则神经系统症状加重(记忆丧失、嗜睡和昏迷)。

(3)钙和其他矿物质的相互干扰作用:高钙摄入能影响铁、锌、镁、磷的生物利用率。

(五)钙的营养状况评价

1. 生化指标　血清总钙浓度(2.25~2.75mmol/L)、血清离子钙浓度(1.10~1.37mmol/L)等,总的认为钙的生化指标不是反映机体钙营养状况的合适指标。

2. 钙平衡测定　这是目前实际用于评价人体钙营养状况,并据此制订人体钙需要量的方法。

3. 骨质的测量　由于上述指标均受到某种局限,而骨骼是人体一个巨大的钙储备库,故测量骨质可直接反映机体的钙营养状况。骨质测量一般采用两种指标:骨矿物质含量(BMC),指在某特定骨骼部位中矿物质的含量,例如股骨颈、腰椎或全身;骨密度(BMD),是BMC除以扫描部位的骨面积。

4. 流行病学方法　在人群中调查不同水平的钙摄入量与骨质疏松和骨折发生率的关系。

(六)钙的膳食参考摄入量和食物来源

根据《中国居民膳食营养素参考摄入量(2013版)》,中国居民成年人钙的参考摄入量(RNI)为800mg/d,成年人及4岁以上儿童钙的可耐受最高摄入量(UL)为2 000mg/d。另外,高温作业、寒带地区阳光不足、孕妇(中晚期)、乳母、青春期前后儿童少年、老年人均需增加钙的供应。

钙的食物来源应考虑两个方面,即钙含量和吸收利用率。奶与奶制品含钙丰富,吸收率也高,是婴幼儿理想的钙来源;水产品中小虾皮含钙特别多,其次是海带;豆和豆制品以及油料种子和蔬菜含钙也不少,但蔬菜中钙的吸收率低,导致其生物利用率低。硬水中含有相当量的钙,也是钙的一种来源。

三、铁

(一)铁的分布

铁是人体必需微量元素中含量最多,也是最容易缺乏的一种。正常人体内铁的浓度为30~40mg/(kg·bw),可分为功能性铁和储存铁。功能性铁存在于血红蛋白(占65%~70%)、肌红蛋白(3%)、含铁酶类(1%)、辅助因子及运铁载体中;储存铁以铁蛋白和含铁血黄素形式存在于肝、脾与骨髓中,约占体内总铁的25%~30%。铁在体内含量随年龄、性别、营养状况和健康状况而存在个体差异。

(二)铁的生理功能

铁为血红蛋白与肌红蛋白、细胞色素A以及某些呼吸酶的成分,参与体内氧与二氧化碳的转运、交换和组织呼吸过程,在生物氧化过程中起重要作用;铁与红细胞形成和成熟有关。

铁还参与许多重要功能,如催化促进 β- 胡萝卜素转化为维生素 A,参与嘌呤与胶原的合成,抗体的产生,脂类从血液中转运以及药物在肝脏的解毒等。铁参与维持正常的免疫功能,缺铁可引起机体感染性增加,白细胞的杀菌能力降低,淋巴细胞功能受损;但过量铁往往促进细菌的生长,对抵御感染不利。

(三) 铁的吸收与代谢

1. **吸收** 铁在动物性食物中主要以二价铁形式存在(称为血红素铁),在植物性食物中主要以三价铁形式存在(称为非血红素铁)。血红素铁与非血红素铁吸收,都受体内铁贮存量的影响,当铁贮存量多时,吸收率降低;贮存量减少时,需要量增加,吸收率亦增加。胃肠吸收不良综合征也影响铁的吸收,缺铁性贫血时铁吸收率增高。

(1)血红素铁:吸收率高,受膳食因素影响较小。血红素铁可以卟啉铁的形式直接被肠黏膜上皮细胞吸收,胃黏膜分泌的内因子可促进其吸收。

(2)非血红素铁:吸收率低,受膳食因素影响较大。在吸收前,非血红素铁必须与结合的有机物分离,如蛋白质、氨基酸和有机酸等,也必须先转化为二价铁方可被吸收,因而影响其吸收因素很多。抑制非血红素铁吸收的因素有:①粮谷和蔬菜中的植酸盐、草酸盐以及存在于茶叶及咖啡中多酚类、鞣酸等物质;②蛋类中存在一种卵黄高磷蛋白(phosvitin)可影响铁的吸收;③胃中胃酸缺乏或过多服用抗酸药物,不利于铁离子的释出,也阻碍铁吸收;④膳食纤维摄入过多,能结合阳离子铁、钙等,减少铁的吸收。促进非血素铁吸收的因素有:①维生素 C 不仅能将三价铁还原为二价铁,而且能与铁离子螯合为小分子可溶性单体,利于小肠黏膜上皮细胞吸收;②葡萄糖、果糖及胱氨酸、半胱氨酸、赖氨酸、组氨酸、柠檬酸、琥珀酸等能与铁离子螯合为小分子可溶性单体,利于铁的吸收;③蛋白质类食物能刺激胃酸分泌,有促进非血素铁吸收的作用。近年来的研究发现核黄素对铁的吸收、转运与储存均有良好影响,当核黄素缺乏时,铁吸收、转运与肝、脾储存铁均受阻。

食物铁的吸收率也有所差异。一般来说,植物性食物中铁的吸收率较动物性食物为低。如大米为 1%,玉米和黑豆为 3%,莴苣为 4%,小麦、面粉为 5%,鱼为 11%,动物肉、肝为22%,蛋类仅达 3%。牛奶为贫铁食物,吸收率不高。

2. **代谢** 铁的丢失主要通过肠黏膜及皮肤脱落的细胞,其次是随汗和尿排出,绝大部分铁在体内代谢中可被反复利用或储存,因而一般情况下铁的绝对丢失量很少。

(四) 铁的缺乏与过量

1. **缺乏** 铁缺乏及缺铁性贫血是常见的营养缺乏病之一,婴幼儿、孕妇及乳母更易发生。铁缺乏分为三个阶段:第一阶段为贮存铁减少期(iron deficiency store,IDS),此时储存铁耗竭,血清铁蛋白浓度下降,但其他反应铁营养状况的指标仍在正常范围;第二阶段为红细胞生成缺铁期(iron deficiency erythropoiesis,IDE),此时除血清铁蛋白下降外,血清铁也下降,同时铁结合力上升(运铁蛋白饱和度下降),游离原卟啉浓度(FEP)上升,尚无贫血;第三阶段为缺铁性贫血期(iron deficiency anemia,IDA),血红蛋白和血细胞比容下降。

铁缺乏对人体的影响主要有:工作效率降低,学习能力下降,食欲减退,缺铁儿童易烦躁,抗感染抵抗力下降,损害儿童的认知能力,引起心理活动和智力发育的损害及行为改变,且在以后补充铁后,也难以恢复。此外,常有自述心慌、气短、头晕、眼花、精力不集中等。

流行病学研究表明,早产、低出生体重儿及胎儿死亡与孕早期贫血有关。

2. 过量　正常情况下,经膳食途径不会引起铁中毒,机体铁过量与中毒,常见非膳食原因,分为急性中毒与慢性中毒。急性中毒主要症状为消化道出血,呕吐和血性腹泻,代谢性酸中毒和休克,死亡率高;慢性中毒会有各脏器受损表现。

体内铁的储存过多与多种疾病如心脏和肝脏疾病、糖尿病、某些肿瘤有关。肝脏是铁过多的主要靶器官。铁过多诱导的脂质过氧化反应的增强,导致机体氧化和抗氧化系统失衡,直接损伤 DNA,诱发突变,与肝、结肠、直肠、肺、食管、膀胱等多种器官的肿瘤有关。

(五) 铁的营养状况评价

1. 血清铁蛋白是判断机体内铁储备情况的有效指标。

2. 血清运铁蛋白受体是缺铁的早期指标,灵敏度高,可精确反映机体的铁营养状态。

3. 血红蛋白是红细胞内运输氧的特殊蛋白质,是缺铁的晚期指标,男性正常值范围为120~160g/L,女性正常值范围为 110~150g/L。

4. 红细胞游离原卟啉红细胞游离原卟啉和铁都是合成血红素的原料,当缺铁时,会导致红细胞游离原卟啉浓度增加。

5. 平均红细胞容量和血细胞分布宽度平均红细胞容量是反映红细胞体积大小的指标,血细胞分布宽度是反映红细胞大小异质性的指标。

6. 运铁蛋白饱和度是指结合了两个铁离子的运铁蛋白占全部运铁蛋白的比例,该指标容易随着血清铁的变化而变化。

7. 血清铁即血清中游离的铁,该指标不稳定,易受膳食、生理状况等因素影响,且含量会昼夜波动。

(六) 铁的膳食参考摄入量和食物来源

混合膳食中铁的平均吸收率为 10%~20%。成年男性每日铁基本丢失量为 0.93mg;成年女性每日铁基本丢失量为 0.82mg,而月经铁丢失量平均每日为 0.65mg,其每日铁丢失总量为 1.47mg。以铁吸收率 10% 和变异系数 15% 为计算依据,中国营养学会推荐成人膳食铁的推荐摄入量(RNI)为男性 12mg/d、女性 20mg/d,可耐受最高摄入量(UL)为 42mg/d。

铁广泛存在于各种食物中,但分布极不均衡,吸收率相差也极大,一般动物性食物的含量和吸收率均较高。因此膳食中铁的良好来源,主要为动物肝脏、动物全血、畜禽肉类、鱼类。蔬菜中含铁量不高,油菜、苋菜、菠菜、韭菜等所含的铁利用率不高。

四、锌

(一) 锌的分布

成年男性体内锌的含量约为 2.5g,女性约为 1.5g,主要存于肌肉、骨骼、皮肤中,以视网膜、脉络膜、前列腺的单位重量含锌量最高。锌在体内的主要存在方式是作为酶的成分。

(二) 锌的生理功能

锌对维持正常生长发育、免疫功能、物质代谢和生殖功能等均有重要作用。

1. 酶的组成成分或酶的激活剂　体内含锌酶或其他蛋白超过 200 种。如超氧化物歧化酶、碱性磷酸酶、苹果酸脱氢酶、乳酸脱氢酶等都含有锌。此外,在 DNA/RNA 多聚酶、反转录酶等的活性维持中,锌是必需的。

2. 维持机体正常生长发育和组织再生　锌与蛋白质及核酸的合成,细胞生长、分裂和分化等过程都有关,与生长发育有密切关系。锌可直接参与基因表达调控从而影响生长发育。锌还促进性器官和性功能的正常发育。

3. 维持正常味觉与食欲　对口腔黏膜上皮细胞的结构、功能、代谢具有重要的作用。锌参与构成与味觉有关的蛋白质——味觉素,缺锌可影响味觉和食欲,甚至发生异食癖。

4. 参与免疫功能　锌是强效免疫调节剂,锌可增强重要免疫器官胸腺、脾脏和淋巴结的免疫功能,增加 T 细胞的数量和活力,歼灭病原微生物等。缺锌可导致胸腺、脾脏及淋巴结的萎缩和免疫 T 细胞功能的下降等。因此,锌对于保持免疫系统的完整性是必需的。

5. 促进维生素 A 代谢和生理作用　维生素 A 平时储存在肝脏中,当人体需要时,锌可促进肝中维生素 A 的动员。锌对维持正常的暗适应能力及改善视力低下有良好的作用。

（三）锌的吸收与代谢

锌的吸收主要在十二指肠和空肠,回肠也有部分吸收,吸收率为 30% 左右。植物性食物中含有的植酸、鞣酸和纤维素等均不利于锌的吸收;而动物性食物中的锌生物利用率较高,维生素 D、葡萄糖、乳糖、半乳糖、柠檬酸等可促进锌的吸收。体内锌主要经肠道排出,少部分经尿液、汗腺和毛发排出。

（四）锌的缺乏与过量

1. 缺乏　生长期儿童锌缺乏最为严重的是生长发育停滞,垂体调节功能障碍,食欲减退,味觉迟钝甚至丧失,异食癖,皮肤创伤不易愈合,易感染,头发干燥,以及性成熟延迟,第二性征发育障碍。锌缺乏还可造成男性性功能减退,精子产生过少等。孕妇缺锌还能导致胎儿畸形。此外,严重的先天性锌吸收不良在人类证明为肠病性肢皮炎(acrodermatitis enteropathica)。这种严重缺锌引起的皮肤损害和免疫功能损伤,目前并不常见。

2. 过量　锌过量常可引起铜的继发性缺乏,损害免疫器官和免疫功能,影响中性粒细胞及巨噬细胞活力,抑制趋化性和吞噬作用及细胞的杀伤能力。长期补充大量的锌可导致贫血、免疫功能下降、高密度脂蛋白胆固醇降低等。成人摄入 4~8g 以上锌可引起发热、腹泻、恶心、呕吐和嗜睡等中毒症状。

（五）锌的营养状况评价

边缘性的或者轻度锌缺乏常常被忽视,主要因为没有任何临床症状。锌缺乏产生的原因,常常是因为摄入量降低、吸收利用减少、排泄增加或需要量的增加如生长发育、妊娠哺乳等。

1. 锌含量　血清 / 血浆锌浓度已经被广泛认为不能较好的评价锌营养状况,因为它是较稳定的,不能随锌摄入量的变化而变化,除非是在膳食锌水平非常低的情况下,这种动态平衡才可能被打破。在流行病学调查和临床诊断中,敏感的、特异的锌营养状况的评价指标仍然缺乏和不充分。血清锌、白细胞锌、红细胞锌、发锌和唾液锌等直检法,曾长期作为评价的指标,但最终未形成一致意见。

2. 功能指标　如酶活性(金属硫蛋白活性或锌依赖酶)、味觉素的变化等。

（六）锌的膳食参考摄入量和食物来源

中国居民膳食锌参考摄入量:成年男子推荐摄入量(RNI)为 12.5mg/d,成年女性 7.5mg/d,孕妇 9.5mg/d,乳母 12.0mg/d,成年人可耐受最高摄入量(UL)均为 40mg/d。

不论动物性还是植物性的食物都含有锌,但食物中的锌含量差别很大,吸收利用率也不相同。一般来说贝壳类海产品、红色肉类、动物内脏类都是锌的极好来源;干果类、谷类胚芽和麦麸也富含锌。一般植物性食物含锌较低。含量较少者包括动物脂肪、植物油、水果、蔬菜、奶糖、白面包和普通饮料等。精细的粮食加工过程可导致大量的锌丢失。如小麦加工成精面粉大约 80% 锌丢失;豆类制成罐头与新鲜大豆锌相比含量损失 60% 左右。

五、硒

(一) 硒的分布

硒在人体内总量的测定数据不多,成人体硒总量在 14~21mg。硒遍布于人体各组织器官和体液中,肾中硒浓度最高,肝脏次之,血液中相对低些。肌肉、肾脏、肝脏和血液是硒的组织贮存库。人体硒量的不同与地区膳食硒摄入量的差异有关。

(二) 硒的生理功能

1. 抗氧化作用 医学研究发现许多疾病的发病过程都与活性氧自由基有关。硒是若干抗氧化酶(谷胱甘肽过氧化物酶 GPX、硫氧还蛋白还原酶 TR 等)的必需组分,它通过消除脂质过氧化物,阻断活性氧和自由基的致病作用,而起到延缓衰老乃至预防某些慢性病的发生。

2. 免疫作用 硒几乎存在于所有免疫细胞中,适宜硒水平对于保持细胞免疫和体液免疫是必需的,补硒可提高宿主抗体和补体的应答能力。

3. 解毒作用 硒与金属有很强亲和力,可拮抗重金属的毒性,还能降低黄曲霉毒素 B_1 的急性损伤。

4. 预防与硒缺乏相关的地方病 目前还没有人或动物"单纯硒缺乏"疾病报道,但有许多与硒缺乏相关的克山病和大骨节病的报告。克山病的病因虽然未能完全解释清楚,但人体硒缺乏状态是克山病发病的主要和基本因素已得到学术界共识。目前认为低硒是大骨节病发生的环境因素之一,它与硒有密不可分的联系,只是有待科学的揭示。

5. 对甲状腺激素的调节作用 对全身代谢及相关疾病产生影响,如碘缺乏病、克山病、衰老等。

6. 其他 此外,硒还有促进生长,保护视觉器官以及抗肿瘤、抗艾滋病的作用。

(三) 硒的缺乏与过量

1. 缺乏 硒缺乏已被证实是发生克山病的重要原因。克山病 1935 年首先流行于黑龙江省克山县,原因不明的心肌病,故以地名命名之。是一种以多发性灶状心肌坏死为主要病变的地方性心肌病,死亡率极高;缺硒也与大骨节病有关,大骨节病是一种地方性、多发性、变形性骨关节病。它主要发生于青少年,严重影响骨发育和日后劳动生活能力。补硒可以缓解一些症状,对病人骨骺端改变有促进康复、防止恶化的较好效果,但不能有效控制大骨节病发病率。

2. 过量 中毒体征主要是头发脱落和指甲变形。主要表现为毛发变干、变脆、易断裂及脱落,指甲变形,肢端麻木,抽搐,甚至偏瘫,严重者有胃肠功能紊乱、消化不良、中枢神经系统中毒,可致死亡。20 世纪 60 年代,我国湖北恩施地区和陕西紫阳县发生过吃高硒玉米而引起急性中毒病例,病人 3~4 天内头发全部脱落。

(四) 硒的营养状况评价

1. 硒含量 一是测定外环境硒含量(水、土、食物等),以估计人体硒营养状态;二是测定内环境硒含量(血、发、尿等),以评价人体硒营养状态。

一般认为,红细胞硒反映的是远期膳食硒摄入情况;血浆(血清)硒反映的是近期膳食硒摄入情况;血小板硒反映的是最近期膳食硒摄入情况。发硒和指(趾)甲硒与血硒有很好的相关性,它能反映较远期硒状态。

2. 谷胱甘肽过氧化物酶(GSH-Px)活性测定活性 GSH-Px 代表了硒在体内的活性形式。与血硒相似,红细胞、血浆、血小板 GSH-Px 活性分别代表远期、近期、最近期的硒状态变化。以 GPX 活性作为评价指标时,仅适用于低于正常硒水平人群。

目前还没有适用于高硒营养状态的灵敏评价指标,头发脱落和指甲变形被用来作为硒中毒的临床指标。

(五) 硒的膳食参考摄入量和食物来源

中国居民膳食硒参考摄入量:18 岁以上者 RNI 为 60μg/d,UL 为 400μg/d。

动物性食品肝、肾、肉类及海产品是硒的良好食物来源,但食物中硒含量受当地土壤和水中硒含量的影响很大。影响植物性食物中硒含量的主要因素是其栽种土壤中的硒含量和可被吸收利用的量。因此,即使是同一品种的谷物或蔬菜,由于产地不同而硒含量不同。例如低硒地区大米硒含量可少于 0.02mg/kg,而高硒地区大米硒含量可高达 20mg/kg。

六、碘

(一) 碘的分布

成人体内总碘量为 30mg(20~50mg),其中 70%~80% 存在甲状腺组织中,其余分布于骨骼肌、肺、肝、肾、淋巴结、卵巢、睾丸和脑组织中。碘缺乏不仅会引起甲状腺肿和少数克汀病发生,还可引起更多的亚临床克汀病人和智力低下儿童的发生,故 1983 年提出了用"碘缺乏病"代替过去的"地方性甲状腺肿"的提法。

(二) 碘的生理功能

碘在体内主要参与甲状腺激素的合成,其生理作用也是通过甲状腺激素的作用表现出来,至今尚未发现除甲状腺激素以外碘的其他独立的生理功能。

1. 参与蛋白质、脂类、碳水化合物与能量代谢 在蛋白质、脂类与碳水化合物的代谢中,碘促进氧化和氧化磷酸化过程;促进分解代谢、能量转换、增加氧耗量、加强产热作用;参与维持与调节体温,保持正常的新陈代谢和生命活动。

2. 促进体格的生长发育

3. 促进神经系统发育 在脑发育阶段,神经元的迁移及分化,神经突起的分化和发育,髓鞘的形成和发育都需要甲状腺激素的参与。

4. 垂体激素作用 碘代谢与甲状腺激素合成、释放及功能作用受垂体前叶促甲状腺素(thyrotropic stimulating horminr,TSH)的调节,TSH 的分泌则受血浆甲状腺激素浓度的反馈影响。

5. 其他 促进维生素的吸收和利用;调节组织中水盐代谢。

(三) 碘的缺乏与过量

1. 缺乏 机体因缺碘而导致的一系列障碍称为碘缺乏病,其临床表现取决于缺碘程度、机体发育阶段(胎儿期、新生儿期、婴幼儿期、青春期或成人期)、机体对缺碘的反应性或代偿适应能力等。不同发育阶段碘缺乏病的表现见表 3-8。

2. 过量 较长时间的高碘摄入也可导致高碘性甲状腺肿等的高碘性危害。

表 3-8 碘缺乏病的疾病谱带

时期	碘缺乏病的表现
胎儿期	流产、死胎、先天畸形
	围生期死亡率增高、婴幼儿期死亡率增高
	地方性克汀病
	神经型：智力落后、聋哑、斜视、痉挛性瘫痪、不同程度的步态和姿态异常；黏肿型：黏液性水肿、侏儒、智力落后
	神经运动功能发育落后
	胎儿甲状腺功能减退
新生儿期	甲状腺功能减退、新生儿甲状腺肿
儿童期和青春期	甲状腺肿
	青春期甲状腺功能减退
	亚临床型克汀病
	智力发育障碍、体格发育障碍
	单纯聋哑
成人期	甲状腺肿及其并发症
	甲状腺功能减退
	智力障碍

（四）碘的营养状况评价

1. **垂体-甲状腺轴系激素水平** 三碘甲状腺原氨酸（T_3）及三碘甲状腺原氨酸 T_4 或游离四碘甲腺原氨酸（FT_4）的下降，TSH 升高是碘缺乏的指征，新生儿 TSH 筛查是评估婴幼儿碘营养状况的敏感指标。

2. **尿碘（群体）** 由于肾脏是碘的主要排出途径，尿碘水平是代表前一日的摄碘量的最好指标。

3. **儿童甲状腺肿大率** 比率大于 5% 提示该人群碘营养不良。

4. **其他指标** 儿童生长发育指标如身高、体重、性发育、骨龄等的检测，可反映过去与现在的甲状腺功能是否低下的状况；智商、神经运动功能的检测，以及地方性克汀病发病的情况，可了解胚胎期和婴幼儿期碘缺乏所造成的脑发育落后或神经损伤。

（五）碘的膳食参考摄入量和食物来源

人体对碘的需要量，取决于对甲状腺素的需要量。维持正常代谢和生命活动所需的甲状腺激素是相对稳定的，中国居民膳食碘参考摄入量：成人推荐摄入量（RNI）为 120μg/d；可耐受最高摄入量（UL）为 600μg/d。

人类所需的碘主要来自食物，约为一日总摄入量的 80%~90%，其次为饮水与食盐。食物碘含量的高低取决于各地区的生物地质化学状况。

海洋生物含碘量很高，如海带、紫菜、鲜海鱼、蚶干、蛤干、干贝、淡菜、海参、海蜇、龙虾等，其中干海带含碘可达 362mg/kg；而远离海洋的内陆山区或不易被海风吹到的地区，土壤和空气中含碘量较少，这些地区的食物含碘量不高。

陆地食品含碘量以动物性食品高于植物性食品，蛋、奶含碘量相对稍高，其次为肉类，淡水鱼的含碘量低于肉类。植物含碘量是最低的，特别是水果和蔬菜。

（王少康）

第七节　水

水是一种人体必需的营养素,是维持生命的重要物质基础,所有生物包括人类在内离开水则无法存活和生长,故被称为"生命之水",水是一切生物生存的必要条件。水既是构成身体的主要成分之一,又具备重要的调节人体生理功能的作用。失去体内 10% 的水分,人体的生理功能就会发生严重紊乱;失去体内 20% 的水分,人就会死亡。对于人的生命,断水比断食的威胁更大,如人若断食但保持饮水仍可存活数周,但人若断水,一般 5~10 天就会危及生命。

一、水的代谢

(一) 水在体内的分布

水是人体中含量最多的成分。总体水含量(total body water, TBW)可因年龄、性别和体型的胖瘦而存在明显个体差异。新生儿总体水含量最多,约占体重的 80%;婴幼儿次之,约占体重的 70%;随着年龄的增长,总体水含量逐渐减少,12 岁以后,减至成人水平;成年男性总体水含量约为体重的 59%,女性为 50%~55%;40 岁以后随肌肉组织含量的减少,总体水含量也逐渐减少,一般 60 岁以上男性为体重的 51.5%,女性为 45.5%。总体水含量还随体内脂肪含量的增多而减少,因为脂肪组织含水量较少,仅 10% 左右,而肌肉组织含水量较多,高达 75.6%。

水在体内分布于全身各处,以细胞膜为界,可分为细胞外液和细胞内液。细胞外液包括细胞间液和血液,约为总体水含量的 1/3。细胞内液存在于细胞内,为总体水含量的 2/3,大约 30L。各组织器官的含水量相差很大(见表 3-9),以血液中最多,脂肪组织中较少,女性体内脂肪较多,故总体水含量低于男性。

表 3-9　各组织器官的含水量(以重量计)

组织器官	水分	组织器官	水分
血液	83.0	脑	74.8
肾	82.7	肠	74.5
心	79.2	皮肤	72.0
肺	79.0	肝	68.3
脾	75.8	骨骼	22.0
肌肉	75.6	脂肪组织	10.0

(二) 水的平衡

体内水的正常平衡受口渴中枢、垂体分泌的抗利尿激素和肾脏调节。正常人每日水的摄入和排出处于动态平衡之中(表 3-10)。水的摄入量和排出量每日维持在 2 500ml 左右。体内水的来源包括饮水或饮料、食物以及内生水三大部分。通常每人每日饮水约 1 200ml,

食物中水约 1 000ml,内生水约 300ml。内生水主要来源于碳水化合物、蛋白质和脂肪三大热能营养素代谢时产生的水。每克碳水化合物产生的代谢水为 0.6ml,蛋白质为 0.42ml,脂肪为 1.07ml。

体内水的排出以经肾脏为主,约占 60%,其次是经肺、皮肤和粪便。一般成人每日尿量介于 500~4 000ml,最低量为 300~500ml,低于此量,可引起代谢产生的废物在体内堆积,影响细胞的功能;皮肤以出汗的形式排出体内的水,出汗分为非显性和显性两种,一般成年人经非显性出汗排出的水量 300~500ml,婴幼儿体表面积相对较大,非显性失水也较多。显性出汗量与运动量、劳动强度、环境温度和湿度等因素有关,特殊情况下,每日出汗量可达 10L以上;经肺和粪便排出水的比例相对较小,但在高温、高原环境以及胃肠道炎症引起的呕吐、腹泻等特殊状态下,可发生大量失水。

表 3-10　正常成人每日水的出入量平衡

来源	摄入量 /ml	排出途径	排出量 /ml
饮水或饮料	1 200	肾脏(尿)	1 500
食物	1 000	皮肤(蒸发)	500
内生水	300	肺(呼气)	350
		大肠(粪便)	150
合计	2 500	合计	2 500

二、水的生理功能

(一) 构成细胞和体液的重要组成部分

成人体内水分占体重的 50%~59%,血液含水量为 80% 以上,水分布在身体各种组织细胞内外,构成人体的内环境,维持人体细胞生理活动。机体细胞生活在体液之中,细胞通过体液与外界进行物质交换,吸收营养物质,排出代谢废物。人体内的各种代谢变化都是在体液中进行的,体液的容量和分布、成分和性质的改变等都会影响体内蛋白质、酶、核酸等生物大分子的功能,进而影响各种代谢及功能以至产生疾病,甚至威胁生命。

人体内的水有两种存在形式:一部分水是可以流动的,称为自由水;一部分是与蛋白质、多糖等物质结合存在的固态水,失去流动性,称为结合水。自由水和结合水都是组织细胞的构成成分,对于维持器官形态、硬度、弹性等都起着重要作用。各种组织器官中含自由水和结合水的比例不同,因此不同组织器官的坚实程度不同。例如血液含水 83.0%,心肌含水79.2%,两者含水量相近,血液中的水主要是自由水,使血液以流体形式流经全身,将氧气和人体所需的营养素、激素和其他调节细胞功能的因子运送至身体任何部位;而心肌中的水主要是结合水,使心肌呈固态,富有弹性,能有力地舒缩,推动血液循环。自由水和结合水在一定条件下可以相互转化,如血液凝固时,部分自由水转变成结合水。

(二) 参与人体内物质代谢

水的溶解力很强,能溶解单糖、氨基酸、脂蛋白、维生素、矿物质等营养素和各种代谢产物,运送代谢和营养物质,也是体内进行各种生化反应的媒介,普遍参与体内水解、氧化、还原及水合等多种生化反应过程,如参与蔗糖分解成葡萄糖和果糖等,使一切生命活动得以顺利进行。

（三）调节体温

水的比热值大，大量的水可吸收代谢过程中产生的能量，使体温不至显著升高。在37℃体温时，蒸发1g水可带走2.4kJ的热量，因此，高温时水分蒸发可有助维持体温恒定。另外，高热时多喝水，一方面可使血液循环血容量增加，通过出汗使体温恢复正常；还可增加尿量，加速体内细菌毒素和代谢废物的排泄。

（四）润滑作用

机体一些腔隙内的液体（如泪液、唾液、脑脊液、关节液、腹膜腔液体）都含有大量水分。这些水具有良好的润滑作用，可以减少器官之间的摩擦，有利于机体活动。

（五）调节酸碱平衡

水作为体内一系列酸碱平衡缓冲物质如磷酸盐缓冲系统、碳酸氢盐缓冲系统及众多大分子物质和小分子代谢产物的良好溶剂，在体内的酸碱平衡调节中发挥重要作用。另外机体通过肾脏、肺脏和皮肤等对水排出的调节，也是保证体内酸碱平衡的重要措施。

（六）缓冲和保护作用

人体内的液体，除了脑脊液，润滑眼睛和关节的液体，呼吸道、胃肠道和生殖泌尿道等组织表面的小部分液体外，都可以透过细胞半透膜自由交换。当细胞内渗透压上升时，细胞间的水分会透过细胞膜被吸收进细胞内，以稀释细胞内的电解质浓度，使得细胞内外压力平衡。在血管内和细胞间液水分的体积，比细胞内区域稳定很多，用来维持血液体积的恒定。细胞内液的角色，是介于血管内和细胞间液之间，就像有一个储存或缓冲区。

三、水的缺乏和过多

（一）水的缺乏

水摄入不足或水丢失过多，可引起体内失水亦称脱水。根据水与电解质丧失比例不同，可分为三种类型。

1. **低渗性脱水**　以电解质丢失为主，水的丢失较少。此种脱水特点是循环血量下降，血浆蛋白质浓度增高，细胞外液低渗，可引起脑细胞水肿，肌肉细胞内水过多并导致肌肉痉挛。早期多尿，晚期尿少甚至尿闭，尿比重低，尿 Na^+、Cl^- 降低或缺乏。

2. **高渗性脱水**　其特点是以水的丢失为主，电解质丢失相对较少。当失水量占体重的2%~4%时，为轻度脱水，表现为口渴、尿少、尿比重增高及工作效率降低等；失水量占体重的4%~8%时，为中度脱水，除上述症状外，可见皮肤干燥、口舌干裂、声音嘶哑及全身软弱等表现；如果失水量超过体重的8%，为重度脱水，可见皮肤黏膜干燥、高热、烦躁、精神恍惚等；若达10%以上，可危及生命。

3. **等渗性脱水**　是水和电解质按比例丢失，体液渗透压不变，临床上较为常见。其特点是细胞外液减少，细胞内液一般不减少，血浆 Na^+ 浓度正常，兼有上述两型脱水的特点，有口渴和尿少表现。

（二）水的过多

若水分积留过多，超过体重的10%，即为水肿。人体如摄入过多的水分而又未能及时排出，可引起水分在体内的潴留。细胞吸收过多水分，肿大而稀释细胞内物质浓度，导致细胞外液渗透压降低及细胞肿胀，可对中枢神经系统造成严重损伤，如因为脑细胞肿胀、脑组织水肿、颅内压增高而引起头痛、恶心、呕吐、记忆力减退、行为异常、神志混乱、嗜睡、惊厥和昏迷等症状,严重病例可发生脑疝。轻度水中毒病人只需停止水摄入即可自然恢复,严重者除禁水外尚应给予高渗性盐水,以迅速纠正脑细胞肿胀状态。

人体在缺少盐分的情形下,立刻摄取过量水分,会造成细胞外水分过高而摄入盐分不够,导致细胞肿胀,产生头痛、呕吐、昏迷甚至死亡的危险。因此在高温下工作或热天剧烈运动,体内盐分及水分流失,补充水分同时要适当配合盐分的补充,才不致造成水中毒的情况。

四、水的需要量及来源

视频:水的需要量

每天需水量主要受代谢情况、年龄、气候条件、劳动强度和饮食状况等因素的影响,变化很大。水的需要量不仅个体差异较大,而且同一个体在不同环境或生理条件下也有差异。中国营养学会建议我国成年男性饮水适宜摄入量(AI)为 1.7L/d,女性为 1.5L/d,孕妇为 1.7L/d,乳母为 2.1L/d。根据饮水量占总水摄入量 56% 的比例,推算出成年男性总水摄入量为 3.0L/d,女性为 2.7L/d,孕妇为 3.0L/d,乳母为 3.8L/d。对于身处炎热环境中或身体活动量有所增加的人群,需要增加水的摄入量。

饮水要注意卫生问题,要求感官性状无色、无味、无臭、清洁透明,有毒有害物质不得超过最高允许浓度;不得含有各种病原体,细菌总数和大肠菌群数应在允许范围内。烧开水是最简单、彻底的饮水消毒法。

(王少康)

第八节　植物化学物

一、概述

植物化学物(phytochemicals)是来自于植物性食品的生物活性物质,是植物的次级代谢产物(secondary metabolites),且均为非传统营养素成分(除了个别是维生素的前体物)。在 20 世纪 50 年代,Winter 等人就提出植物次级代谢产物对人类健康有重要作用,然而直到近 20 年,人们才开始系统地研究它们对机体健康的促进作用。迄今为止,已发现的天然存在的植物化学物有 6 万~10 万种,种类繁多,包括类胡萝卜素、多酚类化合物、皂苷类化合物、有机硫化物、萜类化合物等。一般来说,人体每日摄入的植物化学物约 1.5g,素食者可能会更高一些。虽然这些次级代谢产物的含量远少于植物中的初级代谢产物(primary metabolites)(碳水化合物、蛋白质、脂肪等),但它们对调节生理功能、维护人体健康、预防癌症和心血管疾病等发挥着重要的作用。

二、植物化学物的生物活性

(一)抑制肿瘤作用

研究表明,日常大量摄入蔬菜和水果可降低人群癌症发病风险。因为蔬菜和水果中富含各种植物化学物,它们多具有预防癌症发生的潜在作用。

癌症的发生是一个多阶段过程,植物化学物可在不同阶段抑制肿瘤的发生。如单萜类、多酚类化合物、有机硫化物、芥子油苷等可通过抑制Ⅰ相酶和诱导Ⅱ相酶来抑制肿瘤。很多皂苷都有抑制肿瘤的作用,如人参皂苷能抑制肿瘤血管的新生、侵袭和转移;大豆皂苷可抑制乳腺癌、肝癌、结肠癌等多种肿瘤细胞的生长。植物雌激素可通过诱导性激素结合球蛋白的合成,增加雌激素与该种转运蛋白的结合,从而降低雌激素促肿瘤生长的作用。

(二)抗氧化作用

自由基是含有不成对电子的原子或基团,自由基非常活跃,能激发氧化作用。研究表明,自由基和过量反应性氧分子,在一定程度上,会增加人类癌症和心血管疾病的发病风险。而谷胱甘肽过氧化物酶、超氧化物歧化酶及维生素C、维生素E等物质可通过发挥抗氧化作用来降低癌症和心血管疾病的发病风险。且现已发现,类胡萝卜素、黄酮类、皂苷、多酚、植物雌激素、蛋白酶抑制剂和有机硫化物等多种植物化学物也都具有明显的抗氧化作用,能保护人体免受自由基的侵害,避免产生氧化损伤。

其中,多酚的抗氧化活性最高。有研究表明,茶叶中富含多酚类化合物,饮茶可显著降低吸烟者DNA氧化性损伤。红葡萄酒中含有多酚和槲皮素,它们可保护低密度脂蛋白(low density lipoprotein,LDL),使其不被氧化成为氧化低密度脂蛋白(oxidized low density lipoprotein,ox-LDL),从而避免因低密度脂蛋白氧化而引起的动脉粥样硬化。

(三)抑制微生物作用

中医用植物来处理感染已有数千年的历史。之后由于抗生素的发现及使用,用植物来处理感染的情况有所减少,但近年来,由于化学合成药物的副作用,从植物性食物中提取具有抗微生物作用的成分又成为一个热点。

金银花、鱼腥草、板蓝根等许多抗病毒中药的有效成分都是黄酮类化合物,它们可有效抑制病毒复制,从而起到抗病毒的作用。研究表明,有机硫化物具有较强的抑制微生物作用,如大蒜素就是一种天然广谱抗生素,抑制微生物效果与抗生素相当,不仅对多种革兰氏阴性菌和阳性菌有抑制或杀灭作用,还可以抑制细菌巯基蛋白酶的活性,从而达到抑菌的效果。

(四)免疫调节作用

现已发现多种植物化学物,如类胡萝卜素、皂苷类化合物、有机硫化物、植物固醇、蛋白酶抑制剂和植酸等都具有明显的免疫调节作用。免疫系统主要具有抵御病原体的作用,同时也涉及在癌症及心血管疾病病理过程中的保护作用。因此,多摄入上述具有明显的免疫调节作用的植物化学物,可增强人体免疫功能,有利于健康。

研究表明,大蒜不仅可提高小鼠的细胞免疫、体液免疫和非特异性免疫功能,也可提高人体的细胞免疫功能,甚至对于艾滋病的防治也具有一定效果。有研究显示,恶性肿瘤病人在应用大蒜素1个月后,其细胞免疫功能能得到明显改善,因此,大蒜具有较强的免疫调节作用。

(五)降胆固醇作用

研究表明,很多植物化学物(如多酚类化合物、皂苷类化合物、植物固醇和有机硫化物等)都具有降低胆固醇的作用。多酚降低血中的胆固醇浓度主要是通过促进内源性胆固醇合成胆酸。植物固醇不仅可以通过将小肠微团中的胆固醇替换出来、抑制肠内游离胆固醇的酯化、抑制胆固醇的转运等方式减少胆固醇的肠内吸收,还可以促进胆固醇的排泄,从而起到降胆固醇作用。此外,皂苷也具有很强的降低胆固醇和调节脂质代谢的作用,皂苷降低胆固醇的主要机制为:减少外源性胆固醇的吸收;促进胆固醇的排泄等。

(六) 其他

植物化学物还具有调节人体的血压、血糖、抗突变、抑制炎症等作用。此外,植物化学物在植物中既能调节植物的生长发育,又能保护植物免受微生物、昆虫、动物等的侵害,也为植物性食物感官性状上带来了一系列新的特点,为蔬菜和水果带来独特的风味、口感和鲜艳的色彩。

三、常见植物化学物

(一) 类胡萝卜素

类胡萝卜素(carotenoids)广泛存在于蔬菜水果中,是脂溶性色素,多呈黄色、橙色或红色,目前自然界中已知存在的类胡萝卜素有 700 多种。类胡萝卜素是含有 40 个碳原子的聚异戊二烯化合物,且含有大量共轭双键,且共轭双键的数目越多,类胡萝卜素的颜色越移向红色。依据其分子组成,类胡萝卜素可分为胡萝卜素类(carotene)和叶黄素类(xanthophyll)两类,胡萝卜素类不含氧原子,叶黄素类含氧原子。类胡萝卜素主要包括 α- 胡萝卜素、β- 胡萝卜素、γ- 胡萝卜素、β- 隐黄素、叶黄素、番茄红素、玉米黄素等。类胡萝卜素主要存在于水果和新鲜蔬菜中。人体每日摄入的类胡萝卜素为 6mg 左右。

类胡萝卜素是体内维生素 A 的主要来源,同时还具有抗氧化、抗肿瘤、增强免疫和保护视觉、预防眼病等多种生物学作用。其中,叶黄素是视网膜黄斑的主要色素,对眼睛的保护作用最佳。

(二) 有机硫化物

有机硫化物(organosulfur compounds,OSCs)主要包括两类,一类是芥子油苷及其水解产物异硫氰酸盐,主要存在于十字花科植物中(如白菜、卷心菜、西蓝花、甘蓝、花椰菜、辣根、水田芥等),具有抗菌、抗肿瘤、调节氧化应激、调节机体免疫等多种生物学作用。另一类是烯丙基硫化物,主要存在于百合科葱属植物中(如大蒜、洋葱、葱等),具有杀菌、抗炎、抗肿瘤、调节机体免疫、调节脂代谢、保护心血管等多种生物学作用。大蒜中含有 30 余种有机硫化物,重量占大蒜总重的 0.4%,其中,主要是烯丙基硫化物。

(三) 多酚类化合物

多酚类化合物(polyphenols)是植物界中分布最广泛的物质,目前自然界中已知存在的有 8 000 多种。多酚类化合物是所有酚类衍生物的总称,主要包括酚酸和黄酮类化合物(另有香豆素、木酚素、白藜芦醇和单宁等)。黄酮类化合物又称生物类黄酮或类黄酮,多具有颜色,在植物体内大部分与糖结合成苷,一部分以游离形式存在,其主要存在于植物的叶、花、根、茎、果实中,主要的食物来源有绿茶、蔬菜水果、大豆等,具有抗氧化、抗肿瘤、保护心脑血管、抑制炎症反应、抑制微生物、免疫调节、延缓衰老、抗突变、抗辐射、雌激素样作用等多种生物学功能。如葡萄酒中的白藜芦醇等就属于多酚类化合物,对冠心病有良好的防治作用;茶中也富含多酚物质,因此多喝茶也有预防肿瘤和冠心病的作用。

(四) 皂苷类化合物

皂苷(saponin)又称皂素,因其水溶液能形成肥皂样的持久泡沫而得名,是一类广泛存在于植物茎、叶和根中的化合物,目前已有研究的天然皂苷有 200 多种,如大豆皂苷、三七皂苷和人参皂苷等。一般来说,人体每日从膳食中摄入的皂苷约 10mg,但对于食用豆类较多者,皂苷摄入量可高达 200mg 以上。皂苷具有调节脂质代谢、降低胆固醇、抗肿瘤、抗氧化、抗突变、抗血栓、抑制微生物和增强免疫等多种生物学作用。

(五) 萜类化合物

萜类化合物(terpenes)是以异戊二烯为基本结构单位的一大类化合物,其广泛存在于植物中。单萜类由 2 个异戊二烯单位构成,倍半萜、二萜、二倍半萜、三萜、四萜则分别由 3、4、5、6、8 个异戊二烯单位构成,依此类推。其中,单萜是最常见的萜类化合物。萜类化合物广泛存在于蔬菜、水果、中草药及全谷类食物中,具有抗氧化、抑制肿瘤、保护心血管、杀菌、防腐和镇静等生物学作用,对癌症、心血管疾病等具有防治作用。

(六) 植物固醇

植物固醇(phytosterols)又称植物甾醇,是一类植物性甾体化合物。植物固醇含量较高的植物食物包括植物油类、坚果类、种子类和豆类,具有降低胆固醇、抑制肿瘤、抗炎、增强免疫等多种生物学作用,可在一定程度上降低冠心病、结肠癌、乳腺癌、前列腺癌等疾病的发病风险。2013 版 DRIs 提出我国居民植物固醇的 SPL 为 0.9g/d,UL 为 2.4g/d。

(七) 植物雌激素

植物雌激素(phytoestrogens)是一类来源于植物的天然化合物,主要存在于大豆,葛根,亚麻籽等,其在结构和功能上均与雌激素类似。植物雌激素主要属于多酚类化合物,根据其分子结构,可分为四大类:异黄酮类(isoflavones)、木酚素类(lignans)、香豆素类(coumestans)和芪类(stilbenes)。具有预防骨质疏松、抗氧化、抑制肿瘤、对神经损伤具有保护作用以及保护心血管系统等多种生物学作用。

(八) 植酸

植酸(phytic acid)主要分布在种子胚层和谷皮中。植酸通常被认为是抗营养因子,因为植酸能与 Ca^{2+}、Fe^{3+}、Zn^{2+} 等多种矿物质离子形成不溶性螯合物,从而抑制矿物质的吸收。此外,植酸还具有抗氧化、抑制肿瘤、增强免疫等多种生物学作用。

(九) 蛋白酶抑制剂

蛋白酶抑制剂(protease inhibitors,PI)广泛存在于动植物和微生物中,分为蛋白质类蛋白酶抑制剂和天然小分子类蛋白酶抑制剂两类,其可抑制各种蛋白酶的活性和功能,在谷类和豆类的种子中含量尤为丰富。具有抗炎、抗氧化、抑制肿瘤、调节机体免疫、保护心血管、抗病虫害、抗真菌等多种生物学作用。

(王少康)

03章自测题

第三章
自测题

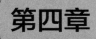

第四章

各类食物的营养价值

食物是人类获得各种营养素和有益生物活性成分的主要来源,是人类赖以生存、繁衍的物质基础。食物按其来源可分为两大类,即植物性食物(及其制品)和动物性食物(及其制品)。中国居民膳食宝塔中食物为五层,第一层为谷薯类,包括谷类(包含全谷物)、薯类和杂豆类;第二层为蔬菜水果类;第三层为畜禽肉、水产品和蛋类等;第四层为奶类及其制品和大豆及坚果类;第五层为烹调油和盐。每一种食物都有其独特的营养价值,不能互相取代,因此平衡膳食、合理营养对满足机体的营养需求极其重要。

第一节 食物营养价值的评价及意义

食物营养价值是指食物中所含营养素和能量满足人体营养需要的程度。食物营养价值的高低取决于食物中营养素的种类是否齐全,数量是否充足,相互比例是否适宜以及是否易被人体消化吸收和利用。不同食物因营养素含量及构成不同,其营养价值也就不同,即使是同一种食物,由于品种、部位、产地和烹调加工方法的不同,营养价值也会存在一定差异。因此,了解食物营养价值并进行评价对合理安排膳食具有重要意义。

一、食物营养价值的评价

(一)营养素的种类及含量

食物中含有的营养素种类和含量是评价食物营养价值的重要指标,可以通过查找食物成分表或通过分析测定获得。食品中所提供营养素的种类和含量越接近人体需要及组成,该食品的营养价值就越高。

营养质量指数(INQ)作为常用的评价食物营养价值的指标,其含义是指食物中营养素能满足人体营养需要的程度(营养素密度)与该食物能满足人体能量需要的程度(能量密度)的比值。

视频:营养
质量指数

$$INQ=\frac{某营养素密度}{能量密度}=\frac{某营养素含量/该营养素参考摄入量}{该食物总能量/能量参考摄入量}$$

INQ=1,表示该食物营养素与能量的供给能力相当;INQ>1,表示该食物营养素的供给能力高于能量的供给能力;INQ<1 表示该食物中该营养素的供给能力低于能量的供给能力。一般认为 INQ >1 和 INQ =1 的食物营养价值高,INQ<1 的食物营养价值低,长期摄入 INQ<1 的食物会发生该营养素不足或能量过剩。INQ 的优点在于它可以根据不同人群的需求来分别进行计算,因为不同人群的能量和营养素参考摄入量不同,所以同一食物给不同人食用其营养价值是不同的。

（二）营养素质量

食物质量的优劣主要体现在营养素被消化吸收利用的程度,消化吸收和利用率越高,其营养价值就越高。不同的营养素质量评价有其特定的评价指标,如蛋白质可以通过消化率、生物价、氨基酸模式等来进行蛋白质质量评价;碳水化合物通过 GI 值或 GL 值来评价其对血糖水平的影响等。评定营养素质量,主要依靠动物喂养试验及人体试食临床观察结果,根据受试者生长、代谢、生化等指标,与对照组进行比较分析才能得出结论。

（三）营养素在加工烹调过程中的变化

食物通过加工烹调不仅改善了食品的感官性状,而且有利于消化吸收,还起到一定的杀菌作用,但加工烹调会使食物营养素发生变化而影响其营养价值。因此,食品加工处理时,应选择适当的加工技术,尽量减少加工过程中营养素的损失。

（四）食物抗氧化能力

食物中含有抗氧化营养素和植物化学物,前者如维生素 E、维生素 C、硒等,后者如类胡萝卜素、生物类黄酮、番茄红素、多酚类化合物等,这些物质进入人体后具有防止体内自由基产生过多和清除自由基的能力,有助于增强机体抵抗力和预防营养相关慢性病。因此食物的抗氧化能力也是评价食物营养价值的重要内容,抗氧化物质含量高的食物可以认为其营养价值也较高。

（五）食物中的抗营养因子

食物中存在抗营养因子,如植物性食物中影响矿物质吸收的植酸、草酸等;大豆中含有的蛋白酶抑制剂和植物红细胞凝集素等。因此在进行食物营养价值评价的时候,应考虑其存在的抗营养因子。

二、评价食物营养价值的意义

对食物的营养价值进行评价具有重要的意义,主要表现在以下几个方面:

1. 全面了解各种食物的天然组成成分,包括营养素、非营养素类物质、抗营养因子等;提出现有食物的营养缺陷;指出改造或创新食品的方向,解决抗营养因子问题,充分利用食物资源。

2. 了解在加工烹调过程中营养素的变化和损失,采取相应的有效措施,最大限度保存食品中的营养素含量,提高营养价值。

3. 指导人们科学地选购食品和合理配制营养平衡的膳食,以达到增进健康,增强体质及预防疾病的目的。

第二节 谷薯类及杂豆类营养价值

谷薯类食品主要包括小麦、大米、玉米、小米、高粱、薯类等,其中以大米和小麦为主;杂豆指除大豆之外的红豆、绿豆、芸豆、花豆等。在我国人民膳食中一半以上的能量、蛋白质、B 族维生素和一些矿物质均来源于谷薯类及杂豆类。

一、谷类

(一)谷类结构和营养素分布

各种谷类种子形态大小不一,但其基本结构相似,谷粒由谷皮、糊粉层、胚乳和胚芽四部分组成,各种营养成分在谷粒中分布不均匀。谷皮为谷粒的最外层,约占谷粒重量的 6%,主要由纤维素、半纤维素等组成,含有一定量的蛋白质、脂肪和维生素,含较多的矿物质。糊粉层介于谷皮与胚乳之间,占谷粒重量的 6%~7%,含有较多的蛋白质、脂肪、矿物质和 B 族维生素,但在加工过程中易损失。胚乳作为谷类的主要部分,占谷类重量的 85% 左右,含大量淀粉和一定量的蛋白质,少量的脂肪、矿物质和维生素。蛋白质靠近胚乳周围部分较高,越向胚乳中心含量越低。胚芽位于谷粒的一端,富含蛋白质、脂肪、矿物质、B 族维生素和维生素 E,质地软而有韧性,不易粉碎,但在加工时易与胚乳分离而损失。

(二)谷类的营养成分及特点

1. **蛋白质** 谷类蛋白质含量一般为 7.5%~15.0%。一般谷类蛋白质必需氨基酸组成不平衡,赖氨酸含量少,苏氨酸、色氨酸、苯丙氨酸、蛋氨酸偏低,因此,谷类蛋白质营养价值低于动物性食物。为提高谷类蛋白质的营养价值,常采用赖氨酸强化,或利用蛋白质互补原理如谷豆混用的方法,此外,还可用杂交育种的方法改良品种。

2. **碳水化合物** 谷类碳水化合物主要为淀粉,集中在胚乳部分,含量在 70% 以上。谷类中淀粉可分为直链淀粉和支链淀粉,其含量因品种而异,可直接影响食用风味及营养价值。谷类淀粉以支链淀粉为主,与直链淀粉相比使血糖升高的幅度较大。糯玉米、黏高粱和糯米淀粉几乎全为支链淀粉,而普通玉米淀粉约含 26% 的直链淀粉。

3. **脂肪** 谷类脂肪含量低,为 1%~4%,但藜麦为 7%,主要集中在糊粉层和胚芽,在谷类加工时,易转入糠麸中。谷类脂肪主要含不饱和脂肪酸,如从玉米和小麦胚芽中提取的胚芽油,80% 以上为不饱和脂肪酸,其中亚油酸占 50% 以上。

4. **矿物质** 谷类含矿物质为 1.5%~3.0%,主要存在于谷皮和糊粉层中。其中主要是磷、钙,由于多以植酸盐的形式存在,消化吸收较差。

5. **维生素** 谷类是 B 族维生素的重要来源,如硫胺素、核黄素、烟酸、泛酸和吡哆醇,主要分布在糊粉层和胚芽中。因此,谷类加工越细,上述维生素损失就越多。玉米中的烟酸为结合型,须经碱加工后转化为游离型,才能被吸收利用。此外,玉米和小米含少量胡萝卜素,谷类胚芽中含有维生素 E。

(三)谷类的合理利用

1. **谷类的加工** 谷类加工有利于食用和消化吸收,但加工精度越高,糊粉层和胚芽损失越多,营养素损失越大,尤其 B 族维生素。如果谷类加工粗糙,出粉(米)率高,虽然营养素损失减少,但感官性状差,且含有植酸和纤维素量较多,消化吸收率也相应降低,还将影响其他营养素的吸收,如植酸与钙、铁、锌等结合成植酸盐,不能被机体利用。我国于 20 世纪 50 年代初制造出标准米(九五米)和标准粉(八五粉),在节约粮食和预防某些营养缺乏病方面收到了良好效益。但近年来,人民生活水平不断提高,对精白米、面的需求日益增长,为保障人民的健康,应采取营养强化措施,改良加工方法,提倡粗细粮混用等措施来克服精米白面营养的缺陷。

2. **谷类的烹调**　谷类烹调前一般需要淘洗,淘洗过程会损失一些营养素,特别是水溶性维生素和矿物质。淘洗次数越多、水温越高、浸泡时间越长营养素损失就越多。谷类不同烹调方法引起营养素损失的程度不同,主要表现在对 B 族维生素的影响。高温油炸如制作油条时,因加碱及高温油炸会使维生素 B_1 全部损失,维生素 B_2 和烟酸仅保留一半;米饭在电饭煲中保温,随时间延长,维生素 B_1 损失所余部分的 50%~90%。

3. **谷类的贮存**　谷类在一定条件下可以贮存很长时间,其中蛋白质、维生素、矿物质含量变化不大。当环境条件改变,如相对湿度增大、温度升高时,谷粒内酶的活性变大,呼吸作用增强,使谷粒发热,促进真菌生长,引起蛋白质、脂肪、碳水化合物分解产物堆积,发生霉变,不仅改变了感官性状,而且会失去食用价值。故谷类应贮存在避光、通风、干燥和阴凉的环境下,控制真菌及昆虫的生长繁殖条件,减少氧气和日光对营养素的破坏,保持谷类的原有营养价值。

二、薯类

薯类包括马铃薯、芋头、山药、甘薯和木薯等。薯类中碳水化合物含量为 25% 左右,蛋白质、脂肪含量较低,含一定量的维生素和矿物质。薯类中还含有丰富的纤维素、半纤维素和果胶等,可促进肠道蠕动,预防便秘。另外薯类还含有各种植物化学物,如山药块茎主要含山药多糖(包括黏液质及糖蛋白)、胆甾醇、麦角甾醇、油菜甾醇、β 谷甾醇、多酚氧化酶、植酸、皂苷等多种活性成分,这些化学成分是山药营养价值和生物活性作用的物质基础。

三、杂豆类

杂豆类主要有豌豆、蚕豆、绿豆、红豆、豇豆、小豆和芸豆等。杂豆蛋白质含量一般为 20% 左右,虽低于大豆,但氨基酸的组成与大豆相同,接近人体的需要,尤其富含谷类蛋白质缺乏的赖氨酸,因此与谷类食物搭配食用,可以起到很好的蛋白质互补作用。杂豆中脂肪含量极少,为 1%~2%。与大豆相比,杂豆中碳水化合物含量较高,占 50%~60%,主要以淀粉形式存在,所以杂豆类在膳食宝塔第一层,与谷薯归为一类作为主食。杂豆中 B 族维生素含量比谷类高,也富含钙、磷、铁、钾、镁等矿物质。

第三节　蔬菜、水果类营养价值

蔬菜水果富含人体所必需的维生素、矿物质和膳食纤维,含水分和酶类较多,含一定量碳水化合物,蛋白质、脂肪含量很少。此外,由于蔬菜水果中含有多种有机酸、芳香物质和色素等成分,使其具有良好的感官性状,对增进食欲,促进消化,丰富食品多样性具有重要意义。

一、蔬菜类

蔬菜按其结构及可食部位不同,可分为叶菜类、根茎类、瓜茄类、鲜豆类、花芽类和菌藻类,所含的营养成分因其种类不同,差异较大。

(一)蔬菜营养成分及特点

1. 碳水化合物 蔬菜碳水化合物一般在 4% 左右,以根茎类较高(如土豆、山药、甘薯等),因此食用根茎类蔬菜时应降低主食的摄入量。蔬菜所含有的碳水化合物包括单糖、双糖、淀粉、纤维素和果胶等物质。叶菜类和根茎类蔬菜中含有较多的纤维素和半纤维素,而南瓜、胡萝卜、番茄等则含有一定量的果胶、单糖和多糖。

2. 蛋白质 蔬菜中除了鲜豆和菌藻类外大部分蛋白质含量很低,一般为 1%~2%,鲜豆类可达 4%,菌藻类中发菜、香菇和蘑菇的蛋白质含量可达 20% 以上。

3. 脂肪 蔬菜脂肪含量极低,大多数不超过 1%。

4. 矿物质 蔬菜含有丰富的矿物质,如钙、磷、铁、钾、钠、镁、铜等,是膳食中矿物质的主要来源。但蔬菜中存在的草酸不仅影响本身所含钙和铁的吸收,而且还影响其他食物中钙和铁的吸收。含草酸较高的蔬菜有菠菜、苋菜、鲜竹笋等,一般可采用水焯和爆炒的方法将草酸部分去除。

5. 维生素 新鲜蔬菜是维生素 C、胡萝卜素、维生素 B_2 和叶酸的重要来源。一般深绿色蔬菜维生素 C 含量比浅色蔬菜高,叶部含量高于根茎部;胡萝卜素在绿色、黄色和红色蔬菜中含量较多,如胡萝卜、南瓜及苋菜等;维生素 B_2 和叶酸在绿叶菜中含量较多。

6. 蔬菜中特殊成分 蔬菜中除了营养素外,还含有一些特殊成分,包括植物化学物、抗营养因子和有害成分。蔬菜中植物化学物主要有类胡萝卜素、植物固醇、皂苷、芥子油苷、多酚、蛋白酶抑制剂、单萜类、植物雌激素、有机硫化物、植酸等。蔬菜中存在影响人体对营养素吸收的抗营养因子,如植物血细胞凝集素、皂苷、蛋白酶抑制剂、草酸等。

(二)蔬菜的合理利用

1. 合理烹饪减少营养损失 烹调对蔬菜维生素的影响与烹调过程中洗涤方式、切碎程度、用水量、pH、加热温度以及时间有关。合理做法是先洗后切,现炒现切,急火快炒,现做现吃,能凉拌的尽量凉拌,此外,加醋可减少维生素 C 的损失。有实验表明,蔬菜煮 3 分钟,其中维生素 C 损失 5%,10 分钟达 30%。为了减少损失,烹调时加少量淀粉,可有效减少维生素 C 的破坏。

2. 合理挑选搭配 蔬菜品种众多,每种蔬菜营养特点不一样,因此购买食物时应多变换,可以根据蔬菜种类及颜色进行合理选择,保证每天至少达 5 种以上。

二、水果类

水果根据果实的形态和生理特征分为仁果类、核果类、浆果类、柑橘类和瓜果类等。

(一)水果营养成分及特点

1. 碳水化合物 水果碳水化合物含量为 6%~28%,主要含有果糖、葡萄糖和蔗糖,还含有丰富的纤维素、半纤维素和果胶。不同品种和种类的水果含有碳水化合物差异较大,仁果类如苹果和梨以果糖为主,核果类如桃、柑橘以蔗糖为主,浆果类如葡萄和草莓则以葡萄糖和果糖为主。水果的成熟度也影响着其碳水化合物的种类,其在成熟过程中淀粉逐渐转化为可溶性糖,甜度逐渐增加。

2. 蛋白质和脂肪 水果蛋白质和脂肪含量总体较低,均不超过 1%。

3. 矿物质 水果含有人体所需的各种矿物质如钾、钠、钙、镁、磷、铁、锌、铜等,以钾、钙、镁、磷含量较多。

4. 维生素 新鲜水果富含维生素 C 和胡萝卜素,而维生素 B_1、维生素 B_2 含量不高。鲜枣、草莓、橘、猕猴桃中维生素 C 含量较多,芒果、柑橘、杏等含胡萝卜素较多。

5. 水果中特殊成分 水果中含有多种有机酸而呈酸味,以柠檬酸、苹果酸、酒石酸为主。有机酸能刺激人体消化腺的分泌,增进食欲,有利于食物的消化;有机酸还能使食物保持一定的酸度,对维生素 C 的稳定性具有保护作用。水果中富含各类植物化学物,不同种类水果含有的植物化学物也不相同。

（二）水果的合理利用

1. 蔬菜水果不能互相替代 虽然蔬菜水果具有相似的营养成分,但属于不同食物种类,营养价值各有特点。蔬菜品种较多,且深色蔬菜中的维生素、矿物质、膳食纤维和植物化学物含量高于水果,因此不能用水果代替蔬菜。膳食中,水果能够补充蔬菜摄入不足,其碳水化合物、有机酸及芳香物质比蔬菜多,且水果可以直接食用,不需要烹调,其营养成分不受烹调因素影响,故蔬菜也不能代替水果。

2. 果汁等加工制品不能替代新鲜水果 常见的水果制品有果汁、水果罐头、果脯、干果等。水果制品失去了新鲜水果的感官、自然香味等天然特性,加工过程中还会造成一些营养素如维生素 C、膳食纤维等的损失,所以不能代替新鲜水果,但可以作为补充。

3. 适时吃水果 机体消化能力与消化液的分泌以及胃肠的蠕动有关,与进食时间关系并不大。由于大部分人的早餐质量不高,建议可以适当吃些水果。餐前吃水果,有利于控制进餐总量,起到控制体重的作用。水果中含有较多有机酸,餐后吃水果则有助于消化。

第四节　畜禽肉、水产品和蛋类营养价值

畜禽肉、水产品和蛋类位于膳食宝塔第三层,均为动物性食物,该类食物能为人体提供优质蛋白质、脂肪、矿物质和部分维生素,是平衡膳食的重要组成部分。

一、畜禽肉类

畜肉类是指猪、牛、羊、兔、马、骡、驴、犬、鹿、骆驼等牲畜的肌肉、内脏、头、蹄、肾、血液及其制品,而禽肉包括鸡、鸭、鹅、鸽、鹌鹑、火鸡、鸵鸟等的肌肉、内脏及其制品。畜禽肉主要提供蛋白质、脂肪、矿物质和维生素。营养素的含量,因动物的种类、年龄、肥瘦程度及部位不同而异。

（一）畜禽肉类营养成分及特点

1. 蛋白质 畜禽肉蛋白质大部分存在于肌肉组织中,含量为 10%~20%,属于优质蛋白

质。通常牛、羊蛋白质含量高于猪肉,鸡肉高于鹅肉、鸭肉,禽类高于畜肉类。皮和筋腱主要由结缔组织构成,结缔组织的蛋白质含量为 35%~40%,大部分为胶原蛋白和弹性蛋白,缺乏色氨酸和蛋氨酸等必需氨基酸,为不完全蛋白质,蛋白质的利用率低,其营养价值也低。此外,畜禽肉中含有能溶于水的含氮浸出物,包括肌凝蛋白原、肌肽、肌酸、肌酐、嘌呤、尿素和游离氨基酸等非蛋白含氮浸出物以及无氮浸出物,使肉汤具有鲜味。禽肉的质地较畜肉细嫩且含氮浸出物多,故禽肉炖汤的味道较畜肉更鲜美。

2. **脂肪** 畜禽肉中脂肪因动物的品种、年龄、肥瘦程度、部位等不同有较大差异,低者为 2%,高者可达 90%。畜肉类脂肪含量高于禽肉类;畜肉中脂肪含量以猪肉最高,其次是羊肉,牛肉和兔肉较低;在禽类中鸭和鹅肉的脂肪含量较高,鸡和鸽子次之。畜肉脂肪以饱和脂肪酸为主,主要成分为棕榈酸和硬脂酸;禽类还含有丰富亚油酸,易于消化。动物内脏含有较高胆固醇,一般约为瘦肉的 3~5 倍,脑中胆固醇含量最高,每 100g 可达 2 000mg 以上。

3. **碳水化合物** 畜禽肉中碳水化合物主要以糖原的形式存在于肌肉和肝脏中,含量较少为 1%~3%,平均 1.5%。动物在宰杀前过度疲劳,糖原含量下降,宰杀后放置时间过长,也可能因为酶的作用,使糖原含量降低,乳酸相应增高,pH 下降。

4. **矿物质** 畜禽肉矿物质含量一般为 0.8%~1.2%,瘦肉中的含量高于肥肉,内脏高于瘦肉。畜禽肉和动物血中铁含量丰富且主要以血红素铁存在,吸收利用率高,是膳食铁的良好来源。此外,畜禽肉中还含有较多的钙、磷、硫、锌、钾、铜等。

5. **维生素** 畜禽肉可提供多种维生素,以 B 族维生素和维生素 A 为主。内脏中维生素含量比肌肉中多,其中肝脏的维生素 A 和维生素 B_2 含量最为丰富。

(二) 畜禽肉类的合理利用

1. **合理选择** 禽肉类与畜类相比,具有高蛋白、低脂肪、易消化等优点,因此更适合幼儿、老人、孕妇和产妇食用。畜肉与禽肉相比,铁含量更丰富,因此贫血的人更适合食用畜肉类,如猪肉、牛肉和羊肉等。此外,动物内脏含有丰富的脂溶性维生素、B 族维生素、铁、锌和硒等,可弥补日常膳食不足,但由于动物内脏胆固醇含量较高,因此,建议适量摄入,每月食用动物内脏食物 2~3 次,每次 25g 左右。

2. **合理烹饪** 畜禽肉可采用各种烹调方法,但肉在烤或油炸时,由于温度过高,可使营养素受到破坏,甚至有可能产生一些致癌化合物如苯并芘,影响人体健康,因此建议烹调畜禽肉时应多蒸煮少烤炸。

二、水产品

水产品可分为鱼类、甲壳类和软体类。鱼类分为海水鱼(如鲱鱼、鳕鱼等)和淡水鱼(如鲤鱼、鲫鱼等),海水鱼又有深海鱼和浅水鱼之分。

(一) 水产品营养成分及特点

1. **蛋白质** 鱼类蛋白质含量一般为 15%~25%,含有人体必需的各种氨基酸,属于优质蛋白质。鱼类肌肉组织中肌纤维短,间质蛋白少,组织软而且嫩,更易消化。鱼类结缔组织和软骨中含有的胶原和黏蛋白,是鱼汤冷却后形成凝胶的主要物质。其他水产品中河蟹、对虾、章鱼的蛋白质含量约为 17%,软体动物的蛋白质含量约为 15%,酪氨酸和色氨酸的含量比牛肉和鱼肉高。

2. **脂肪** 鱼类脂肪含量低 1%~10%,且呈不均匀分布,主要存在于皮下和脏器周围,肌肉组织中含量甚少。不同鱼种含脂肪量有较大差异,如鳕鱼含脂肪在 1% 以下,而河鳗脂肪含量高达 10.8%。鱼类脂肪多由不饱和脂肪酸组成(占 80%),熔点较低,消化率为 95% 左右。一些深海鱼中含长链多不饱和脂肪酸,尤其是二十碳五烯酸(EPA)和二十二碳六烯酸(DHA),具有多种生物学功能。鱼类胆固醇的含量一般为 100mg/100g,但鱼卵中含量较高,如 100g 鲳鱼子中胆固醇高达 1 070mg。蟹、河虾等脂肪含量约为 2%,软体动物脂肪含量低至 1%。

3. **碳水化合物**　鱼类碳水化合物的含量较低,1.5% 左右。有些鱼不含碳水化合物,如草鱼、青鱼、鳜鱼、鲈鱼等。碳水化合物的主要存在形式是糖原。鱼类肌肉中的糖原含量与其致死方式有关,捕即杀者糖原含量最高;挣扎疲劳后死去的鱼类,体内糖原消耗严重,含量降低。其他水产品中海蜇、牡蛎和螺蛳等碳水化合物含量较高,可达 6%~7%。

4. **矿物质**　鱼类矿物质含量为 1%~2%,其中磷的含量最高,此外,钙、钠、氯、钾、镁含量也较丰富。鱼类钙的含量高,为钙的良好来源,海鱼含碘丰富。河虾钙含量较高,达 325mg/100g;虾类锌含量较高;河蚌中锰的含量高达 59.6mg/100g;鲍鱼、河蚌和田螺铁含量较高。软体动物中矿物质含量为 1.0%~1.5%,其中钙、钾、铁、锌、硒和锰含量丰富。

5. **维生素**　鱼类是维生素 B_2 的良好来源,维生素 B_1、烟酸等的含量也较高。鱼类肝脏是维生素 A 和维生素 D 的重要来源。需要注意的是一些生鱼制品中含有硫胺素酶和催化硫胺素降解的蛋白质,大量食用生鱼可能会造成维生素 B_1 的缺乏。软体动物维生素含量与鱼类相似,但维生素 B_1 较低,另外贝类中维生素 E 含量较高。

(二) 水产品的合理利用

1. **防止腐败变质**　鱼类因水分和蛋白质含量高,结缔组织少,较畜禽肉更易腐败变质,所含的不饱和双键极易氧化破坏,能产生脂质过氧化物,对人体有害。因此,打捞的鱼类需及时保存或加工处理,防止腐败变质。

2. **防止中毒**　海鱼特别是青皮红肉鱼,如鲐鱼、金枪鱼,组氨酸含量高,不新鲜时容易发生自溶作用,组氨酸释放,脱羧基后形成大量组胺,发生中毒。此外,有些水产品本身具有毒性,含有极强的毒素,应合理加工。如河豚,虽其肉质细嫩,味道鲜美,但其卵巢、肝脏和血液中含有河豚毒素,若加工处理不当,可引起急性中毒而死亡。

三、蛋类

蛋类主要包括鸡蛋、鸭蛋、鹅蛋、鹌鹑蛋、鸽蛋等,蛋制品是以鸡蛋为原料加工制成的产品如咸蛋、松花蛋等。蛋的微量营养成分受到品种、饲料、季节等多方面因素的影响,但蛋中宏量营养素含量总体上基本稳定。

(一) 蛋的结构

各种蛋类都由蛋壳、蛋清、蛋黄三部分组成。蛋壳在外层,其颜色因禽类的品种而异,与蛋的营养价值无关。蛋壳表面有一层水溶性胶状黏蛋白,具有防止微生物进入蛋内和蛋内水分及二氧化碳过度向外蒸发的保护作用。蛋清位于蛋壳与蛋黄之间,为白色半透明黏性胶状物质。蛋黄为浓稠、不透明、半流动黏稠物,由蛋黄膜包裹,并由两根系带固定在蛋的中心。

(二) 蛋的营养成分及特点

1. **蛋白质**　蛋类蛋白质含量一般在 10% 以上。全鸡蛋蛋白质的含量为 12% 左右,蛋清中略低,蛋黄中较高,加工成咸蛋或松花蛋后,变化不大。鸡蛋蛋白质含有人体所需的各种氨基酸,而且氨基酸模式与人体组织蛋白所需模式相近,易消化吸收,其生物学价值达94,是最理想的天然优质蛋白质。在评价蛋白质营养质量时,常以鸡蛋蛋白质作为参考蛋白。蛋中蛋白质还富含半胱氨酸,加热过度使半胱氨酸部分分解产生硫化氢,与蛋黄中的铁结合可形成黑色的硫化铁,煮蛋中蛋黄表面的青黑色和鹌鹑蛋罐头的黑色物质来源于此。

2. **碳水化合物**　蛋类含碳水化合物较少,大约为1%。蛋清中主要是甘露糖和半乳糖;蛋黄中主要是葡萄糖,多以蛋白质结合的形式存在。

3. **脂肪**　蛋清中含脂肪极少,98%的脂肪存在于蛋黄当中。蛋黄中的脂肪几乎全部以与蛋白质结合的乳化形式存在,因而消化吸收率高。鸡蛋蛋黄中脂肪含量28%~33%,大部分为中性脂肪,还有一定量的卵磷脂和胆固醇。所含卵磷脂具有降低血胆固醇的作用,并能促进脂溶性维生素的吸收。

4. **矿物质**　蛋中的矿物质主要存在于蛋黄部分,蛋清部分含量较低。蛋黄是多种微量元素的良好来源,包括铁、硫、镁、钾、钠等。蛋黄中铁含量较高,但以非血红素铁的形式存在,而且由于卵黄高磷蛋白对铁的吸收具有干扰作用,故而蛋黄中铁的生物利用率较低,仅为3%左右。

5. **维生素**　蛋中维生素含量十分丰富,且品种较为完全,包括所有的B族维生素、维生素A、维生素D、维生素E、维生素K和微量的维生素C,主要存在于蛋黄当中。此外,蛋中的维生素含量易受到品种、季节和饲料中含量的影响。

（三）蛋类的合理利用

1. **合理储存**　蛋类容易被沙门菌污染引起腐败变质,因此,尽量保持新鲜,且蛋类在储存过程中营养损失有差异。在0℃保藏鸡蛋一个月对维生素A、维生素D、维生素B_1无影响,但维生素B_2、烟酸和叶酸分别有14%、17%和16%的损失。

2. **合理烹饪**　一般烹调加工方法,如煮、油煎、炒、蒸等,除B族维生素少量损失外,对其他营养成分影响不大。煎鸡蛋和烤蛋中的维生素B_1、维生素B_2损失率分别为15%和20%,而叶酸损失率最大,可达65%。煮鸡蛋几乎不引起维生素的损失。

烹调过程中的加热不仅具有杀菌作用,而且具有提高其消化吸收的作用,因为在生鸡蛋蛋清中,含有抗生物素蛋白和抗胰蛋白酶。抗生物素蛋白能与生物素在肠道内结合,影响生物素的吸收,长期食用者可引起食欲下降、全身无力、毛发脱落、皮肤发黄、肌肉疼痛等生物素缺乏的症状;抗胰蛋白酶能抑制胰蛋白酶的活力,妨碍蛋白质消化吸收,故不可生食蛋清。但经加热后这两种物质可被破坏,蛋白质的消化吸收和利用更完全(生蛋清中所含抗胰蛋白酶使其消化吸收率仅为50%左右,烹调后可使各种抗营养因素完全失活,消化率达96%)。

第五节　奶类、大豆及坚果类营养价值

奶类、大豆和坚果类位于膳食宝塔第四层,是蛋白质和钙的最好来源,应鼓励多食用。

一、奶类

奶类包括牛奶、羊奶和马奶等,其中人们最常食用的是牛奶。奶制品是以奶类为原料经浓缩、发酵等工艺制成的产品,如奶粉、酸奶、炼乳等。奶类及制品是一种营养成分齐全、组成比例适宜、易消化吸收、营养价值高的天然食品,能满足初生幼仔迅速生长发育的全部需要,也是各年龄组健康人群及特殊人群(如婴幼儿、老年人、病人等)的理想食品。

(一) 奶类营养成分及特点

1. 蛋白质　牛奶中的蛋白质含量为 2.8%~3.0%,主要由 79.6% 酪蛋白、11.5% 乳清蛋白和 3.3% 乳球蛋白组成。奶类蛋白消化吸收率为 87%~89%,生物学价值为 85,属优质蛋白。牛奶中蛋白质含量较人乳高,且酪蛋白与乳清蛋白的构成与人乳相反,因而可用乳清蛋白改变其构成比,使之近似母乳的蛋白构成,以适应婴幼儿生长发育需要。

2. 脂肪　奶类脂肪含量通常为 3.0%~5.0%,主要为甘油三酯,还含有少量磷脂和胆固醇。奶类中脂肪以微粒状脂肪球的形式分散,呈高度乳化状态,吸收率可达 97%。

3. 碳水化合物　奶类碳水化合物含量为 3.4%~7.4%,主要为乳糖,人乳中含量最高。乳糖的甜度为蔗糖的 1/6,有调节胃酸,促进胃肠道蠕动和消化液分泌作用,还能促进钙的吸收和促进肠道乳酸杆菌繁殖,抑制腐败菌的生长。需要注意的是有人长期不喝牛奶,随着年龄的增长率,消化道的乳糖酶退化缺乏,不能使乳糖分解吸收,喝牛奶后会发生腹泻、腹胀等症状,称为乳糖不耐症,通过添加或体外分解可以改善。

4. 矿物质　奶类矿物质含量丰富,含量为 0.7%~0.75%。牛乳中的矿物质主要包括钠、钾、钙、镁、氯、磷、硫、铜、铁等。牛奶中钙含量为 104mg/100g,吸收率高,是钙的良好来源。牛奶中含铁低,喂养婴儿时应注意补充。

5. 维生素　奶类几乎含有人体所需的各种维生素,包括 B 族维生素、维生素 A、维生素 D、维生素 E、维生素 K 和微量的维生素 C,但其含量差异较大。总的来说,牛奶是 B 族维生素的良好来源,特别是维生素 B_2。

6. 其他成分　奶中含有多种酶类,如过氧化物酶、转移酶和水解酶等,不仅可以促进营养物质消化还具有杀菌作用。奶中还存在许多生物活性成分,如生物活性肽、乳铁蛋白、免疫球蛋白、激素和生长因子等,能够加强免疫功能、调节生长发育等。此外,奶中还含有有机酸,主要为柠檬酸,以及微量的乳酸、丙酮酸及马尿酸等。

(二) 奶制品的营养成分及特点

1. 巴氏消毒奶、灭菌奶和调制奶　巴氏消毒奶是指仅以生牛(羊)乳为原料,经巴氏消毒等工序制得到的液体产品。灭菌奶可分为超高温灭菌奶和保持灭菌奶。超高温灭菌奶是指以生牛(羊)乳为原料,添加或不添加复原乳,在连续流动的状态下,加热到至少 132℃并保持很短时间的灭菌,再经无菌灌装等工序制成的液体产品。保持灭菌奶指以生牛(羊)乳为原料,添加或不添加复原乳,无论是否经过预热处理,在灌装并密封之后经灭菌等工序制成的液体产品。调制奶是指以不低于 80% 的生牛(羊)乳或复原乳为主要原料,添加其他原料或食品添加剂或营养强化剂,采用适当的杀菌或灭菌等工艺制成的液体产品。前两种形式的产品在加工过程中,除维生素 B_1 和维生素 C 有损失外,营养价值与新鲜生乳差别不大,但调制奶因其是否进行营养强化而差异较大。

2. 炼乳　炼乳为浓缩奶的一种,分为淡炼乳和甜炼乳。新鲜奶经低温真空条件下浓缩,除去大约 2/3 的水分,再经灭菌而成,称淡炼乳。因受加工的影响,维生素遭受一定的破坏,因此,常用维生素加以强化,按适当的比例冲稀后,营养价值基本与鲜奶相同。淡炼乳在胃酸作用下,可形成凝块,便于消化吸收,适合婴儿和对鲜奶过敏者食用。甜炼乳是在鲜奶中加约 15% 的蔗糖后按上述工艺制成。其中糖含量可达 45% 左右,利用其渗透压的作用抑制微生物的繁殖。因糖分过高,需经大量水冲淡,营养成分相对下降,不宜供婴儿食用。

3. 奶粉　奶粉是以生牛(羊)乳为原料经脱水干燥制成的粉,可分为全脂奶粉、脱脂奶粉、调制奶粉等。全脂奶粉是将鲜奶浓缩除去 70%~80% 水分后,经喷雾干燥或热滚筒法脱水制成,营养成分约为鲜奶的 8 倍左右。脱脂奶粉是将鲜奶脱去脂肪,再经上述方法制成的奶粉。此种奶粉含脂肪仅为 1.3%,脱脂过程会使脂溶性维生素损失较多,其他营养成分变化不大。脱脂奶粉一般供腹泻婴儿及需要低脂膳食的患者食用。调制奶粉又称"母乳化奶粉",是以牛奶为基础,参照人乳组成的模式和特点,进行调整和改善,使其更适合婴儿的生理特点和需要。调制奶粉主要是减少了牛乳粉中酪蛋白、甘油三酯、钙、磷和钠的含量,添加了乳清蛋白、亚油酸和乳糖,并强化了维生素 A、维生素 D、维生素 B_1、维生素 B_2、维生素 C、叶酸和微量元素铁、铜、锌、锰等。

4. 酸奶　酸奶是一种发酵奶制品,是在消毒鲜奶中接种乳酸菌并使其在控制条件下生长繁殖而制成。经过发酵后,乳糖变成乳酸,蛋白质凝固和脂肪不同程度的水解,形成独特风味。牛奶经乳酸菌发酵后游离的氨基酸和肽增加,因此更易消化吸收,并且乳糖减少,使乳糖酶活性低的成人也易于接受。维生素 A、维生素 B_1、维生素 B_2 等的含量与鲜奶含量相似,但叶酸含量却增加了 1 倍,胆碱也明显增加。此外,酸奶的酸度增加,有利于维生素的保护。乳酸菌进入肠道可抑制一些腐败菌的生长;调整肠道菌群,防止腐败胺类对人体的不良作用。适合于消化功能不全的幼儿、老年人,并能使乳糖酶缺乏者的乳糖不耐受症状减轻。

5. 奶酪　奶酪是一种营养价值很高的发酵乳制品,是在原料乳中加入适量的乳酸菌发酵剂或凝乳酶,使蛋白质发生凝固,并加盐、压榨排除乳清之后的产品。

二、大豆类

大豆按种皮颜色可分为黄豆、青豆和黑豆。豆制品是由大豆或其他豆类作为原料制作的发酵或非发酵食品,非发酵豆制品有豆浆、豆腐、豆腐干、豆腐丝、豆腐脑、豆腐皮、香干等,发酵豆制品有腐乳、豆豉等,是我国人民膳食中优质蛋白质的重要来源。

(一) 大豆的营养成分及特点

1. 蛋白质　大豆含有 35%~40% 的蛋白质,是植物性食品中含蛋白质最多的食品。大豆蛋白质的氨基酸组成接近人体需要,具有较高的营养价值,而且富含谷类蛋白质较为缺乏的赖氨酸,是谷类蛋白质互补的天然理想食品,故大豆蛋白为优质蛋白。

2. 脂肪　大豆所含脂肪为 15%~20%,其中不饱和脂肪酸占 85%,且以亚油酸最多,高达 50% 以上。此外,大豆油中还含有 1.64% 的磷脂和具有抗氧能力较强的维生素 E,所以是高血压、动脉粥样硬化等疾病患者的理想食物。

3. 碳水化合物　大豆中含碳水化合物 25%~30%,其组成比较复杂,多为纤维素和可溶性糖,几乎完全不含淀粉或含量极微,在体内较难消化。不能消化吸收的棉子糖和水苏糖,存在于大豆细胞壁,可在肠道细菌作用下发酵产生二氧化碳和氨,引起腹胀。

4. 维生素和矿物质　大豆还含有丰富的维生素和矿物质,其中 B 族维生素和钙的含量较高。

5. 大豆中特殊成分　大豆中存在很多特殊成分,包括抗营养因子和植物化学物。抗营养因子包括蛋白酶抑制剂、豆腥味、植酸以及植物红细胞凝集素等。植物化学物包括大豆异黄酮、大豆软磷脂、大豆皂苷等。研究表明这些植物化学物具有良好的保健功能,因而大豆成为营养领域的研究热点。

(二) 豆制品的营养成分及特点

豆制品在加工过程中一般要经过浸泡、细磨、加热等处理,经加工后,不仅除去了大豆内的有害成分,而且使大豆蛋白质的结构从密集变成疏松状态,蛋白分解酶更易进入分子内部使其消化率提高,从而提高了大豆的营养价值。整粒熟大豆的蛋白质消化率仅为 65.3%,但加工成豆浆可达 84.9%,豆腐可提高到 92%~96%。

大豆和绿豆发制成豆芽,除含原有营养成分外,还可产生维生素 C,当新鲜蔬菜缺乏时,是维生素 C 的良好来源。

三、坚果类

坚果指富含油脂的种子类食物,如花生、瓜子、核桃、腰果、松子、杏仁、开心果等,其特点是高热量、高脂肪,所含脂肪中不饱和脂肪酸的含量较高,同时富含维生素 E 和 B 族维生素。坚果是膳食的有益补充。坚果富含多不饱和脂肪酸、蛋白质等营养素,适量食用有助于预防心血管疾病。

(一) 蛋白质

坚果中蛋白质含量 12%~25%,但坚果中有些必需氨基酸相对较低,如核桃蛋白质蛋氨酸和赖氨酸含量不足,影响了蛋白质的生物学利用率。

(二) 脂肪

坚果中油脂含量可高达 40% 以上,以不饱和脂肪酸为主。如核桃脂肪含量为 60% 以上,其中亚油酸为 47%~73%,并富含亚麻酸和油酸,是 α- 亚麻酸的良好来源;榛子含脂肪 50%~66%,其中单不饱和脂肪酸的比例很高。葵花子、西瓜子和南瓜子中的亚油酸含量较高。

(三) 碳水化合物

坚果的碳水化合物含量依不同种类而异,含量较高的如栗子为 77.2%,其他较低,如核桃为 9.6%、榛子为 14.7%。

(四) 矿物质和维生素

坚果中的矿物质和维生素较丰富,含有大量的维生素 E 和硒等具有抗氧化作用的营养成分。葵花子仁和花生仁中维生素 B_1 的含量分别为 1.89mg/100g 和 0.72mg/100g,是常见食物中含量较高的,葵花子仁中维生素 B_6 的含量高达 1.25mg/100g,核桃仁为 0.73mg/100g。

第六节　烹调油和食盐营养价值

烹调油和盐位于膳食宝塔第五层,是建议尽量少用的食物。推荐成人每天烹调油不超过 25~30g,食盐摄入量不超过 6g。

一、烹调油

烹调油能够增进食物香味,使食品多样化,其主要成分为甘油三酯,是高能量食物。烹调油的食物来源有两种：一种是来自动物脂肪的烹调油，如动物的体脂（猪油、牛油、羊油、鱼油等），动物的乳脂如黄油；另一种是来自植物种子的烹调油，如豆油、花生油、芝麻油、菜子油、紫苏油、椰子油等。大部分动物油还有大量的饱和脂肪酸，因此呈固态。黄油是将牛奶通过离心搅拌器搅拌分离获得的，含有其他动植物油所缺少的维生素 A 和维生素 D。除椰子油、棕榈油等之外，大部分植物油含有较多不饱和脂肪酸，室温下呈液态，比动物油更易消化吸收。

二、食盐

食盐按来源可分为海盐、井盐、池盐、矿盐等；按加工程度又可分为原盐（粗盐）、洗涤盐、再制盐（精盐）。食盐的主要成分是氯化钠，没有精制的粗盐中含有少量碘、镁、钙、钾等，精盐则较纯，海盐含碘量较多。需要注意的是盐的摄入与高血压关系密切，除了少用食盐外（每日 6g），还应控制隐形高盐食品的摄入量及含钠的调味品，包括酱油、醋、味精等。

（宋志秀）

04章自测题

第四章
自测题

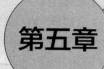

第五章

合理营养与平衡膳食

平衡膳食又称合理膳食,指机体营养需要与膳食供给之间保持平衡状态,热能及各种营养素满足人体生长发育、生理及体力活动的需要,且各种营养素之间保持适宜比例的膳食。平衡膳食是合理营养的根本途径,合理营养是健康的物质基础。平衡膳食是制定膳食营养素供给量标准的基本原则,是制定膳食指南的科学依据,也是研究人类营养学以达到提高全民健康水平的最终目的。

第一节 膳食结构与膳食指南

膳食结构又称食物结构,指一个国家、一个地区或个体日常消费食物的种类及其数量的相对构成。膳食结构受一个国家或地区人口、经济收入、农业生产、食品加工、饮食习惯等多因素的影响。合理的膳食结构能够达到平衡膳食。

膳食指南指政府和科学团体根据营养科学的原则和人体的营养需求,并结合当地食物生产供应情况及人群生活实践,专门针对食物选择和身体活动提出的指导意见。

一、膳食结构

(一) 当今世界的四种膳食结构

1. 以动物性食物为主的膳食结构(欧美发达国家膳食模式) 该膳食结构以动物性食物为主,是多数欧美发达国家如美国、西欧、北欧诸国的典型膳食结构,属于营养过剩型膳食。该膳食结构食物摄入特点是粮谷类食物消费量小,动物性食物及食糖的消费量大。人均每日摄入肉类 300g 左右,食糖甚至高达 100g,奶和奶制品 300g,蛋类 50g。人均日摄入能量高达 3 300~3 500kcal,蛋白质 100g 以上,脂肪 130~150g。该膳食结构以高能量、高脂肪、高蛋白质、低膳食纤维为主要特点。这类膳食模式容易造成肥胖、高血压、冠心病、糖尿病等因营养过剩而致的慢性病发病率上升。因此,发达国家营养专家提出一些膳食修改建议,如美国农业部专家提出了基于每日 2 000kcal 能量的八大类食物膳食结构。

2. 以植物性食物为主的膳食结构(东方膳食模式) 该膳食结构以植物性食物为主,动物性食物为辅。大多数发展中国家如印度、巴基斯坦、孟加拉国和非洲一些国家等属此类型。

该膳食结构食物摄入特点是谷物食物消费量大,动物性食物消费量小,植物性食物提供的能量占总能量近 90%,动物性蛋白质一般少于蛋白质总量的 10%~20%。平均每天能量摄入为 2 000~2 400kcal,蛋白质仅 50g 左右,脂肪仅 30~40g,来自动物性食物的营养素如铁、钙、维生素 A 的摄入量常会出现不足。这类膳食模式容易导致营养缺乏病如蛋白质 - 能量营养不良,以致体质较弱、健康状况不良、劳动生产率较低,但该膳食结构膳食纤维充足、动物性脂肪较低,有利于心血管疾病(冠心病、脑卒中)、2 型糖尿病、肿瘤等慢性病的预防。

3. **动植物食物较为平衡的膳食结构(日本膳食模式)**　该膳食结构是一种动植物食物较为平衡的膳食结构,以日本为代表。该膳食结构食物摄入特点是谷类的消费量平均每天 300~400g,动物性食品消费量平均每天 100~150g,其中海产品比例达到 50%,奶类 100g 左右,蛋类和豆类各 50g 左右。能量和脂肪的摄入量低于欧美发达国家,平均每天能量摄入为 2 000kcal 左右,蛋白质为 70~80g,动物蛋白质占总蛋白的 50% 左右,脂肪 50~60g。这类膳食模式既保留了东方膳食的特点,又吸取了西方膳食的长处,少盐、少油、多海产品,蛋白质、脂肪和碳水化合物的供能比合适,有利于避免营养缺乏病和营养过剩性疾病(心血管疾病、糖尿病和癌症),已成为世界各国调整膳食结构的参考。

4. **地中海膳食结构**　该膳食结构是居住在地中海地区的居民所特有的,意大利、希腊居民的膳食可作为该种膳食结构的代表。该膳食结构食物摄入特点是富含植物性食物,包括谷类(每天 350g 左右)、水果、蔬菜、豆类、果仁等;每天食用适量的鱼、禽、少量蛋、奶酪和酸奶;每月食用畜肉(猪、牛和羊肉及其制品)的次数不多,主要的食用油是橄榄油;大部分成年人有饮用葡萄酒的习惯。脂肪提供能量占膳食总能量的 25%~35%,其中饱和脂肪所占比例较低,为 7%~8%。该膳食结构的突出特点是饱和脂肪摄入量低,不饱和脂肪摄入量高,膳食含大量复合碳水化合物,蔬菜、水果摄入量较高。这类膳食模式已引起了西方国家的注意,能降低地中海地区居民心脑血管疾病、2 型糖尿病等的发生率。因此,西方国家纷纷参照地中海膳食结构改进自己国家的膳食结构。

(二)中国居民的膳食结构

2015 年发布的《中国居民营养与慢性病状况报告》显示,虽然我国居民膳食能量供给充足,体格发育与营养状况总体改善,但居民膳食结构仍存在不合理现象,豆类、奶类消费量依然偏低,脂肪摄入量过多,部分地区营养不良的问题还依然存在,超重肥胖问题凸显,与膳食营养相关的慢性病对我国居民健康的威胁日益严重。总体来看,近十年来,我国居民的膳食结构及疾病谱都发生了新的较大变化。当前我国居民存在 3 种膳食结构,即贫困和偏远地区居民保持了东方膳食结构,经济发达地区(大城市)居民已经是欧美发达国家膳食结构,其他地区的居民则从原来的东方膳食结构向欧美发达国家膳食结构过渡,目前我国正处于膳食结构变迁的关键期。

二、中国居民膳食指南

居民营养与慢性病状况是反映一个国家经济社会发展、卫生保健水平和人口健康素质的重要指标,关系到国家长期可持续发展的战略,也影响到国家的国际竞争力。为了适应居民营养与健康的需要,帮助居民合理选择食物,1989 年我国首次发布了《中国居民膳食指南》,1997 年和 2007 年进行了两次修订,2016 年 5 月发布了《中国居民膳食指南(2016)》系列指导性文件。

新的中国居民膳食指南是以科学证据为基础,从维护健康的角度,为我国居民提供食物营养和身体活动的指导;是健康教育和公共政策的基础性文件;是国家推动食物合理消费,改善人群健康、预防和控制疾病以及健康中国战略的一个重要组成部分。

《中国居民膳食指南(2016)》由一般人群膳食指南、特定人群膳食指南和中国居民平衡膳食实践三个部分组成。为更好地理解和传播中国居民膳食指南和平衡膳食的理念,同时推出了中国居民膳食宝塔(2016)、中国居民平衡膳食餐盘和儿童平衡膳食算盘等三个可视化图形,指导大众在日常生活中进行具体实践。

ER 0501

视频:中国居民膳食指南(2016)

(一)一般人群膳食指南

2016 版中国居民一般人群膳食指南适用于 2 岁以上健康人群,结合我国居民的营养问题,提出 6 条核心推荐条目,内容包括:①食物多样,谷类为主;②吃动平衡,健康体重;③多吃蔬果、奶类、大豆;④适量吃鱼、禽、蛋、瘦肉;⑤少盐少油,控糖限酒;⑥杜绝浪费,兴新食尚。

(二)特定人群膳食指南

特定人群膳食指南是根据特殊人群(孕妇、乳母、婴幼儿、儿童、青少年、老年人和素食人群)的生理、行为特点和营养需要而制定的,其中 0~2 岁的婴幼儿指南全面地给出了核心推荐和喂养指导,其他特定人群均是在一般人群膳食指南的基础上对其膳食选择提出补充指导。

中国孕妇、乳母、儿童少年、老年人膳食指南详见第六章各节内容。

素食人群膳食指南提出五条核心推荐,内容包括:①谷类为主,食物多样;适量增加全谷物。②增加大豆及其豆制品的摄入,每日 50~80g;选用发酵豆制品。③常吃坚果、海藻和菌菇。④蔬菜、水果应充足。⑤合理选择烹调油。

(三)平衡膳食模式及实践

1. 中国居民平衡膳食宝塔(2016)　中国居民平衡膳食宝塔(以下简称宝塔)是根据《中国居民膳食指南(2016)》的核心内容和推荐,结合中国居民膳食的实际情况,把平衡膳食的原则转化为各类食物的数量和比例的图形化表示,体现了一个在营养上比较理想的膳食模式。平衡膳食宝塔共分 5 层(图 5-1),各层面积大小不同,体现了五类食物和食物量的多少,其食物数量是根据不同能量需要而设计的。宝塔旁边的文字注释,标明了在能量 1 600~2 400kcal 时,一段时间内成人每人每天各类食物摄入量的平均范围。

第一层为谷薯类食物。谷薯类是膳食能量的主要来源(碳水化合物提供总能量的 50%~65%),也是多种微量营养素和膳食纤维的良好来源。膳食指南中推荐 2 岁以上健康人群的膳食应食物多样、谷物为主。一段时间内,成人每人每天应该摄入谷、薯、杂豆类在 250~400g,其中全谷物 50~150g(包括杂豆类),新鲜薯类 50~100g。

第二层为蔬菜水果。蔬菜水果是膳食指南中鼓励多摄入的两类食物。在 1 600~2 400kcal 能量需要水平下,推荐每人每天蔬菜摄入量应在 300~500g,水果 200~350g,深色蔬菜推荐每天占总体蔬菜摄入量的 1/2 以上。蔬菜和水果各有优势,虽在一层,但不能相互替代。

第三层为鱼、禽、肉、蛋等动物性食物。在能量需要 1 600~2 400kcal 水平下,鱼、禽、肉、蛋推荐每天摄入量共计 120~200g,畜禽肉建议每天摄入量为 40~75g,水产品推荐每天摄入量为 40~75g,有条件可以多吃一些替代畜肉类,鸡蛋推荐每天 1 个(相当于 50g 左右)。

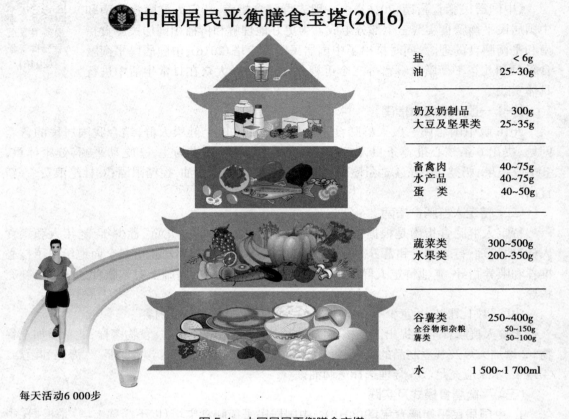

中国居民平衡膳食宝塔(2016)

盐	< 6g
油	25~30g
奶及奶制品	300g
大豆及坚果类	25~35g
畜禽肉	40~75g
水产品	40~75g
蛋　类	40~50g
蔬菜类	300~500g
水果类	200~350g
谷薯类	250~400g
全谷物和杂粮	50~150g
薯类	50~100g
水	1 500~1 700ml

每天活动6 000步

图 5-1　中国居民平衡膳食宝塔

第四层为乳类、大豆和坚果。在 1 600~2 400kcal 能量需要水平下,推荐每天应摄入相当于鲜奶 300g 的奶类及奶制品,建议大豆和坚果制品的摄入量为 25~35g,坚果每周 70g 左右(每天 10g 左右)。

第五层为烹调油和盐。成人每天烹调油不超过 25~30g,食盐摄入量不超过 6g。我国居民食盐用量普遍较高,盐与高血压关系密切,限制盐的摄入是我国的长期目标。

身体活动和水的图示也包含在可视化图形中,强调增加身体活动和足量饮水的重要性。水的需要量主要受年龄、身体活动、环境温度等因素的影响。轻体力活动的成年人每天至少饮水 1 500~1 700ml(7~8 杯)。在高温或强体力活动的条件下,应适当增加。鼓励养成天天运动的习惯,坚持每天多做一些消耗体力的活动。推荐成年人每天进行至少相当于快步走 6 000 步以上的身体活动,每周最好进行 150 分钟中等强度的运动,如骑车、跑步、庭院或农田的劳动等。值得提出的是,平衡膳食模式中提及的所有食物推荐量都是以原料的生重可食部计算的,每类食物又覆盖了多种多样的不同食物,熟悉食物营养特点,是保障平衡膳食和合理营养的基础。

2. **中国居民平衡膳食餐盘** 中国居民平衡膳食餐盘(图 5-2)是按照平衡膳食原则,在不考虑烹饪用油盐的前提下,描述了一个人一餐中膳食的食物组成和大致比例。餐盘更加直观,一餐膳食的食物组合搭配轮廓清晰明了。餐盘分成 4 部分,分别是谷薯类、动物性食品和富含蛋白质的大豆类、蔬菜类和水果类,餐盘旁的一杯牛奶提示其重要性。此餐盘适用于 2 岁以上人群,是一餐中的食物基本构成的描述。

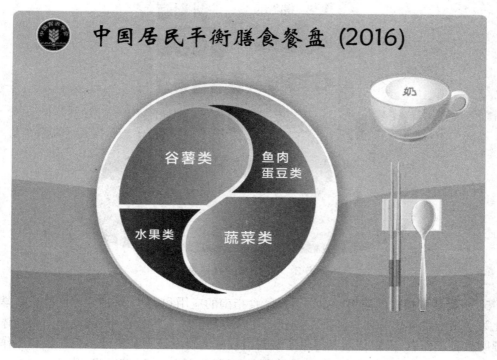

图 5-2　中国居民平衡膳食餐盘

与平衡膳食宝塔相比,"平衡膳食餐盘"更加简明,容易记忆和操作。对 2 岁以上人群都可参照此结构计划膳食,即便是对素食者而言,也很容易替换肉类为豆类,以获得充足的蛋白质。

3. **中国儿童平衡膳食算盘** 平衡膳食算盘是根据平衡膳食的原则转化各类食物的份量图形化的表示,主要针对儿童。与宝塔相比,在食物分类上,把蔬菜、水果分为两类,算盘分成 6 行,用不同色彩的彩珠标示食物多少(图 5-3),橘色表示谷物,绿色表示蔬菜,蓝色表示水果,紫色表示动物性食物,黄色表示大豆和奶类,红色是油盐。此算盘份量为 8~11 岁儿童中等活动水平计算,宣传和知识传播中可以寓教于乐,与儿童很好沟通和记忆一日三餐食物基本构成的多少。"平衡膳食算盘"简单勾画了膳食结构图,给儿童一个大致膳食模式的认识。跑步的儿童身挎水壶,表达了鼓励喝白开水、不忘天天运动、积极活跃的生活和学习的理念。

4. **中国居民平衡膳食模式的特点** 2016 年版中国居民平衡膳食宝塔和平衡膳食餐盘是平衡膳食的可视化形式,是膳食指南 6 条推荐的总结和核心精神的体现。中国居民平衡膳食模式的特点包括:①食物多样;②植物性食物为主;③动物性食物为辅;④少油盐糖。

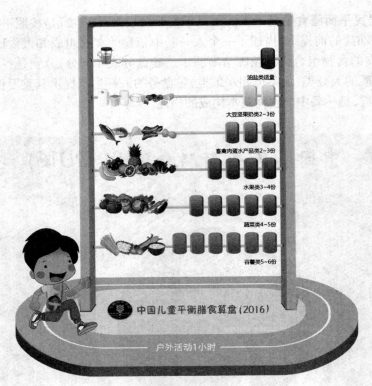

图 5-3　中国儿童平衡膳食算盘

5. 平衡膳食模式的应用　中国居民膳食指南的应用和实践,是把营养和健康科学知识转化为平衡膳食模式的促进和推广过程。在营养和健康宣传教育中,膳食指南为全体营养和健康教育工作者、健康传播者提供了最新最权威的科学证据和资源。营养教育工作者在实践中应加入自己的经验和知识,帮助消费者应用,并在生活中加以实践提高。

中国居民膳食指南是消费者健康生活的指导,在生活实践中可广泛运用,特别是:①设计平衡膳食,自我管理一日三餐;②了解并实践"多吃"的食物;③了解并控制"少吃"的食物;④合理运动和保持健康体重;⑤评价个人膳食和生活方式,逐步达到理想要求。

在公共营养和大众健康方面还包括:①营养教育实践资源和教材;②发展和促进营养相关政策和标准的基础;③创造和发展新的膳食计算和资源的工具;④科学研究、教学、膳食管理的指导性文件;⑤推动和实施全民营养周、社区健康指导、健康城市等的健康促进科学资源;⑥慢性病预防和健康管理的行动指南。

以上应用中,设计平衡膳食、膳食管理和评价、营养教育和促进是最常用的几个方面。

第二节　营养调查与评价

营养调查是指运用各种手段准确地了解某人群或特定个体各种营养指标的水平,以判断其营养和健康状况。我国曾于 1959 年、1982 年、1992 年和 2002 年分别进行了四次全国营养调查。2002 年的全国营养调查与肥胖、高血压和糖尿病等慢性病调查结合在一起,是我国第一次全国性的营养和健康调查。2010 年原卫生部将中国居民营养与健康状况调查列为重大医改项目,确定了 5 年一个周期的常规性全国营养与健康监测工作。

营养调查的目的包括:①了解不同地区、年龄和性别人群的膳食结构和营养状况;②了解与营养不良如营养缺乏和营养过剩有关营养问题的分布和严重程度;③探讨营养相关疾病的病因和影响因素;④监测膳食结构变迁及其未来发展趋势;⑤提供居民营养与健康状况数据;⑥为国家或地区制定营养干预策略和政策以及社会发展规划提供数据参考。

全面的营养调查工作包括膳食调查、人体测量、临床检查、实验室检查等。上述几部分内容互相联系、相互验证,一般应同时进行。全面的营养调查应与健康检查同步进行,可以综合地分析人群营养与健康的关系,找出其原因和影响因素,提高营养干预的针对性和有效性。

营养调查的步骤包括:①确定营养调查的目的;②根据调查目的确定调查对象和人群以及抽样方法;③制订调查工作内容、方法和质量控制措施;④组织动员调查对象和对调查员进行培训;⑤开展现场调查、体格检查、样本采集及指标检测;⑥对调查数据进行整理、分析和结果反馈;⑦形成调查报告。

在实际的营养调查中,调查计划的科学性、严谨性和可行性是保证调查质量的前提;除此之外,调查对象的配合程度、调查人员的经验和工作态度以及各级领导的重视也是影响调查质量的重要因素。

一、膳食调查

膳食调查是通过各种不同的方法对个人、家庭或人群在一定时间内能量和各种营养素的数量和质量进行调查,以此来评价被调查对象正常营养需要获得满足的程度。膳食调查通常采用的方法有称重法、记账法、24 小时膳食回顾法、食物频率法和化学分析法等。

(一)膳食调查的方法

1. 称重法　该法是对食物量进行称重,从而了解调查对象当前食物消费量的一种方法。调查期间需要对每餐所吃主副食的生重、熟重及剩余食物称重,并根据实际用餐人数,计算出平均每人用餐的生食物重量。将一天各餐的结果加在一起,得出每人每天摄入的各种食物生重,参照食物成分表来计算出能量和各种营养素摄入量。称重法一般可调查 3~7 天。如果被调查对象在年龄、性别、劳动强度上差别较大,则必须折算成相应"标准人(指轻体力劳动的 60kg 成年男子)"的每人每日各种食物的摄入量。称重法是进行个体膳食摄入调查较理想的方法,因此常把该方法的调查结果作为标准,以评价其他方法的准确性。该方法细致准确,可用于个人、家庭或集体单位,但比较耗费人力、物力,不适合大规模调查。

2. 记账法　该法通过查账或记录一定时间内某一饮食单位各种食物消耗总量和用餐人日数,计算出平均每人每日营养素的平均摄入量。调查时间根据研究目的而定,可调查较长时间的膳食,如一个月或更长。如果被调查对象在年龄性别、劳动强度上差别较大时,与称重法一样,也要用折算成"标准人"的每人每日各种食物摄入量。记账法是最早、最常用的方法,适用于有详细账目的集体单位,过程相对简便,节省人力物力,但难以分析个人膳食摄入情况。

3. 24 小时膳食回顾法　该法简称 24 小时回顾法,是通过询问调查对象过去 24 小时实际的膳食摄入情况,即对被调查者连续 3 天各种主、副食摄入情况进行回顾调查(包括在外就餐),获得个人每日各种食物摄入量,根据食物成分表计算出能量和营养素的摄入量。成人在24小时内对所摄入的食物有较好的记忆,一般认为24小时膳食的回顾调查最易取得可靠的资料。24小时膳食回顾法是目前最常用的一种膳食调查方法。该方法简便易行,应答率高,适用于大样本人群膳食摄入量的评估,但所得资料比较粗略,有时需要借助食物模具或食物图谱来提高其准确性,不适用于7岁以下儿童或75岁以上的老人的询问调查。

4. **食物频率法**　又称食物频数法,是估计被调查者在指定时间内摄入某些食品频率的方法,即收集被调查对象过去一段时间(数周数月或数年)内各种食物消费频率及消费量,从而获得个人长期食物和营养素平均摄入量。食物频率法可快速得到平时各种食物摄入的种类和数量,反映长期膳食行为,其结果可作为研究慢性病与膳食模式关系的依据。该方法对调查员要求不高、方法简便、费用少,不影响应答者的饮食习惯、应答率较高,但应答者需要对过去的食物进行回忆,对食物份额大小的量化不够准确。另外编制、验证食物表需要一定时间和精力。该法不能提供每天之间的变异信息;较长的食物表、较长的回顾时间经常会导致摄入量偏高;当前的食物模式可能影响对过去膳食的回顾,准确性差。

5. **化学分析法**　该法是收集调查对象一日膳食中所摄入的全部主、副食品,通过实验室化学分析的方法来测定其营养素含量。根据样品的收集方法不同分为双份饭菜法和双份原料法两种。双份饭菜法即制作两份完全相同的饭菜,一份供使用,另一份作为分析样品,烹调人员必须在每餐烹调时额外加大一倍的饭菜数量;双份原料法是收集相同成分的方法,即收集整个研究期间消耗的各种未加工的食物,或从当地市场上购买相同食物作为样品,但在数量和质量上,收集的样品与使用的不完全一致。化学分析法容易收集样品,能够可靠地得出食物中各种营养素的实际摄入量,但操作复杂、成本高,特殊研究需要时采用,目前已很少单独使用,常与其他方法(如称重法)结合使用。

以上各种膳食调查方法各有其优缺点,在实际调查工作中常常配合使用。如中国成人慢性病与营养监测的膳食调查部分,对参加膳食调查的家庭成员其食用油和调味品的调查采用连续3日的称重法,其他食物摄入采用连续3日24h膳食回顾法,其余调查对象采用食物频率法进行膳食调查。

(二) 膳食调查的结果评价

对膳食调查所得资料进行整理,将所得结果与中国居民膳食营养素参考摄入量(DRIs)进行比较,并做出评价。评价主要项目如下:①食物是否多样,营养素种类是否齐全,能量及各营养素摄入数量是否满足需要;②三大供能营养素能量分配比例是否恰当,主、副食搭配、荤素搭配是否合理,三餐能量分配是否合理;③蛋白质、脂肪食物来源是否合理等,如蛋白质质量及蛋白质互补作用的发挥情况等;④食物烹调加工方法是否合理。

二、人体测量

人体测量数据可用于评价个体或群体的营养状况,学龄前儿童的测量结果常被用于评价一个地区人群的营养状况。人体测量的内容主要包括身高、体重、皮褶厚度、围度等。此外,研究者也可依研究目的综合多个指标,通过建立各项指标的评价指数或标准化的方法,综合分析被调查对象的营养状况。

(一) 理想体重

理想体重或称标准体重,一般用来衡量成人实测体重是否在适宜范围内。

Broca 改良公式:理想体重(kg)＝身高(cm)－105

平田公式:理想体重(kg)＝［身高(cm)－100］×0.9

我国多采用 Broca 改良公式。实际体重位于理想体重的 ±10% 为正常范围，±10%~20% 为超重/瘦弱，±20% 以上为肥胖/极瘦弱，+20%~+30% 为轻度肥胖，+30%~+50% 为中度肥胖，+50% 以上为重度肥胖。理想体重的计算简单，只适合一般人群体重的自我评定，但其"真值"难以估计，故理想体重的准确性有时会受到质疑，作为判断标准已较少使用。

(二)体质指数

BMI 是目前评价肥胖和消瘦最常用、最重要的指标。它不仅可以较敏感地反映体型的肥胖程度，还与皮褶厚度、上臂围等营养状况指标的相关性较高。

$$体质指数(BMI)＝体重(kg)/［身高(m)］^2$$

1. **WHO 成人标准**　BMI 在 18.5~24.9 为正常，<18.5 为营养不良，在 25.0~29.9 为肥胖前状态，在 30.0~34.9 为一级肥胖，在 35.0~39.9 为二级肥胖，≥40.0 为三级肥胖。

2. **亚洲成人标准**　BMI 在 18.5~22.9 为正常，<18.5 为体重过轻，≥23.0 为超重，23.0~24.9 为肥胖前期，25.0~29.9 为中度肥胖，≥30.0 为重度肥胖。

3. **中国成人标准**　BMI<18.5 为消瘦，18.5~23.9 为正常，24.0~27.9 为超重，≥28.0 为肥胖。但此标准不适用于儿童、发育中的青少年、孕妇、乳母、老人及身形健硕的运动员。

(三)年龄别体重、年龄别身高和身高别体重

这组指标主要用于评价儿童生长发育与营养状况。

1. **年龄别体重**　该项指标主要适用于婴幼儿，主要反映慢性或急性营养不良。体重低于同年龄、同性别参照人群值的均值减 2SD 以下为体重低下。如低于同年龄、同性别参照人群值的均值减 2~3SD 为中度;低于均值减 3SD 为重度。

2. **年龄别身高**　该项指标反映长期营养状况及其造成的影响即反映慢性长期营养不良。身高(长)低于同年龄、同性别参照人群值的均值减 2SD 为生长迟缓。如低于同年龄、同性别参照人群值的均值减 2~3SD 为中度;低于均值减 3SD 为重度。

3. **身高别体重**　该项指标主要反映近期、急性营养不良。体重低于同性别、同身高(长)参照人群值的均值减 2SD 为消瘦。如低于同性别、同身高(长)参照人群值的均值减 2~3SD 为中度;低于均值减 3SD 为重度。

临床常综合应用以上指标来判断患儿营养不良的类型和严重程度。以上三项判断营养不良的指标可以同时存在，也可仅符合其中一项。符合一项即可作出营养不良的诊断。

(四)腰围、臀围及腰臀比

腰围、臀围及腰臀比也是评价人体营养状况的重要指标。

1. **腰围**　测量腰围时受检者应空腹直立、双臂自然下垂、双脚分开 25~30cm,测量时平稳呼吸、不要收腹或屏气，在肚脐以上 1cm、以腋中线肋弓下缘和髂嵴连线中点的水平位置为测量点。

2. **臀围**　臀围是耻骨联合和背后臀大肌最凸处的水平周径，反映髋部骨骼和肌肉的发育情况。

3. **腰臀比**　该指标是反映身体脂肪分布的一个简单指标,WHO 通常用它来衡量人体是肥胖还是健康，保持臀围和腰围的适当比例关系，对成年人健康及其寿命有着重要意义。

$$腰臀比 = 腰围(cm) / 臀围(cm)$$

标准的腰臀比为男性 <0.8,女性 <0.7。我国建议男性 >0.9、女性 >0.8 称为中央型肥胖,也称内脏型、腹内型肥胖。腰臀比与心血管发病率有密切关系。

(五)皮褶厚度

皮褶厚度可以反映人体皮下脂肪的含量,因此临床常用皮褶厚度估计脂肪消耗情况,并作为评价能量缺乏与肥胖程度的指标。世界卫生组织(WHO)推荐皮褶厚度测定的三个测量点为肩胛下角、肱三头肌和脐旁,分别代表个体躯干、肢体、腰腹等部位的皮下脂肪堆积情况。实际测量时常采用肩胛下角和上臂肱三头肌腹处的皮褶厚度之和,并根据相应的年龄、性别标准来判断。皮褶厚度一般不单独作为肥胖的标准,通常与身高标准体重结合起来判定。

(六)上臂围和上臂肌围

1. 上臂围 该指标一定情况下可反映机体营养状况,尤其是反映肌蛋白贮存和消耗程度;是快速而简便的评价指标,也能反映能量代谢情况。上臂围一般测量左上臂肩峰至鹰嘴连线中点的臂围长。我国男性上臂围正常参考值为 27.5cm,女性为 25.8cm。上臂围测量值大于正常值的 90% 为营养正常,90%~80% 为轻度营养不良,80%~60% 为中度营养不良,小于 60% 为严重营养不良。

2. 上臂肌围 该指标是反映肌蛋白量的良好指标,可以间接反映体内蛋白质的储备情况。同时它与血清白蛋白相关,能够反映营养状况的好转或恶化。

$$上臂肌围 = 上臂围 - 3.14 × 肱三头肌皮褶厚度$$

我国成年男性上臂肌围正常参考值为 25.3cm,成年女性上臂肌围为 23.2cm。测量值 > 标准值 90% 为营养正常,90%~80% 为轻度肌蛋白消耗,80%~60% 为中度肌蛋白消耗,<60% 为重度肌蛋白消耗。

三、临床检查

临床检查的目的是根据症状和体征判断是否存在营养不足或过剩所致营养相关疾病、明确其严重程度。某种营养素缺乏或过剩引起的营养相关疾病,在不同的疾病发展阶段呈现相应的特征性症状和体征。常见临床体征与可能缺乏的营养素关系见表 5-1。但是,现实生活中个体可能同时存在多种营养素摄入不足或过剩,表现出的症状和体征可能并不典型。

表 5-1　常见临床体征与可能缺乏的营养素关系

部位	体征	可能缺乏的营养素
全身	消瘦或水肿,发育不良	热能、蛋白质、锌
	贫血	蛋白质、铁、叶酸、维生素 B_{12}、B_6、B_2、C
皮肤	干燥,毛囊角化	维生素 A
	毛囊四周出血点	维生素 C
	癞皮病皮炎	烟酸
	阴囊炎,脂溢性皮炎	维生素 B_2

续表

部位	体征	可能缺乏的营养素
头发	稀少,失去光泽	蛋白质、维生素 A
眼睛	毕脱氏斑,角膜干燥,夜盲	维生素 A
唇	口角炎,唇炎	维生素 B_2
口腔	齿龈炎,齿龈出血,齿龈松肿	维生素 C
	舌炎,舌猩红,舌肉红	维生素 B_2、烟酸
	地图舌	维生素 B_2、烟酸、锌
指甲	舟状甲	铁
骨骼	颅骨软化,方颅,鸡胸,串珠肋,"O"形腿,"X"形腿	维生素 D
	骨膜下出血	维生素 C
神经	肌肉无力,四肢末端蚁行感,下肢肌肉疼痛	维生素 B_1

四、实验室检查

营养状况的实验室检查是借助实验室检测发现人体营养储备水平低下、营养不足或营养过剩等状况,以预防营养相关疾病的发生。实验室检查可为观察某些因素对人体营养状况的影响提供科学依据,常用检测指标见表 5-2。

表 5-2　人体营养状况的实验室检查常用指标

营养素	检测指标
蛋白质	血清总蛋白、血清白蛋白(A)、血清球蛋白(G)、白/球(A/G)、空腹血中氨基酸总量/必需氨基酸、尿羟脯氨酸系数、游离氨基酸、必要的氮损失等。
血脂	总脂、甘油三酯、α 脂蛋白、β 脂蛋白、胆固醇(包括胆固醇酯)、游离脂肪酸、血酮等。
钙、磷及维生素 D	血清钙(包括游离钙)、血清无机磷、血清钙磷乘积、血清碱性磷酸酶、血浆 25-0H-D_3、血浆 1,25-$(0H)_2$-D_3 等。
锌	发锌、血浆锌、红细胞锌、血清碱性磷酸酶活性。
铁	全血血红蛋白浓度、血清运铁蛋白饱和度、血清铁、血清铁蛋白、血液血细胞比容(HCT 或 PCV)、红细胞游离原卟啉、平均红细胞体积(MCV)、平均红细胞血红蛋白量(MCH)、平均红细胞血红蛋白浓度(MCHC)等。
维生素类	维生素 A:血清视黄醇、血清胡萝卜素。维生素 B_1:RBC 转酮醇酶活性系数、5mg 负何尿试验。维生素 B_2:RBC 谷胱甘肽还原酶活性系数、5mg 负荷试验。烟酸:50mg 负荷尿试验。维生素 C:血浆维生素 C 含量、500mg 负荷尿试验。叶酸:血浆叶酸、红细胞叶酸等。
其他	尿糖、尿蛋白、尿肌酐、尿肌酐系数、全血丙酮酸等。

第三节　营养配餐与食谱编制

营养配餐和食谱编制根据平衡膳食的原则,结合食物的营养特点和我国居民的饮食习惯及不同人群生理、行为特点和营养需要,指导人们对食物进行科学选择、合理搭配,以达到平衡营养、保持健康的目的。

一、营养配餐

(一)营养配餐的概念

营养配餐是按人体的营养需要,根据食物中各种营养成分的含量,设计每天、每周或每月的食谱,使人们摄入的营养素数量充足并且比例适宜,从而达到平衡膳食的要求。营养配餐是一种科学健康的饮食方式,以营养科学知识为指导,是实现平衡膳食的一种措施。

(二)营养配餐的理论依据

营养配餐与人们的日常饮食和健康直接相关,是一项实践性很强的工作,要进行科学合理的营养配餐,需要以一系列营养科学理论为指导。

1. 中国居民膳食营养素参考摄入量(DRIs)　营养配餐时需要以膳食营养素参考摄入量(DRIs)为依据确定需要量,一般以能量需要量为基础。制订营养食谱后,再以各营养素的DRIs值为参考评价食谱制订的合理性。

2. 中国居民膳食指南　膳食指南的原则就是食谱设计的原则,营养食谱的制订需要根据膳食指南考虑食物种类、数量的合理搭配。

3. 中国居民平衡膳食宝塔、中国居民平衡膳食餐盘和中国儿童平衡膳食算盘　这三个图形提出了实际应用时的具体建议。例如食物交换份法对制订营养食谱具有实际指导作用;平衡膳食餐盘描述了一个人一餐中膳食的食物组成和大致比例,对2岁以上人群均可参照此餐盘进行食谱设计;平衡膳食算盘主要针对8~11岁中等活动水平的儿童,通过将各类食物份量化,形象描述了一日三餐食物的基本构成。

4. 食物成分表　它是营养配餐工作必不可少的工具。要开展好营养配餐工作,必须了解和掌握食物的营养成分。通过食物成分表,在编制食谱时才能将营养素的需要量转换为食物的需要量,从而确定食物的品种和数量。

5. 营养平衡理论

(1)膳食中三大宏量营养素需要保持一定的比例,才能保证膳食平衡。例如蛋白质占10%~15%,脂肪占20%~30%,碳水化合物占50%~65%。

(2)膳食中优质蛋白质与一般蛋白质保持一定的比例。保证优质蛋白质占蛋白质总供给量的1/3以上。

(3)饱和脂肪酸、单不饱和脂肪酸和多不饱和脂肪酸之间的平衡。不同类型脂肪酸的功能各异,特别是多不饱和脂肪酸具有有益的生理功能,因此必须要保证食物中多不饱和脂肪酸的比例。

二、食谱编制

（一）食谱编制的原则

1. 保证营养平衡

（1）按照《中国居民膳食指南》的要求,膳食应满足人体需要的能量、蛋白质、脂肪、碳水化合物以及各种矿物质和维生素。不仅食物品种要多样,而且数量充足,膳食既要满足就餐者的需要,又要防止过量。

（2）各营养素之间的比例要适宜,膳食中能量来源及其在各餐中的分配比例要合理,要保证膳食蛋白中优质蛋白质占有适宜的比例。要以植物油作为油脂的主要来源,同时还要保证碳水化合物的摄入。矿物质之间也要配比适当。

（3）食物的搭配要合理。注意主食与副食、杂粮与精粮、荤与素等食物的平衡搭配。

（4）膳食制度要合理,一般应该定时定量进餐,成人一日三餐,儿童三餐以外再加一到两次点心,老人也可在三餐之外加点心。

2. 注意饮食习惯和饭菜口味　在可能的情况下,既要膳食多样化,又照顾就餐者的膳食习惯。注意烹调方法,做到色香味美,质地宜人,形状优雅。

3. 考虑季节和市场供应情况　主要是熟悉市场可供选择的原料,并了解其营养特点。

4. 兼顾经济条件　既要使食谱符合营养的要求,又要让进餐者在经济上有承受能力,才会使食谱具有实际的意义。

（二）食谱编制的步骤

1. 确定能量和营养素目标　制订食谱时,首先应确定能量的需要量,在此基础上确定宏量营养素的比例和需要量。在食谱制订的计算过程中,一般不考虑微量营养素,在选择食物的品种时,可以根据食谱应用个体的需要,选择富含某种微量营养素的食物。

2. 选择食物　根据各类食物的营养学特点,可以先确定富含碳水化合物、低脂、低蛋白的谷类的需要量,然后确定以提供蛋白质为主的肉类、蛋类、奶类及其制品、大豆及其制品等食物的需要量,最后确定以提供脂肪为主的油脂类食物的需要量。蔬菜、水果的需要量根据荤素搭配、微量营养素需要及个体饮食喜好等因素来确定。

3. 计算和食谱调整　食谱内容确定后,需要计算该食谱中能量和宏量营养素的供给量。不同状态下的个体对矿物质和维生素的需求不同,因此必要时还应计算特定微量营养素的供给量,如钙、钠、维生素 A、维生素 D 等。根据营养需要量与实际供给量之间的差距,对食谱进行调整,以使其尽量接近能量和营养素的目标。调整食谱时应考虑食物的重量、食物的种类、加工烹调方法及地域、季节、宗教、经济等因素。

4. 食谱评价　食谱计算和调整后,要从以下几方面进行评价:①食谱实际的供给量与目标的需要量进行比较;②食谱内容与中国居民平衡膳食宝塔进行比较;③能量来源评价;④蛋白质的评价;⑤脂类的评价;⑥微量营养素的评价;⑦餐制的评价;⑧食物加工烹调方法的评价。

对食谱进行评价后,针对不足之处可能仍需做进一步的微调,之后即可交付使用。一份营养配餐的一日食谱应包括就餐的时间、餐次、食物名称、原料名称、原料用量等基本内容。

(三)食谱编制的方法

1. **计算法** 根据用餐对象的劳动强度、年龄、性别确定其平均每日能量供给量;确定宏量营养素每日应提供的能量;确定三种供能营养素每日的需要量;确定三种供能营养素每餐的需要量;主、副食品品种和数量的确定;纯能量食物供给量的确定。

2. **食物交换份法** 此法简单易行,是一种粗略的膳食计算方法。将常用食物按其所含营养素量的近似值归类,计算出每类食物每份所含的营养素值和食物重量,然后将每类食物的内容列出表格供交换使用,最后计算出各类食物的交换份数和实际重量、并按每份食物等值交换表选择食物。食物交换份表及等值交换表见表 5-3~ 表 5-9。

表 5-3　食物交换份表

组别	类别	每份重量/g	能量/kcal	蛋白质/g	脂肪/g	碳水化合物/g	主要营养素
谷薯组	谷薯类	25	90	2.0	—	20.0	碳水化合物、膳食纤维、蛋白质
蔬果组	蔬菜类	500	90	5.0	—	17.0	无机盐、维生素、膳食纤维
	水果类	200	90	1.0	—	21.0	
	大豆类	25	90	9.0	4.0	4.0	蛋白质、脂肪
肉蛋组	奶制品	160	90	5.0	5.0	6.0	
	肉蛋类	50	90	9.0	6.0	—	
油脂组	坚果类	15	90	4.0	7.0	2.0	蛋白质、脂肪
	油脂类	10	90	—	10.0		

表 5-4　等值谷薯类交换表

食物	重量/g	食物	重量/g
大米,小米,糯米,薏米	25	绿豆,红豆,芸豆,干豌豆	25
高粱米,玉米糁	25	干粉条,干莲子	25
面粉,米粉,玉米粉	25	油条,油饼,苏打饼干	25
混合面	25	烧饼,烙饼,馒头	35
燕麦面,莜麦面	25	咸面包,窝窝头	35
荞麦面,苦荞面	25	生面条,魔芋条	35
各种挂面,龙须面	25	慈姑	75
通心粉	25	马铃薯,山药,藕,芋艿	125
荸荠	150	凉粉	300

注:每份提供能量 90kcal,蛋白质 2g,碳水化合物 20g,脂肪 0.5g。

表5-5 等值蔬菜类交换表

食物	重量/g	食物	重量/g
大白菜,圆白菜,菠菜,油菜	500	芥蓝菜,瓢儿菜,塌棵菜	500
韭菜,茴香,茼蒿,鸡毛菜	500	空心菜,苋菜,龙须菜	500
芹菜,茎蓝,莴苣笋,油菜薹	500	绿豆芽,鲜蘑,水浸海带	500
西葫芦,西红柿,冬瓜,苦瓜	500	白萝卜,青椒,茭白	400
黄瓜,茄子,丝瓜,莴笋	500	芋头	100
鲜豇豆,扁豆,四季豆	250	毛豆,鲜豌豆	70
胡萝卜,蒜苗,洋葱	200	百合	50
山药,荸荠,凉薯	150		

注:每份提供能量90kcal,蛋白质5g,碳水化合物17g。

表5-6 等值鱼肉类交换表

食品	重量/g	食品	重量/g
熟火腿,瘦香肠,肉松	20	鸭蛋、松花蛋(1枚,带壳)	60
肥瘦猪肉	25	鹌鹑蛋(6枚,带壳)	60
熟叉烧肉(无糖),午餐肉	35	鸡蛋清	150
熟酱牛肉,酱鸭,肉肠	50	带鱼,鲤鱼,甲鱼,比目鱼	80
瘦猪、牛、羊肉	70	大黄鱼、鳝鱼、黑鲢、鲫鱼	80
带骨排骨	50	河蚌、蚬子	200
鸭肉,鸡肉,鹅肉	100	对虾,青虾,鲜贝,蛤蜊肉	100
兔肉	60	蟹肉,水浸鱿鱼	100
鸡蛋(1枚,带壳)	60	水浸海参	350

注:每份提供能量90kcal,蛋白质9g,脂肪6g。

表5-7 等值豆/乳类交换表

食物	重量/g	食物	重量/g
全脂奶粉	20	酸牛奶,淡全脂牛奶	150
豆浆粉,干黄豆	25	豆浆	200
脱脂奶粉	25	牛奶	150
嫩豆腐	150	北豆腐	100
豆腐丝,豆腐干	50	油豆腐	30

注:每份提供能量90kcal,蛋白质9g,碳水化合物4g,脂肪4g。

表 5-8　等值水果类交换表

食物	重量 /g	食物	重量 /g
西瓜	750	李子,杏	200
草莓,阳桃	300	葡萄,樱桃	200
鸭梨,杏,柠檬	250	橘子,橙子	200
柚子,枇杷	225	梨,桃,苹果	200
猕猴桃,菠萝	200	柿,香蕉,鲜荔枝	150

注:每份提供能量 90kcal,蛋白质 1g,碳水化合物 21g。

表 5-9　等值油脂类交换表

食物	重量 /g	食物	重量 /g
花生油,香油(1 汤匙)	10	猪油	10
玉米油,菜子油(1 汤匙)	10	羊油	10
豆油(1 汤匙)	10	牛油	10
红花油(1 汤匙)	10	黄油	10
核桃仁	15	葵花子(带壳)	25
杏仁,芝麻酱,松子	15	西瓜子(带壳)	40
花生米	15		

注:每份提供能量 90kcal,脂肪 10g。

（吴云凤）

第五章
自测题

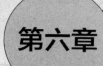

第六章

人群营养与膳食

生命周期是一个连续的过程,不同生理阶段人群的生理状况和营养代谢特点各不相同,营养需求也存在差异。营养学基础部分主要介绍了成年期的营养要求,本章将分别介绍孕妇、乳母、婴幼儿、学龄前儿童、学龄儿童、青少年以及老年人这些处于不同生理阶段人群的营养需求。

第一节　孕妇的营养与膳食

妊娠期是生命早期 1 000 天机遇窗口的起始阶段,营养作为最重要的环境因素,对母子双方的近期和远期健康都将会产生至关重要的影响。孕期胎儿的生长发育、母体乳腺和子宫等生殖器官的发育,以及为分娩后乳汁分泌进行必要的营养储备,都需要额外的营养。因此,妊娠各期妇女膳食应在非孕妇女的基础上,根据胎儿生长速率及母体生理和代谢的变化进行适当的调整。

孕早期胎儿生长发育速度相对缓慢,所需营养与孕前无太大差别。孕中期开始,胎儿生长发育逐渐加速,母体生殖器官的发育也相应加快,对营养的需要增大,应合理增加食物的摄入量,孕期妇女的膳食仍是由多样化食物组成的营养均衡的膳食,除保证孕期的营养需要外,还潜移默化地影响较大婴儿对辅食的接受和后续多样化膳食结构的建立。孕期妇女膳食指南应在一般人群膳食指南的基础上补充 5 条关键推荐:①补充叶酸,常吃含铁丰富的食物,选用碘盐。②孕吐严重者,可少量多餐,保证摄入含必要量碳水化合物的食物。③孕中晚期适量增加奶、鱼、禽、蛋、瘦肉的摄入。④适量身体活动,维持孕期适宜增重。⑤禁烟酒,愉快孕育新生命,积极准备母乳喂养。

一、妊娠期的生理特点

母体在妊娠期间,自身会发生一系列的生理性调整,以适应和满足胎儿在宫内生长发育的需求。主要表现在如下几个方面:

(一)内分泌系统

内分泌系统的信息传递者是激素,对维持妊娠起关键作用。

1. **人绒毛膜促性腺激素**（HCG）　受精卵着床后 HCG 水平开始升高,在妊娠 8~9 周 HCG 分泌达到顶峰,10 周后 HCG 水平下降,其主要生理作用,一是刺激母体黄体酮分泌;二是降低淋巴细胞活力,防止母体对胎儿的排斥反应。

2. **人绒毛膜生长素**（HCS）　HCS 是胎盘产生的一种糖蛋白,其分泌水平与胎盘的生长发育相平行,在妊娠末期达到顶峰,被称为"妊娠期的生长素"。主要生理作用是降低母体对葡萄糖的利用并将葡萄糖转给胎儿;促进脂肪分解,使血中游离脂肪酸增多;促进蛋白质和 DNA 的合成。

3. **雌激素**　胎盘分泌的雌激素包括雌酮、雌二醇和雌三醇。雌二醇能刺激母体垂体生长素细胞转化为催乳素细胞,为泌乳做准备,并可调节碳水化合物和脂类的代谢,促进母体骨骼更新。雌三醇可通过促进前列腺素产生增加子宫与胎盘之间的血流量,并能促进母体乳房发育。

4. **黄体酮**　能松弛胃肠道平滑肌和子宫平滑肌,进而有利于胚胎在子宫内着床。此外,黄体酮还可促进乳腺发育并在妊娠期阻止乳汁分泌。

（二）血液

妊娠期妇女血容量增加始于妊娠 6~8 周,至妊娠 32~34 周时到达顶峰,血容量较妊娠前增加 35%~40%,并一直维持至分娩。血容量的增加包括血浆容积和红细胞数量的增加,血浆容积增加 45%~50%,红细胞增加 15%~20%,由于血浆容积的增加大于红细胞数量的增加,两者增幅比例失调,出现血液稀释,易导致妊娠期的生理性贫血。

血液成分中白细胞从妊娠 7 周开始轻度升高,至妊娠 30 周时到达顶峰。由于血液稀释,从妊娠早期血浆总蛋白就开始下降,至妊娠晚期血浆总蛋白水平由约 70g/L 降至 60g/L,主要是因为白蛋白水平从 40g/L 降至 25g/L 所致。胎盘起着生化阈的作用,具有胎盘血浆中营养素高于胎儿和母体的特点,从而保证胎儿的营养素供给。

（三）肾脏

在妊娠期间,为了排出母体和胎儿代谢所产生的含氮或其他废物,导致肾脏负担加重,肾血浆流量增加约 75%。尿中的蛋白质代谢产物尿素、尿酸、肌酸和肌酐等排泄增多。肾小球滤过率增加约 50%,而肾小管的吸收能力又不能相应增高,结果可导致部分妊娠期妇女尿中的葡萄糖、氨基酸、水溶性维生素的排出量增加,例如尿中叶酸排出量可增加 1 倍,葡萄糖排出量可增加 10 倍以上,所以在餐后 15 分钟可出现尿糖。因此,尿中葡萄糖排出量的增加与血糖浓度无关。

（四）消化系统

妊娠期妇女受激素水平的影响,牙龈肥厚,易患牙龈炎和牙龈出血。黄体酮分泌增加造成胃肠平滑肌张力下降、贲门括约肌松弛、消化液分泌量减少、胃排空时间延长、肠蠕动减弱等,易出现恶心、消化不良、呕吐、胃反酸、便秘等妊娠反应。此外,由于胆囊排空时间延长,胆道平滑肌松弛,胆汁黏稠、淤积,易诱发胆结石。同时,由于消化时间延长,使一些营养素如钙、铁、叶酸、维生素 B_{12} 等的吸收都较未妊娠前有所增加,尤其在妊娠的后半期更为明显。

（五）体重

妊娠期母体的体重发生明显变化,体重增加 11~12.5kg,妊娠早期增重较少,妊娠中期和妊娠晚期增重幅度较大（每周增加 350~400g）。体重增加包括两方面:一是妊娠产物,有胎儿、胎盘和羊水;二是母体组织,有血液、细胞外液、子宫、乳腺以及为泌乳而储备的脂肪和其他营养物质。

体重增长是反映妇女健康与营养状况的一项综合指标。孕期体重增长过多或过少都会对孕妇及胎儿造成不利影响。体重增长过多可能导致孕妇患妊娠期高血压、妊娠糖尿病的几率增加，体重增加过少则有可能导致早产儿、胎儿宫内发育迟缓、围产期死亡率增加。以体质指数（BMI）为指标，妊娠期适宜体重增长应有所不同。不同 BMI 妇女妊娠期的适宜体重增加范围见表 6-1。

表 6-1　按孕前 BMI 推荐的妊娠期体重增长适宜范围

孕前 BMI		总体体重增长范围		孕中晚期的体重增长率平均范围
		单胎妊娠	双胎妊娠	单胎妊娠
低	<18.5kg/m²	12.5~18kg	暂无推荐范围	0.51（0.44~0.58）kg/周
正常	18.5~24.9kg/m²	11.5~16kg	17~25kg	0.42（0.35~0.50）kg/周
超重	25.0~29.9kg/m²	7~11.5kg	14~23kg	0.28（0.23~0.33）kg/周
肥胖	≥30.0kg/m²	5~9kg	11~19kg	0.22（0.17~0.27）kg/周

（六）基础代谢率

妊娠早期基础代谢率（BMR）略有下降，中期 BMR 开始逐渐升高，至晚期 BMR 增高 15%~20%。

二、妊娠期的营养需要

（一）能量

为了满足胎儿生长发育、母体组织增长、母体蛋白质和脂肪贮存及代谢增加的能量需要，妊娠期的能量摄入相对增加，但摄入量与消耗量应以保持平衡为原则，过多的摄入能量并无益处。我国营养学会建议妊娠 13 周以后应在非孕妇女基础上每天增加能量 300kcal，妊娠 29 周以后应在非孕妇女基础上每天增加能量 450kcal。影响孕期能量需要和供给的因素主要有孕前体重、体成分、地区、气候、生活习惯、劳动强度等，孕期能量供应以平衡为原则，可通过定期监测体重来适时调整。

（二）蛋白质

充足优质的蛋白质是满足孕妇自身及胎儿生长发育所必需的。足月胎儿体内含蛋白质 400~800g，加上胎盘及孕妇自身有关组织增长的需要，共需蛋白质约 900g，这些蛋白质需不断从食物中获得。中国营养学会建议和推荐的妊娠期蛋白质 RNI 增加量是：妊娠中、晚期分别为 15g/d 和 30g/d。此外，还要保证膳食中优质蛋白质至少占蛋白质总量的 1/3 以上。

（三）脂类

妊娠期平均脂肪积累为 2~4kg，且磷脂、长链多不饱和脂肪酸对胎儿脑和视网膜发育有重要作用。孕妇膳食中脂肪应占总能量的 20%~30%，多选择植物油等含多不饱和脂肪酸丰富的食物。

（四）矿物质

妊娠期对矿物质的需要量增加，妊娠期妇女容易缺乏的矿物质主要是钙、铁、磷、锌、碘等。

1. **钙**　妊娠期对钙的需要量显著增加,妊娠期妇女钙摄入轻度不足时,母体骨钙将被动用,以维持血钙浓度,满足胎儿对钙的需要量;缺钙严重时将导致胎儿骨骼、牙齿发育不良,并可发生先天性佝偻病,而孕妇也可发生小腿抽筋或手足抽搐,严重时导致骨质软化症。中国营养学会建议妊娠期膳食钙 RNI 为:孕早期 800mg/d,孕中期 1 000mg/d,孕晚期 1 000mg/d。

2. **铁**　妊娠期母体易发生生理性贫血,需要额外补充铁,母体内还要储备一定数量的铁,以补偿分娩时失血造成的铁损失,胎儿肝内也需储存可供满足出生后 6 个月之内需要的铁。妊娠期铁缺乏可能导致母亲患缺铁性贫血、体重增长不足,还可导致胎儿铁储备不足,并与早产儿、低出生体重有关。中国营养学会建议妊娠期膳食铁的 RNI 为:孕早期 20mg/d,孕中期 24mg/d,孕晚期 29mg/d。妊娠期妇女应注意摄入一定量动物肝脏、血、瘦肉等含铁丰富的食物,必要时可在医生指导下加服铁剂。

3. **锌**　锌可促进妊娠早期胎儿器官形成,有利胎儿生长发育及预防先天性出生缺陷,故妊娠期应增加锌的摄入量。中国营养学会建议妊娠期膳食锌的 RNI 为 9.5mg/d。

4. **碘**　妊娠中期基础代谢率开始升高,导致甲状腺素分泌增加、碘的需要量增加。妊娠期碘缺乏可能导致胎儿甲状腺功能减退,引起以生长发育迟缓、智力低下为特征的呆小症。中国营养学会建议妊娠期膳食碘的 RNI 为 230μg/d,较妊娠前增加 110μg/d。

（五）维生素

1. **维生素 A**　妊娠期妇女摄入足量的维生素 A 有利于胎儿的正常生长发育和维持自身的健康。维生素 A 缺乏与胎儿宫内发育迟缓、低出生体重及早产有关,但摄入过量可能导致自发性流产和胎儿先天畸形。中国营养学会建议妊娠期膳食维生素 A 的 RNI 为:妊娠早期 700μg RAE/d,妊娠中、晚期 770μg RAE/d,UL 为 3 000μg RAE/d。

2. **维生素 D**　妊娠期妇女维生素 D 需要量增加,维生素 D 缺乏可导致胎儿骨骼和牙齿发育不良,并导致新生儿手足抽搐和低钙血症以及母体骨质软化症的发生,但补充过量的维生素 D 也可导致婴儿发生高钙血症而产生维生素 D 中毒,中国营养学会建议妊娠期维生素 D 的 RNI 为 10μg/d,UL 为 50μg/d。

3. **B 族维生素**　维生素 B_1 与能量代谢有关。妊娠期缺乏维生素 B_1 时,母体可能没有明显的临床表现,但新生儿却可能出现先天性脚气病。维生素 B_2 缺乏可导致缺铁性贫血、胎儿生长发育迟缓。此外,临床上常用维生素 B_6 辅助治疗早孕反应;维生素 B_6 还与叶酸、维生素 B_{12} 联用预防妊娠高血压。

中国营养学会建议妊娠期妇女膳食维生素 B_1 的 RNI 为:孕早期 1.2mg/d,孕中期 1.4mg/d,孕晚期 1.5mg/d;维生素 B_2 的 RNI 为:孕早期 1.2mg/d,孕中期 1.4mg/d,孕晚期 1.5mg/d;维生素 B_6 的 RNI 为 2.2mg/d。妊娠期妇女缺乏维生素 B_{12},可发生巨幼细胞贫血,亦可导致胎儿的神经系统受损。成人维生素 B_{12} 需要量极少,体内储存 2~4mg,膳食无补充仍可满足约 6 年。中国营养学会建议妊娠期妇女维生素 B_{12} 的 RNI 为 2.9mg/d。

大量流行病学研究结果证实,叶酸缺乏是胎儿发生神经管畸形(无脑儿、脊柱裂)的重要原因,如果育龄妇女在妊娠前 3 个月和妊娠早期每天服 400μgDFE 叶酸,就可有效的预防神经管畸形的初发和复发。此外,叶酸缺乏可使 DNA、RNA 合成受抑导致巨幼细胞贫血,叶酸缺乏还可引起胎盘早剥、新生儿低出生体重。中国营养学会建议妊娠期妇女叶酸的 RNI 为 600μgDFE/d,UL 为 1 000μgDFE/d。

三、妊娠期营养失衡对母体和胎儿的影响

(一) 母体

妊娠期间,母体可发生代谢的改变、生理性代偿甚至牺牲自身的组织,以保证胎儿的生长发育。

1. 营养性贫血　包括缺铁性贫血和缺乏叶酸、维生素 B_{12} 引起的巨幼细胞贫血。妊娠期发生贫血较为普遍,尤以缺铁性贫血为主,妊娠晚期患病率最高。主要原因有膳食铁摄入不足、来源于植物性食物的膳食铁吸收利用率差、母体和胎儿对铁的需求量增加和某些其他因素引起的失血等。巨幼细胞贫血在我国的患病率较低,以叶酸缺乏所致较为常见,维生素 B_{12} 缺乏所致较罕见。

2. 妊娠期糖尿病(GDM)　是指女性妊娠过程中发生或首次发现的糖耐量异常,不包括妊娠前存在的糖尿病或糖尿病前期状态,是常见的妊娠并发症,其涉及的主要病理机制可能与 β 胰岛细胞功能受损和胰岛素抵抗有关,妊娠引起的激素改变、炎性因子、脂肪细胞因子、肥胖、遗传等参与其发生与发展。

3. 骨质软化症　维生素 D 的缺乏可影响钙的吸收,导致血钙浓度下降,为了满足胎儿生长发育所需要的钙,必须动用母体骨骼中的钙,导致母体骨钙不足,引起脊柱、骨盆骨质软化,骨盆变形,重者甚至造成难产。

4. 营养不良性水肿　妊娠期蛋白质严重摄入不足可引起营养不良性水肿。蛋白质缺乏较轻者仅出现下肢水肿,严重缺乏者可出现全身水肿。此外,维生素 B_1 严重缺乏者也可引起水肿。

5. 妊娠高血压综合征(PHS)　妊娠期营养不良、贫血、缺钙、低蛋白血症及高 BMI(BMI>24.9)均是妊娠高血压综合征的危险因素。

(二) 胎儿

1. 先天性畸形　妊娠早期妇女因某些微量元素、维生素摄入不足或过量,常可导致各种各样的先天畸形儿。如叶酸缺乏可导致神经管畸形,维生素 A 缺乏或过多可导致无眼、小头等先天畸形。

2. 低出生体重(LBW)　LBW 指新生儿出生体重小于 2 500g。LBW 婴儿围产期死亡率为正常婴儿的 4~6 倍,不仅影响婴幼儿期的生长发育,还可影响儿童期和青春期的体能和智能发育,并可增加其成年后患慢性病(心血管疾病、糖尿病等)的风险。影响 LBW 的因素多且复杂,某些尚不明确,常见的营养因素有偏食、妊娠剧吐、能量和蛋白质及维生素摄入不足、妊娠贫血、吸烟、酗酒等。

3. 脑发育受损　胎儿脑细胞数的快速增殖期是从妊娠 30 周至出生后 1 年左右,随后脑细胞数量不再增加而仅有细胞体积增大。因此,妊娠期的营养状况,尤其是孕晚期母体蛋白质和能量的摄入量是否充足,直接关系到胎儿的脑发育,还可影响日后的智力发育。

4. 早产儿、小于胎龄儿及围产期死亡率增高　早产儿指出生胎龄在 28~37 周的婴儿,早产儿常伴随低出生体重。小于胎龄儿指胎儿大小与妊娠孕周不符,也属于低出生体重儿。妊娠中、晚期若能量、蛋白质和其他营养素摄入不足,易使胎儿生长发育迟缓,生产出低体重儿。孕期营养不良还会导致围产期死亡率增加,围产期死亡率约占新生儿死亡总数

的 70%。

5. **巨大儿**　巨大儿是指出生体重大于 4 000g 的新生儿。我国一些大中城市的巨大儿发生率呈逐年上升趋势,孕期盲目进补、能量摄入过多,易导致胎儿生长过度,另外,妊娠晚期血糖过高也可导致巨大儿的发生。巨大儿易引起产伤,增加分娩困难,也与成年后慢性病的发生密切相关。

四、妊娠期的合理膳食

妊娠期的膳食应随着妊娠期妇女的生理变化和胎体生长发育的状况进行合理调配。

(一) 妊娠早期营养与膳食

1. **妊娠早期主要营养问题**　约有 50% 的妇女在停经 6 周左右出现不同程度呕吐、食欲下降等妊娠反应,到第 12 周左右自行消失。早孕反应的主要表现为厌油腻、食欲下降、恶心、呕吐(晨起呕吐常见)、头晕、乏力、畏寒、嗜睡和喜食酸物等。有部分孕妇呕吐反复发作,甚者不能进食,导致体液平衡失调及新陈代谢紊乱,以致严重影响营养素的摄入称为妊娠剧吐。因为妊娠早期是胚胎组织分化和器官形成的关键时期,妊娠呕吐及妊娠剧吐如不及时纠正治疗,可能导致胎儿因营养缺乏而发生如心脏畸形、无脑儿或脊柱裂等先天畸形。

2. **妊娠早期的合理膳食要求**

(1) 孕妇宜选择清淡、易消化、增进食欲的食物,不必太多的忌口,妊娠反应严重的孕妇可以少食多餐。

(2) 早孕反应在晨起或饭后较明显,可进食干性食品如馒头、面包干、饼干、鸡蛋等,以减少呕吐,另外,可适当补充 B 族维生素及维生素 C 等以减轻早孕反应的症状。

(3) 完全不能进食时,应静脉补充至少 150g 葡萄糖以避免脂肪分解产生酮体导致的不良影响。

(4) 多吃蔬菜、水果、牛奶等呈碱性食物。忌食不易消化的煎炸食物,酒类和刺激性的辛辣食物。

(5) 为避免胎儿神经管畸形,在计划妊娠时就要开始补充叶酸 400~600μg/d。

3. **妊娠早期膳食建议**　妊娠早期的每日膳食包括:谷薯类(全谷物和杂豆、薯类)250~300g;蔬菜 300~500g;相当于 15g 的大豆制品;鱼、禽、蛋等动物性食品 130~180g;牛奶 200~250g;水果 100~200g。

(二) 妊娠中期营养与膳食

1. **妊娠中期主要营养问题**　从妊娠中期开始,胎儿生长发育速度加快,与胎儿生长相伴随的是母体子宫、胎盘、乳房等的逐渐增大,母体自身也开始储存脂肪和蛋白质,同时缺钙、缺铁等现象亦增多,此时合理营养和平衡膳食十分重要。此时,孕妇早孕反应消失,食欲增加,因早孕反应导致的营养不足因此得以弥补。充足的食物所提供的能量和合理的营养,完全能满足胎儿及母体器官生长的需要。

2. **妊娠中期合理膳食要求**

(1) 注意铁的补充:增加膳食铁主要是血红素铁的摄入量,补充瘦肉类、肝脏、动物血;增加维生素 C 的摄入量,补充菜心、西蓝花、青椒、西红柿、橙、草莓、猕猴桃、鲜枣;增加维生素 B₁₂ 和叶酸的摄入量,补充肝脏、肉类、海产、酵母、蛋类、豆类;保证每天摄入适宜数量的动物性食物(肉类因子),鱼、禽、瘦肉等摄入量(每天宜 100~150g),每周可进食猪肝(每次 50g)、动物血 2 次(每次 100g)。

缺铁性贫血的孕妇可参考下列含铁质和蛋白质丰富的菜肴,如番茄煮牛肉、青椒炒猪肝、红枣蒸猪肝、黑木耳蒸鸡、红枣蒸乌鸡、菠菜猪肝汤、猪血豆腐汤、黑豆鲶鱼(塘虱)汤、红枣乳鸽汤。

(2) 保证充足的鱼、禽、蛋、瘦肉和奶的供给:充足的动物性食物能提供优质蛋白质、钙、铁;适量摄入硬果,以供给脂溶性维生素和必需脂肪酸;多摄入新鲜蔬菜和水果,以提供维生素和矿物质;保证充足的谷类和豆类以提供能量;要注意控制盐的摄入,以避免水肿。

3. 妊娠中期膳食建议　妊娠中期一天食物建议量:谷类 200~250g,薯类 50g,全谷物和杂豆不少于 1/3 ;蔬菜类 300~500g,其中绿叶蔬菜和红黄色等有色蔬菜占 2/3 以上;水果类 200~400g;鱼、禽、蛋、肉类(含动物内脏)每天总量 150~200g;牛奶 300~500g;大豆类 15g,坚果 10g;烹调油 25g,食盐不超过 6g。

此外,每周进食 1~2 次海产食品,以补充碘、锌等微量元素;每周进食 1~2 次动物血和肝脏,每次 20~50g,以提供铁 7~15mg 满足孕期增加的铁需要。妊娠过程中由于消化功能下降,抵抗力减弱,易发生腹泻或便秘,因此,应尽量选用新鲜和易消化的食物。

(三) 妊娠晚期营养与膳食

1. 妊娠晚期的主要营养问题　妊娠晚期胎儿体内组织、器官迅速增长、脑细胞分裂增殖加快以及骨骼开始钙化,与此相伴随的是孕妇子宫增大、乳腺发育增快,对蛋白质、能量以及维生素和矿物质的需要均有明显的增加。此时孕妇食欲好,可增加营养素摄入来满足母子双方对营养的需要。

2. 妊娠晚期合理膳食要求

(1)长链多不饱和脂肪酸对胎儿大脑发育十分重要,长链多不饱和脂肪酸如花生四烯酸、二十二碳六烯酸(DHA)为脑细胞生长和发育所必需。

(2)妊娠晚期钙需要量明显增加,胎儿每日需积累约 110mg 的钙,有研究证实,孕期吃传统中国膳食(不含牛奶),产后骨密度比同龄非孕妇女明显下降。此外,妊娠期低钙摄入也增加妊娠期高血压和子痫前期的风险。

(3)孕妇过多的体重增长将增加难产的危险,过少的体重增长可能导致胎儿营养不良并影响母体的健康。因此,妊娠中期开始应每周称量和记录体重,根据体重的增加情况调整食物的摄入量。

3. 妊娠晚期一天食物建议量　谷类 200~250g,薯类 50g,全谷物和杂豆不少于 1/3 ;蔬菜类 300~500g,其中绿叶蔬菜和红黄色等有色蔬菜占 2/3 以上;水果类 200~400g;鱼、禽、蛋、肉类(含动物内脏)每天总量 200~250g;牛奶 300~500g;大豆类 15g,坚果 10g;烹调油 25g,食盐不超过 6g。

为防止妊娠期便秘,可多选用含膳食纤维丰富的蔬菜水果及薯类,妊娠后期若出现水肿,应限制含盐分高的食物。上述各类食物的数量仅为参考值,孕妇个体差异较大,需根据不同个体的具体情况作出适当调整。

第二节　乳母的营养与膳食

视频:母乳喂养的优点

哺乳期是母体用乳汁哺育新生子代使其获得最佳生长发育并奠定一生基础的特殊生理阶段。哺乳期妇女(乳母)既要分泌乳汁、哺育婴儿,还需要逐步补偿妊娠、分娩时的营养素损耗,并促进各器官、系统功能的恢复,因此比非哺乳妇女需要更多的营养。

哺乳期妇女的膳食仍是由多样化食物组成的营养均衡的膳食,除保证哺乳期的营养需要外,还通过乳汁的口感和气味,潜移默化地影响较大婴儿对辅食的接受和后续多样化膳食结构的建立。基于母乳喂养对母亲和子代诸多的益处,世界卫生组织建议婴儿6个月内应纯母乳喂养,并在添加辅食的基础上持续母乳喂养到2岁甚至更长时间。哺乳期妇女膳食指南在一般人群膳食指南基础上增加五条关键推荐:①增加富含优质蛋白质及维生素A的动物性食物和海产品,选用碘盐。②产褥期食物多样不过量,重视整个哺乳期营养。③愉悦心情,充足睡眠,促进乳汁分泌。④坚持哺乳,适度运动,逐步恢复适宜体重。⑤忌烟酒,避免浓茶和咖啡。

一、哺乳期的生理特点

(一) 哺乳期

胎儿娩出后,产妇便进入以自身乳汁哺育婴儿的哺乳期。乳汁是婴儿生长发育的最佳食物,哺乳有利于母体生殖器官及身体功能的更快恢复。

(二) 母乳分期

产后第一周分泌的乳汁称为初乳,呈淡黄色,质地黏稠,富含免疫球蛋白,尤其是分泌型免疫球蛋白A和乳铁蛋白等,但乳糖和脂肪较成熟乳少,易消化,是新生儿理想的天然食物。产后第二周分泌的乳汁为过渡乳,乳糖和脂肪含量逐渐增多,蛋白质有所下降。第二周后的乳汁为成熟乳,呈乳白色,富含蛋白质、乳糖和脂肪等多种营养素。

(三) 影响乳汁分泌的主要因素

1. **内分泌因素**　乳汁的分泌受两个反射控制,一是产奶反射,婴儿吸吮乳头刺激乳母垂体产生催乳素,引起乳腺腺泡分泌乳汁,并储存于乳腺导管;另一个是下奶反射,婴儿吸吮乳头刺激乳母垂体后叶释放催产素,引起乳腺周围肌肉收缩而出现泌乳。停止吸吮后,乳汁的产生可在24~48小时内停止。

2. **乳母的营养状况**　乳母营养状况将直接影响乳汁质量,从而影响婴儿健康和发育情况。母乳中蛋白质的含量和组成、脂肪酸、磷脂、脂溶性维生素含量都受乳母膳食营养素摄入量的影响。

3. **乳母的情绪状态**　如紧张、焦虑、抑郁等不良情绪也会影响乳汁分泌,所以乳母保持良好稳定的情绪很重要。

二、哺乳期的营养需要

乳母营养需要的特点是要保证乳汁的正常分泌并维持乳汁质量的恒定。乳母的营养状况是泌乳的基础,如果哺乳期营养不足,将会减少乳汁分泌量,降低乳汁质量,并影响母体健康。此外,产后情绪、心理、睡眠等也会影响乳汁分泌。

（一）能量

乳母对能量的需要量较大,一方面要满足母体自身对能量的需要,另一方面要供给乳汁所含能量和乳汁分泌过程本身消耗的能量。中国营养学会推荐乳母每日能量需要量 EER 比同等体力劳动非孕妇女增加 500kcal。衡量乳母摄入能量是否充足,应以泌乳量与母体体重为依据。当母体能量摄入适当时,其分泌的乳汁量既能使婴儿感到饱足,保证婴儿体重的合理增长,且母体自身又能逐步恢复到孕前体重。

（二）蛋白质

乳母膳食中蛋白质的数量和质量是影响乳汁分泌数量和质量的主要因素,当膳食中蛋白质供给不足时,乳汁分泌量就会减少。正常情况下每日乳汁中蛋白质含量在 10g 左右。而膳食中蛋白质转变为乳汁蛋白质时,其转变有效率约为 70%,如果膳食中蛋白质生物学价值较低,转变率则会更低。中国营养学会建议乳母蛋白质的 RNI 应在非孕妇女基础上每日增加 25g。建议乳母多吃蛋类、乳类、瘦肉、动物肝肾、豆类及其制品。

（三）脂肪

乳汁中富含婴儿生长发育所需营养素和能量,脂类是产能最高的营养素。膳食中脂肪的种类可影响乳汁的脂肪成分。脂类还与婴儿脑发育密切相关,尤其是多不饱和脂肪酸,例如二十二碳六烯酸（DHA）,对婴儿中枢神经系统和视网膜的发育十分重要。我国营养学会推荐乳母每日膳食中脂肪供给量应占总热能的 20%~30%。

（四）矿物质

人乳中主要矿物质（钙、磷、镁、钾、钠）不受乳母膳食摄入量的影响,乳汁中的含量一般较稳定。

人乳中钙的含量较为稳定,每天从乳汁中排出钙的量约为 300mg。因此,乳母需要充足的钙,以满足本身及乳汁钙含量的需要。如乳母食物中钙不足或不能有效吸收,乳母将会动用自身骨钙以稳定乳汁中的钙,此时体内出现钙的负平衡,严重时可能导致乳母发生骨质软化症。中国营养学会建议乳母钙的 RNI 是 1 000mg/d,乳母除尽量选择含钙丰富的食物外,还应适当补充钙剂。

乳汁中含铁量较少,100ml 乳汁中含铁仅 0.1mg 左右,且乳母贫血患病率较高,为了预防乳母缺铁性贫血,中国营养学会建议乳母铁的 RNI 为 24mg/d。

乳汁中碘和锌的含量受乳母膳食的影响,且这两种微量元素与婴儿神经系统的发育和免疫功能关系密切。中国营养学会建议乳母碘和锌的 RNI 分别为 240μg/d 和 12mg/d。

（五）维生素

乳母膳食中维生素 A 可以部分通过乳腺进入乳汁。营养学会建议乳母维生素 A 的 RNI 为 1 300μg RAE/d,并应注意膳食搭配,多选用含维生素 A 丰富的食物。

维生素 D 几乎不能通过乳腺,因此,乳汁中维生素 D 含量很少,不能满足婴儿需要,故婴儿出生两周后,应加喂少量鱼肝油或适当进行日光浴,以补充维生素 D 的不足。中国营养学会推荐的乳母维生素 D 的 RNI 为 10μg/d。

水溶性维生素大多可通过乳腺,但乳腺可调控其进入乳汁的含量,达到一定水平时不再增高。中国营养学会推荐的乳母维生素 B_1、维生素 B_2、烟酸和维生素 C 的 RNI 分别为:1.5mg/d、

1.5mg/d、15mg/d 和 150mg/d,增加瘦肉、内脏、粗粮、豆类、新鲜蔬菜水果等富含水溶性维生素的食物摄入。

（六）水

乳母水的摄入量与乳汁的分泌量密切相关。为促进乳汁的分泌,乳母每日膳食应比普通成人多摄入约 1L 水,可多补充流质及汤类,以增加水的摄入。

三、哺乳期的合理膳食

哺乳期的膳食十分重要,要调配数量充足、品种丰富、营养全面的膳食,为婴儿和乳母提供充足的营养,保证供给充足的能量,增加鱼、肉、蛋、奶、海产品摄入。乳母膳食中高度优先考虑的微量营养素(直接影响乳汁中含量而影响婴幼儿健康)有维生素 A、维生素 B_1、维生素 B_2、维生素 B_6、维生素 B_{12}、碘、硒;乳母膳食中次优先考虑的微量营养素有维生素 D、叶酸、钙、铁、铜、锌。

（一）产褥期膳食

产褥期指从胎儿、胎盘娩出至产妇全身器官恢复(除乳腺外)或接近正常孕前状态的一段时间,一般是 6 周。有些产妇在分娩后的头一两天感到疲劳无力或肠胃功能较差,可选择较清淡、稀软、易消化的食物,如面片、挂面、馄饨、粥、蛋羹及煮烂的肉菜,之后就可过渡到正常膳食。剖宫产术后的产妇,手术后约 24 小时胃肠功能恢复,应再给予术后流食 1 天,但忌用牛奶,豆浆、大量蔗糖等胀气食品。情况好转后给予半流食 1~2 天,再转为普通膳食,注意食物应富含优质蛋白,多汤及富含膳食纤维以防便秘,同时还要补充适量维生素和铁,餐次可每日 4~5 次。

产褥期滋补食品可选择鸡蛋(含蛋白质丰富且利用率最高、易被吸收和利用的脂肪、卵磷脂、卵黄素、多种维生素和矿物质)、小米(含丰富铁、维生素 B、维生素 B_2、膳食纤维)、芝麻(富含蛋白质、脂肪、钙、铁、维生素 E)等。产妇还需要注意多饮汤类,例如鸡汤、鱼汤、肉汤等,这些汤类不仅味道鲜美,还能刺激胃液分泌、改善食欲、帮助消化、促进乳汁的分泌。

（二）产褥后期膳食

1. 应尽量做到食物种类齐全,不偏食,摄入食物的数量也要相应增加,保证能够摄入足够的营养素。

2. 供给充足的优质蛋白质,多选择动物性食物和豆类食物,保证优质蛋白质超过 1/3。

3. 多食含钙丰富的食品,包括乳及乳制品(如牛奶、酸奶、奶粉、奶酪等)、小鱼、小虾米(皮)、深绿色蔬菜、豆类等。

4. 预防缺铁和缺铁性贫血,多摄入动物的肝脏、血、肉类、鱼类、某些蔬菜(如油菜、菠菜等)、大豆及其制品等。

5. 摄入足够的新鲜水果、蔬菜,有的地区产后有禁吃蔬菜和水果的习惯,应予以纠正。

6. 注意烹调方法,多采用煮、煨、炖等,少用油炸,少吃腌制食物和刺激性强的食物,多摄入汤汁以利泌乳。

7. 注意食品卫生、避免污染。

四、如何增加泌乳量

（一）愉悦心情,树立信心

家人应充分关心乳母,经常与乳母沟通,帮助其调整心态,舒缓压力,愉悦心情,树立母乳喂养的自信心。

（二）尽早开奶，频繁吸吮

分娩后开奶应越早越好；坚持让孩子频繁吸吮（24 小时内至少 10 次），吸吮时将乳头和乳晕的大部分同时含入婴儿口中，让婴儿吸吮时能充分挤压乳晕下的乳窦，使乳汁排出，又能有效刺激乳头上的感觉神经末梢，促进泌乳反射，使乳汁越吸越多。

（三）合理营养，多喝汤水

营养是泌乳的基础，而食物多样化是充足营养的基础。除营养素外，乳母每天摄水量与乳汁分泌量也密切相关，所以乳母每天应多喝水，还要多吃流质的食物如鸡汤、鲜鱼汤、猪蹄汤、排骨汤、菜汤、豆腐汤等，每餐都应保证有带汤水的食物。有调查显示大豆、花生加上各种肉类，如猪腿、猪排骨或猪尾煮汤，鲫鱼汤，黄花菜鸡汤，醋与猪脚和鸡蛋煮汤等均能促进乳汁分泌。

（四）生活规律

保证睡眠尽量做到生活有规律，每天保证 8 小时以上睡眠时间，避免过度疲劳。

五、乳母一天食物建议量

谷类 250~300g，薯类 75g，全谷物和杂豆不少于 1/3；蔬菜类 500g，其中绿叶蔬菜和红黄色等有色蔬菜占 2/3 以上；水果类 200~400g；鱼、禽、蛋、肉类（含动物内脏）每天总量为 220g；牛奶 400~500ml；大豆类 25g，坚果 10g；烹调油 25g，食盐不超过 6g。为保证维生素 A 的供给，建议每周吃 1~2 次动物肝脏，总量达 85g 猪肝，或总量 40g 鸡肝。

第三节　婴幼儿的营养与膳食

婴幼儿（0~3 岁）生长发育迅速，是人体生长发育的重要时期。生命早期的营养和喂养对体格生长、智力发育、免疫功能等近期及后续健康持续产生至关重要的影响。

针对我国 6 月龄内婴儿和 7~24 月龄婴幼儿的喂养需求和可能出现的问题，基于目前已有的科学证据，同时参考世界卫生组织（WHO）联合国儿童基金会（UNICEF）和其他国际组织的相关建议，提出 6 月龄内婴儿母乳喂养指南和 7~24 月龄婴幼儿的喂养指南。

6 月龄内婴儿母乳喂养指南核心推荐：①产后尽早开奶，坚持新生儿第一口食物是母乳。②坚持 6 月龄内纯母乳喂养。③顺应喂养，建立良好的生活规律。④生后数日开始补充维生素 D，不需补钙。⑤婴儿配方奶是不能纯母乳喂养时的无奈选择。⑥监测体格指标，保持健康成长。

7~24 月龄婴幼儿的喂养指南核心推荐：①继续母乳喂养，满 6 月龄起添加辅食。②从富含铁的糊状食物开始，逐步添加达到食物多样。③提倡顺应喂养，鼓励但不强迫进食。④辅食不加调味品，尽量减少糖和盐的摄入。⑤注重饮食卫生和进食安全。⑥定期监测体格指标，追求健康生长。

一、婴幼儿的生理特点

(一) 生长发育迅速

婴儿期是人体发育的第一高峰期,体重至 12 月龄时增加至出生时的 3 倍,身长则增加至出生时的 1.5 倍,头围也从出生时的平均 34cm 增至 46cm。而且这一时期脑部发育迅速,脑细胞数目持续增加,是大脑和智力发育的关键时期,12 月龄时脑重达 900~1 000g,接近成人的 2/3。幼儿期生长发育速度虽不及婴儿期,但仍非常旺盛。体重每年约增加 2kg,身长每年增加 11~13cm,头围每年约增加 1cm,第 3 年增加 8~9cm,头围每年约增加 1cm。幼儿期智能发育较快,语言思维能力迅速增强。

(二) 消化和吸收不完善

婴幼儿消化系统尚属发育阶段,功能不完善,对食物的消化吸收受到一定限制。婴幼儿口腔狭小,黏膜柔软,易受损伤,故应避免过于粗糙坚硬、过热及刺激性食物,以免损伤婴幼儿口腔黏膜。

新生儿唾液分泌少,淀粉酶含量低,不利于淀粉消化,故不宜过早采用淀粉类食物。婴幼儿有乳牙 20 颗,6~8 个月开始萌出,故咀嚼能力较差。婴幼儿胃呈水平位,容量小,幽门紧,消化酶及蠕动能力差,易引起幽门痉挛出现溢乳及呕吐。另外,由于胰腺发育不成熟,消化酶活力低,肝细胞分化不全,脂肪消化吸收也受影响。

(三) 免疫系统较弱

婴幼儿出生后来自母体的免疫抗体逐渐消失,自身免疫系统尚未成熟,易患传染病和感染性疾病,应有计划地接受预防接种,重视卫生,注意消毒隔离。

二、婴幼儿的营养需要

婴幼儿生长发育迅速,代谢旺盛,对热能、营养素尤其蛋白质要求高,同时由于消化系统尚未发育成熟,消化吸收功能不完善,若喂养不当,易发生消化功能紊乱和营养不良。

(一) 能量

婴幼儿的能量主要用于基础代谢(约占总能量的 60%)、食物特殊动力作用、体力活动、生长发育(占总能量的 25%~30%)及排泄消耗。由于婴幼儿个体差异较大,通常可根据婴幼儿的体重增长和健康状况判断能量供给是否适宜。

(二) 蛋白质

质优量足的蛋白质对婴幼儿的生长发育和组织合成更新非常重要。蛋白质不足会导致婴幼儿生长发育迟缓、肝功能障碍、消瘦、水肿、贫血等,蛋白质过多则可能引起便秘、肠胃疾病、口臭等。中国营养学会在 2013 年建议 0~6 月龄婴儿蛋白质的 AI 为 9g/d,7~12 月龄婴儿蛋白质 RNI 为 20g/d,1~3 岁蛋白质 RNI 为 25g/d。

(三) 脂肪

脂肪是能量和必需脂肪酸的重要来源,也是重要的机体成分和能量储存形式,婴儿对脂肪的需要按每千克体重计算高于成人。中国营养学会推荐婴幼儿脂肪提供能量占总能量的 AI 为:6 月龄以内为 48%,7~12 月龄为 40%,1~3 岁幼儿膳食脂肪供能应由总能量的 40% 逐渐降至 35%。

必需脂肪酸对婴幼儿神经髓鞘的形成和大脑视网膜光感受器的发育和成熟具有重要作

用。膳食中缺乏必需脂肪酸还可能导致婴幼儿皮肤湿疹及脂溶性维生素的缺乏。

（四）碳水化合物

碳水化合物是重要的供能营养素，还有助于脂肪氧化和节约蛋白质。3 个月以内的婴儿缺乏淀粉酶，故淀粉类食物应在 3~4 个月后适量添加。纯母乳喂养的婴儿，建议根据其生长发育情况，6 个月以后添加辅食。另外要注意少用甜食，预防幼儿龋齿。

（五）矿物质

婴幼儿容易缺乏的矿物质主要有钙、铁、锌。由于乳汁中含量相对稳定，母乳喂养可基本保证婴儿的钙需要，出生后 6 个月的全母乳喂养的婴儿不会出现明显缺钙。新生儿体内有 300mg 左右的铁储备，可供 4 个月内婴儿需要，由于母乳铁含量低，婴儿在 6 个月后需通过膳食补铁。早产儿及低出生体重儿体内铁储备不足，容易出现缺乏。铁缺乏可导致缺铁性贫血，以 6~24 月龄婴幼儿患病率最高。除血液系统改变外，缺铁性贫血还可影响婴幼儿行为发育，甚至引起智力改变，严重贫血者可能导致死亡。锌对机体的生长发育、免疫功能、激素调节、味觉形成等都具有重要影响，婴幼儿缺锌可能导致食欲下降、生长停滞、异食癖、认知行为改变等。

（六）维生素

维生素对婴幼儿的生长发育有重要影响。婴幼儿维生素 A 摄入不足可能影响体重增长，并可出现上皮角化、眼干燥症、夜盲症等；摄入过量则可能中毒，出现呕吐、头痛、昏睡等症状。维生素 D 缺乏可导致佝偻病，故应给婴幼儿适量补充维生素 D，并多晒太阳，不过维生素 D 过量可中毒。其他如 B 族维生素随能量增加而增加，人工喂养儿应注意维生素 E、C 的补充，早产儿更应注意补充维生素 E。

三、婴幼儿的合理喂养

婴儿喂养方式可分为三种：母乳喂养、人工喂养和混合喂养。

（一）母乳喂养

母乳是自然界中唯一的营养最全面的食物，是婴儿的最佳食物。母乳喂养有以下几个优点：

1. 营养齐全，满足需要　母乳能够满足 6 月龄内婴儿生长发育需要，同时与婴儿消化功能相适应，并含较多的消化酶，如淀粉酶、乳脂酶等，有助于消化，不增加婴儿胃肠道负担。母乳含有优质蛋白，虽然蛋白质总含量低于牛乳，但以乳清蛋白为主，在胃酸作用下形成的乳凝块，细小柔软、易于消化；母乳中必需氨基酸与婴儿需要相近，且富含牛磺酸，利于大脑发育。母乳还含有丰富的必需脂肪酸，并含有脂酶，易消化吸收，并可有效预防湿疹；母乳中丰富的花生四烯酸和二十二碳六烯酸（DHA）有利于脑部及视网膜的发育。母乳中碳水化合物的主要形式是乳糖，可发酵成乳酸，降低 pH，改善肠道菌群，还有助于铁、钙、锌的吸收。母乳中钙含量低于牛乳，但钙磷比例适当（2∶1），并有乳糖的促进作用，吸收率高。母乳中铁的含量与牛乳相同，但吸收率高 5 倍。其他微量元素齐全，不仅可满足婴儿需要，还不增加肾负担。母乳中的维生素 C、B 族、类胡萝卜素，维生素 A 可随膳食改变，维生素 D 难通过乳腺，应在出生 2~4 周后注意适量补充，多晒太阳。

2. 含丰富抗感染物质，提高抵抗力　母乳内的特异性免疫物质有 T 淋巴细胞、各种免疫球蛋白（包括 IgA、IgG、IgM、IgD，其中 IgA 占总量的 90%，多为分泌型 IgA）等；非特异性免疫物质有吞噬细胞、乳铁蛋白、溶菌酶、免疫活性细胞、双歧杆菌因子等。母乳中的多种免疫物质可在婴儿体内构建有效防御系统,保护婴儿免受感染。

3. 不易发生过敏　牛乳中的蛋白质与人乳蛋白质之间存在一定差异,同时婴儿肠道功能的发育不完善,故牛乳蛋白被肠黏膜吸收后可能作为过敏原而引起过敏反应。估计约 2%的婴儿对牛乳蛋白过敏,表现为湿疹、支气管哮喘及胃肠道症状,而母乳喂养儿却极少发生过敏。

4. 哺乳行为可增进母子感情交流,促进婴儿智力发育　婴儿吮吸能引起催乳素分泌,促进子宫收缩,加速母体恢复,而哺乳过程中亲子之间的交流、接触,也有助于婴儿心理和智力的发育。

5. 卫生、无菌、经济、方便,温度适宜,新鲜不变质　母乳是母体内自然产生,可节省大量资源,并且喂养方便,不易污染。

（二）人工喂养和混合喂养

凡不能用母乳喂养,改用牛奶或其他代乳品喂养婴儿者称为人工喂养。人工喂养的代乳品应尽可能与母乳相似,并易于消化吸收,最常选择的是婴儿配方奶粉。有先天缺陷无法耐受母乳的婴儿,应在医生指导下选择特殊婴儿配方奶粉。如苯丙酮尿症患儿需选择限制苯丙氨酸的奶粉,乳糖不耐受患儿要选择去乳糖的配方奶粉,对乳类蛋白过敏者可选用以大豆为蛋白质来源的配方奶粉。当母乳不足,加用其他代乳品喂养婴儿时,称混合喂养。混合喂养主要采用补授法,即喂完母乳后不足部分由其他代乳品补充。

（三）婴儿配方奶粉

婴儿配方奶粉一般以牛乳为基础,依据母乳的营养素含量及其组成模式进行调整配制而成。由于牛乳存在酪蛋白过高,不利于消化吸收,饱和脂肪酸过多,亚油酸太少,含糖量比母乳低,高蛋白质、高矿物质浓度导致高肾溶质负荷等缺陷,故在配制时有如下要求:添加脱盐乳清粉,以降低酪蛋白的比例;添加同型的活性顺式亚油酸和适量 α 亚麻酸;按 4∶6 的比例添加 α 乳糖、β 乳糖,适当增加可溶性多糖;调整钙磷、钾钠比例,减少肾溶质负荷;强化维生素 A、D 及其他维生素;强化牛磺酸、核酸、肉碱等生长必需但合成有限的物质;对牛奶过敏者,可代用大豆蛋白,避免过敏。婴儿配方奶粉的使用应注意,在混合喂养时先哺乳再使用配方奶粉,每天替代 1~2 次。人工喂养时对于 6 月龄内的婴儿应选蛋白质低的(12%~18%),6 月龄以上的婴儿应选用蛋白质大于 18%,并注意逐步添加辅食,以免营养不足。

（四）断奶过渡期的喂养

婴儿长至 6 月龄时,母乳的质和量已不能满足婴儿生长发育的需要,同时婴儿消化系统功能日趋成熟,乳牙开始萌出,此时开始逐渐添加辅助食品,有利于其从母乳向普通食物过渡,并为断奶做好准备。

1. 婴儿辅助食品的分类　淀粉类辅食,6 月龄后肠淀粉酶活力增强,可接受淀粉类食物;蛋白质类辅食,蛋类是首选的补充优质蛋白质的辅食,还富含多种营养素,随月龄增加还可逐步添加鱼类、禽类、内脏类和瘦肉类、豆类等优质蛋白;维生素、矿物质类辅食通过新鲜蔬菜、水果补充。

2. 婴儿辅助食品的添加原则　由少到多、由稀到稠、由细到粗,逐步添加。还要注意与肾溶质负荷相适应,避免高糖、多盐或调味品的家庭膳食,并且应在婴儿健康、消化功能正常时添加。另外还要考虑婴儿的个体差异。

3. 婴儿辅助食品的添加顺序　从单纯到混合,从液体到固体,从谷果蔬类到鱼蛋肉类。具体添加顺序如下:

(1) 2~4 周:鱼肝油(1 滴)。

(2) 7~8 月龄:米糊、粥、水果泥、菜泥、蛋黄、肝泥、豆腐及动物血。

(3) 9~10 月龄:饼干、面条、全蛋、鱼泥及肉糜。

(4) 11~12 月龄:稠粥、烂饭、面包、馒头、碎菜和肉末。

视频:婴幼儿
辅食的添加

四、幼儿的合理膳食

幼儿膳食将从婴儿期以乳类为主逐步过渡到以谷类为主、乳类及其他各类食物为辅的混合膳食。幼儿胃容量从婴儿的 200ml 增加到 300ml,乳牙已萌出,但牙齿数目有限,胃肠消化酶分泌及胃肠道蠕动功能不如成人,故幼儿膳食与成人有较大区别,需单独制作。幼儿的合理膳食原则有:

(一)以谷类为主的平衡膳食

13~24 月龄幼儿每日膳食包括谷类 100~250g,肉禽鱼 50~75g,鸡蛋 25~50g,奶量约 500ml,蔬菜 50~150g。强调奶、奶制品仍是不可缺少的食物,每周一次动物肝、动物血、海产品,补充维生素 A、铁、锌、碘。

(二)合理烹饪

幼儿膳食中主食采用软饭、麦糊、面条、馒头、饺子、馄饨等交替使用,蔬菜应切碎煮烂,瘦肉应做成肉糜、肉末,易咀嚼、吞咽、消化。硬果、种子磨碎成泥糊状,以免呛入气管。烹调方式宜采用清蒸、切煮,不宜加味精,原汁原味为好。

(三)膳食安排

幼儿采用三餐两点,除三餐外,可增加 1~2 次点心,各餐之间能量比例为:早餐 25%、中餐 35%、晚餐 30%、加餐 10%;夏日多饮水,宜用清淡饮料或冲淡的果汁。睡前忌甜食,防蛀牙。

第四节　学龄前儿童的营养与膳食

学龄前儿童指的是 3~6 岁的儿童,该阶段的生长发育速率与婴幼儿相比略有下降,但仍处于较高水平,该阶段的生长发育状况也直接关系到青少年和成年期发生肥胖的风险。经过 7~24 月龄的过渡,2~5 岁儿童摄入的食物种类和膳食结构已开始接近成人,是饮食行为和生活方式形成的关键时期,也是良好饮食习惯培养的重要阶段。学龄前儿童获得全面营养、健康生长、构建良好饮食行为的保障。

《中国居民膳食指南》中关于学龄前儿童的膳食指南是基于 2~5 岁儿童生理和营养特点,在一般人群膳食指南基础上增加的关键推荐:①规律就餐,自主进食不挑食,培养良好饮食习惯。②每天饮奶,足量饮水,正确选择零食。③食物应合理烹调,易于消化,少调料、少油炸。④参与食物选择与制作,增进对食物的认知与喜爱。⑤经常户外活动,保障健康生长。

一、学龄前儿童的生理特点

（一）生长发育仍较迅速

学龄前儿童生长速度虽不及婴幼儿期，但仍稳步增长，身高每年约增加 5~7cm，体重每年约增加 2kg，神经细胞的分化基本完成，但脑细胞体积的增大及神经纤维的髓鞘化仍继续进行。

（二）咀嚼及消化功能仍有限

这一时期咀嚼及消化能力仍不及成人，故不宜给予成人膳食，在保证营养的前提下尽量多样化，促进儿童食欲。

（三）主要营养问题

2~6 岁儿童容易出现饮食无规律，进食不专心，偏食，爱吃零食。易缺乏的营养素主要有铁、锌及维生素等。培养良好的饮食习惯尤为重要。

二、学龄前儿童的营养需要

中国营养学会推荐学龄前儿童每日能量的 RNI 为 4.18~6.69MJ（1 000~1 600kcal），同龄男童略高于女童；蛋白质的 RNI 为 25~30g/d，要求有一半来自动物蛋白质；脂肪的 AMDR 占能量的百分比为 30%~35%；碳水化合物的 AMDR 为 50%~65%，避免过多糖类和甜食的摄入。

矿物质和维生素对儿童生长发育十分重要，中国营养学会推荐学龄前儿童的主要矿物质和维生素摄入量如下，钙的 RNI 为 600~800mg/d，锌的 RNI 为 4.0~5.5mg/d，铁的 RNI 为 9~10mg/d，碘的 RNI 为 90μg/d，维生素 A 的 RNI 为 310~360μgRE/d，维生素 D 的 RNI 为 10μg/d，维生素 B_1、B_2 和烟酸的 RNI 分别为 0.6~0.8mg/d、0.6~0.7mg/d 和 6~8mg/d。

三、学龄前儿童的合理膳食

1. 足量食物、平衡膳食、规律就餐是学龄前儿童获得全面营养和良好消化吸收的保障。餐次以一日 4~5 餐为宜，3 次正餐，2 次加餐。一日三餐的能量分配为：早餐 30%，午餐 35%，晚餐 25%，加餐点心 10% 左右。定时、定量、定点进食，注意饮食卫生。

2. 选择易于消化的烹调方式，烹调方式要符合学龄前儿童的消化功能和特点，烹调注意色香味美，使孩子喜欢，促进食欲。食品的温度适宜、软硬适中，易被儿童接受。

3. 不挑食、偏食或暴饮暴食，正确选择零食，并注意零食的食用安全。

第五节　学龄儿童的营养与膳食

学龄儿童是指 6~12 岁，即小学阶段的儿童。此期儿童身体稳步发育，除生殖系统外各系统发育已基本接近成人水平，可以接受大部分成人饮食。

学龄儿童正处于在校学习阶段，生长发育迅速，对能量和营养素的需要量相对高于成年人。充足的营养是学龄儿童智力和体格正常发育，乃至一生健康的物质保障，因此，更需要强调合理膳食、均衡营养。《中国居民膳食指南》中关于学龄儿童的膳食指南在一般人群膳食指南的基础上推荐如下 5 条:①认识食物,学习烹饪,提高营养科学素养。②三餐合理,规律进餐,培养健康饮食行为。③合理选择零食,足量饮水,不喝含糖饮料。④不偏食节食,不暴饮暴食,保持适宜体重增长。⑤保证每天至少活动 60 分钟,增加户外活动时间。

一、学龄儿童的生理特点

学龄儿童生长迅速,代谢旺盛,体重每年增加 2~3kg,身高增加 4~7cm,脑细胞的结构和功能进入复杂化的成熟过程。生殖系统在 10 岁前几乎没有发展,而 10 岁后开始迅速发育。适当的体育锻炼不仅可促进肌肉和骨骼系统的发育,也有助于呼吸、心血管和神经系统的发育。此期易出现的营养问题有缺铁性贫血、维生素 A 及 B 族缺乏、锌缺乏、超重及肥胖等。

二、学龄儿童的营养需要

学龄儿童代谢率高,生长迅速,体力脑力活动量大,使得这一阶段各种营养素的需要量大大增加,学龄儿童需要的能量(按每千克体重计)接近或超过成人。由于学龄儿童学习任务繁重,思维活跃,认识新事物多,必须保证充足的蛋白质。我国营养学会建议学龄儿童脂肪的 AMDR 为占总能量的 20%~30%,碳水化合物的 AMDR 占总能量的 50%~65%。钙、磷对骨骼和牙齿的发育及钙化是必需的,学龄儿童造血功能的大大增加导致对铁需要较成人高,此外,碘、锌、铜、铬、氟等微量元素也与生长发育有极大的关系。中国营养学会推荐 6~12 岁儿童主要矿物质摄入量为:钙在 6~10 岁为 1 000mg/d,在 11~12 岁为 1 200mg/d;铁为 10~18mg/d;锌为 7~10mg/d。

维生素对能量代谢、蛋白质代谢、视力、智力等发育十分重要。中国营养学会推荐学龄儿童维生素摄入量为:维生素 A 为 500~670μgRE/d,维生素 D 为 10μg/d,多选用动物肝、肾等内脏、蛋类、豆酱、豆腐乳、花生、芝麻酱及新鲜绿叶蔬菜等富含维生素丰富的食物。

三、学龄儿童的合理膳食

1. 学龄儿童应食物多样化,平衡膳食应摄入粗细搭配的多种食物,保证鱼、禽、蛋、畜、奶类及豆类等食物的供应。

2. 坚持吃好早餐,早餐的能量及营养素供应量应相当于全日量的 1/3。不吃早餐或早餐吃不好会使小学生在上午 11 点前后因能量不够而导致学习行为的改变,如注意力不集中、数学运算、逻辑推理能力及运动耐力等下降。

3. 培养良好生活习惯及卫生习惯,定时定量进食,少吃零食,不挑食、不偏食或暴饮暴食。

第六节　青少年的营养与膳食

青少年期是指 12~18 岁,包括青春发育期及少年期,相当于初中和高中阶段。

一、青少年的生理特点

(一) 身高和体重的第二次突增期

通常女生的突增期开始于 10~12 岁,男生略晚,开始于 12~15 岁。体重每年增加 2~5kg,2~8cm,个别可达 10~12cm,所增加的身高可占其成人时身高的 15%~20%。

(二) 体成分发生变化

在青春期以前男生和女生的脂肪和肌肉占体重的比例是相似的,分别为 15% 和 19%;进入青春期以后,女性脂肪增加到 22%,男性仍为 15%,而此时男生增加的瘦体重(即去脂体重)约为女生的 2 倍。

(三) 性发育成熟

青春期性腺发育逐渐成熟,性激素促使生殖器官发育、出现第二性征。

(四) 心理发育成熟

青少年的抽象思维能力加强、思维活跃,记忆力强,心理发育成熟,追求独立愿望强烈。心理改变可导致饮食行为改变,如盲目节食等。

二、青少年的营养需要

青少年时期对各种营养素的需要量达到最大值,随着机体发育的不断成熟需要量逐渐有所下降。

生长发育中青少年的能量、蛋白质均处于正平衡状态,对能量、蛋白质的需要量与生长发育速率相一致。蛋白质的 RNI 男女分别为 60~75g/d 和 55~60g/d,脂肪的摄入量占总能量的 20%~30%,碳水化合物的摄入量占总能量的 50%~65%。

青少年骨骼生长迅速,这一时期骨量的增加量占到成年期的 45% 左右。青少年期的钙营养状况决定成年后的峰值骨量,每天钙摄入量高的青少年的骨量和骨密度均高于钙摄入量低者,进入老年期后骨质疏松性骨折的发病危险性降低。因此,11~13 岁钙的 RNI 为 1 200mg/d,14~17 岁为 1 000mg/d,青春期男生比女生在体内增加更多的肌肉,肌蛋白和血红蛋白需要铁来合成,而青春期女生还要从月经中丢失大量铁,需要通过膳食增加铁的摄入量。由于生长发育迅速,特别是肌肉组织的迅速增加以及性的成熟,青少年体内锌的储存量增多,需要增加锌的摄入量,肉类、海产品、蛋类等都是锌的良好来源。青春期碘缺乏所致的甲状腺肿发病率较高,故这一时期应注意保证的碘的摄入。

其他的营养素推荐量参照《中国居民膳食营养素参考摄入量(2013 版)》

三、青少年的合理膳食

《中国居民膳食指南》中关于学龄儿童的膳食指南也适用于青少年期,青少年的合理膳食原则包括:

(一) 多吃谷类,供给充足的能量

青少年的能量需要量大,可因活动量大小而有所不同。而且宜选用加工较为粗糙、保留大部分 B 族维生素的谷类,适当选择杂粮及豆类。

(二) 保证足量的鱼、禽、蛋、奶、豆类和新鲜蔬菜水果的摄入

优质蛋白质应达 50% 以上,鱼、禽、肉、蛋每日供给量 200~250g,奶不低于 300ml。每日

蔬菜和水果的总供给量约为 500g,其中绿色菜类不低于 300g。

（三）平衡膳食,鼓励参加体力活动,避免盲目节食

青少年肥胖率逐年增加,对于那些超重或肥胖的青少年,应引导他们通过合理控制饮食,少吃高能量的食物(如肥肉、糖果和油炸食品等),同时增加体力活动,使能量摄入低于能量消耗,逐步减轻体重。

第七节　老年人的营养与膳食

随着社会经济和医学保健事业的发展,人类寿命将逐渐延长,老年人口比例不断增大。老年人合理营养有助于延缓衰老进程、促进健康和预防慢性退行性疾病,提高生命质量。2016 版《中国居民膳食指南》中将 65 岁以上的成年人定义为老年人,80 岁以上的成年人定义为高龄老人。

由于年龄增加,器官功能出现不同程度的衰退,如消化吸收能力下降、心脑功能衰退、听觉及味觉等感官反应迟钝、肌肉萎缩、瘦体组织量减少等。这些均可明显影响老年人摄取、消化、吸收食物的能力,使老年人容易出现营养不良、贫血、骨质疏松、体重异常和肌肉衰减等问题,也极大地增加了疾病发生的风险。因此,老年人在膳食及运动方面更需要特别关注,老年人膳食指南强调:①少量多餐细软,预防营养缺乏。②主动足量饮水,积极户外活动。③延缓肌肉衰减,维持适宜体重。④摄入充足食物,鼓励陪伴进餐。

一、老年人的生理特点

（一）基础代谢率下降

基础代谢率随年龄的增长而降低,从 20~90 岁每增加 10 岁,BMR 下降 2%~3%。75 岁时 BMR 较 30 岁下降 26%。40 岁以后的能量供给每增加 10 岁下降 5%。因此,老年人的能量供给应适当减少。

（二）脂质代谢能力降低

老年人易出现血甘油三酯、总胆固醇和低密度脂蛋白胆固醇(LDL-C)升高,高密度脂蛋白胆固醇(HDL-C)下降的现象。

（三）消化系统功能减退

老年人消化器官功能随着衰老而逐渐减退,如由于牙齿的脱落而影响到对食物的咀嚼;由于味蕾、舌乳头和神经末梢的改变而使味觉和嗅觉功能减退;胃酸和胃蛋白酶分泌减少使矿物质、维生素和蛋白质的生物利用率下降;胃肠蠕动减慢,胃排空时间延长,容易引起食物在胃内发酵,导致胃肠胀气。胆汁分泌减少,对脂肪的消化能力下降。此外,肝脏功能下降也影响消化和吸收功能。

（四）体成分改变

随着年龄的增长,体内脂肪组织逐渐增加,而瘦体重逐渐减少;此外,骨矿物减少,骨质疏松、钙质丢失,尤其是女性绝经期后雌激素不足更明显,主要症状有骨病、身高缩短、驼背、易骨折等。

（五）免疫功能降低

老年人胸腺萎缩，T淋巴细胞数目减少，免疫功能下降，成为各种疾病的易患人群。

二、老年人的营养需要

（一）能量

老年人基础代谢降低，体力活动减少，能量需要量降低，并随年龄而减少，可以用体重来衡量，根据活动量进行调整，以维持理想体重为宜。虽然老年人热能需要降低，但在饮食上主要是减少碳水化合物和脂肪的摄入，少食仅有能量而营养素不丰富的食物，如糖果、饮料、甜食等，而对蛋白质、矿物质、维生素的需要并不减少。

（二）蛋白质

老年人蛋白质分解大于合成，易发生负氮平衡，并且吸收利用率降低，同时肝肾功能下降，因此膳食中要注意补充优质蛋白质。因此建议老年人膳食蛋白质的RNI男女分别为65g/d和55g/d，优质蛋白（动物及豆类）占50%以上为宜。

（三）脂肪

老年人胆汁分泌减少，脂酶活性下降，脂肪消化能力减弱，脂肪不宜过多。脂肪供能占总能量的20%~30%为宜，限制动物脂肪，以富含多不饱和脂肪酸的植物油为主，饱和脂肪酸、n-6多不饱和脂肪酸、n-3多不饱和脂肪酸分别占膳食总能量10%以下、2.5%~9%、0.5%~2%。限制蛋黄、鱼子、蟹黄、内脏、动物脑等含胆固醇高的食物。

（四）碳水化合物

老年人糖耐量下降，易发生高血糖。过多的糖也可能在体内转化为脂肪，不利于身体健康。碳水化合物占膳食总能量的50%~65%，控制单糖和甜食，减少蔗糖，可多用果糖。增加富含淀粉类多糖和膳食纤维的食物如杂粮、薯类、蔬菜等的摄入。

（五）矿物质

老年人胃肠功能下降，胃酸分泌减少，活性维生素D减少，钙的吸收率低，一般低于20%，易引起骨质疏松。老年人铁吸收能力也下降，造血功能减退，容易产生贫血。中国营养学会推荐老年人钙的RNI为1 000mg/d；铁的RNI为12mg/d。硒具有很强的抗氧化、消除自由基的作用。机体内硒水平随年龄增加而降低，因此老年人应考虑硒的适量摄取，我国推荐老年人硒供给量为60μg/d。另外，老年人尚需注意每日膳食供给一定量的锌、铜、铬，以满足需要。冠心病、高血压患者应适当控制钠的摄入。

（六）维生素

老年人进食量减少，对维生素的消化吸收利用率都下降。户外活动少影响皮肤合成维生素D，此外，肝肾功能下降导致活性维生素D减少，易出现维生素A、维生素D和B族维生素等缺乏。维生素E被誉为"抗衰老维生素"，可对抗脂褐质，延缓衰老。维生素C可防止血管硬化，并具有抗氧化，防止自由基损害，增强免疫的作用。叶酸、维生素B_{12}可防治贫血，并能降低同型半胱氨酸水平，预防动脉粥样硬化。因此，应保证老年人维生素充足，中国营养学会推荐老年人主要维生素摄入量表6-2。

（七）水

老年人体内水分减少，每日的饮水量达到1 500~1 700ml。水分供给的形式可多样化，如茶、汤、奶及其他饮料均可，注意应主动饮水，不能以口渴感来作为饮水的指标。

表6-2 老年人维生素参考摄入量（RNI 或 AI）

年龄/岁	维生素 A µg RE		维生素 D µg	维生素 E mg α-TE	维生素 B$_1$ mg		维生素 B$_2$ mg		维生素 B$_6$ mg	维生素 B$_{12}$ µg	叶酸 µgDFE
	男	女			男	女	男	女			
65~	800	700	15	14	1.4	1.2	1.4	1.2	1.6	2.4	400
80~	800	700	15	14	1.4	1.2	1.4	1.2	1.6	2.4	400

三、老年人的合理膳食

《中国居民膳食指南》中关于老年人的膳食指南强调食物要粗细搭配,易于消化,积极参加适度体力活动,保持能量平衡。老年人的合理膳食原则主要有:

1. 摄入充足食物,合理安排平衡膳食,老年人每天应至少摄入 12 种以上食物。采用多种方法增加食欲和进食量,吃好三餐。

2. 烹饪选用炖、煮、蒸、烩、焖、烧等方法,烹调要讲究色香、细软易于消化,少吃或不吃油炸烟熏、腌制的食物。

3. 保证获得足够的优质蛋白质,每日一杯奶,适量吃豆类或豆制品,维持能量摄入与消耗的平衡,保持适宜体重。

4. 保证充足的新鲜蔬菜和水果摄入,补充钙、铁和锌等矿物质,预防便秘、贫血、骨质疏松和肌肉衰减等老年性疾病。

5. 少食多餐,饮食饥饱适中,不暴饮暴食,饮食清淡少盐,不吸烟,少饮酒。

（苗 苗）

第六章
自测题

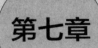

第七章

疾病营养与膳食

合理营养是保证机体健康的重要前提之一,营养失衡与一系列营养相关疾病密切相关。疾病的营养治疗是现代综合治疗的重要组成部分,根据疾病的病理生理特点,按不同时期指定符合其特征的治疗方案和膳食配方,以达到治疗、辅助治疗或诊断的目的。本章主要讲述临床营养基础内容(包括医院膳食、病人营养风险筛查与评估以及营养支持)和常见疾病的营养代谢、医学营养治疗和营养教育。

第一节 医院膳食

医院膳食是为住院患者制订的符合人体基本营养需要和各种疾病治疗需要的膳食,包括基本膳食、治疗膳食和试验膳食。

一、基本膳食

基本膳食是指根据不同疾病的生理、病理特点需要,通过改变食物的烹调方法及食物的性状、软硬度配制的膳食,包括普通膳食、软食、半流饮食、流质,占住院患者就餐50%~70%。

(一)普通膳食

普通膳食简称普食,与正常人膳食基本相同,是医院里食用人数最多,所占比例最大的膳食。

1. **适应范围** 主要适用于体温正常或接近正常、无咀嚼困难、消化功能无障碍以及疾病恢复期的病人,即在饮食上无特殊要求及不需对任何营养素进行限制的病人,如骨科、泌尿科等病人。

2. **膳食原则**

(1)应供给充足的能量,且保持三大产能营养素比例恰当,符合平衡膳食的要求,使患者在住院期间能够获得良好的营养。①能量:每日1 800~2 200kcal;②蛋白质:每日70~90g,占总能量12%~14%,其中优质蛋白占蛋白总量的50%以上;③脂肪:全天脂肪供给量应占总能量的25%~30%。全天膳食脂肪总量应控制在50~70g以内(包括主、副食及烹调用油);④碳水化合物:应占总能量的50%~65%,每日供给量为200~350g;⑤维生素:维生素的供给量应尽量达到中国营养学会提出的《中国居民膳食营养素参考摄入量(DRIs)》;⑥矿物质:全天膳食中钙、磷、钾、钠、镁等,供给量可参照 DRIs;⑦膳食纤维:如无消化系统疾病,膳食纤维供给量可同健康人,每日 20~35g。

(2)副食品种应多样化,通过合理的烹调加工,使膳食具备良好的感官性状,促进食欲和消化吸收。保证每餐膳食有适当的体积,以满足饱腹感。

(3)将全天的食物适当地分配于三餐,通常能量分配为:早餐 25%~30%,中餐 40% 左右,晚餐为 30%~35%。

(4)避免使用各种辛辣刺激性食物如辣椒、芥末、胡椒、咖喱等,少食难以消化的食物(如油炸)、过分坚硬的食物以及产气过多的食物。

(二) 软食

软食食物含水量多于普食、软烂,膳食纤维减少,食物易于消化吸收。

1. **适用范围** 轻度发热、消化不良、咀嚼功能欠佳而需进食质软、少渣、块小食物的病人、恢复期病人、老人及幼儿,也可作为术后病人恢复期的过渡饮食。

2. **膳食原则**

(1)平衡饮食,要求基本上与普食相同,总能量可略低于普食,蛋白质按正常摄入量供给。①每日能量 1 800~2 200kcal;②蛋白质 70~80g/d;③食物切碎、煮烂过程中,丢失的维生素可增添蔬菜汁、蔬菜泥及果汁、果泥补充。

(2)注意食物的制备及烹调方式,主食要制软、制烂,可选用软米饭、馒头、面条、包子、发糕等,副食原料应少用含膳食纤维及较硬的肌肉纤维的食物。

(3)每日可安排 3~4 餐。

(4)禁用刺激性、气味强烈的调味品如(辣椒、咖喱、胡椒、芥末等)。

(5)禁用油煎炸的食品。

(三) 半流质膳食

半流质膳食是介于软食与流质膳食之间,外观呈半流体状态,比软食更易于咀嚼和消化的膳食。宜采用限量、多餐次的进餐形式。

1. **适用范围** 适用于高热、身体虚弱、患消化道疾病和口腔疾病等病人。

2. **膳食原则**

(1)营养素适量,全天总能量为 1 500~1 800kcal,蛋白质及其他营养素应尽量达到中国营养学会推荐的参考值。

(2)食物呈半流体状,易于咀嚼和吞咽,并易于消化吸收。主食可选用面条、馄饨、稀饭等;副食中的肉类宜制成肉泥、肉末、肉丸状;蛋类可采用蒸蛋羹、冲蛋花;豆类宜制成豆腐、豆浆、豆腐脑等;蔬菜可选用菜汁、果汁,蔬菜可食用少量切碎的嫩菜叶加入饭或汤内。

(3)由于半流质含水量较多,故应做到少量多餐,每天 5~6 餐,每餐间隔 2~3 小时。一般主食定量,全天不超过 300g。

(4)禁用生、冷、油炸食物。

(四) 流质膳食

流质膳食是极易消化、含渣很少、呈流体状态或在口腔内能融化为液体的膳食。流质膳食是一种不平衡膳食,因此不宜长期食用。

1. **适用范围** 高热、口腔咽部手术引起的咀嚼吞咽困难、消化道术前准备及术后病人,危重病人、昏迷病人。

2. 膳食原则

(1)饮食制备要求易于吞咽、易于消化、无刺激性；

(2)此种饮食水分多，每日平均仅 800kcal 左右，此种饮食属于不平衡膳食，能量及营养素供给不足，只能短时期作为过渡期营养食用，或辅以肠内营养或肠外营养。

(3)禁用一切非流质的固体食物、多膳食纤维的食物、刺激性食物、气味强烈的调味品等。

(4)每天 6~7 餐，每餐液体量为 200~250ml，咸甜交替食用，特殊情况遵医嘱。

二、治疗膳食

治疗膳食也称成分调整膳食，是指根据不同疾病的需要调整营养素含量及营养素比例，供给或补充疾病消耗或组织新生所必需的营养物质，纠正机体代谢紊乱，促进机体的康复。在调整某种营养素摄入量时，要考虑各营养素间的关系，切忌平衡失调。另外，膳食的制备应符合病人的消化、吸收和耐受能力，并照顾病人的饮食习惯，注意食物的色、香、味、形和品种的多样化。住院病人的治疗膳食种类很多，现将最常见治疗膳食归纳如下。

（一）高能量膳食

1. 适用范围 分解代谢亢进者，如甲状腺功能亢进症、严重烧伤和创伤、高热；消瘦或体重不足者、营养不良、吸收障碍综合征者等。

2. 膳食原则

(1)在平衡膳食的原则下，尽可能配制能量密度高的食物，食物种类和烹调方式尽可能选择促进患者食欲、利于消化、吸收的菜肴，鼓励患者以加餐方式增加食物摄入量。

(2)能量供给：一般能量摄入大于 2 000kcal/d，大面积烧伤病人能量供给可酌情达 2 500~3 500kcal/d。

(3)蛋白质供给：按 1.5~2.0g/(kg·d)供给，其中优质蛋白质占 50% 以上。

(4)注意补充其他营养素：如 B 族维生素、钙、铁、维生素 A、维生素 C 等。

(5)适量增加餐次：除正餐外，可分别在上午、下午或晚上加 2~3 餐点心，可选用面包、蛋糕、牛奶、奶酪、果汁等，注意循序渐进增加食物，以免胃肠功能紊乱。

(6)增加富含优质蛋白质的食物：瘦肉类、鱼虾、蛋、牛奶、豆制品，对胃容量小的病人，可以添加奶酪、乳清蛋白粉。

(7)对食欲欠佳者，可辅以配方营养制剂来增加总热能和相关营养素的摄入量。

（二）低能量膳食（减肥餐）

1. 适用范围 需减轻体重的病人，如单纯性肥胖；需减少机体代谢负担而控制病情的病人，如糖尿病、高血压、高脂血症、冠心病等。

2. 膳食原则

(1)减少膳食总能量：根据医嘱规定计算总能量后设计膳食，成年病人每日能量摄入量比平日减少 500~1 000kcal，减少量根据病人情况而定，但每日总能量摄入量不应低于 500~800kcal（在临床和营养医生的指导下），以防发生低血糖或因体脂分解动员过快，引起酮症酸中毒。

(2)蛋白质应充足：由于限制总能量，膳食中蛋白质供能的比例则相应提高，保证蛋白质供给不少于 1g/(kg·d)，而且优质蛋白质应占 50% 以上。

（3）碳水化合物和脂肪供给量应相应减少：碳水化合物占总能量的 50%~60%，膳食脂肪一般应占总能量的 20%~30%。

（4）食盐适当减少：病人体重减轻后可能会出现水钠潴留，所以应适当减少食盐的摄入量，一般不超过 5g/d。

（5）矿物质和维生素充足：由于进食量减少，易出现矿物质（如铁、钙）、维生素（如维生素 B_1）供给的不足，必要时可使用制剂进行补充。

（6）膳食纤维适当增加：膳食可多采用富含膳食纤维的蔬菜和低糖的水果，如芹菜、韭菜、豆芽、黄瓜等。

（7）应尽量减少精制糖的摄入：如糖果、甜点心、白糖、蜂蜜等。

（8）忌（少）用食物：不食肥腻的食物和甜食，如肥肉、花生及甜食、饮料等，烹调方法忌用油煎、油炸。

（三）高蛋白膳食

高蛋白膳食是指蛋白质含量高于正常人的膳食。因疾病本身蛋白质消耗增加，或机体处于康复期需要更多的蛋白质用于组织的再生、修复时，需在原有膳食的基础上额外增加蛋白质的供给量。为了使蛋白质更好地被机体利用，通常需要同时适当增加能量的摄入量，以防止蛋白质的分解供能。

1. 适用范围 明显消瘦、营养不良、烧伤、创伤恢复期、手术前后、慢性消耗性疾病的病人。此外，孕妇、乳母和生长发育期儿童也需要高蛋白膳食。

2. 膳食原则

（1）能量：每日供给能量达 1 800~2 500kcal。

（2）蛋白质：每日供给量可达 1.5~2.0g/kg，其中蛋、奶、鱼、肉、大豆制品等优质蛋白质应占总蛋白的 1/3~2/3，食欲欠佳者可采用高蛋白配方制剂，如酪蛋白和乳清蛋白等。

（3）碳水化合物和脂肪：碳水化合物宜适当增加，以保证蛋白质的充分利用，每日 200~300g 为宜。脂肪适量，以防血脂升高，一般每日 50~70g。

（4）矿物质：高蛋白质膳食会增加尿钙排出，长期摄入，易出现负钙平衡。故膳食中应增加钙的供给量，如选用富含钙的乳类和豆类食品。

（5）维生素：长期的高蛋白质膳食，维生素 A 的需要量也随之增多，且营养不良者一般肝脏中维生素 A 贮存量也下降，故应及时补充。与能量代谢关系密切的 B 族维生素供给量应充足，贫血病人还应注意补充富含维生素 C、维生素 K、维生素 B_{12}、叶酸、铁、铜等的食物。

（四）低蛋白膳食

蛋白质和氨基酸在肝脏分解产生的含氮代谢产物需经肾脏排出体外。肝、肾等代谢器官功能下降时，出现排泄障碍，代谢废物在体内堆积会损害机体，应限制膳食中蛋白质的含量，采用低蛋白质膳食。

1. 适用范围 急性肾炎、急/慢性肾功能衰竭、肝性脑病或肝性脑病前期患者。

2. 膳食原则

（1）蛋白质：每日蛋白质摄入量按 0.6~0.8g/kg 计算，具体供给量应根据病情随时调整。病情好转后需逐渐增加摄入量，否则不利于疾病康复，对生长发育期的患儿尤为重要。

（2）肾功能不良者，在蛋白质限量范围内，选用含八种必需氨基酸丰富的食物，如牛奶、鸡蛋、瘦肉等，使优质蛋白质 >70% 以上；肝功能衰竭患者应选含高支链、低芳香族氨基酸的食物,通常以豆类蛋白为主,避免动物类食物摄入。

(3)能量:能量供给充足以减少蛋白质的消耗,减少机体组织的分解。

(4)矿物质和维生素:供给充足的蔬菜和水果,以满足机体对矿物质和维生素的需要。

(5)合适的烹调方法:病人食欲普遍较差,故应注意烹调的色、香、味、形和食物的多样化,以促进食欲。

(五)限钠(低盐)膳食

限钠膳食指通过限制食盐,调整膳食中的钠摄入量,纠正水、钠潴留,达到维持机体水、电解质平衡。临床上限钠膳食一般分为三种:

(1)低盐膳食:全日钠摄入不超过 2 000mg。除天然食物中含有的钠以外,每日烹调用盐限制在 2~4g 或酱油 10~20ml。忌用一切高盐食物,如咸鸭蛋、咸肉、咸鱼、酱菜等。

(2)无盐膳食:全日钠摄入 1 000mg 左右。烹调时不另加食盐或酱油,可用糖和醋等适当调味。忌用一切高盐食物(同低盐膳食)。

(3)低钠膳食:全日钠摄入不超过 500mg。除无盐膳食的要求外,应选择含钠量 <100mg/100g 的食物如米、面、冬瓜、丝瓜、黄瓜、白菜等,忌用含钠高的食物,如松花蛋、苏打饼干,含钠 100mg/100g 以上蔬菜如油菜、蕹菜、芹菜等焯水后食用。

1. 适应范围 高血压,心力衰竭,急、慢性肾炎,妊娠高血压综合征及各种原因引起的钠水潴留者。

2. 膳食原则

(1)根据 24 小时尿钠排出量、血钠、血压等临床指标来调整钠盐的摄入,一般为摄入 2~4g/d(1g 盐的含钠量≈ 5ml 酱油),全日钠摄入 <2 000mg。水肿明显者钠盐摄入 1~2g/d。

(2)食盐及已明确含盐量的食物应先计算后称重配制。

(3)可采用糖醋、番茄汁、芝麻酱等调味品代替食盐,改善口味;用鲜、干酵母替代食用碱。

(4)忌用一切盐腌食物,慎用含盐量不明的食物和调味品。免用含钠高的食物如皮蛋、海参,忌用食用碱制作的馒头、发糕等。

(5)低钠膳食需要严密监测下短期使用,密切观察患者血钠情况,注意防止低钠血症。

(六)低脂膳食

低脂膳食通过减少食物脂肪的摄入,改善脂肪代谢紊乱或 / 和吸收不良而引起的各种疾病。

1. 适应范围 急、慢性肝、胆、胰腺疾病患者,肥胖症、高血压、冠心病及血脂异常的病人。

2. 膳食原则

(1)减少膳食中脂肪的含量,将脂肪限量程度分为以下三种:①严格限制脂肪膳食:脂肪总量(包括食物所含脂肪和烹调油)每日 5~20g,必要时采用完全不含脂肪的纯碳水化合物膳食。用于急性胆囊炎、急性胰腺炎发作期。②中度限制脂肪膳食:脂肪总量每日不超过 30~40g。用于急性肝炎、胆囊炎、胰腺炎的缓解期、恢复过渡期。③轻度限制脂肪膳食:脂肪总量每日 40~50g 以下。用于肥胖、高血压、冠心病、脂肪肝及心脑血管疾病等。

(2)其他微量营养素供给应符合中国营养学会的 DRIs 要求,如钙、铁、锌、镁、维生素等。

(3)根据病情、脂肪限制程度选含脂肪少的食物,包括谷类、瘦肉类、鱼类、脱脂乳制品、蛋类、各种蔬菜和水果。

(4)减少烹调用油,禁用油煎、炸或爆炒食物,可选择蒸、煮、炖、煲、熬、烩、烘等。

（七）低胆固醇膳食

低胆固醇膳食每日膳食中的胆固醇含量需控制在 200~300mg。

1. **适用范围** 高胆固醇血症、高甘油三酯血症、高脂蛋白血症、高血压、动脉粥样硬化、冠心病、肥胖症、胆结石等。

2. **膳食原则**

（1）限制脂肪总量，脂肪一般不超过 50g/d（包括食物及烹调油），同时减少膳食中饱和脂肪酸的含量，使其不超过膳食总能量的 10%。少选用富含饱和脂肪酸的动物性食品，尤其忌用猪油、牛油、肥肉等。

（2）限制胆固醇摄入，胆固醇摄入量不超过 300mg/d。忌用动物内脏、贝类、软体动物、蟹黄、蛋黄等。

（3）选用富高蛋白质、低脂肪的食物如大豆、鱼类、禽类、低脂奶、蛋清等。

（4）增加富含膳食纤维摄入及维生素及矿物质的补充，选用粗杂粮、薯类、蔬菜、水果。

（5）补充菌菇类、海藻类食物。

（6）摄入热能应以保持适宜体重为宜。

（7）忌用含脂肪高的食物，如肥肉、奶油、油炸食物以及蛋黄、内脏、鱼子等含胆固醇高的食物。

（八）少渣膳食

少渣膳食是限制膳食中纤维素含量的一种膳食，以达到减少粪便量，减少对消化道的刺激。

1. **适应范围** 肠憩室急性发作期、克罗恩病、溃疡性结肠炎、腹泻、下消化道手术术前准备及术后膳食等。

2. **膳食原则**

（1）选用膳食纤维少的蔬菜并去皮去籽，如冬瓜、黄瓜、去皮番茄、土豆等。

（2）每日 5~6 餐，热能充足，注意控制脂肪摄入。

（3）忌用食物：含膳食纤维多的食物，如芹菜、韭菜及粗杂粮等；禁用刺激性调味品；避免食用大块肉类和含油脂高的食物，如带皮鸡鸭、多刺鱼、整虾、油炸食品等。

（九）高纤维膳食

高纤维膳食是增加膳食纤维的摄入，每日摄入的总量不低于 25g，以便增加肠内容物体积及重量、刺激肠道蠕动，促进排便。

1. **适用范围** 习惯性便秘，高脂血症、冠心病、糖尿病、肥胖病等。

2. **膳食原则**

（1）增加富含膳食纤维的食物如粗杂粮（玉米、荞麦等）、蔬菜（韭菜、芹菜）、水果（香蕉、苹果）。

（2）每日饮水 6~8 杯，特别是清晨饮水，可刺激肠道蠕动。

（3）如患者咀嚼困难，可选用膳食纤维配方营养粉剂冲服或蔬菜汁。

（4）忌用食物：少用精细食物，不用辛辣调味品。

（十）低嘌呤膳食

低嘌呤膳食是限制膳食中嘌呤含量的一种膳食。通过减少食物来源性嘌呤的摄入，降低血清尿酸含量，防止痛风发生。嘌呤广泛存在于各类食物中，但含量高低不等，需结合病情确定限制程度。

1. **适用范围**　高尿酸血症、痛风、尿酸性结石病人。

2. **膳食原则**

(1) 限制嘌呤摄入量:严格限制嘌呤者宜用嘌呤含量低于 25mg/100g 的食物,中等限制嘌呤者可用嘌呤含量为 25~150mg/100g 的食物。①嘌呤含量很少或不含嘌呤食品:精白米、玉米、精白面包、馒头、面条、通心粉、苏打饼干;卷心菜、胡萝卜、芹菜、黄瓜、茄子、莴苣、南瓜、西葫芦、番茄、萝卜、山芋、土豆、甘蓝菜;各种蛋类;乳类有各种鲜奶、炼乳、奶酪、酸奶;各种水果及干果类,糖及糖果;各种饮料包括汽水、茶、巧克力、咖啡、可可等。②嘌呤含量较少的食品(每 100g 食物中嘌呤含量 <75mg):芦笋、菜花、四季豆、青豆、豌豆、菜豆、菠菜、蘑菇;青鱼、鲱鱼、鲑鱼、鲥鱼、金枪鱼、白鱼、龙虾、蟹、牡蛎等;麦片、麦麸、面包等。③嘌呤含量较高的食品(每 100g 食物中嘌呤含量为 75~150mg):扁豆、鲤鱼、鳕鱼、大比目鱼、鲈鱼、贝壳类水产、鳗、鳝鱼、熏火腿、猪肉、牛肉、牛舌、鸭、鹅、鸽子、羊肉、肝、火鸡、肉汤等。④嘌呤含量特高的食品(每 100g 食物中嘌呤含量为 150~1 000mg):凤尾鱼 263mg、鲭鱼 298mg、牛肝 251mg、猪肾 239mg、猪肝 275mg。

(2) 减少热能:每日摄入总能量比正常人减少 10%~20%,肥胖症病人应减轻体重,体重控制达到理想体重,肥胖者热能供给为 20kcal/(kg·d),超重者按 25kcal/(kg·d)供给。

(3) 适当限制蛋白质摄入:蛋白质摄入按 1.0g/(kg·d)供给,选用含核蛋白少的鸡蛋、牛奶等动物蛋白。

(4) 限制脂肪摄入:每日脂肪摄入量不超过 50g,有助于减轻体重,促进尿酸排泄。

(5) 合理供给碳水化合物:碳水化合物具有抗生酮作用,并可增加尿酸的排出量,每日摄入量可占总能量的 60%~65%。但果糖可促进核酸的分解,增加尿酸生成,应减少果糖类食物的摄入,如蜂蜜等。

(6) 多吃蔬菜及水果以促进尿酸排泄。

(7) 保证饮水,每日可饮用 2 000~3 000ml。

(十一) 糖尿病膳食

膳食治疗是治疗糖尿病的基础方法。通过膳食治疗,减轻胰岛负担,控制血糖、血脂,延缓或预防糖尿病并发症的发生。

1. **适用范围**　糖尿病,糖耐量异常,空腹血糖受损等。

2. **饮食原则**

(1) 能量:应根据年龄、性别、身高、体重、劳动强度、生理状况、活动量制订营养需要量,能量供给应以维持理想体重为宜。按能量可分为 1 000kcal、1 200kcal、1 400kcal、1 600kcal、1 800kcal 等不同热量套餐,然后按肾功能或尿酸可将每一个能量级别套餐分为含豆制品和不含豆制品。

(2) 碳水化合物:占总能量 50%~60%,增加低血糖指数食物的选用,如荞麦、玉米、燕麦等。

(3) 脂肪:占总热能 25%~30%,饱和脂肪酸小于 10%,单不饱和脂肪酸 10%~20%,多不饱和脂肪酸 10%,选用橄榄油、玉米油等。

(4) 蛋白质:占总能量 15%~20%,动物蛋白占 30% 以上,可选用禽肉、蛋类、奶类、豆类。

(5) 膳食纤维:膳食纤维总量 25~30g/d,有助于降低血糖。蔬菜摄入应大于 500g,粗杂粮占主食 1/3~1/2。

(6) 合理安排餐次:每日三餐,定时、定量,可按 1/3、1/3、1/3 供给。若餐后血糖高,可在总热能不变前提下 1/4,1/4,1/4,另外 1/4 可分为 2~3 次加餐。

(7)忌用糖果、甜饮料、果酱、甜点(甜面包、蛋糕等)、油煎炸食品等。

三、试验膳食

试验膳食是医院饮食的重要组成部分,对于临床诊断有重要的辅助作用。临床上常见的试验膳食如下:

(一)口服葡萄糖耐量试验膳食

1. **目的**　临床上对于空腹血糖正常或稍高,但糖尿病症状又不明显的患者,常用葡萄糖耐量(oral glucose tolerance test,OGTT)试验来明确诊断。

2. **原理**　正常人口服一定量葡萄糖后,在 1 小时血糖达高峰(<11.1mmol/L),并在 2~3 小时内血糖即可降至近空腹水平(<7.8mmol/L)。当糖代谢紊乱时,口服一定量葡萄糖后则血糖急剧升高,2~3 小时内不能恢复至空腹水平,或血糖升高虽不明显,但短时间内不能降至应有的水平,称为糖耐量异常或糖耐量降低。

3. **方法**　试验当天早晨空腹时给予受试者定量的碳水化合物,一般用葡萄糖 75g 或 100g 标准面粉制作的馒头,分别测定空腹血糖及进食后 30 分钟、60 分钟、90 分钟和 120 分钟血糖,观察空腹及进食后血糖上升和下降的变化来推测糖耐量是否正常。

4. **膳食要求**　试验时选用以下一种:

(1)75g 葡萄糖 +200ml 温开水。

(2)馒头餐:即白馒头一个(标准面粉 100g)+200ml 温开水。

(二)潜血试验膳食

1. **目的**　检查粪便潜血试验的一种膳食,有助于诊断有无消化道出血情况。

2. **原理**　潜血是指胃肠道少量出血,粪便外观颜色无变化,肉眼及显微镜均不能证实的出血。采用联苯胺与血红蛋白铁色素氧化成蓝色的联苯胺蓝醌类化合物,根据蓝色深浅判断出血量。联苯胺方法灵敏度高,易受药物和饮食影响而产生假阳性,因此受试者饮食应受限制。

3. **方法**　试验期为 3 天,3 天饮食中主食不受限制,副食禁用动物肉类、动物血、蛋黄、绿色蔬菜等,然后留取粪便送检。

4. **膳食要求**

(1)可用的食物:牛奶、蛋清、豆制品、白菜、土豆、冬瓜、花菜、白萝卜、西红柿、梨、苹果等。

(2)忌用的食物:肉类、动物肝、动物血、蛋黄、强化铁剂食品、绿色蔬菜及含铁丰富的食物。

(三)胆囊造影膳食

1. **目的**　配合胆囊造影的一种膳食,有助于观察胆囊及胆管的形态与功能是否正常。

2. **原理**　口服造影剂后,造影剂在小肠吸收一部分并蓄积于肝内,它与胆汁同时分泌入胆管及胆囊,观察胆囊轮廓,显影后进食高脂肪膳食,大量的脂肪摄入可引起胆囊的收缩和排空,若胆囊不缩小,说明功能异常。

3. **方法**

(1)口服法:造影前一日服用高碳水化合物、少渣、清淡的膳食,晚餐后服用造影剂,造影当日早餐禁食,在服造影剂后 12~24 小时内摄片。胆囊显影完成后给予高脂膳食一般 5 分钟后胆囊开始收缩,1~2 小时收缩明显。

（2）静脉法：胆囊造影和 B 超探查胆囊收缩功能时所用的膳食，与口服法相同。

4. 膳食要求

（1）高碳水化合物少渣清淡膳食：可选用的食物有稀饭、馒头、藕粉、土豆、芋头、山药、水果汁等；忌用含脂肪及蛋白质多的食物。

（2）高脂肪膳食：脂肪量不低于 50g。可用的食物有：肥肉、油煎鸡蛋、奶油巧克力、黄油等。

（施赛磊）

第二节　患者营养风险筛查与评估

一、营养风险

2003 年欧洲肠外肠内营养学会（European Society for Parenteral and Enteral Nutrition，ESPEN）对营养风险的定义是指："现存的或潜在的与营养因素相关的导致患者出现不利临床结局的风险。"在此定义中强调营养风险是指与营养因素相关的，出现临床并发症的风险，而并不是出现营养不良的风险。营养不良风险是指发生营养不良的风险，不涉及临床结局。营养风险的概念可以从两方面理解：有营养风险的患者由于营养因素导致不良临床结局的可能性大；有营养风险的患者有更多从营养支持中受益的机会。

二、营养风险筛查

美国营养师协会（American Dietetic Association，ADA）指出，"营养风险筛查是发现患者是否存在营养问题和是否需要进一步进行全面营养评估的过程"。美国肠外肠内营养学会（American Society for Parenteral and Enteral Nutrition，ASPEN）的定义为："营养风险筛查是识别与营养问题相关特点的过程，目的是发现个体是否存在营养不足和有营养不足的危险"。ESPEN 认为："营养风险筛查是一种快速而简单的过程，通过营养风险筛查如果发现患者存在营养风险，即可制订营养计划；如果患者存在营养风险但不能实施营养计划或不能确定患者是否存在营养风险时，需进一步进行营养评估。对存在营养风险或发生营养不良的患者进行临床营养支持可能改善临床结局、缩短住院时间等；而不恰当地应用营养支持，可导致不良后果。"

三、营养评估

营养评估是指在大量临床资料中收集相关资料，如一般状况、饮食情况、身体测量指标和生化指标，按营养状态对患者进行分类：营养良好或营养不良，并评估患者营养不良的程度，从而进行相应的营养治疗。

四、常用营养风险筛查与评估量表

营养筛查与评估是发现患者营养问题的重要手段，因而使用敏感性和特异性均很好的工具预测营养风险及营养不良至关重要。目前临床上常用的营养筛查和评估工具包括：营养风险筛查 2002（nutritional risk screening 2002，NRS 2002）、主观整体评估（subjective global assessment,SGA)、微型营养评估(mini nutrition assessment,MNA)、营养不良通用筛查工具(malnutrition universal screening tools,MUST)、营养风险指数(The Nutrition Risk Index,NRI)等。上述方法中,有些是纯筛查性质的,如 NRS 2002;有些是纯评估性质的,如 SGA;有些则兼备筛查与评估功能,如 MNA、MUST。也有人认为 SGA 兼具筛查与评估功能。各种方法均有其优点和不足之处,临床实施营养筛查与评估时应根据筛查对象的特点、筛查人员的情况等进行合理选择。

(一)营养风险筛查 NRS 2002

欧洲肠外肠内营养学会(ESPEN)在大量循证医学的基础上,于 2002 年推出了具有较高信度和效度的住院患者营养评定指南,即营养风险筛查 2002。2007 年中华医学会肠外肠内营养学会研究报告显示,NRS 2002 在中国住院患者中的适用率可达 99% 以上,2013 年 4 月18 日发布的《中华人民共和国卫生行业标准——临床营养风险筛查(WS/T427-2013)》规定:NRS 2002 的适用对象为 18~90 岁、住院过夜、入院次日 8 时前未进行手术、神志清楚、愿意接受筛查的成年住院患者。2016 年,NRS 2002 被美国肠外肠内营养学会(ASPEN)和美国重症医学学会(society of critical care medicine,SCCM)推荐为营养风险筛查的首选工具。

NRS2002 由第一步(初步)筛查和第二步(最终)筛查两个部分组成。

1. **第一步(初步)筛查**　简称初筛,包括 4 个判断性问题:BMI<18.5?过去 3 个月有体重下降吗?在过去一周内有摄食减少吗?有严重疾病吗?如果对以上任一问题回答"是",则进入第二步筛查;如果对以上所有问题回答"否",说明患者目前没有营养风险,但是需要1 周后复查。对于计划接受腹部大手术的患者,即使以上所有回答均为"否",仍然可以制订预防性营养支持计划,以降低营养风险。

2. **第二步(最终)筛查**　简称终筛,内容包括营养状况受损、疾病严重程度及年龄三部分评分,见表 7-1:

表 7-1　NRS 2002 营养风险筛查表

评分项目	0 分	1 分	2 分	3 分
营养状态受损评分	正常营养状态:BMI ≥ 18.5,近 1~3 月体重无变化,近一周摄食量无变化	3 个月内体重丢失 >5% 或食物摄入比正常需要量低 25%~50%	一般情况差或 2 个月内体重丢失 >5% 或食物摄入比正常需要量低 50%~75%	BMI<18.5,且一般情况差或 1 个月内体重丢失 >5%(或 3 个月体重下降 15%)或者一周食物摄入比正常需要量低 75%~100%
疾病严重程度评分	正常营养需要量:	需要量轻度提高:髋关节骨折,慢性疾病有急性并发症者:肝硬化,COPD,血液透析,糖尿病,一般肿瘤患者	需要量中度增加:腹部大手术,卒中,重度肺炎,血液恶性肿瘤	需要量明显增加:颅脑损伤,骨髓移植,APACHE>10 分的 ICU 患者
年龄评分	18~69 岁	≥ 70 岁		

备注:

(1)记分:NRS 2002 总评分计算方法为 3 项评分相加,即疾病严重程度评分 + 营养状态受损评分 + 年龄评分,总分为 0~7 分。

(2)结论:①总分值≥ 3 分:患者存在营养风险,开始制订营养治疗计划。②总分值 <3 分:每周复评。

NRS 2002 本身属于筛查工具,只能判断患者是否存在营养风险,不能判定患者是否存在营养不良的风险,不能判定患者是否存在营养不良以及营养不良的程度。NRS 2002 使用的困难之处在于,如果患者卧床无法测量体重,或者有水肿、腹水等影响体重的测量,以及意识不清的患者无法回答评估者的问题时,该工具的使用将受到限制。此外,NRS 2002 规定的疾病种类非常有限,遇到工作表中未出现的疾病时,需要采用"挂靠"类似疾病的方法进行评分,这可能增加了误差的可能性。

(二)主观整体评估(SGA)

SGA 是 ASPEN 推荐的临床营养状况的评估工具,采用了半定量的方法,操作简单,是纯临床主观评价,其结果是发现营养不良,并对营养不良进行分类。评估的内容包括详细的病史与身体评估(表 7-2)。病史主要强调五方面的内容:①体重变化;②进食量变化;③胃肠道症状;④活动能力改变;⑤疾病状态下的代谢需求。身体评估主要包括三个方面:①皮下脂肪的丢失;②肌肉的消耗;③水肿(体液)情况。

表 7-2　SGA 的主要内容及评价标准

指标	A 级	B 级	C 级
1. 近期(2 周)体重改变	无 / 升高	减少 <5%	减少 >5%
2. 饮食改变	无	减少	不进食 / 低能量流质
3. 胃肠道症状	无 / 食欲不减	轻微恶心、呕吐	严重恶心(持续 2 周计)、呕吐
4. 活动能力改变	无 / 减退	能下床活动	卧床
5. 应激反应	无 / 低度	中度	高度
6. 肌肉消耗	无	轻度	重度
7. 三头肌皮褶厚度	正常	轻度减少	重度减少
8. 水肿 / 腹水	无	轻度	重度

SGA 是目前临床营养状况评估的"金标准",其信度和效度已经得到大量检验。不同研究者间的一致性信度为 81%。敏感度和特异度分别为 82% 和 72%。研究显示,通过 SGA 评估发现的营养不足患者并发症的发生率是营养良好患者的 3~4 倍。针对不同住院患者的前瞻性研究显示 SGA 能够很好地预测并发症,包括透析患者、肝移植患者和 HIV 感染的患者。

ESPEN 推荐 SGA 为营养筛查根据,但由于该工具偏重于疾病评估,缺乏相关研究来证明筛查结果与临床结局的关系,而且未把筛查指标与患者分类联系起来,使其不能满足临床快速筛查的需要。此外,由于 SGA 属于主观评估工具,测量者必须通过正规培训才能确保筛查的准确性。

(三)微型营养评估(MNA)

MNA 是专门为老年人开发的营养筛查与评估工具,MNA 比 SGA 更适合于发现 65 岁以上的严重营养不足的患者,不仅适用于住院患者,也可用于家庭照顾的患者,甚至社区居民。Guigoz Y 等将 MNA 用于社区的健康老年人群,认为 MNA 可以发现营养风险以及和营养风险相关的生活方式,也可用于白蛋白和体质指数均正常的人群。MNA 快速、简单、易操作,一般 10 分钟即可完成。新版 MNA 包括两部(表 7-3),第一步为营养筛查,第二步为营养评估,可进行营养不足和营养风险的评估。

表 7-3　新版 MNA 第一部分(筛选)

A	既往 3 个月内是否因食欲下降、咀嚼或吞咽等消化问题导致食物摄入减少?	
	0= 严重的食欲减退　1= 中等程度食欲减退　2= 食欲减退	
B	最近 3 个月内体重是否减轻?	
	0= 体重减轻超过 3kg　1= 不清楚　2= 体重减轻 1~3kg　3= 无体重下降	
C	活动情况如何?	
	0= 卧床或长期坐着　1= 能离床或椅子,但不能外出　2= 能独立外出	
D	在过去 3 个月内是否受过心理创伤或罹患急性疾病	
	0= 是　2= 否	
E	是否神经心理问题	
	0= 严重痴呆或抑郁　1= 轻度痴呆　2= 无心理问题	
F	BMI(kg/m^2)是多少?	
	0= 小于 19　1=19~21　2=21~23　3= 大于或等于 23	

合计　筛查分值(14 分)

结果说明

≥ 12 分,无营养不良的风险　—不需要完成进一步的评价

≤ 11 分,可能存在营养不良　—继续进行评价

新版 MNA 第二部分(评价)

G	是独立生活(不住在养老机构或医院)吗?	
	0= 否　1= 是	
H	每日应用处方药超过 3 种?	
	0= 是　1= 否	
I	有压力性疼痛或皮肤溃疡吗?	
	0= 是　1= 否	
J	患者每日完成几餐?	
	0=1 餐　1=2 餐　2=3 餐	
K	蛋白质的摄入量是多少?	
	每日至少 1 份奶制品(牛奶、奶酪、酸奶)?　A)是　B)否	
	每周至少 2~3 份豆制品或鸡蛋?　A)是　B)否	
	每日吃肉、鱼或家禽?　A)是　B)否	
	0.0=0 或 1 个"是"　0.5=2 个"是"　1.0=3 个"是"	
L	每日能吃 2 份以上的水果或蔬菜吗?	
	0= 否　1= 是	

M	每日喝多少液体(水、果汁、咖啡、茶、奶等)? 0.0= 小于 3 杯　0.5=3~5 杯　1.0= 大于 5 杯
N	喂养方式? 0= 无法独立进食　1= 独立进食稍有困难　2= 完全独立进食
O	对营养状况的自我评价如何? 0= 营养不良　1= 不能确定　2= 营养良好
P	与同龄人相比,你如何评价自己的健康状况? 0.0= 不太好　0.5= 不知道　1.0= 一样好　2.0= 更好
Q	中臂围(MAC)是多少?(cm): 0.0= 小于 21　0.5=21~22　1.0= 大于等于 22
R	腓肠肌围(CC)是多少?(cm) 0= 小于 31　1= 大于等于 31
合计	(共 16 分)

MNA 第一部分筛查总分 14 分,第二部分评价总分 16 分,两部分相加总分共计 30 分。

MNA 评分分级标准:

①若 MNA ≥ 24,表示营养状态良好;

②若 17 ≤ MNA ≤ 23.5,表示存在发生营养不良的危险;

③若 MNA<17,表示有确定的营养不良。

该评估工具的信度和效度得到研究的证实,既可用于有营养风险的患者,也可用于已经发生营养不足的住院患者。很多研究发现该工具可用于预测健康结局、社会功能、死亡率、就诊次数和住院花费。

（四）营养不良通用筛查工具（MUST）

MUST 是由英国肠外肠内营养协会（British Association for Parenteral and Enteral Nutrition,HAPEN）多学科营养不良咨询小组发展的,于 2004 年正式发表,是适用于不同医疗机构的营养风险筛查工具,并且适合不同专业人员如护士、医生、营养师、社会工作者和学生等使用。该工具得到了英国营养师协会、英国皇家护理学院、注册护士协会、肠外肠内营养协会的支持,主要用于蛋白质热量营养不良及其发生风险的筛查,主要包括三方面的评估内容（表 7-4）:①体质指数（BMI）;②体重减轻;③疾病所致的进食量减少。通过三部分的评分最终得出总分,分为低风险、中等风险和高风险。

MUST 评分将 BMI 分为 3 级:>20kg/m^2、18.5~20kg/m^2 和 <18.5kg/m^2,三者分别评为 0分、1 分和 2 分;将过去 3~6 个月体重下降程度也分为 3 级:<5%、5%~10% 和 >10%,分别评为 0 分、1 分和 2 分;如果由于疾病的原因导致近期禁食时间可能 ≥ 5 天则加 2 分。将以上分数加起来,0 分为低营养风险状态,需定期进行重复筛查;1 分为中等营养风险状态;2 分为高营养风险状态;如果 >2 分,表明营养风险较高,需要由专业营养医生制订营养治疗方案。

表 7-4 MUST 评分标准

	评分项目	分值
BMI	>20kg/m²	0 分
	18.5~20kg/m²	1 分
	<18.5kg/m²	2 分
体重下降程度	过去 3~6 个月体重下降 <5%	0 分
	过去 3~6 个月体重下降 5%~10%	1 分
	过去 3~6 个月体重下降 >10%	2 分
疾病原因导致近期禁食时间	≥ 5d	2 分

将以上分数加起来,0 分为低营养风险状态,需定期进行重复筛查;

1 分为中营养风险状态;

2 分为高营养风险状态;

如果 >2 分,表明营养风险较高,需要由专业营养医师制订营养治疗方案。

评估过程中的质量控制主要体现在以下三方面:

(1)对患者身高、体重测量方法的精确把握(入院后次日晨起患者空腹、赤脚、穿着轻质病员服装测量身高、体重,研究所用测量仪器在使用前均经过评估人员的归零校正,并不能采用电子病历记录的数据来反映患者身高和体重数值信息)。

(2)在每位患者疾病严重程度评分方面,如果调查人员有疑惑或对评分细则不确定,调查负责人或患者的主管医生有权决定诊断挂靠位置,即疾病评分的确定。

(3)患者近期饮食及体重变化均由患者本人叙述,患者家属意见仅当参考。另外,在与患者沟通过程中,也要注意问诊技巧及提问顺序,如针对体重下降指标的问诊,首先询问患者近期内体重有无变化,如患者回答是下降,再询问下降的程度,若下降幅度 >5%,再仔细询问是在最近几个月内出现此情,这样能在最大程度上减少问诊对于患者的言语暗示,减少偏倚。

MUST 可以预测老年住院患者的死亡率和住院时间,即使是无法测量体重的卧床老年患者,MUST 也可进行筛查,并预测临床结局。该工具在不同使用者间有很好的一致性信度(kappa 0.809~1.000),与其他营养筛查工具也有较好的一致性。研究证明 MUST 是容易使用的快速营养风险筛查方法,一般可在 3~5 分钟内完成,适用于所有的住院患者。

(五)营养风险指数(NRI)

NRI 有两个完全不同的体系,早先的 NRI 是一个包含 16 个问题的问卷,目前常用的 NRI 是一个计算公式,它是美国宾夕法尼亚大学 Buzby GP 等于 1988 年提出的,美国退伍军人协会肠外营养研究协作组于 1991 年进一步发展,用于临床腹部和胸部手术前患者全肠外营养支持效果的评价。该工具根据血清白蛋白的浓度,体重减少的百分比进行营养风险的评估。通过如下公式计算出营养风险指数:

$$NRI = \frac{1.519 \times 白蛋白浓度 + 41.7 \times 目前体重}{既往体重}$$

美国退伍军人协会肠外营养研究协作组研究发现 NRI 的敏感性和特异性很好,可预测患者的并发症。Glugston 等的研究发现 NRI 与死亡率和住院时间延长相关,但与感染率无关。NRI 主要的不足是该评估方法需要患者目前和既往的体重,很多患者不记得平常体重,如果患者由于疾病的原因出现水肿,则会影响测量的结果。另外,应激影响血清白蛋白的浓度,也是 NRI 筛查方法使用受到限制的原因。

五、进一步评估措施

通过营养风险筛查,确定患者存在营养风险,但同时存在代谢或功能方面的障碍,或无法确定患者是否存在营养风险时,应该对患者实施进一步的营养评估,内容如下:

（一）病史

询问肿瘤病史、病理诊断、临床分期、并存疾病、治疗反应、既往病史、饮食改变、体重变化、身体功能变化、胃肠道症状、用药情况、经济状况等,了解肿瘤患者的营养需求,找出营养不良的可能原因,判断患者对营养治疗的接受程度及可能效果。

（二）体格检查

观察脂肪组织、肌肉组织消耗程度,水肿和腹水,皮肤黏膜等,有助于评价能量和蛋白质缺乏的严重程度。

（三）实验室检查

主要检测血常规、生化指标、免疫功能等。

（四）人体测量

动态监测体重是最方便、最直接的方法,但易受干扰,如液体潴留、患者昏迷、瘫痪等。另外,很多患者往往难以追溯末次准确称体重的时间和具体数值。其他指标有 BMI、上臂围、小腿围、肱三头肌皮褶厚度、上臂肌围、日常活动能力、握力、体力活动受限程度、液体平衡与组织水肿等。

（五）人体成分分析

包括体脂肪量、体脂肪率(%)、非脂肪量、肌肉量、推定骨量、蛋白质量、水分量、水分率(%)、细胞外液量、细胞内液量、基础代谢率、内脏脂肪等级、体型等。

（施赛磊）

第三节　营　养　支　持

一、概述

营养支持是指在摄入饮食不足或不能摄入的情况下,通过肠内或肠外营养的途径补充或维持人体必需的营养素。营养支持不是单纯的提供营养,更重要的是使细胞获得所需的营养底物而进行正常或接近正常的代谢,以维持其功能,这样才能保护或改善器官、组织的功能和结构,才能改善免疫功能在内的各种生理功能,以达到患者康复的目的。营养支持与抗生素应用、输血技术、重症监护、麻醉技术、免疫调控及体外循环被列为 20 世纪医学最伟大的成就。2009 年 ASPEN 发表的指南将"营养支持"改为"营养支持治疗",更加确切地体现了营养支持具有治疗的作用,更应得到重视。

（一）营养支持的目的

根据营养支持的目的,营养支持可分为三类:补充营养、支持营养与治疗营养。补充营养是为那些存在营养不足的患者补充较多的营养,以纠正营养不良;支持营养是为那些原无营养不良,但因急性疾病,消耗大量增加,为维持机体的基础需要与补充额外消耗而给予相应的营养,以支持机体维持代谢的正常进行;治疗营养是通过提供某些营养物质以达到治疗的目的。

（二）营养支持策略的变迁

临床营养支持包括肠外营养（PN）与肠内营养（EN）。1968 年 Dudrick 与 Wilmore 始创"静脉高营养法",根据 Moore 提出热／氮比例为 150∶1 的理论,将营养素混合在一起由腔静脉置管输入,经动物实验及临床应用,证实了经肠外途径提供营养的作用,并推进了营养支持的发展,因此 20 世纪 70 年代"当患者需要营养支持时,首选静脉营养"成为金标准。20 世纪 80 年代,危重患者营养支持的研究进一步深入,人们发现肠道不仅有消化、吸收营养的功能,还具有屏障、免疫及内分泌功能,20 世纪 90 年代营养支持的金标准改为:"当肠道有功能且能安全使用时,使用它"。随着临床进一步实践,肠内营养优点得到充分认识,但是不足之处亦显露,当前营养支持途径的选择标准是"采用全营养支持,首选肠内营养,必要时肠内与肠外营养联合应用"。

二、肠外营养

肠外营养（PN）是指通过静脉途径为无法经胃肠道摄取和利用营养物质的患者提供完全和充足的营养素,以达到维持机体代谢所需的目的。

（一）肠外营养适应证

肠外营养适用于胃肠功能障碍或衰竭的患者以及不能进食、不能耐受肠内营养和肠内营养禁忌的患者。主要包括:肠功能障碍,如短肠综合征、严重小肠疾病、放射性肠炎、严重腹泻、顽固性呕吐、胃肠梗阻、肠外瘘等;高代谢状态危重患者,如大手术围术期、大面积烧伤、多发性创伤等;大剂量化疗、放疗或接受骨髓移植患者;严重营养不足肿瘤患者;重要器官功能不全患者,如肝、肾、肺、心功能不全或衰竭等。

（二）肠外营养禁忌证

存在以下情况时,不宜给予肠外营养支持:胃肠功能正常,能获得足量营养者;需急诊手术者,术前不宜强求肠外营养;早期复苏阶段、血流动力学不稳定或存在严重电解质与酸碱失衡;临终或不可逆昏迷患者。

（三）肠外营养制剂

1. **碳水化合物制剂**　碳水化合物制剂是最简单、有效的 PN 制剂,可提供机体代谢所需能量的 50%~60%。葡萄糖是 PN 最常选用的能量制剂,临床上常配制成 5%、10%、50% 等规格的注射液。此外,70% 葡萄糖注射液专供肾衰竭患者使用。临床常用制剂还有果糖及糖醇类（如山梨醇和木糖醇）,这些制剂均不能长期大量应用,否则会引起高乳酸血症、高胆红素血症、高尿酸血症等代谢紊乱现象。目前已不主张单独使用葡萄糖制剂,而应与脂肪乳剂合用,以减少葡萄糖用量,避免糖代谢紊乱的发生。另外,在大量输注葡萄糖时,需补充适量胰岛素以弥补内源性胰岛素的不足,每日葡萄糖用量不宜超过 400g。

2. **氨基酸制剂**　氨基酸构成肠外营养配方中的氮源,用于合成人体的蛋白质。人体蛋白质由 20 种不同的氨基酸组成,其中 8 种为成人必需氨基酸。现有的复方结晶氨基酸溶液品种繁多,按其配比模式可分为平衡型与非平衡型两大类氨基酸溶液。临床选择须以应用目的、病情、年龄等因素为依据。每天提供的氨基酸量为 1~1.5g/kg,占总能量的 15%~20%。平衡型氨基酸溶液中所含必需与非必需氨基酸的比例符合人体基本代谢所需,生物利用度高,适用于多数营养不良患者,如乐凡命(8.5%、1.4%)、格拉命、5% 复方氨基酸等。其中 8.5% 和 11.4% 的乐凡命含 18 种氨基酸,包括酪氨酸和胱氨酸。格拉命含有 17 种氨基酸,其主要特点是含有 L-甘氨酰-谷氨酰胺,能在血浆中迅速分解出谷氨酰胺。非平衡型氨基酸溶液的配方系针对某一疾病的代谢特点而设计,兼有营养支持和治疗的作用,目前主要指肝病、肾病、创伤和婴幼儿用的氨基酸。肝病用氨基酸富含支链氨基酸,能够调节血浆支链氨基酸与芳香族氨基酸的比例,用于肝硬化、重症肝炎和肝性脑病的治疗,如安平、肝安注射液等。肾病用氨基酸由 8 种必需氨基酸和组氨酸构成,用于纠正因肾病引起的必需氨基酸不足,如复合氨基酸 9R 注射液(肾安)。创伤型氨基酸富含支链氨基酸,用于手术前后、严重创伤、烧伤和骨折等,如 15-氨基酸 HBC。婴幼儿用氨基酸能提供足量的必需氨基酸(约占氨基酸总量的 40%),婴幼儿体内苯丙氨酸羟化酶、胱硫醚酶的活性低,故应降低苯丙氨酸、蛋氨酸、甘氨酸的用量,同时富含婴幼儿体内不能合成的酪氨酸、胱氨酸(或半胱氨酸)、精氨酸和组氨酸,如爱咪特。近年来,个别氨基酸在代谢中的特殊意义已受到重视,如谷氨酰胺(Gln)在 PN 中已有重要的作用。Gln 不仅是人体内含量最多的非必需氨基酸,经研究还发现,在 PN 液中加入 Gln,可改善体内的氮平衡,促进肠道黏膜和胰腺的生长,对防止肠黏膜萎缩,维持肠黏膜的完整性及防止肠道细菌易位,防止肝脏脂肪化,骨骼肌蛋白合成均起着重要作用。目前的 PN 液中多不含 Gln,主要是因其不稳定,遇热会分解产生氨和焦谷氨酸等物质。将 Gln 进行化学修饰形成二肽,即丙氨酰-L-Gln 和甘氨酰-L-Gln,便可克服其缺点;经静脉注射,在二肽酶作用下还能迅速分解释放出 Gln,提高生物利用率,且无积累作用,又能弱化肠黏膜通透性在 PN 后的升高,减少感染性并发症。目前临床静脉用谷氨酰胺制剂是丙氨酰谷氨酰胺(力太、莱美活力),由于渗透压高(921mOsm/L),不能单独输注,需加入全营养混合液或其他液体中使用,连续使用不得超过 3 周,严重肝肾功能不全者禁用。

3. 脂肪乳剂　脂肪乳剂是一种重要的能源物质,所供能量可占总能量的 25%~50%。目前脂肪乳剂有多种,其中以大豆油或红花油经磷脂乳化并加注射用甘油制成的脂肪乳剂最为常用,该溶液中脂肪微粒的粒径大小和生物特征与天然乳糜微粒相似,理化性质稳定。由于构成脂肪乳剂的原料不同,其甘油三酯的碳原子数也不尽相同。根据其长短可分为长链甘油三酯(LCT,14~24 个碳原子)、中链甘油三酯(MCT,6~12 个碳原子)及短链甘油三酯(2~4 个碳原子)。LCT 脂肪乳剂能提供人体的必需脂肪酸和能量,但其氧化代谢速度较慢,代表产品英脱利匹特。与之相比,MCT 具有更多优点,包括快速提供能量、基本不在组织内沉积、较少影响脂蛋白代谢和网状内皮系统功能、减轻因为肉毒碱缺乏导致的脂肪代谢异常、改善免疫功能等,因而特别适用于危重患者和肝功能不良者,用于新生儿的治疗也较安全。不过,MCT 不能提供必需脂肪酸,大量输注还会产生毒性,因此临床一般应用 LCT 与 MCT 各占一半的物理混合制剂可扬长避短,对某些特殊患者(如严重创伤、感染、肝功能不全等)更为安全,其代表产品是力能、力保防宁。短链脂肪酸尚处于动物实验和临床试验阶段,因其具有促进肠道血流,刺激胰酶分泌,促进结肠内水、钠吸收等特点,故在临床尤其适用于短肠综合征患者。另外,处于研发状态的新型脂肪乳剂层出不穷,如鱼油脂肪乳剂,富含 ω-3 多不饱和脂肪酸,有助于降低心血管疾病的发生率,减少血小板活化聚集,减轻炎症反应,提高免疫功能,防止肿瘤生长,代表产品尤文。

4. 维生素制剂 维生素可分为水溶性和脂溶性两大类,前者包括 B 族维生素和维生素 C,后者包括维生素 A、维生素 D、维生素 E、维生素 K。水溶性维生素在体内无储备,长期 PN 时常规提供多种维生素可预防其缺乏。脂溶性维生素在体内有一定的储备,短期禁食者不缺乏。水溶性维生素制剂的代表产品是水乐维他,含 9 种水溶性维生素。常用的脂溶性维生素制剂为维他利匹特,含 4 种脂溶性维生素,上述产品均可溶于全营养混合液或脂肪乳剂中使用。

5. 微量元素 微量元素是指占人体总重量万分之一以下或日需求量在 100mg 以下的元素,其具有重要的和特殊的生理功能。对临床具有实际意义的微量元素包括锌、铜、铁、硒、铬、锰等,这些元素均参与酶的组成、三大营养物质的代谢、上皮生长、创伤愈合等生理过程。代表产品是安达美,含 9 种微量元素,由于该溶液为高渗(1 900mOsm/L)和低 pH 值(2.2),需加入其他液体中输入。

6. 电解质 电解质是可以维持人体水、电解质和酸碱平衡,保持人体内环境的稳定,维护各种酶的活性和神经、肌肉的应激性以及营养代谢正常的一类重要物质。临床多应用单一性制剂,如 NaCl 溶液、KCl 溶液、$MgSO_4$ 溶液、$NaHCO_3$ 溶液等,必要时也应用谷氨酸钾、谷氨酸钠或格列福斯(每支含磷 10mmol,为成人每日基本需求量)。

(四)肠外营养支持途径

目前,临床上常用的有中心静脉和外周静脉营养。

1. 中心静脉营养(CPN) 是指将全部营养素通过中心静脉输入的方法,是进行肠外营养治疗的最佳输注途径。高渗的肠外营养制剂必须经中心静脉输注。基于患者的情况和预期营养支持治疗的时间长短,选择不同的置管方式。中心静脉置管可分为短期置管和长期置管。短期置管主要通过锁骨下静脉或颈内静脉置管完成。长期中心静脉置管需要通过手术置入皮下隧道导管或输液港;也可以用经外周静脉的中心静脉导管(PICC)置管,如经肘部静脉(肘正中静脉、头静脉或贵要静脉)的腔静脉置管,该方法的优点是导管留置时间较长,可留置近两年,适用于长期接受治疗的病人,临床应用具有较好的安全性,可降低医疗费用。

2. 周围静脉营养(PPN) 是指将营养物质由外周静脉输入的方法。PPN 采用的时间不应超过 2 周,可用于改善患者手术前后的营养状况,纠正疾病所致的营养不良。该方法优点为操作简便,容易实施,对静脉损伤小,不存在中心静脉置管的风险,在普通病房内即可实施,但外周静脉无法耐受高渗溶液,需定期更换注射部位,以防止液体渗漏和静脉炎,营养需求很难满足。

(五)肠外营养实施

1. 营养液配制需在专门无菌配液室内进行,配液前配液室的台面应紫外线照射 60 分钟;配液过程中严格按照无菌技术操作,严格执行查对制度,加药时要注意各种药物加入顺序;配制好的营养液应在 24 小时内输注,如不能及时输注,要求保存于 4℃ 的冰箱内。

2. 推荐使用营养液专用输液器以滤除营养液中较大的脂肪乳滴和微粒,减少堵管、静脉炎、栓塞等并发症的发生。

3. 合理安排输液计划和输注速度,防止发生糖、脂肪代谢紊乱以及急性肺水肿等并发症。合理安排静脉营养液及其他药物的输注顺序,避免肠外营养液与其他不相容药物发生反应,从而产生沉淀。

4. 对于接受肠外营养治疗的患者,需进行全面、持续的质量监测,以及时了解营养治疗的效果,并及时发现相关并发症。监测指标包括:24小时液体出入量、生命体征、血生化指标、血常规、体重等。

三、肠内营养

ER 0701

视频:肠内营养

肠内营养(EN)是经胃肠道提供代谢需要的营养物质及其他营养素的营养支持方式,肠道不仅有消化及吸收营养的功能,还有免疫与屏障功能,因此"当肠道有功能且能安全使用时,使用它"。重症患者在条件允许时应尽早开始肠内营养。

(一)肠内营养适应证

实施肠内营养的可行性主要取决于小肠是否具有吸收功能,只要胃肠道解剖与功能允许,并能安全使用,应积极采用肠内营养支持。肠内营养适应证如下:吞咽和咀嚼困难、意识障碍或昏迷;消化道瘘;短肠综合征;炎性肠道疾病;慢性消耗性疾病;纠正和预防手术前后营养不良;其他特殊疾病:肝功能不全、肾衰竭、先天性氨基酸代谢缺陷病等。

(二)肠内营养的禁忌证

肠内营养的绝对禁忌证是肠道梗阻,不宜或慎用肠内营养的情况,具体如下:由于衰竭、严重感染及手术后消化道麻痹所致的肠功能障碍;完全性肠梗阻无法经肠道给予营养,如高流量的小肠瘘;各种肠内营养入径(鼻-胃-肠、胃-空肠造口等)的特殊禁忌;存在违背伦理学的指征,如多器官功能衰竭的终末期患者。

(三)肠内营养制剂类型

肠内营养制剂均为流质状态的饮食,营养素齐全、配比合理、残渣极少、易消化或不需消化、化学成分明确、使用方便是其特征。

1. **匀浆制剂** 匀浆饮食是根据病情随时修改营养素的糊状浓流体饮食,可经鼻饲、胃或空肠置管滴入,或以灌注的方式给予的经肠营养剂。

匀浆制剂包括商品制剂和自制制剂。商品制剂为无菌、即用的均质液体,成分明确,可通过细孔经鼻饲管喂养,使用较为方便,缺点是营养素不易调整,价格较高,如立适康(匀浆膳)等。自制制剂是选择正常人饮食(牛奶、鱼、肉、水果、蔬菜等食品)去刺和骨后,用高速捣碎机搅成糊状,调配成能量充足和各种营养素齐全的平衡饮食,在医院或家庭中均可长期使用,且无不良反应。其缺点是维生素和矿物质含量不明确或差异较大;固体成分易沉降,浓度较高,不易通过细孔径鼻饲管;卫生及配制后的保存要求高。

匀浆饮食能量和蛋白质要求可按病情配制多种配方,蛋白质占总能量的15%~20%,脂肪占25%~30%,糖占55%~60%。

2. **大分子聚合物肠内营养配方** 以全蛋白质、脂肪和糖类等大分子为主要成分的营养制剂,配方中蛋白质、糖类和脂肪分别占总能量的12%~18%、40%~60%和30%~40%,此外,配方中尚含有多种维生素、矿物质和膳食纤维。大分子聚合物制剂可经口摄入或经喂养管注入,适合于胃肠功能基本正常者。

(1)标准的大分子聚合物肠内营养制剂:以不含乳糖、等渗、残渣少、宜通过小孔径的肠内喂养管,含有完整的蛋白、多聚糖、长链和 / 或中链脂肪酸为特点,其营养素组成为:糖占50%~55%,蛋白质占 10%~15%,脂肪占 25%~30%。该类制剂调配成液体时标准能量密度为1kcal/ml,非蛋白质能量与氮的比例约为 150kcal∶1g,渗透压 300~450mOsm/L,适用于多数患者。主要制剂有能全素、安素、瑞素等。

(2)高能量、高氮大分子聚合物肠内营养制剂:高能量配方以较少容量提供较高能量,能量密度为(1.5~2)kcal/ml,适用于需限制液体摄入量的患者。高氮配方中的热氮比约为74.8kcal∶1g,适用于需补充大量蛋白质的患者。主要制剂有瑞高等。

(3)含膳食纤维的大分子聚合物肠内营养制剂:其特点是在标准型中加入从肉、水果、蔬菜和谷物中提取出来的纤维素,尤适用于腹泻或便秘患者,使用时应采用口径较大的输注管。主要制剂有能全力、瑞先等。

3. 预消化肠内营养配方　含有 1 种或 1 种以上的部分消化的大分子营养素。其中氮以氨基酸和短肽型形式存在,糖类为部分水解的淀粉(麦芽糖糊精和葡萄糖寡糖),脂肪常为植物来源的 MCT 和 LCT,少数制剂含有短链脂肪酸,不含乳糖和膳食纤维,含有足够的矿物质、微量元素和维生素。该类配方的渗透压一般为 400~700mOsm/L,适用于胃肠道消化功能不全的患者,如吸收不良综合征、克罗恩病、肠瘘、小肠切除术后、胰腺炎等。

(1)以氨基酸为基础的配方其特点是:①蛋白质来源于结晶氨基酸;②糖来源于多聚糖或双糖;③脂肪来源于植物油;④组成相对分子质量最小,渗透压高。主要制剂有维沃、爱伦多等。

(2)以肽类为基础的配方其特点是:①氮源为双肽或三肽;②脂肪主要来源于植物油;③糖主要来源于水解的谷物淀粉或葡萄糖低聚糖。主要制剂有百普素、百普力、立适康(短肽型)等。

4. 单体肠内营养配方　由单一营养素组成的肠内营养配方称为单体肠内营养配方,临床上常用以增加某营养素的含量或对肠内营养配方进行个体化设计。

(1)蛋白质配方:氮源为氨基酸混合物、蛋白质水解物或整蛋白,适用于创(烧)伤、大手术等需要增加蛋白质的情况。亦可用于肾衰竭或肝性脑病需限制蛋白质患者。如立适康(乳清蛋白粉)等。

(2)脂肪配方:原料包括长链甘油三酯(LCT)及中链甘油三酯(MCT)。LCT 的热值为9kcal/g,且含较为丰富的必需脂肪酸。MCT 的热值为 8.4kcal/g,不含必需脂肪酸,主要用于脂肪吸收不良患者,不宜用于糖尿病酮症酸中毒患者。

(3)糖类配方:原料可采用单糖、双糖、低聚糖或多糖。

(4)维生素及矿物质配方:如 nutrisource(维生素与矿物质)等。

5. 特殊肠内营养配方　为脏器功能不全或衰竭、代谢障碍、机体对某一营养素的需求增加或机体限制某营养素的摄入而设计的肠内营养配方。临床常用肾衰竭用肠内营养配方、糖尿病用肠内营养配方、癌症患者肠内营养配方等。

(1)肾衰竭用肠内营养配方:该类配方含有足够的能量、必需氨基酸、少量脂肪和电解质,适用于肾衰竭患者。目的是通过提供适合肾衰竭代谢特点的营养物质,使体内氮质性产物通过再利用,将受损肾脏处理代谢产物的负荷降至最低。如立适康(肾脏疾病专用)等。

(2)糖尿病用肠内营养配方:主要涉及碳水化合物来源和脂肪构成。碳水化合物以低聚糖或多糖如淀粉为宜,再加上足够的膳食纤维,有利于减缓血糖的上升速度和幅度。此外,含相对高比例的单不饱和脂肪酸可延缓营养液在胃内的排空速度。如瑞代、康全力、立适康(纤维型)等。

(3)癌症患者肠内营养配方:这种配方添加了 ω-3 多不饱和脂肪酸、核苷酸、锌和精氨酸,可增强患者免疫防御能力。如瑞能。

(4)高代谢肠内营养配方:适用于大手术、烧伤、多发性创伤及脓毒病等高代谢的患者,以尽快维持正氮平衡,如瑞高等。

(四)肠内营养支持途径

肠内营养包括口服及管饲,与肠外营养支持比,肠内营养更符合生理,可以改善患者结局、降低费用、减少感染并发症的发生。

1. **口服营养**　是指通过口腔摄入食物或营养制剂获取营养的方法。口服是一个简单、有效而安全的给予方式,适用于意识清楚、吞咽功能和消化功能正常者。

2. **管饲营养**　是指对于上消化道通过障碍者的营养支持方式,管饲途径包括鼻胃(十二指肠)管、鼻空肠管、胃造口、空肠造口等。喂养途径的选择取决于喂养时间长短、患者疾病情况、精神状态及胃肠道功能。6 周以内的短期肠内营养可以通过鼻胃管及鼻肠管实现,长期肠内营养可以通过经皮胃造口管及空肠造口管实现;与经胃喂养相比,经肠喂养能减少吸入性肺炎的发生,因此,有高危肺吸入风险的患者推荐鼻肠管和空肠造口管管饲。

(五)肠内营养实施

1. 管饲肠内营养前确认喂养管的位置。鼻胃管喂养应先回抽胃内容物,判断有无胃潴留。

2. 推荐使用肠内营养专用输注泵和输注泵管进行肠内营养管饲,匀速输注,根据患者肠功能逐渐增加输注的速度及输注总量,防止发生腹胀、腹泻等肠道不耐受症状。

3. 在患者无体位限制的情况下,肠内营养液输注期间应抬高床头 ≥ 30°,并在营养液输注结束后半小时内仍保持半卧位,防止肠内营养误吸的发生。

4. 肠内营养持续输注期间,每 4 小时以 20ml 温水脉冲式冲管 1 次。管饲药物尽量使用液体状药物,固体药物需彻底研磨并溶解后注射,每次管饲药物或间歇输注后或其他原因停止输注时均需以 20ml 温水脉冲式冲管,预防肠内营养管堵管。

5. 肠内营养液与肠外营养液分杆悬挂,并有明显的非静脉标识,防止发生输注错误,确保患者安全。

6. 每天评估和记录患者有无恶心呕吐、腹胀腹泻等胃肠道症状,记录 24 小时液体出入量及生命体征变化;每周查血生化、血常规,测量体重等指标,以及时了解营养治疗的效果,并预防肠内营养相关并发症的发生。

从肠外营养过渡至肠内营养,需根据病人的实际情况,过渡程序与肠内营养选择亦应个别制订。患者进行肠外营养支持治疗后,当肠道能耐受肠内喂养时,先采用低浓度、缓速输注要素肠内营养或非要素肠内营养的方式,密切监测水、电解质平衡及营养素摄入量,以后逐渐增加肠内营养量而降低肠外营养量,肠内营养能满足代谢需要时,即可撤除肠外营养,进而将管饲与经口摄食结合,最后至正常肠内营养。

(施赛磊)

第四节 营养与疾病

一、营养与肥胖

根据《中国居民营养与慢性病状况报告(2015 年)》,2012 年中国 18 岁及以上居民肥胖率为 11.9%,6~17 岁儿童青少年肥胖率为 6.4%,6 岁以下儿童肥胖率为 3.1%。与 2002 年相比,18 岁及以上居民肥胖率上升了 4.8 个百分点,6~17 岁儿童青少年肥胖率上升了 4.1 个百分点,6 岁以下儿童肥胖率上升了 0.4 个百分点。总体上我国居民肥胖率呈上升趋势。肥胖既是一个独立的疾病,又是 2 型糖尿病、心血管病、高血压、脑卒中和多种癌症的危险因素,因此,预防和控制肥胖症已成为刻不容缓的任务。

肥胖症(obesity)由多种因素引起,是长期能量摄入超过能量消耗以致体内脂肪积累过多达到危害健康的一种慢性代谢性疾病,表现为体内脂肪细胞数量增多和 / 或体积增大,或体脂占体重的百分比异常增高,并在某些局部过多沉积脂肪。

按病因和发病机制,肥胖症可分为单纯性肥胖、继发性肥胖和遗传性肥胖。单纯性肥胖指无内分泌疾病或找不出可能引起肥胖的特殊病因的肥胖症,占肥胖症总人数的 95% 以上,与遗传、饮食和身体活动水平等有关,是单纯由于能量过剩所造成的全身脂肪过量积累。继发性肥胖是以某种疾病为原发病的症状性肥胖。遗传性肥胖是由于遗传基因及染色体异常所致的肥胖。

根据全身脂肪组织分布部位的不同,可将肥胖分为腹型肥胖(abdominal obesity)和周围型肥胖(peripheral obesity)。腹型肥胖又称向心性肥胖(central obesity),以腹部和内脏脂肪增多为主,患心脑血管疾病和 2 型糖尿病的危险性增加。WHO 建议采用腰围和腰臀比来评价腹部脂肪的分布,规定腰围男性 ≥ 94cm、女性 ≥ 80cm,或腰臀比男性 >0.9、女性 >0.8 为腹型肥胖的标准。我国针对腰围提出的标准为男性 ≥ 85cm,女性 ≥ 80cm 为腹型肥胖。周围型肥胖亦称全身匀称性肥胖或皮下脂肪型肥胖,肥胖者体内脂肪基本上呈匀称性分布。

目前,已建立了许多诊断或判定肥胖的方法,常用的方法有:人体测量法、物理测量法和化学测量法。在临床和流行病学调查中,评估肥胖程度的常见人体测量学指标包括体质指数、身高标准体重法以及腰围和腰臀比。尽管有些其他方法(如计算机体层摄影术和磁共振成像术等)可以较精确地测定体脂的百分含量,但这些方法多需使用比较昂贵的仪器设备,难于普遍采用。详见第三章营养状况评价。

(一)肥胖症患者的营养代谢

1. **能量** 机体的能量主要通过摄入食物获得,任何产能营养素摄入过多都可转变成脂肪储存在体内。当机体摄食量过大、能量摄入过多,就会导致能量摄入过剩,长期能量摄入大于能量消耗则会引发肥胖。摄入能量过多可发生在任何年龄,成年起病者多为脂肪细胞体积增大,而幼年起病者多为脂肪细胞数量增多和体积增大,更不易控制。

2. **碳水化合物** 传统理论认为,膳食结构中碳水化合物的含量对肥胖只起次要作用,但是近年来研究发现,伴随脂肪功能比降低、碳水化合物功能比上升,肥胖的发生率也在增加。尤其是单、双糖消化吸收快,易使机体遭受多糖的冲击性负荷,而反馈性胰岛素过度分泌,会促进葡萄糖进入细胞合成体脂。

3. **蛋白质** 肥胖患者由于限制能量摄入量,会引起机体组织蛋白分解,易发生蛋白质营养不良。在控制总能量的情况下,高蛋白饮食能够增加饱腹感,降低能量摄入,对肥胖者有减轻体重的作用,故应提高低能量膳食中蛋白质,尤其是优质蛋白质的比例。但蛋白质摄入过量,含氮代谢产物增加,会加重肝肾负担。

4. **脂肪** 膳食脂肪的能量密度高,过多摄入易使能量超标,且易发生酮症。饱和脂肪酸易转化为体脂,引起肥胖。

5. **维生素和矿物质** 目前关于维生素和矿物质与肥胖的关系研究比较多,很多研究发现肥胖人群中普遍存在着多种维生素与矿物质的缺乏,但与肥胖的因果关系还不明确。目前还没有确切的证据证明某种维生素或矿物质的营养状况能够导致肥胖的发生。

6. **膳食纤维** 膳食纤维具有高膨胀性和持水性,使各种营养成分吸收减慢,具有防止肥胖的作用。膳食纤维还具有吸附胆酸、胆固醇的作用,降低血胆固醇,防止肥胖。大多数富含膳食纤维的食物脂肪含量较少,能量密度小,可以控制膳食能量的摄入;同时,该类食物体积较大,可以替代性地减少其他食物的摄入;另外,膳食纤维能够延缓糖类的吸收并减少食物的消化率,也能起到控制体重的作用。

(二)肥胖症的医学营养治疗

肥胖症的医学营养治疗主要通过培养良好的生活习惯而达到控制体重的目的,原则是在保证机体各种营养素需要的前提下,维持机体摄入能量与消耗能量之间的负平衡状态,并持续相当时间,使体重逐渐下降,接近标准体重。应结合膳食控制与增加体力活动,使基础代谢率不至于因摄入能量不足而下降,以克服因单纯减少能量摄入所产生的不利影响,达到更好的减重效果。

1. **推荐营养摄入量**

(1)能量:在目标摄入量基础上减少 500~1 000kcal/d,调节到能够以每周下降 0.5~1kg 的速率,逐步减轻体重。

(2)脂肪:每日摄入量控制在总能量的 20%~30%,其中饱和脂肪酸应少于 10%,胆固醇低于 300mg/d。若肥胖患者伴有血脂异常,则饱和脂肪酸应降至 7% 以下,胆固醇低于 200mg/d。

(3)蛋白质:每日摄入量宜占总能量的 12%~15%,过多能量无论来自何种宏量营养素,都可引起肥胖,蛋白质也不例外。宜选用低脂肪高生物价蛋白质,如低脂或脱脂乳制品、蛋类、鱼虾类、瘦畜禽肉类。

(4)碳水化合物:每日摄入量宜占总能量的 50%~60%,限制精制糖的摄入,可多选用膳食纤维丰富、生糖指数低的全谷物食物、粗杂粮、杂豆类、薯类、蔬菜及水果等。

(5)维生素与矿物质:蔬菜、水果富含维生素和膳食纤维,可以增加饱腹感。保证每日摄入蔬菜 300~500g,其中深色蔬菜应占 1/2;保证每日摄入新鲜水果 200~350g,果汁不能代替鲜果。蔬果品种应多样化,保证营养平衡,选择时还应充分考虑患者的饮食习惯,以利于长期坚持。为了避免因食物总量摄入减少引起维生素和矿物质不足,可适量摄入含维生素 A、维生素 B_2、维生素 B_6、维生素 C 和锌、铁、钙等微量营养素补充剂。

2. **养成良好饮食习惯** 进食餐次因人而异,通常为 3 餐,鼓励少食多餐,应尽量做到定时定量;晚餐不宜吃得过多过饱,且以清淡为主,利于消化;少吃甜食和含糖饮料;吃饭细嚼慢咽;可先进食低能量密度食物,借以充饥;同时应尽量少饮酒。食物宜以蒸、煮、汆、炖、拌等少油烹调方法制备,忌用油煎、炸,以减少用油量。

3. 增加体力活动　运动对减肥的影响取决于运动方式、强度、时间、频率和总量。2013年美国关于成年人肥胖管理指南推荐,增加有氧运动(如快走)至每周 150min 以上(每天30min 以上,每周 5 天及以上);推荐更高水平的身体活动(每周 200~300min),以维持体重下降及防止减重后的体重反弹(长期,1 年以上)。增加体力活动量可以先从一些日常活动开始,逐渐增加运动量和强度,避免过量,以预防急性和慢性肌肉关节损伤,过量的运动负荷会使免疫功能下降。在剧烈活动前应有充分的热身和伸展运动,逐渐增加肌肉收缩和放松的速度,可改善心肌氧供应,增加心脏的适应性;运动后要有放松活动,让体温慢慢下降,使肌张力逐渐降低,以减少肌肉损伤和酸痛的几率。

4. 认知 - 行为及心理干预　通过调整超重和肥胖患者的生活环境及心理状态,帮助患者理解和认识体重管理、肥胖及其危害,从而做出行为改变。包括自我监控、控制进食、刺激控制、认知重建和放松技巧等。研究证明行为干预可提升患者的理论认识,包括对其激励、支持,指导自我监控(饮食、运动和情绪管理),从而更有利于保持减重效果。肥胖者常见的心理因素如压力、沮丧、抑郁容易导致过度进食,并引发罪恶感而陷入恶性循环中。精神 - 心理支持中需要医务人员能识别干扰减重管理成功的心理或精神疾患,对患者表示充分尊重,仔细倾听并建立信任,通过健康教育提高其对肥胖加重疾病危险性的认识,不应忽略任何细微进步,给予及时、适当的奖励和称赞。

5. 内科药物治疗　大多数肥胖症病人在认识到肥胖对健康的危害后,在医护人员的指导下控制饮食量、增加体力活动,常可使体重减轻。但由于种种原因体重仍不能减轻者,可考虑药物辅助减重。药物治疗仅适用于因肥胖而致疾病危险性增加的患者,而不应该由于形体的目的,对于低危的肥胖者应首选膳食和运动疗法。另外,药物只是全面治疗计划中的一部分,起辅助作用,只有在前述改善饮食结构和增加体力活动的基础上药物辅助减重才能收到较好效果。

(1)药物减重的适应证

1)食欲旺盛,餐前饥饿难耐,每餐进食量较多。

2)合并高血糖、高血压、血脂异常和脂肪肝。

3)合并负重关节疼痛。

4)肥胖引起呼吸困难或有阻塞性睡眠呼吸暂停综合征。

5)BMI ≥ 24 有上述合并症情况,或 BMI ≥ 28 不论是否有合并症,经过 3~6 个月单纯控制饮食和增加活动量处理仍不能减重 5%,甚至体重仍有上升趋势者,可考虑药物辅助治疗。

(2)药物减重的目标

1)比原体重减轻 5%~10%,最好能逐步接近理想体重。

2)减重后维持低体重,不再反弹和增加。

3)与肥胖相关症状有所缓解,使降压、降糖、降脂药物能更好地发挥作用。

(3)减重药物的选择:肥胖的病因因人而异,不同人对药物的反应也可能不同。目前我国使用较多的减重药物有:

1）中枢性作用减重药：西布曲明（sibutramine）。其主要作用为抑制中枢对 5- 羟色胺和去甲肾上腺素的再摄取。抑制 5- 羟色胺的再摄取可增加饱腹感。常用剂量为 5~10mg/d，3~6 个月可减重 10kg 左右，减重效果与剂量相关。应用过程中需注意避免其副作用，服用西布曲明可引起不同程度的口干、失眠、乏力、便秘、月经紊乱、心率增快和血压升高。

2）非中枢性作用减重药：奥利司他（orlistat）。是一种对肠道胰脂肪酶的选择性抑制剂，它不抑制食欲而是阻断进食的脂肪在肠内吸收，摄入的脂肪中约有 1/3 因不能被吸收而从肠道排出，达到减重目的。常用剂量为进餐前一次口服 120mg，3~6 个月可减重 7~10kg。其最常见的反应是使大便量和油脂排出量增加，副作用是有时会因肛门排气带出脂便而污染内裤或排便较急。治疗中注意减少膳食脂肪可以缓解这些症状。使用较长时间后，上述症状可能减轻。奥利司他本身仅有 3% 从肠道吸收，几乎无全身性副作用，也无心血管方面的副作用。由于脂肪吸收较少，是否影响脂溶性维生素吸收的问题值得关注。

6. 外科手术治疗 手术治疗仅适合于极度肥胖或有严重肥胖并发症的病人。对 BMI>40 的极度肥胖症患者，或因肥胖症引起心肺功能不全等而使用其他减肥治疗方法长期无效的患者，经过慎重选择的病例才可以考虑以外科手术作为辅助治疗的方法，包括胃肠道手术和局部去脂术。胃肠道手术包括以减少营养吸收为主的胆胰转流十二指肠转位术（biliopancreatic diversion with duodenal switch，BPDDS）、以缩小胃容积为主的腹腔镜胃袖状切除术（laparoscopic sleeve gastrectomy，LSG）、同时限制摄入和减少吸收的腹腔镜 Roux-en-Y 胃旁路术（laparoscopic Roux-en-Y gastric bypass，LRYGB）和以减少摄食量为主的可调节胃束带术（adjustable gastric banding，AGB）等。通过切除部分小肠以减少内源性物质的分泌以减少对摄入食物中营养物质的吸收，或者通过缝合和充填胃空腔以减少胃容量、增加饱腹感，以预防一次性食物摄入量过多。

上述手术后容易出现各种并发症，包括术后 6 周内发生的近期并发症，如消化道瘘、出血、静脉血栓栓塞、吻合口狭窄、吻合口瘘、内疝与肠梗阻等，以及术后 6 周后发生的远期并发症，如吻合口溃疡、倾倒综合征、胆管结石、营养不良等。对于术后病人，应培养正确的生活、运动习惯；防止营养、微量元素缺乏；预防糖尿病等并发症的发生风险。术后长期按计划对病人进行随访和监测是保证术后疗效、防治复胖发生的关键。

（三）肥胖症的营养教育

1. 饮食规律有度 每日 3~5 餐，在相对固定的时间段内用餐，每次进餐时间充分（20~30 分钟），养成细嚼慢咽的习惯。充分咀嚼不仅有助于食物的初步消化，还有利于饱食信息正确传递至中枢，避免摄食过量。可根据活动量的增减适当调整饮食的分量，切忌狼吞虎咽和暴饮暴食。

2. 减少进食分量 过去 20 年里，食物分量的大小被不断扩大。研究表明，食物分量增加与进食量呈正相关，是引起超重和肥胖的危险因素。因此，可通过选择尺寸较小的餐具控制摄入食物分量的多少。

3. 阅读营养标签 根据我国《预包装食品营养标签通则》，所有预包装食品营养标签强制标示包括能量、核心营养素的含量值及其占营养素参考值（NRV）的百分比。通常来说，某种营养成分含量占营养素参考值 20% 以上，则被认为是富含此种营养成分；而如果占比在 5% 以下，则认为此种营养成分含量低。因此，对于饱和脂肪、添加糖、钠等营养成分，应尽量选择占比低的食物；而对于膳食纤维、维生素 D、钙、铁和钾，可选择占比相对高的食物。

4. 保证饮水量 一些短期对照实验的数据表明,饮水可能会加速脂肪分解并促进体重减轻。尽管目前尚不清楚在长期条件下饮水和体重之间的关系,但保证足够饮水量可以减少含糖饮料的摄入,从而降低总能量的摄入。

5. 限制酒精摄入 酒精是除了碳水化合物、蛋白质和脂肪三大宏量营养素外可提供能量的第四类物质,为7kcal/g,高于每克碳水化合物和蛋白质所提供的能量。饮酒会造成额外的能量摄入,且容易取代更有营养的食物摄取,其在流行病学研究和实验研究中均与肥胖相关。

(丁 融)

二、营养与高血压

高血压(hypertension)是由遗传因素、生活方式或膳食不平衡等致病因子作用,导致的一种以血压升高为主要特征,伴有血管、心脑、肾等器官生理性或病理性改变的全身性疾病,可分为原发性高血压和继发性高血压。原发性高血压是一种以血压升高为特征、病因不明的独立疾病,占总高血压的95%以上。继发性高血压又称为症状性高血压,是某些疾病在发生发展过程中产生的症状之一,当原发病治愈后,血压会随之下降或恢复正常。根据《中国居民营养与慢性病状况报告(2015年)》,2012年中国18岁及以上居民的高血压患病率为25.2%,其中男性26.2%,女性24.1%。与2002年相比,患病率上升。

高血压指在未使用降压药物的情况下,非同日3次测量诊室血压,收缩压(SBP)≥140mmHg和/或舒张压(DBP)≥90mmHg。患者既往有高血压史,目前正在使用降压药物,血压虽然低于140/90mmHg,仍应诊断为高血压。根据血压水平分类和定义(表7-5),高血压又可分为1级、2级和3级。

表7-5 血压水平分类和定义

分类	SBP/mmHg	DBP/mmHg
正常血压	<120 和	<80
正常高值	120~139 和/或	80~89
高血压	≥140 和/或	≥90
1级高血压(轻度)	140~159 和/或	90~99
2级高血压(中度)	160~179 和/或	100~109
3级高血压(重度)	≥180 和/或	≥110
单纯收缩期高血压	≥140 和	<90

注:当SBP和DBP分属于不同级别时,以较高的分级为准。

2017年,美国心脏协会(American Heart Association,AHA)在其学术年会上正式发布新版美国高血压指南(表7-6),其最大变化是将高血压的定义从原来的≥140/90mmHg调整为≥130/80mmHg,并且取消了"高血压前期"的分类标准。更为严格的高血压定义及分级旨在通过早期干预从而预防更多的高血压及其并发症的产生。该指南还指出,尽管更多人群会因为新的分类标准而被归为高血压患者,但这些人群中的大多数可以通过生活方式的改变预防高血压相关疾病,如遵循 DASH 饮食、保持理想体重、坚持体力活动、限制酒精饮料等。

表 7-6　2017 年美国高血压指南

分类	SBP/mmHg	DBP/mmHg
正常血压	<120 和	<80
血压升高	120~129 和	<80
高血压		
1 级高血压	130~139 或	80~89
2 级高血压	≥ 140 或	≥ 90

高血压被称为"沉默的杀手",早期多无症状,有些患者由于没有任何不适感,因而对高血压没有任何治疗。但随病程进展,血压持久升高,全身中小血管长期处于高压状态,引起血管痉挛,动脉管壁增厚、管腔变窄,导致动脉硬化,器官组织缺血,最终引起心、脑、肾等重要器官损害。

(一) 高血压患者的营养代谢

原发性高血压的发病机制至今尚未完全清楚,其中一致公认的、影响血压的主要膳食因素有钠盐、酒精和体重。其他被推测影响血压的膳食因素有镁、钙、膳食纤维、脂肪、蛋白质和某些碳水化合物,然而研究结果迄今尚不一致,有待明确。

1. **脂类**　大多数观察研究并未发现总脂肪摄入量和血压之间有固有的关联,这是由于总脂肪的变化常常导致其他膳食因素也一起变化,所以血压的反应可能并非只是脂肪摄入量变化所致。增加多不饱和脂肪酸和减少饱和脂肪酸摄入都有利于降低血压,n-3 和 n-6 多不饱和脂肪酸对血压的调节呈现剂量 - 效应关系,但基于对鱼油反应的不确定性和需要大剂量才能引起血压的微小变化,因此,鱼油对健康人防治高血压的作用是有限的。

2. **蛋白质**　膳食蛋白质对血压影响的机制尚不清楚,一些动物实验和流行病学研究显示,膳食蛋白质与血压呈负相关,这可能与某些氨基酸具有降低血压作用有关,如精氨酸、酪氨酸、色氨酸、蛋氨酸和谷氨酸等。

3. **碳水化合物**　有关碳水化合物对血压影响的研究较少,动物实验与人类研究结果也不一致。有研究表明膳食纤维,尤其是可溶性膳食纤维,与血压呈负相关,这可能是由于其影响胃肠道功能而间接影响胰岛素代谢,从而起到降低血压的作用。

4. **钠**　在日常膳食中,钠一般是以食盐的形式消费的。大量流行病学研究、动物实验及临床观察显示,钠盐的摄入量与高血压的发生率密切相关。钠盐摄入过多引起高血压的机制尚未明了,可能与细胞外液扩张、心排血量增加、组织过分灌注以致造成周围血管阻力增加和血压增高有关。

5. **钾**　钾降低血压的作用在不同类型的研究中取得的证据一致。钾通过直接的扩血管作用、改变血管紧张肽原酶 - 血管紧张肽 - 醛固酮轴线和肾钠调控以及尿钠排出作用而降低血压。

6. **钙**　膳食钙不足可使血压升高,但一些对钙的观察研究发现钙的降压作用不明显,关于膳食钙可能影响血压的机制有许多推测,钙有促进尿钠的排出可能是其降血压的作用之一。

7. 镁 目前的观察实验发现高镁膳食与降低血压相关,但大多数干预实验未能见到补充镁后的降低血压作用。其作用于血压的机制可能包括血镁升高降低血管弹性和收缩力、刺激扩张血管剂前列腺素 I2 的产生以及镁缺乏可增强血管收缩力等。

8. 酒精 限制饮酒与血压下降显著相关,中度和中度以上饮酒是高血压的致病因素之一。低剂量酒精可能是血管扩张剂,而较高剂量酒精则为血管收缩剂。目前酒精与血压相关的确切机制尚不清楚,其可能性包括刺激交感神经系统、抑制血管松弛物质、钙和镁耗竭、血管平滑肌细胞内钙增加等。

(二) 高血压的医学营养治疗

合理膳食可降低人群高血压发病风险。每日食盐摄入量不超过 5g,推荐低盐膳食(全天摄入钠 2 000mg 以内)和高钾膳食(全天膳食中钾的摄入量至少应达到 3 100mg),适当增加钙和镁的摄入量,戒酒,每天摄入充足的膳食纤维和维生素。在食物的选择上,遵循食物多样化及平衡膳食的原则,尽量减少摄入富含油脂和精制糖的食物,限量食用烹调油。在饮食习惯上,进食应有规律,不宜进食过饱,也不宜漏餐。

1. 推荐营养摄入量

(1)能量:体重正常的高血压患者(BMI=18.5~23.9kg/m²)每天能量的摄入可按 25~30kcal/kg 计算;超重和肥胖患者建议通过控制能量摄入、增加体力活动和行为干预进行减重,将体重维持在健康范围内。在膳食平衡基础上减少每日总能量摄入,通常是比原来摄入减少 300~500kcal/d,控制高能量食物(高脂肪食物、含糖饮料和酒类等)的摄入,适当控制碳水化合物的摄入;提倡进行规律的中等强度有氧运动、减少久坐时间。此外,行为疗法,如建立节食意识、制订用餐计划、记录摄入食物种类和重量、计算能量等,对减轻体重有一定帮助。

(2)脂肪:摄入量控制在总能量的 30% 以内,其中饱和脂肪酸小于总能量的 7%,多不饱和脂肪酸小于总能量的 10%,单不饱和脂肪酸占总能量的 10% 左右,反式脂肪酸小于总能量的 2%。

(3)胆固醇:推荐摄入量不超过 300mg/d,如合并高胆固醇血症,则摄入量少于 200mg/d。

(4)蛋白质:体重正常的高血压患者每天蛋白质摄入可占总能量的 12%~15%,超重和肥胖的高血压患者每天蛋白质摄入可占总能量的 15%~20%。

(5)碳水化合物:每日推荐摄入量占总能量的 55%~65%。

(6)维生素与矿物质:减少钠盐摄入,增加钾、钙、镁等元素的摄入量。

1)钠:每日推荐摄入量少于 2 000mg(相当于食盐 5g)。减少烹调用盐及含钠高的调味品(包括味精、酱油);避免或减少含钠盐量较高的加工食品,如咸菜、火腿、各类炒货和腌制品;建议在烹调时尽可能使用定量盐勺,以起到提示作用。

2)钾:每日推荐摄入量高于 2 500mg(相当于氯化钾 4.75g)。可增加富钾食物(新鲜蔬菜、水果和豆类)的摄入量;肾功能良好者可选择低钠富钾替代盐,肾功能不全者补钾前应咨询医生。

3)钙:每日推荐摄入量 800~1 000mg。选择脱脂或低脂的奶类及其制品代替全脂奶类及其制品。

4)镁:每日推荐摄入量 350~500mg。

(7)膳食纤维:推荐摄入量每天不少于 14g/1 000kcal。

ER 0702

视频:高血压与DASH饮食

2. **膳食原则** 防止高血压饮食(dietary approaches to stop hypertension, DASH)是由美国国立卫生研究院,美国心脏、肺和血液研究所提出的一种预防或控制高血压的健康膳食模式。DASH 饮食无须特殊的食物,而是通过摄入水果、蔬菜、脱脂或低脂乳制品、全谷物、鱼、禽肉、大豆和坚果类食物,限制含糖饮料和红肉,减少钠盐、额外添加糖和脂肪,尤其是饱和脂肪酸、反式脂肪酸和胆固醇的摄入,同时保证钾、镁、钙、优质蛋白质和膳食纤维等与降低血压相关的营养素摄入量。依从 DASH 饮食能使高血压患者的收缩压和舒张压均降低,且有效降低冠心病和脑卒中风险。

(三)高血压的营养教育

1. 宜用食物选择

(1)谷类和薯类:增加全谷类和薯类食物的摄入,粗细搭配。视体力活动的不同,每日谷类和薯类的摄入量不同,轻、中度体力活动的高血压患者,推荐每日摄入谷类 150~400g,其中 1/3~1/2 为粗粮和杂粮,少食用或不食用加入钠盐的谷类制品如咸面包、方便面、挂面等。

(2)动物性食品:选择鱼、虾、禽、蛋和瘦肉类食品,每日摄入鱼虾类 25~50g,禽肉 25~50g,蛋类 25~50g,畜肉类 25~50g。少食用或不食用高钠盐、高脂肪、高胆固醇的动物性食品。优先选择脱脂或低脂牛奶、酸奶,推荐每日摄入奶类 200~300g。

(3)豆制品:每日适量食用豆制品,如豆腐、豆浆、豆腐脑、豆腐干、豆腐丝等。推荐每日摄入豆制品 25g(25g 豆制品 =50g 豆腐干 =50g 素什锦 =65g 北豆腐 =120g 南豆腐)。

(4)蔬菜和水果:每日蔬菜摄入量为 500g,至少 3 个品种,最好 5 个品种以上,且每日摄入的蔬菜中要有深色蔬菜、叶类蔬菜等;推荐食用富钾蔬菜,例如菠菜、芥蓝、莴笋叶、空心菜、苋菜等。每日水果摄入量约 200g。

(5)坚果:可适量食用坚果,每周 50g 左右。食用坚果时应注意控制摄入的总能量,合并肥胖和超重者应注意防止摄入过多的脂肪,以免增加体重或导致减重失败。

(6)油脂:优先选择富含单不饱和脂肪酸的橄榄油、菜子油、茶子油以及含多不饱和脂肪酸的大豆油、玉米油、花生油等。尽量不食用动物油、椰子油、棕榈油。推荐交替使用不同种类的植物油,每天烹调用油控制在 20~30g。少食用或不食用油炸和富含油脂的食品以及含反式脂肪酸的食品(如蛋糕、点心、人造黄油等)。

(7)酒:不宜饮酒,尽量戒酒。

(8)水、饮料:不宜饮用含糖饮料和碳酸饮料,可适量饮用白开水、茶水(红茶和绿茶)、矿泉水、低糖或无糖的水果汁和蔬菜汁,保证摄入充足的水分。

(9)其他

1)少食用或不食用特别辛辣和刺激性食物,也不推荐饮用浓茶和浓咖啡。

2)高血压合并水肿、肾功能不全等患者适用无盐膳食(全天摄入钠 1 000mg 以内);高血压危象或合并心衰等患者适用低钠膳食(全天摄入钠在 500mg 以内),且应适当注意限制水分的摄入。无盐膳食和低钠膳食以及水的限制需遵循临床医师或营养师的指导。

3)高血压患者合并高尿酸血症或痛风时,除遵循上述膳食原则外,还要限制富含嘌呤的食物,如肝脏和肾脏等动物内脏,贝类、牡蛎和龙虾等带甲壳的海产品,及浓肉汤和肉汁等。常见动物性及植物性食物嘌呤含量分别见表 7-7 和 7-8。

表 7-7　常见动物性食物嘌呤含量　　　　　　　　　　单位:mg/kg

食物名称	嘌呤含量	食物名称	嘌呤含量
鸭肝	3 979	河蟹	1 470
鹅肝	3 769	猪肉(后臀尖)	1 378.4
鸡肝	3 170	草鱼	1 344.4
猪肝	2 752.1	牛肉干	1 274
牛肝	2 506	黄花鱼	1 242.6
羊肝	2 278	驴肉加工制品	1 174
鸡胸肉	2 079.7	羊肉	1 090.9
扇贝	1 934.4	肥瘦牛肉	1 047
基围虾	1 874	猪肉松	762.5

表 7-8　常见植物性食物嘌呤含量　　　　　　　　　　单位:mg/kg

食物名称	嘌呤含量	食物名称	嘌呤含量
紫菜(干)	4 153.4	黑木耳(干)	1 662.1
黄豆	2 181.9	腐竹	1 598.7
绿豆	1 957.8	豆皮	1 572.8
榛蘑(干)	1 859.7	红小豆	1 564.5
猴头菇(干)	1 776.6	红芸豆	1 263.7
豆粉	1 674.9	内酯豆腐	1 001.1

4)高血压患者服用华法林等抗凝药物治疗时,需适当限制富含维生素 K 的食物且应保持较为稳定的维生素 K 摄入量。常见食物维生素 K 含量见表 7-9。

表 7-9　常见食物维生素 K 含量　　　　　　　　　　单位:μg/100g

食物名称	维生素 K 含量	食物名称	维生素 K 含量
茶叶(绿色)	1 428	韭菜	190
紫菜	1 385	芥菜	170
苋菜叶	1 140	卷心菜	145
甜菜叶	830	生菜	122
甘蓝叶	817	南瓜(去皮)	80
香菜	540	四季豆	47
菠菜叶	400	芦笋	40
马齿苋	381	猕猴桃	25
葱	207	扁豆	22
西蓝花	205	苹果(去皮)	20

5）高血压患者合并糖尿病、慢性肾脏病以及妊娠高血压和儿童高血压患者，应听从临床医生和/或营养师的指导意见。

2. 阅读营养标签

（1）食物配料表：如包括碳酸氢钠（小苏打）、泡打粉、味精、磷酸氢二钠或苯甲酸钠等成分，可能表明钠含量增加。

（2）营养成分表：购买预包装食品时，可通过查看营养成分表选择钠和脂肪含量较低的食物。

1）钠：钠含量 ≤ 5mg/100g 或 100ml 可声称无或不含钠，钠含量 ≤ 40mg/100g 或 100ml 可声称极低钠，钠含量 ≤ 120mg/100g 或 100ml 可声称低钠。

2）脂肪：脂肪含量 ≤ 0.5g/100g 或 100ml 可声称无或不含脂肪，脂肪含量 ≤ 3g/100g 固体或 ≤ 1.5g/100ml 液体可声称低脂肪。

3）饱和脂肪：饱和脂肪含量 ≤ 1.5g/100g 固体或 ≤ 0.75g/100ml 液体可声称低饱和脂肪。

4）反式脂肪：反式脂肪含量 ≤ 0.3g/100g 或 100ml 可声称不含反式脂肪酸。

3. 不吸烟 吸烟是一种不健康行为，是心血管疾病和癌症的危险因素之一。被动吸烟显著增加心血管疾病风险。戒烟虽不能降低血压，但可降低心血管疾病风险。

4. 限制饮酒 过量饮酒显著增加高血压的发病风险，且其风险随着饮酒量的增加而增加，限制饮酒可使血压降低。建议高血压患者不饮酒。如饮酒，则应少量并选择低度酒，避免饮用高度烈性酒。每日酒精摄入量男性不超过 25g，女性不超过 15g；每周酒精摄入量男性不超过 140g，女性不超过 80g。白酒、葡萄酒、啤酒摄入量分别少于 50ml、100ml、300ml。

5. 增加运动 运动可以改善血压水平。建议非高血压人群（为降低高血压发生风险）或高血压患者（为了降低血压），除日常生活的活动外，每周 4~7 天，每天累计 30~60 分钟的中等强度运动（如步行、慢跑、骑自行车、游泳等）。运动形式可采取有氧、阻抗和伸展等。以有氧运动为主，无氧运动作为补充。运动强度因人而异，常用运动时最大心率来评估运动强度，中等强度运动为能达到最大心率[最大心率（次/分）=220-年龄]的 60%~70% 的运动。

（丁 融）

三、营养与高血脂

近年来，中国人群的血脂水平逐步升高，血脂异常患病率明显增加。根据《中国居民营养与慢性病状况报告（2015 年）》，2012 年中国成人血脂异常总体患病率达 40.4%，其中高胆固醇血症的患病率为 4.9%，高甘油三酯血症的患病率为 13.1%，低高密度脂蛋白胆固醇（high-density lipoprotein cholesterol，HDL-C）血症的患病率为 33.9%。我国儿童青少年高甘油三酯血症患病率也有明显升高，预示未来中国成人血脂异常患病及相关疾病负担将继续加重。

血脂是血清中的胆固醇（cholesterol，TC）、甘油三酯（triglyceride，TG）和类脂（如磷脂）等的总称，与临床密切相关的血脂主要是 TC 和 TG。血脂不溶于水，必须与特殊的蛋白质即载脂蛋白（apolipoprotein，Apo）结合形成脂蛋白才能溶于血液，被运输至组织进行代谢。

脂蛋白分为乳糜微粒（chylomicrons，CM）、极低密度脂蛋白（very-low-density lipoprotein，VLDL）、中间密度脂蛋白（intermediate-density lipoprotein，IDL）、低密度脂蛋白

（low-density lipoprotein，LDL）和高密度脂蛋白（high-density lipoprotein，HDL）。此外，还有一种脂蛋白称为脂蛋白（a）[lipoprotein（a），Lp（a）]。其中，LDL 是血液中胆固醇含量最多的脂蛋白，将胆固醇运送到外周组织，大多数 LDL 由肝细胞和肝外的 LDL 受体进行分解代谢；HDL 将胆固醇从外周组织（包括动脉粥样硬化斑块）转运到肝脏进行再循环或以胆酸的形式排泄，此过程称为胆固醇逆转运；Lp（a）被认为在排除各种应激性升高的情况下，是动脉粥样硬化性心血管疾病（atheroscerotic cardiovascular disease，ASCVD）的独立危险因素。

血脂异常通常指血清中 TC 和 / 或 TG 水平升高，俗称高脂血症。实际上血脂异常也泛指包括低 HDL-C 血症在内的各种血脂异常。分类较繁杂，最简单的有病因分类和临床分类两种。表 7-10 为中国 ASCVD 一级预防人群血脂合适水平和异常分层标准。

表 7-10　中国 ASCVD 一级预防人群血脂合适水平和异常分层标准

单位：mmol/L（mg/dl）

分层	TC	LDL-C	HDL-C	非 -HDL-C	TG
理想水平		<2.6（100）		<3.4（130）	
合适水平	<5.2（200）	<3.4（130）		<4.1（160）	<1.7（150）
边缘升高	≥ 5.2（200）且 <6.2（240）	≥ 3.4（130）且 <4.1（160）		≥ 4.1（160）且 <4.9（190）	≥ 1.7（150）且 <2.3（200）
升高	≥ 6.2（240）	≥ 4.1（160）		≥ 4.9（190）	≥ 2.3（200）
降低			<1.0（40）		

血脂异常按病因可分为原发性高脂血症和继发性高脂血症。原发性高脂血症是指除了不良生活方式（如高能量、高脂和高糖饮食、过度饮酒等）之外，由单一基因或多个基因突变所致。由于基因突变导致的高脂血症多具有家族聚集性，有明显的遗传倾向，特别是单一基因突变者，故临床上通常称为家族性高脂血症。继发性高脂血症是指由于其他疾病所引起的血脂异常。可引起血脂异常的疾病主要有：肥胖、糖尿病、肾病综合征、甲状腺功能减退症、肾功能衰竭、肝脏疾病、系统性红斑狼疮、糖原累积症、骨髓瘤、脂肪萎缩症、急性卟啉病、多囊卵巢综合征等。此外，某些药物如利尿剂、非心脏选择性 β 受体阻滞剂、糖皮质激素等也可能引起继发性血脂异常。

血脂异常的临床分类见表 7-11，可分为高胆固醇血症、高 TG 血脂、混合型高脂血症和低 HDL-C 血症。

表 7-11　血脂异常的临床分类

分型	TC	TG	HDL-C
高胆固醇血症	增高		
高 TG 血症		增高	
混合型高脂血症	增高	增高	
低 HDL-C 血症			降低

以低密度脂蛋白胆固醇(low-density lipoprotein cholesterol,LDL-C)或 TG 升高为特点的血脂异常是 ASCVD 重要的危险因素。降低 LDL-C 水平,可显著减少 ASCVD 发病及死亡危险;其他类型的血脂异常,如 TG 增高或 HDL-C 降低与 ASCVD 发病危险的升高也存在一定的关联。

为了及时发现血脂异常,建议 20~40 岁成年人至少每 5 年测量 1 次血脂(包括 TC、TG、LDL-C 和 HDL-C);建议 40 岁以上男性和绝经期后女性每年检测血脂;建议 ASCVD 患者及高危人群每 3~6 个月测定 1 次血脂。因 ASCVD 住院患者,应在入院时或入院 24h 内检测血脂。血脂检查的重点对象为:①有 ASCVD 病史者;②存在多项 ASCVD 危险因素(如高血压、糖尿病、肥胖、吸烟)的人群;③有早发性心血管病家族史者(指男性一级直系亲属在 55 岁前或女性一级直系亲属在 65 岁前患缺血性心血管病),或有家族性高脂血症患者;④皮肤或肌腱黄色瘤及跟腱增厚者。

(一) 血脂异常患者的营养代谢

1. 脂肪酸

(1)饱和脂肪酸(saturated fatty acid,SFA):不仅能促进胆汁分泌,其水解产物还有利于形成混合微胶粒,促进胆固醇在黏膜细胞中进一步参与形成 CM,转运入血,从而使血浆胆固醇水平升高,被认为是膳食中使血液胆固醇升高的主要脂肪酸。饱和脂肪酸还能够抑制 LDL 受体活性,导致血浆胆固醇和 LDL-C 水平升高。饱和脂肪酸虽可升高血中 LDL-C 水平,但因其不易被氧化,因此不会产生有害的氧化物和过氧化物等,并且一定量的饱和脂肪酸有助于形成 HDL-C,人类膳食不应完全限制饱和脂肪酸的摄入。

(2)单不饱和脂肪酸(monounsaturated fatty acid,MUFA):能降低血总胆固醇和 LDL-C 而不降低 HDL-C 水平,或使 LDL-C 下降较多而 HDL-C 下降较少。MUFA 由于不饱和双键较少,对氧化作用的敏感性比多不饱和脂肪酸低,且能够正向调节血脂代谢,从而有效保护心血管,因此可能对预防动脉粥样硬化等心血管疾病更具有优越性。

(3)多不饱和脂肪酸(polyunsaturated fatty acid,PUFA):ω-6 多不饱和脂肪酸如亚油酸在降低血液胆固醇和 LDL-C 的同时也会降低 HDL-C。膳食中的 ω-3 多不饱和脂肪酸如 α-亚麻酸(α-linolenic acid,ALA)、二十碳五烯酸(eicosapentaenoic acid,EPA)和二十二碳六烯酸(docosahexaenoic acid,DHA)能降低血总胆固醇、甘油三酯和 LDL-C,并升高 HDL-C 水平。但是由于 PUFA 双键多,在体内易被氧化,大量多不饱和脂肪酸的摄入可能会提高机体内的氧化应激水平,从而促进动脉粥样硬化的形成或发展。

(4)反式脂肪酸(trans fatty acid,TFA):是不饱和脂肪酸的一种,是所有含有反式非共轭双键的不饱和脂肪酸的总称,主要是植物油氢化过程中产生的。反式脂肪酸虽然属于不饱和脂肪酸,但反式双键使脂肪酸的空间构型产生了很大变化,其性质接近饱和脂肪酸。摄入反式脂肪酸会引起血清 TC 和 LDL-C 升高,同时降低 HDL-C,使 HDL/LDL 比例降低,进而导致动脉粥样硬化。

2. 胆固醇 人体内的胆固醇来自外源性和内源性两种途径,其中膳食的外源性胆固醇占 30%~40%,其余由肝脏合成。但外源性胆固醇增加时,会引起肠道胆固醇吸收率下降,反馈性地抑制肝脏胆固醇合成限速酶——HMG-CoA 还原酶的活性,减少肝脏胆固醇的合成,从而维持体内胆固醇水平的相对稳定。但这种反馈调节并不完善,因此当外源性胆固醇摄入过多时,仍可使血胆固醇水平升高。此外,个体对膳食胆固醇摄入量的反应差异较大,影响因素主要包括年龄、遗传及膳食中各种营养素之间的比例等。

3. **植物固醇** 是植物细胞壁的主要成分,结构类似胆固醇。能够在消化道与胆固醇竞争性形成胶粒,抑制胆固醇吸收,从而降低血总胆固醇和 LDL-C 水平。

4. **磷脂** 具有乳化作用,可以使血液中的胆固醇颗粒保持悬浮状态,从而降低胆固醇在血管壁的沉积,具有降低血胆固醇的作用。

5. **碳水化合物** 摄入过多碳水化合物,尤其是单糖和双糖类,不仅会引起肥胖,还会促进肝脏利用多余的碳水化合物合成甘油三酯,从而引起血浆 VLDL 和甘油三酯含量升高、HDL 降低。而膳食纤维能降低胆固醇和胆酸的吸收,并促进胆固醇从粪便排出,改变肝脏脂蛋白和胆固醇的代谢,具有降低血脂的作用。

6. **蛋白质** 蛋白质的构型和氨基酸的组成均能影响血脂代谢。L-精氨酸是体内合成一氧化氮(NO)的原料,补充足量的 L-精氨酸能够对抗因高胆固醇血症引起的内皮 NO 活性降低。

7. **维生素** 维生素 C 参与胆固醇代谢,促进肝脏胆固醇转化为胆汁酸排出体外,从而降低血胆固醇水平。维生素 E 能够降低血浆 LDL-C 并抑制 LDL 氧化,升高 HDL 水平。

8. **矿物质** 碘可减少胆固醇在动脉壁的沉积,钒有利于脂质代谢,镁能改善脂质代谢;缺钙会引起血胆固醇和甘油三酯升高,缺铬可引起糖代谢和脂代谢紊乱,而补铬可降低血甘油三酯、胆固醇和 LDL-C,并提高 HDL-C 水平。

(二)血脂异常的医学营养治疗

生活方式干预的主要目的是降低 LDL-C 和非 HDL-C,其次是减少其他危险因素。血脂异常明显受饮食及生活方式的影响,饮食治疗和生活方式改善是治疗血脂异常的基础措施。良好的生活方式包括坚持心脏健康(heart healthy)饮食、规律运动、远离烟草和保持理想体重。

治疗性生活方式改变(therapeutic lifestyle change,TLC)是血脂异常的防治基础和首要措施,主要内容包括饮食控制、减少体重、增加体力活动,以及针对其他 ASCVD 危险因素的措施,如戒烟、限酒等,TLC 基本要素见表 7-12。

表 7-12　TLC 基本要素

要素	建议
限制使 LDL-C 升高的膳食成分	
饱和脂肪酸	< 总能量的 7%
膳食胆固醇	<300mg/d
增加降低 LDL-C 的膳食成分	
植物固醇	2~3g/d
水溶性膳食纤维	10~25g/d
总能量	调节到能够保持理想体重或减轻体重
身体活动	保持中等强度锻炼,每天至少消耗 200kcal 能量

1. 推荐营养摄入量

(1) 能量:肥胖是血脂代谢异常的重要危险因素。血脂代谢紊乱的超重或肥胖者的能量摄入应低于身体能量消耗,减少每日食物总能量 300~500kcal/d 以控制体重增长,并争取逐渐减少体重至理想状态,维持健康体重有利于血脂控制。

(2) 脂肪:摄入不应超过总能量的 20%~30%。一般人群摄入饱和脂肪酸应小于总能量的 10%,而高胆固醇血症者饱和脂肪酸摄入应小于总能量的 7%,反式脂肪酸摄入量应小于总能量的 1%。当摄入饱和脂肪酸和反式脂肪酸的总量超过规定上限时,应该用不饱和脂肪酸来替代。高 TG 血症者更应尽可能减少每日摄入脂肪总量,每日烹调油应少于 30g。脂肪摄入应优先选择富含 ω-3 多不饱和脂肪酸的食物(如深海鱼、鱼油、植物油)。

(3) ω-3 多不饱和脂肪酸:ALA 是体内的一种必需脂肪酸,为 ω-3 多不饱和脂肪酸的典型代表,是 EPA 和 DHA 的前体,其转化能力受摄入状况影响,亚麻籽和亚麻子油是 ALA 的良好来源。EPA 和 DHA 对于血管舒张、免疫系统反应及炎症反应等起重要作用,主要存在于较肥的鱼类和鱼油中。研究结果显示,增加 EPA 和 DHA 的摄入可以降低心血管疾病的发病率。

(4) 胆固醇:对高胆固醇血症和 ASCVD 等高危患者,建议每日摄入小于 300mg(约 1 个鸡蛋黄)。当前我国人群的血清 TC 平均水平仍呈上升趋势,防控血脂异常的挑战依然严峻,因此,我国居民仍需控制高胆固醇膳食的摄入,建议一般成年人每周摄入鸡蛋 3~6 个。如果摄入动物内脏、红肉、虾等其他含胆固醇较高的食物,则应减少鸡蛋的摄入量。

(5) 蛋白质:建议优先选择鱼类和瘦肉类,经常食用豆制品,并增加低脂或脱脂奶制品摄入量。鱼类富含优质蛋白,且饱和脂肪酸含量较低,不饱和脂肪酸较丰富。建议成年人每周摄入鱼类 300~525g,采用煮、蒸等非油炸类烹饪方法,减少营养素的丢失。畜禽肉类中,红肉(猪、牛、羊肉)中的脂肪含量较高,且多为饱和脂肪酸。建议每天摄入畜禽类 40~75g,红肉摄入量不宜过多。大豆中富含蛋白质、膳食纤维、钾、钙等营养素,食用豆制品有助于降低心血管疾病发病风险和全因死亡风险。建议每天食用大豆 25g(相当于南豆腐 125g 或豆腐丝 50g)。奶类是蛋白质和膳食钙的重要来源,研究结果显示每天饮用牛奶可降低心血管疾病的发病和死亡风险。建议可以摄入不同种类的奶制品,合每天 150~300g 的液态奶(常见袋装牛奶为 180ml,盒装为 250ml)。

(6) 碳水化合物:建议每日摄入量占总能量的 50%~65%,以谷类、薯类和全谷物为主,其中添加糖摄入不应超过总能量的 10%(对于肥胖和高 TG 血症者要求比例更低)。选择使用富含膳食纤维和低生糖指数的碳水化合物替代饱和脂肪酸。

(7) 维生素与矿物质:高同型半胱氨酸血症被视为心血管疾病新的独立危险因素。同型半胱氨酸是蛋氨酸循环代谢的中间产物,需要叶酸和维生素 B_{12} 作为辅助因子影响其代谢转化。一些研究结果显示,膳食叶酸可以降低血清同型半胱氨酸水平。

(8) 膳食纤维:每日饮食应包含 25~40g 膳食纤维,其中 7~13g 为水溶性膳食纤维。建议每餐有谷类,烹调时"粗细搭配",如大米与糙米、杂粮(小米、玉米和燕麦等)及杂豆(红小豆、绿豆和芸豆等)搭配食用。

(9) 植物固醇:植物不含胆固醇,但具有类似固醇的成分,常见的植物固醇有谷固醇和豆固醇等。植物固醇可抑制胶粒中脂肪的吸收,从而降低膳食和胆汁中胆固醇的吸收。研究结果显示,当植物固醇酯化成脂肪酸后,可以帮助降低血清胆固醇和 LDL-C 水平。

2. 膳食原则 建议多食水果、蔬菜和膳食纤维,多吃低钠高钾食物。建议钠摄入量每天应少于2g(相当于氯化钠5g),高风险患者应少于1.5g(相当于氯化钠3.8g)。可考虑摄入植物固醇2~3g/d和水溶性/黏性膳食纤维10~25g/d作为辅助饮食,进一步降低LDL-C水平,但应长期监测其安全性。限制加工肉类、含糖饮料、甜点和烘焙食物。

(三)血脂异常的营养教育

1. 食物选择宜忌 对于血脂异常的个体,需要控制膳食胆固醇摄入,更应限制摄入富含饱和脂肪酸的食物,包括大部分饼干、糕点、薯条、土豆片等油炸食品和加工零食,这些食物的制作过程往往会使用(人造)黄油和奶油、可可脂等,容易含有较高的饱和脂肪酸以及反式脂肪酸。对TC和LDL-C升高的个体,更要尽量减少或避免上述食物的摄入,增加膳食纤维摄入。碳水化合物摄入以谷类为主、粗细搭配,注意添加糖的摄入不应超过总能量的10%。植物固醇广泛存在于植物性食物中,植物油、豆类、坚果等含量较高,摄入富含植物固醇的食物有利于降低LDL-C。对于TG升高的个体,应减少每天摄入脂肪的总量,减少烹调油的用量。烹调油宜选择菜子油、玉米油、葵花子油、橄榄油等植物油,并调换使用。有证据表明某些天然食品本身即具有降低血胆固醇水平的作用,并且与其他饮食背景无关;这些天然食品包括木本坚果和花生、豆类、富含可溶性膳食纤维的全谷物(如燕麦和大麦)以及可可类产品(如巧克力)等。

2. 阅读营养标签

(1)食物配料表:如包括氢化植物油、起酥油、植脂末、(人造)黄油、奶油、猪油、牛油、鸡油、椰子油、棕榈油等成分,可能表明饱和脂肪和反式脂肪含量较高。

(2)营养成分表:购买预包装食品时,可通过查看营养成分表选择饱和脂肪、反式脂肪和胆固醇含量较低、而膳食纤维含量较高的食物。

1)饱和脂肪:饱和脂肪含量≤1.5g/100g固体或≤0.75g/100ml液体可声称低饱和脂肪。

2)反式脂肪:反式脂肪含量≤0.3g/100g或100ml可声称不含反式脂肪酸。

3)胆固醇:胆固醇含量≤5mg/100g或100ml可声称无或不含胆固醇;胆固醇含量≤20mg/100g(固体)或≤10mg/100ml(液体)可声称低胆固醇。

4)膳食纤维:膳食纤维含量≥3g/100g固体或≥1.5g/100ml液体或≥1.5g/420kJ可声称含有膳食纤维;膳食纤维含量≥6g/100g固体或≥3g/100ml液体或≥3g/420kJ可声称高或富含膳食纤维。

3. 身体活动 建议每周5~7d、每次30min中等强度运动。对于ASCVD患者应先进行运动负荷试验,充分评估其安全性后,再进行身体活动。

4. 戒烟 完全戒烟和有效避免吸入二手烟有利于预防ASCVD并升高HDL-C水平。

5. 限制饮酒 中等量饮酒(男性每天20~30g酒精,女性每天10~20g酒精)能升高HDL-C水平,但即使少量饮酒也可使高TG血症患者的TG水平进一步升高。饮酒对于心血管事件的影响尚无确切证据,提倡限制饮酒。

(丁 融)

四、营养与糖尿病

糖尿病(diabetes mellitus,DM)是一组由遗传和环境因素相互作用而引起的以慢性高血糖为主要特征的代谢性疾病。糖尿病是常见病、多发病,伴随着经济的快速发展和生活水平的提高、生活方式的转变,全球糖尿病患者数以惊人的速度增长。糖尿病已成为严重影响全人类身心健康的世界公共卫生问题。临床上糖尿病分为 1 型糖尿病、2 型糖尿病、特殊类型糖尿病和妊娠期糖尿病 4 种类型。糖尿病的临床表现是多种多样的,早期可以无症状,疾病进展可以有典型的"三多一少",即多饮、多尿、多食、体重减轻,甚至可以以并发症为首发表现。饮食、运动、药物、血糖监测及糖尿病教育被称为糖尿病治疗的"五驾马车",其中饮食治疗是所有类型糖尿病的基础治疗手段。1994 年美国糖尿病协会(American Diabetes Association,ADA)提出医学营养治疗(medical nutrition therapy,MNT)的概念,明确了其在糖尿病自然病程任何阶段预防和治疗的重要性与工作流程。此后,MNT 的理念及临床实践不断推陈出新,其在糖尿病防治中的重要地位日益为大家所认识和接受。

（一）糖尿病患者的营养代谢

1. **糖代谢**　正常情况下,人体血糖浓度在 24h 内的波动范围相对稳定。血糖的稳定状态具有重要的生理意义,因为葡萄糖是神经组织、肌肉的主要能源,是脑细胞、红细胞的唯一能源,所以这些细胞必须时刻摄取血液中的葡萄糖来维持其正常功能活动。正常情况下,机体通过升糖激素(生长激素、肾上腺素、糖皮质激素、胰高血糖素、甲状腺激素)和降糖激素(胰岛素)维持血糖稳定。但糖尿病状态下,机体胰岛素分泌相对或绝对不足,导致机体组织不能有效摄取和利用血糖,肝糖原降解和糖异生增多,最终导致高血糖。

2. **脂肪代谢**　糖尿病状态下,脂肪分解加速,脂肪组织从血浆中移除甘油三酯减少,导致血浆游离脂肪酸和甘油三酯水平升高。尤其是 1 型糖尿病,胰岛素极度不足,脂肪组织大量动员分解,产生大量酮体,当超过机体对酮体的氧化利用能力时,酮体堆积形成酮症,进一步发展为酮症酸中毒。

3. **蛋白质代谢**　糖尿病因体内糖异生旺盛,蛋白质分解代谢加速,合成减少,可导致机体出现负氮平衡。因此糖尿病患者需供给充足的蛋白质。但当合并糖尿病肾病时,尤其是合并氮质血症时,为了避免肾脏蛋白质负担过重而逐渐发展为肾衰竭,在控制蛋白质摄入量的同时,要注意保证优质蛋白的摄入。

4. **能量代谢**　正常情况下,人体细胞内能量代谢主要靠血糖供给,血液中多余的葡萄糖可转化为糖原、脂肪等储存。但糖尿病患者机体胰岛素相对或绝对不足、周围组织对胰岛素敏感性下降、胰岛素受体数目减少,三大物质代谢及能力均出现紊乱。当机体摄入能量过高时,可使脂肪堆积、体重增加,胰岛素抵抗加剧,血糖偏高;当机体摄入能量过低时,机体处于饥饿状态,脂肪代谢紊乱,酮体产生过多,出现酮症。因此,糖尿病患者的能量供给应该遵循个体化原则,以维持正常的体重和血糖状态。

5. **矿物质和维生素**　糖尿病患者由于代谢障碍,加之饮食控制,常会引起矿物质和维生素的代谢紊乱,而这些营养素本身对胰岛素的合成、分泌、贮存、活性以及能量代谢起着重要的作用。锌与胰岛素的合成、分泌、贮存、降解、生物活性及抗原性有关;三价铬的复合物在人体中被称作"葡萄糖耐量因子";硒参与谷胱甘肽过氧化酶(GSHPx)的构成,后者可保护心肌细胞、肾小球及眼视网膜免受氧自由基损伤;镁是多种糖代谢酶;糖尿病患者钙、磷代谢异常可导致骨量减少和骨质疏松。维生素作为机体物质代谢的辅酶和 / 或抗氧化剂,其缺乏及失衡在糖尿病及其并发症的发生发展中有重要作用。研究显示,1 型糖尿病患者常存在维生素 A、维生素 B_1、维生素 B_2、维生素 B_6、维生素 C、维生素 D、维生素 E 等缺乏,2 型糖尿病患者则以 B 族维生素、β 胡萝卜素及维生素 C 缺乏最为常见。

6. **膳食纤维** 很多糖尿病患者膳食纤维摄入不足。膳食纤维可延长糖尿病患者胃排空时间,延缓葡萄糖的消化与吸收,改善餐后血糖代谢和长期糖尿病控制。谷物膳食纤维还可增强胰岛素敏感性从而改善体内胰岛素抵抗。

(二) 糖尿病的医学营养治疗

医学营养治疗的目标是在保证患者正常生活和儿童青少年患者正常生长发育的前提下,纠正已发生的代谢紊乱,减轻胰岛 β 细胞负荷,从而延缓并减轻糖尿病并发症的发生和发展,进一步提高其生活质量。

1. **推荐营养摄入量**

(1) 能量:合理摄入能量对于糖尿病乃至预防糖尿病相关风险均至关重要。中国营养学会建议在遵循中国居民膳食推荐摄入量的基础上,需遵循个体化原则,既要满足营养需求,防止营养不良的发生,又要控制相应的能量摄入,以期达到良好的体重以及代谢控制。2013 年国家卫计委(现国家卫健委)发布的《成人糖尿病患者膳食指导》卫生行业标准,推荐成人糖尿病患者能量摄入应根据患者的体质指数、劳动强度、工作性质、生理状态等制定(表 7-13)。对于所有患糖尿病或有糖尿病患病风险的肥胖或超重个体,应建议减重。但需注意,极低能量饮食(≤ 800kcal/d)不适宜用于长期治疗 2 型糖尿病,应当考虑结合其他生活方式干预措施。儿童青少年则以保持正常生长发育为标准;妊娠期糖尿病则需要同时保证胎儿与母体的营养需求。

表 7-13　成人糖尿病患者每日能量供给量　　　　单位:kJ/kg(kcal/kg)

劳动活动强度	体重过轻	正常体重	超重/肥胖
重体力活动(如搬运工)	188~209(45~50)	167(40)	146(35)
中体力活动(如电工安装)	167(40)	125~146(30~35)	125(30)
轻体力活动(如坐式工作)	146(35)	104~125(25~30)	84~104(20~25)
休息状态(如卧床)	104~125(25~30)	84~104(20~25)	62~84(15~20)

注:根据我国提出的体质指数(BMI)评判标准,BMI ≤ 18.5kg/m² 为体重过低,18.5~24.0kg/m² 为正常体重,24.0~28.0kg/m² 为超重,BMI ≥ 28.0kg/m² 为肥胖。

(2) 碳水化合物:碳水化合物对血糖水平与胰岛素分泌具有重要影响。因此,合理摄取碳水化合物成为影响糖尿病患者病程进展的重要内容之一。中国营养学会推荐普通人每日膳食中碳水化合物应占成人每日摄入总能量的 55%~65%,糖尿病患者的碳水化合物推荐摄入量比普通人群略低,推荐 45%~60%。肥胖糖尿病患者需酌情减少碳水化合物摄入,但每日碳水化合物摄入量不应低于 130g。血糖指数(glycemic index,GI)也称血糖生成指数,反映了某种食物与葡萄糖相比升高血糖的速度和能力,可用于比较不同碳水化合物对人体餐后血糖反应的影响。血糖负荷(glycemic load,GL)是一定重量的食物中可利用碳水化合物(g)与 GI 的乘积。因此,糖尿病患者碳水化合物的来源推荐为低 GI、低 GL、高膳食纤维含量食物,如全谷物、薯类、蔬菜等。目前尚无证据显示,水果、蔬菜和其他食物中存在的天然果糖会给糖尿病患者带来不利影响。因此,糖尿病患者在血糖控制平稳的情况下,不必完全禁食水果,但应尽量选择含糖少的酸味水果,并控制摄入量。

（3）脂肪：有明确的研究证据表明，长期摄入高脂肪膳食可损害糖耐量，促进肥胖、高血脂和心血管疾病的发生。因此，糖尿病患者需限制脂肪的摄入，脂肪应控制在总能量摄入的30%以内。对于超重或肥胖患者，脂肪供能比应控制在25%内。需限制饱和脂肪酸与反式脂肪酸的摄入量，饱和脂肪酸的摄入量，如猪油、牛油、羊油、奶油等，不应超过供能比的7%；反式脂肪酸不超过1%。单不饱和脂肪酸是较好的膳食脂肪来源，如橄榄油、红花子油等，可取代部分饱和脂肪酸供能，宜大于总能量的12%；多不饱和脂肪酸不宜超过总能量的10%。膳食中宜增加富含 ω-3 多不饱和脂肪酸的植物油，同时推荐每周吃鱼 2~4 次（尤其是 ω-3 多不饱和脂肪酸含量丰富的鱼）。每日胆固醇摄入量不宜超过 300mg，合并高胆固醇者，每日胆固醇摄入量不宜超过 200mg。

（4）蛋白质：糖尿病患者的蛋白质摄入量与一般人群类似，针对肾功能正常的糖尿病患者，推荐蛋白质的适宜摄入量 0.8~1.2g/（kg·d），占总能量的 15%~20%。处于生长发育期的青少年、妊娠、乳母、合并感染或消耗性疾病、营养不良患者，应适当放宽蛋白质的限制，摄入量可增加至 1.2~1.5g/（kg·d），能量占比可达 20%~25%，以满足这些特殊状态下的蛋白质需要。蛋白质的不同来源对血糖的影响不大，但是植物来源的蛋白质，尤其是大豆蛋白质对于血脂的控制较动物蛋白质更有优势。研究发现，乳清蛋白具有降低超重者餐后糖负荷的作用，可有效减少肥胖相关性疾病发生的风险。因此，糖尿病患者乳类、蛋、肉类、豆类及制品都可以适当选择。但对糖尿病肾病患者，因尿中丢失蛋白质较多，在肾功能允许条件下，可酌情增加优质蛋白质的摄入。但在氮质血症及肾衰竭期，需减少蛋白质摄入至 0.6~0.8g/（kg·d）。

（5）矿物质维生素：糖尿病患者应尽量从天然食物和均衡饮食中获得充足的矿物质维生素。部分矿物质维生素，如钙、钾、镁、维生素 D、B 族维生素可通过检测明确是否需要补充，但人体锌、硒、铬、维生素 C、维生素 E 等检测则比较困难，而且目前尚无证据表明单独补充某种单一营养素可以在短期内改善糖尿病治疗效果，或对糖尿病患者的临床预后有益。在某些群体中，如老年人，孕妇或哺乳期妇女，严格的素食者，或采用限制能量饮食的个体，日常生活中可适当补充含多种微量元素的复合营养制剂，而非大量补充某一种元素，以免造成代谢失衡，反而对人体有害。

（6）膳食纤维：膳食纤维又可根据其水溶性分为不溶性膳食纤维和可溶性膳食纤维。前者存在于谷类和豆类的外皮及植物的茎叶部，可在肠道吸附水分，形成网络状，使食物与消化液不能充分接触，减慢淀粉类食物的消化吸收，可降低餐后血糖、血脂，增加饱腹感并软化粪便。后者在豆类、水果、海带等食品中含量较多，在胃肠道遇水后与葡萄糖形成粘胶，从而减慢糖的吸收，使餐后血糖和胰岛素的水平降低，并具有降低胆固醇的作用。因此，推荐糖尿病患者的膳食纤维摄入量应达到并超过健康人群的推荐摄入量，具体推荐量为 25~30g/d 或 10~14g/1 000kcal。

（7）甜味剂：甜味剂分为营养性和非营养性两种。前者包括蔗糖、果糖、糖浆、蜂蜜、山梨醇、甘露醇、木糖醇、果汁、麦芽糖等，含有能量，应计算在每日能量内，因均为高 GI 食物，需控制摄入量。后者包括糖精、甜叶菊、阿斯巴甜，甜度高，能量极低，可以忽略，用于控制血糖和能量摄入。过量果糖可能不利于血脂代谢，不推荐在糖尿病饮食中常规添加大量果糖作为甜味剂。糖尿病患者适量摄入糖醇或非营养性甜味剂是安全的，可以改善患者的食欲，但并无肯定的代谢益处，且应注意由甜味剂制作的高脂肪食品如冰激凌、点心等对血糖仍有影响。

（8）其他：不推荐糖尿病患者饮酒，对于饮酒者也推荐女性不超过 1 份（15g 酒精），男性不超过 2 份。15g 酒精相当于 450ml 啤酒、150ml 葡萄酒或 50ml 低度白酒。虽有研究发现，适量饮酒对于 1 型糖尿病和 2 型糖尿病患者的血糖不会有长期或者急性的不良影响，但是长期过量饮酒可能导致血糖升高和增加糖尿病风险。

2. 膳食原则

（1）平衡膳食：近年来有多种膳食结构被证明对糖尿病防治有益，主要是低碳水化合物饮食、低脂饮食、地中海饮食、美国预防和控制高血压的饮食方案（DASH 饮食）和素食。很多研究证实，各类膳食结构均可应用于糖尿病的管理，并不能证明某种膳食模式对于改善糖尿病相关指标更具有优势，更强调种类多样性。目前我国推荐糖尿病患者采取平衡膳食，能量摄入应符合体重管理目标，保证其中 45%~60% 来自碳水化合物，25%~35% 来自脂肪，15%~20% 来自蛋白质。

（2）合理计划餐次及分配：为了减轻胰岛素的负担，糖尿病患者一日至少进食 3 餐，而且要定时定量。注射胰岛素或易出现低血糖的患者还应在 3 次正餐之间增添 2~3 次加餐，即从 3 次正餐中匀出一部分食品留作加餐用。每餐食物应均衡搭配，均含有一定比例的碳水化合物、蛋白质和脂肪。三餐可按 1/5、2/5、2/5 或 30%、40%、30% 分配。

（3）个体化：在糖尿病医学营养治疗时，需根据患者文化背景、生活方式、降糖治疗、血糖情况、经济条件和教育程度，进行个体化膳食安排和相应的营养教育。

（三）糖尿病的营养教育

1. 健康教育 糖尿病营养教育是医学营养治疗的重要组成部分。护理人员可与临床医师、营养师共同组成团队，利用幻灯、图片、食物模型等手段开展糖尿病健康教育，让患者全面了解糖尿病防治知识，重视糖尿病营养治疗。

2. 膳食指导 针对不同的患者，应根据患者的饮食习惯和食物喜好，指导其遵照饮食医嘱及糖尿病营养处方进食，可按食物交换份进行同类食物的交换，指导低 GI 食物选择。指导主要食物的烹饪方法。指导患者两餐间合理加餐，预防低血糖发生。指导患者按时就餐，尤其胰岛素治疗的患者，不应延迟进食，以免发生低血糖反应；一旦出现心慌、手抖、无力、出冷汗、头晕、脸色苍白、呕吐等低血糖症状，应该立即补充糖水、含糖饮料。正确开展摄食心理干预，对于不重视饮食治疗和不愿意接受饮食治疗的患者，或者存在饮食过度限制的患者，均应积极给予引导，提高科学饮食的依从性。

3. 运动指导 平衡饮食和适当运动是控制血糖的重要措施。指导患者充分认识运动对于糖尿病治疗的重要性。根据患者病情，帮助患者制订适合的运动计划。合并各种急慢性并发症时，需谨慎运动。避免在药物作用高峰时间运动，避免空腹运动，以防低血糖的发生。指导患者运动时随身携带糖果、饼干、甜点、含糖饮料等，以便在低血糖时及时自救。

4. 患者随访 糖尿病作为一种终身性疾病，规范化、持久化的营养治疗成为提高糖尿病患者生存质量、降低糖尿病及其并发症负担的有力保证。因此要按照一定的频率随访患者，以定期了解患者的情况，提高糖尿病患者的整体健康水平。

（陈晓甜）

五、营养与慢性肾脏病

慢性肾脏病（chronic kidney disease，CKD）是指对健康有影响的肾脏结构或功能异常大于 3 个月。CKD 是一类常见病,发病率高、预后差、医疗费用昂贵,已成为当前世界上公共健康问题。慢性肾脏病根据肾小球滤过率(GFR)分为五期。在 CKD 的不同阶段,其临床表现也各不相同。在 CKD 三期之前,病人可以无任何症状,或仅有乏力、腰酸、夜尿增多等轻度不适;少数病人可有食欲减退、代谢性酸中毒及轻度贫血。CKD 三期以后,上述症状更趋明显,进入肾衰竭期以后则进一步加重,有时可出现急性心衰、严重高钾血症、消化道出血、中枢神经系统障碍等,甚至会有生命危险。CKD 患者因饮食限制、营养摄入不足、高分解代谢、营养物质丢失、内分泌紊乱等原因,营养不良非常常见,常导致患者生活质量下降,预后不佳,因此医学营养治疗对于 CKD 患者尤为重要,也贯穿于整个 CKD 治疗过程。

(一) CKD 患者的营养代谢

1. 蛋白质代谢 CKD 患者蛋白质营养不良非常常见,一是与能量、蛋白质摄入限制有关,二是因为蛋白质分解代谢加剧、氨基酸代谢紊乱,必需氨基酸和非必需氨基酸比例降低。内分泌激素异常、酸中毒等,也都是造成蛋白质分解代谢加剧的原因。此外,当进行血液透析或腹膜透析时,蛋白质会进一步丢失,而且透析引起的中性粒细胞和巨噬细胞激活、蛋白酶释放、补体系统的激活或炎症介质的释放等,可进一步加剧蛋白质分解代谢。因此,过分限制蛋白质摄入,会导致机体低蛋白血症,影响机体代谢功能及免疫力;摄入蛋白质过多时,促使其代谢产物增加,导致氮质血症加剧,同时加剧肾小球高滤过,导致肾小球硬化。因此,CKD 患者的蛋白质摄入的量和质对于维持患者的氮平衡,保护肾功能至关重要。

2. 脂肪代谢 CKD 早期即可出现脂质代谢紊乱,CKD 晚期脂质代谢紊乱更加明显。常见的脂质代谢紊乱主要表现为甘油三酯、低密度脂蛋白胆固醇、极低密度脂蛋白胆固醇的异常升高。血脂异常是促进 CKD 进展的重要因素,也是介导 CKD 患者心脑血管病变、肾动脉粥样硬化和靶器官损害的主要危险因素。升高的血脂成分和异常的脂质组分如氧化低密度脂蛋白(oxLDL)、糖化 LDL 可损伤肾小球固有细胞和肾小管间质,促使细胞外基质产生增多,导致肾小球硬化和肾间质纤维化。

3. 碳水化合物代谢 CKD 患者常伴有胰岛素抵抗及糖耐量异常,空腹血糖常常正常,但餐后血糖偏高。可能的原因包括:胰岛素肾脏清除减少,但存在胰岛素抵抗,机体各组织对胰岛素的敏感性下降;膳食中因限制蛋白质摄入,糖和脂肪含量过高,血中升糖激素胰高血糖素浓度升高。此外,一部分 CKD 患者基础疾病为糖尿病,逐渐出现糖尿病肾病,本身高血糖也是加剧肾功能恶化的重要因素。因此糖代谢紊乱和肾功能恶化互为因果。

4. 能量代谢 在能量代谢方面,蛋白质能量消耗(protein-energy wasting,PEW)在 CKD 患者中非常常见。有报道指出 18%~48% 的 CKD 患者存在 PEW,而在维持性血液透析患者中这一比例可高达 75%,且与透析相关并发症及高死亡率密切相关。因此,CKD 患者在关注蛋白质摄入问题的同时,充足的能量对疾病治疗和临床预后也十分重要。

5. 矿物质代谢 CKD 矿物质紊乱主要包括钾、钙、磷、镁紊乱。当 GFR 降至 20~25ml/(min·1.73m^2) 或更低时,肾脏排钾能力逐渐下降,此时易于出现高钾血症。有时由于钾摄入不足、胃肠道丢失过多、应用排钾利尿剂等因素,也可出现低钾血症。钙缺乏主要与钙摄入不足、活性维生素 D 缺乏、高磷血症、代谢性酸中毒等多种因素有关,明显钙缺乏时可出现低钙血症。血磷浓度由肠道对磷的吸收及肾的排泄来调节。当肾小球滤过率下降、尿内排出减少,血磷浓度逐渐升高。血磷浓度高会与血钙结合成磷酸钙沉积于软组织,使血钙降低,并抑制近曲小管产生 $1,25(OH)_2$ 维生素 D_3 (骨化三醇),刺激甲状旁腺激素(PTH)升高。低钙血症、高磷血症、活性维生素 D 缺乏等可诱发继发性甲状旁腺功能亢进(简称甲旁亢)和肾性骨营养不良。当 $GFR<20ml/(min\cdot1.73m^2)$ 时,由于肾排镁减少,常有轻度高镁血症。低镁血症也偶可出现,与镁摄入不足或过多应用利尿剂有关。

6. 水钠代谢 CKD 患者水钠平衡紊乱主要表现为水钠潴留,有时也可表现为低血容量和低钠血症。患 CKD 时,肾脏对钠负荷过多或容量过多的适应能力逐渐下降。水钠潴留可表现为不同程度的皮下水肿和 / 或体腔积液,此时易出现血压升高、左心功能不全和脑水肿。低血容量主要表现为低血压和脱水。

(二)CKD 的医学营养治疗

医学营养治疗的目的是通过营养状况监测、科学的营养治疗,减少体内毒素,减轻临床症状,改善生活质量,纠正各种代谢紊乱,减少并发症,延缓肾脏病的进展,推迟开始透析的时间,改善营养状况,提高生存率。

1. 推荐营养摄入量

(1)能量:透析前慢性肾脏病患者,实施低蛋白饮食治疗时,病人的热量摄入应基本与一般人群相似,需维持于 $30\sim35kcal/(kg\cdot d)$。但是肥胖病人需适当限制热量(总热量摄入可比上述推荐量减少 250~500kcal/d),直至达到标准体重。由于病人蛋白入量(仅占总热量的 10% 左右)及脂肪入量(仅能占总热量的 30% 以内)均被限制,故所缺热量往往只能从碳水化合物补充,必要时应注射胰岛素保证碳水化合物利用。透析患者,考虑到能量及营养素的丢失,每日能量摄入推荐为 $35kcal/(kg\cdot d)$;60 岁以上、活动量较小、营养状态良好者,可减少至 $30\sim35kcal/(kg\cdot d)$。对于部分食欲差、进食能量过少的患者,可考虑给予肾病专用型肠内营养制剂口服营养补充,必要时可给予肠外营养治疗。

(2)蛋白质:CKD 第 1、2 期原则上宜减少饮食蛋白,推荐蛋白质摄入量 $0.8g/(kg\cdot d)$。从 CKD 第 3 期起[$GFR<60ml/(min\cdot1.73m^2)$]即应开始低蛋白饮食治疗,推荐蛋白质摄入量 $0.6g/(kg\cdot d)$,并可补充复方 α- 酮酸制剂 $0.12g/(kg\cdot d)$。若 GFR 已重度下降[$<25ml/(min\cdot1.73m^2)$],且病人对更严格的蛋白质限制能够耐受,则蛋白质摄入量还可减至 $0.4g/(kg\cdot d)$ 左右,并补充复方 α- 酮酸制剂 $0.20g/(kg\cdot d)$。由于复方 α- 酮酸制剂含钙(每片含钙 50mg),因此服药量较大,尤其与活性维生素 D 同时服用时要监测血钙,谨防高钙血症发生。在低蛋白饮食中,约 50% 蛋白质应为高生物价蛋白,如禽畜肉、鱼、蛋、奶类,不用豆类及其制品、硬果类(如花生、杏仁、核桃等),部分主食可用麦淀粉代替或含蛋白少的主食如土豆、藕粉、粉丝、芋头等代替,以减少植物蛋白的摄入。维持性血液透析病人推荐蛋白质摄入量为 $1.2g/(kg\cdot d)$,当病人合并高分解状态的急性疾病时,蛋白入量应增加至 $1.3g/(kg\cdot d)$。维持性腹膜透析病人推荐蛋白质摄入量为 $1.2\sim1.3g/(kg\cdot d)$。50% 饮食蛋白应为高生物价蛋白。可同时补充复方 α- 酮酸制剂 $0.075\sim0.12g/(kg\cdot d)$。

(3)脂肪:脂肪占热能 25%~30%,其中饱和脂肪酸不超过 10%,反式脂肪酸不超过 1%。可适当提高 ω-3 多不饱和脂肪酸和单不饱和脂肪酸摄入量。每日胆固醇应低于 300mg。烹调油应选用橄榄油、茶子油、菜子油、花生油,摄入量为 20~25g/d。少食用高胆固醇食物如动物内脏、猪脑、蛋黄、蟹黄、鱼子、淡菜、干贝、鱿鱼、墨鱼、蚬等。

(4)碳水化合物:在合理摄入总能量的基础上适当提高碳水化合物的摄入量,碳水化合物供能比应为 55%~65%。糖代谢异常者应限制精制糖摄入。为了控制食物中总蛋白及植物蛋白的摄入,在 CKD 3~5 期,需要部分主食用麦淀粉、粉丝、南瓜、土豆、山药、去蛋白大米等代替部分米面类食物。

(5)矿物质:CKD 患者需严密监测电解质的变化,特别是血钾、磷、钙。当 CKD 患者出现高钾血症时应限制钾的摄入。血钾偏高时应限制菠菜、苋菜、油菜、芹菜、大蒜、蘑菇、香菇、海带、西瓜、橘子、广柑、根茎类蔬菜(芋头、淮山、葛、藕、土豆、红薯、沙葛等)。各期 CKD 患者磷摄入量应限制在 800mg/d 以下,当出现高磷血症时限制在 500mg/d 以下,限制笋、藕、慈姑、莴苣、蘑菇、香菇、酵母、坚果类、酱油等。钙摄入量不应超过 2 000mg/d,含钙高的食物主要是奶类、豆类制品、绿叶蔬菜、坚果、芝麻酱、海带等。当出现贫血时,应补充含铁量高的食物,如动物血、动物肝、红肉等,但需注意控制脂肪摄入。

(6)水和钠:需限制水与钠盐的摄入。无水肿且尿量较多,每日饮水量在 1 500ml 以上,少量多次饮用,食盐每日 3~5g(1g 盐相当于 5ml 酱油)。尿量较少且有水肿者,以量出为入的原则,尿量加 500ml 计算饮水量,食盐限制在 2g/d 内,严重者不摄入盐且要限制钠的摄入。如尿量过少或无尿,需"见尿补水"。透析的患者需按出入量和血钠水平进行动态调整水钠的摄入。含钠较高的食物有盐腌制食品、加碱的面食、苏打饼干、火腿、香肠、皮蛋、大白菜、牛皮菜、蕹菜、芹菜、萝卜、茼蒿、菠菜、大白菜、草头等。

(7)维生素:CKD 患者因限制饮食,容易出现维生素缺乏,尤其是维生素 D 易出现代谢异常,需适量补充天然维生素 D,以改善矿物质和骨代谢紊乱。必要时可选择推荐摄入量范围内的多种维生素制剂,以补充日常膳食之不足,防止维生素缺乏。

2. **膳食原则** CKD 患者的营养治疗方案相对其他疾病更复杂一些,需根据患者病因、疾病分期、营养状况、摄食及消化能力、饮食习惯等来进行修订,尽量做到个体化。原则上应有利于患者保持良好营养状况,或使营养不良得到改善;对透析前患者来说,还应考虑到有利于控制肾脏基础疾病、保护肾功能。制订营养治疗方案时,需保证患者蛋白质 - 氨基酸的充分摄入,并兼顾维生素、矿物质等营养素的摄入。详见表 7-14。

表 7-14 CKD 营养治疗方案

	非糖尿病肾病			糖尿病肾病		透析后	
	CKD 1、2 期	CKD 3 期 GFR<60ml/ (min·1.73m²)	GFR 重度下降 GFR<25ml/ (min·1.73m²)	显性 蛋白尿	当 GFR 开始 下降	维持性 血液透析 (MHD)	维持性 腹膜透析 (CPD)
蛋白质 g/ (kg·d)	0.8	0.6	0.4 (病人可耐受)	0.8	0.6	1.2	1.2~1.3
酮酸 g/ (kg·d)	/	0.12	0.2	/	0.12	0.12	0.12
热量 kcal/ (kg·d)	30~35	30~35	30~35	30~35 (T2DM/肥胖 者适当减少)	30~35 (T2DM/肥胖 者适当减少)	30~35	30~35

（三）CKD 的营养教育

1. 饮食教育 CKD 患者多数都存在食欲欠佳,部分患者因为长期的疾病状态、饮食限制,会伴随严重的摄食心理问题,不敢进食、不愿进食。医护、营养师均需积极配合,加强与患者的交流,让患者重视饮食营养问题,对患者进行摄食心理的疏导,引导患者正确饮食。

2. 营养评估和监测 CKD 病人从 GFR<60ml/(min·1.73m^2)起极易发生营养不良,故应从此开始对病人营养状态进行监测。对病人实施低蛋白饮食治疗后,更应规律地密切监测,治疗初或存在营养不良时推荐每月监测 1 次,而后每 2~3 个月监测 1 次。需应用人体测量(体质指数、肱三头肌皮褶厚度和上臂肌围等)、生化指标(血清白蛋白、转铁蛋白、前白蛋白及血清胆固醇等)、主观综合营养评估(subjective global assessment,SGA)等工具进行综合评估。

3. 膳食执行 尽管医护人员和很多患者都知道"优质低蛋白高热量低盐饮食"是 CKD 3~5 期患者的饮食基本原则,但患者实际饮食情况却差强人意。因此,在患者饮食执行过程中,需充分利用"食物蛋白质为基础的交换份",对患者进行指导,也可督促患者记录饮食日记,来评价病人实际蛋白质及能量摄入情况。

(陈晓甜)

六、营养与恶性肿瘤

肿瘤(tumor)是机体在各种致瘤因素的长期作用下,由于遗传物质改变而引起的机体局部组织细胞异常分化和过度增生所形成的新生物。良性肿瘤对机体的影响较小,而恶性肿瘤(malignant tumor)不仅在局部快速增生,还破坏邻近组织,并转移到其他部位继续生长,对机体产生严重的危害。恶性肿瘤是严重影响患者健康和威胁人类生命的常见病,其发病率在全球范围内均呈逐年上升趋势。恶性肿瘤给个人、家庭和社会都造成了巨大的负担。营养不良是恶性肿瘤病人的常见并发症,40%~80% 的肿瘤病人存在不同程度的营养不良,约20% 的患者直接死于营养不良而非肿瘤疾病本身。接受放化疗的肿瘤患者营养不良状况更为突出。而营养不良可使该类病人对手术、化疗、放疗、免疫等抗肿瘤治疗的耐受性、有效性下降,毒副作用增加,机体体力状态下降,器官功能损害,生活质量低下,生存时间缩短。因此,通过合理而科学的营养支持手段对改善肿瘤病人的营养状况、提高生存质量都具有非常重要的意义。

（一）恶性肿瘤患者的营养代谢

1. 碳水化合物代谢 部分恶性肿瘤患者表现为血浆胰岛素水平低下,周围组织胰岛素敏感性降低,故容易出现高血糖。由于周围组织对葡萄糖利用障碍,这些葡萄糖就有可能被肿瘤组织获取,经无氧糖酵解而被大量消耗,随之释放大量乳酸成为葡萄糖再生产的前体之一。1mol 葡萄糖酵解产生 2mol ATP,而用乳酸再合成葡萄糖需耗费 6mol ATP,这种周而复始消耗 ATP 的恶性循环成为荷瘤状态下葡萄糖代谢的特点,即 Cori 循环。有研究发现荷瘤患者通过 Cori 循环每天丧失 250~350kcal 能量。还有少数恶性肿瘤患者会出现反复低血糖,主要是因为部分肿瘤组织分泌胰岛素样活性因子。

2. 蛋白质代谢 恶性肿瘤患者会有不同程度的蛋白质营养不良。蛋白质变化表现为肌蛋白合成减少,肝脏蛋白质合成增加。由于肿瘤对氨基酸的不断消耗,血浆氨基酸谱异常,形成负氮平衡。疾病进展过程中,骨骼肌首先丢失、其次是内脏蛋白,这也是肿瘤恶病质(cachexia)的特征之一。

3. 脂肪代谢 研究发现结肠直肠癌、乳腺癌、子宫内膜癌、前列腺癌、卵巢癌及睾丸癌均与脂肪摄入过多有关。恶性肿瘤发生后,脂肪丢失是肿瘤恶病质的典型特征之一。脂质代谢紊乱主要原因是脂肪分解增强、游离脂肪酸和甘油三酯更新增强、脂肪合成减少、外源性葡萄糖不能抑制脂肪酸氧化等,最终表现为体脂丢失、高脂血症。可能机制为摄入减少和营养不良,肿瘤组织本身产生脂肪分解因子等。

4. 能量代谢 早期的研究发现,恶性肿瘤患者机体的静息能量消耗明显高于正常人群,一般高出10%。肿瘤病人能量消耗增加和能量利用无效,是营养不良发生的重要原因。肿瘤患者能量增加的原因一是肿瘤细胞迅速分裂、肿瘤生长需要大量的能量;二是肿瘤生长过程中产生的一些物质,如细胞因子等影响宿主的能量代谢。近年来随着能量代谢测定技术的发展,一些多中心、大样本的临床研究发现,恶性肿瘤患者机体并非都处于高代谢状态,即便是进展期广泛转移的患者,其能量消耗也可处于正常范围。能量消耗是否增加主要与荷瘤状态、荷瘤时间、疾病时期有关。

5. 矿物质和维生素 恶性肿瘤患者肿瘤部位的不同,也会影响一些维生素矿物质的代谢。比如维生素 B_{12}、铁在食管癌、胃癌患者中容易出现降低。血清锌降低、铜升高在很多恶性肿瘤中均可见,尤其是肿瘤浸润范围广、分期晚的患者中更加多见。

6. 膳食纤维 中国近30年来谷类食物越来越精细,居民膳食中膳食纤维摄入显著减少,这也是结直肠癌以及食管癌发生率迅速增长的重要原因之一。这一问题近10余年也逐渐引起了科学家的注意和国人的重视。

7. 其他 不仅恶性肿瘤自身的恶性行为会引起机体各种营养物质的代谢异常,肿瘤各种治疗也会影响机体的代谢状况。如肿瘤的手术应激会导致蛋白质分解增加;化疗治疗不仅直接影响细胞代谢,而且间接引起恶心、呕吐、消化道黏膜损伤,让患者进食减少、吸收下降,加剧营养不良;放疗早期同样会引起腹泻、恶心、呕吐等,后期还会导致肠道狭窄、肠瘘等,进一步影响机体的营养状况。

(二)恶性肿瘤的医学营养治疗

医学营养治疗是恶性肿瘤综合治疗的核心措施和基本手段。规范的营养支持操作流程可以有效保证营养干预顺利实施,从而提高放化疗患者机体的耐受能力,减少并发症,促进疾病康复,节省医疗费用。

1. 推荐营养摄入量

(1)能量:欧洲临床营养和代谢学会[原欧洲肠外肠内营养学会(European Society of Parenteral and Enteral Nutrition),ESPEN]和中国临床肿瘤学会(Chinese Society of Clinical Oncology,CSCO)肿瘤营养治疗专家委员会《恶性肿瘤患者的营养治疗专家共识》推荐放化疗患者每日能量所需为25~30kcal/kg,如患者合并严重并发症,建议每日能量摄入30~35kcal/kg,每位患者的具体能量需求应根据治疗过程中不同时期的营养状态变化及时进行调整。一般放化疗肥胖人群按理想体重计算;放化疗瘦弱人群按实际体重计算。一般按照20~25kcal/(kg·d)(非肥胖放化疗患者的实际体重)来估算卧床患者的能量,30~35kcal/(kg·d)(非肥胖放化疗患者的实际体重)来估算能下床活动患者的能量。

(2)碳水化合物:恶性肿瘤患者碳水化合物供能占总能量 35%~50%,建议一半以上为复合碳水化合物(如红薯、土豆、山药、杂粮等),特殊患者(糖尿病、脂肪肝、血脂代谢异常、肥胖等)需根据具体情况调整。

(3)脂肪:恶性肿瘤患者脂肪供能占总能量 35%~50%。推荐适当增加 ω-3 及富含 ω-3 多不饱和脂肪酸的食物如亚麻子油、鱼油等,特殊患者(血脂代谢异常、肝功能异常、肥胖等)需根据具体情况调整。

(4)蛋白质:恶性肿瘤放化疗患者蛋白质目标需要量为 1.2~2.0g/(kg·d)。严重营养不良放化疗患者的短期冲击营养治疗阶段,蛋白质给予量应达 2.0g/(kg·d);轻、中度营养不良肿瘤患者的蛋白质给予量应该达到 1.5g/(kg·d)。优质蛋白占总蛋白 50% 以上,特殊患者[肾病人群按 0.6~0.8g/(kg·d),来源于优质蛋白;肝病患者选择含支链氨基酸丰富的乳清蛋白等]需根据具体情况调整。

(5)膳食纤维:很多病例对照研究了膳食纤维与结直肠癌、乳腺癌的关系,结果表明富含膳食纤维的食物如蔬菜、水果、谷物等,具有预防结直肠癌、乳腺癌的作用。膳食纤维的推荐摄入量为 25~35g/d。

(6)维生素、矿物质和植物化学物质:很多研究发现恶性肿瘤患者体内氧自由基、脂质过氧化等增加,抗氧化物质如维生素 A、维生素 E、胡萝卜素、硒等在很多动物模型研究中被证实有效,但尚无充分证据证明此类制剂辅助治疗恶性肿瘤有效。因此通常不推荐大剂量补充这些抗氧化剂,如进食不足,可以补充一定量维生素矿物质复合制剂。此外,有一些研究证实从天然食物中摄取大豆异黄酮、大蒜素、茶多酚等植物化学物质有较确切的抗癌作用,因此强调食物多样化可能对肿瘤患者更有益。

(7)特殊营养物质:近年来,有些学者根据肿瘤细胞的代谢特点,提出通过添加一些特殊营养物质,改变肿瘤代谢,从而达到改善营养不良和阻止肿瘤细胞增殖的目的。恶性肿瘤细胞可与宿主竞争血液中的谷氨酰胺,血液中谷氨酰胺逐渐下降,同时因癌症恶病质前期患者产生谷氨酰胺的能力下降,是癌症患者在外伤、感染、手术时免疫功能差的原因之一,因此补充谷氨酰胺也许可以适当纠正这些问题。此外,精氨酸在部分肿瘤治疗研究中有效,但仍然缺乏大样本研究结果。

2. 恶性肿瘤营养治疗流程　恶性肿瘤营养治疗流程包括:营养不良的三级诊断、营养干预临床路径及营养干预五阶梯。

(1)恶性肿瘤营养不良三级诊断

1)营养筛查(一级诊断):营养风险筛查 2002(nutritional risk screening 2002,NRS-2002)总评分 ≥ 3 分:有营养风险或营养不良可能。NRS-2002 总评分 <3 分:暂不进行营养支持,但需每周复筛。

2)营养评估(二级诊断):病人自评 - 主观全面评定(patient-generated subjective global assessment,PG-SGA)评分分级标准:若营养状态良好(SGA-A)(0~1 分);轻度或中度营养不良(SGA-B)(2~8 分);重度营养不良(SGA-C)(≥ 9 分)。

3)综合评定(三级诊断):综合评定主要内容见表 7-15。

视频:恶性肿瘤营养治疗流程

表 7-15　综合评定主要内容

病史采集	体格体能检查	实验室检查	器械检查
现病史	体格检查	血液学基础	传统影像学检查
既往史	人体学测量	重要器官功能	人体成分分析
膳食调查	体能测定	激素水平	代谢测定
健康状况评分		炎症水平	功能影像学检查如 PET-CT
生活质量评分		营养组合	
心理调查		代谢因子及产物	

(2)营养干预的临床路径见图 7-1。

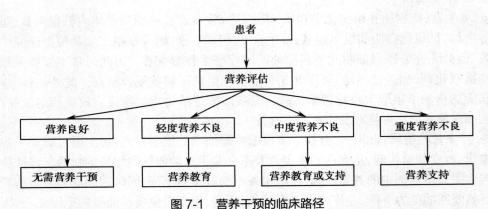

图 7-1　营养干预的临床路径

注:肿瘤患者属特殊人群,可不进行营养风险筛查直接进行营养评估。

(3)营养干预五阶梯模式见图 7-2。

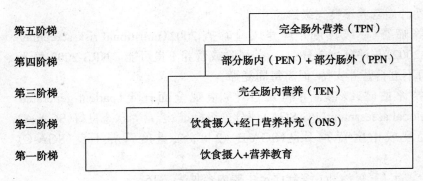

图 7-2　营养干预五阶梯模式

注:当下一阶梯不能满足 60% 目标需要量 3~5 天时,即选择上一阶梯。

（三）恶性肿瘤的营养教育

1. 恶性肿瘤的预防 尽管恶性肿瘤的治疗方法与手段越来越多,但是治愈率仍然很低,因此有效的预防措施显得尤为重要。世界癌症研究基金会 2007 年再版的《食物、营养、体力活动与癌症预防》给出了 10 条癌症预防的目标和建议,为个人及社区人群提供了科学实用的肿瘤预防建议,对于肿瘤期患者同样适用,内容如下:

(1)维持健康体重。

(2)将每天至少 30 分钟的身体活动作为日常生活的一部分。

(3)少吃高热量食物,避免含糖饮料,尽量少吃快餐。

(4)每天至少吃 400g 不同种类的非淀粉类蔬菜和水果,每餐主食都要包括 1/3~1/2 的全谷类或杂豆类,限制精加工的淀粉类食物。

(5)每周摄入猪肉、牛肉、羊肉等红肉的量要少于 500g,尽可能少吃加工的肉类制品,如熏肉、咸肉、火腿等。

(6)如果饮酒,男性每天不超过 2 份,女性不超过 1 份(1 份含酒精 15g)。

(7)每天保证盐的摄入量低于 6g,避免腌制、盐腌或咸的食物,不吃发霉的谷类或豆类。

(8)不推荐使用膳食补充剂预防肿瘤,但在某些营养素缺乏病或膳食摄入不足时应适当补充。

(9)纯母乳喂养婴儿最好达 4~6 个月,而后在添加辅食的同时继续进行母乳喂养。

(10)肿瘤患者无论已康复或在积极的治疗过程中,都应遵循以上关于膳食、营养和运动的建议。

最后永远记住:不要吸烟!

2. 健康教育 恶性肿瘤患者一方面因为疾病的难治性,显著影响患者的进食欲望;另一方面肿瘤的放化疗、手术治疗均对患者的摄食和营养状态产生影响。此外,恶性肿瘤患者经常有一些饮食误区,担心食物会诱发或加重肿瘤,甚至有的患者会通过饥饿疗法以期抑制肿瘤细胞的生长。饮食不均衡,尤其是蛋白质食物摄入不足现象非常常见。因此,对这部分患者的健康教育非常重要。医护及营养师应共同参与到患者的营养筛查、评定、治疗、监测等过程中,各司其职、相互配合,让患者得到规范的营养治疗。

3. 营养指导 恶性肿瘤患者因为肿瘤部位、疾病阶段、治疗方式等的差异,营养治疗个体差异较大。比如部分消化道肿瘤如食管癌、胃癌患者会出现吞咽困难、异物感或进食后腹胀等,这时患者仅能进食流质食物,时间久了很容易出现营养失衡。胰头癌进行手术治疗后,因部分胃和十二指肠的切除、胆胰道改道等,对消化系统的影响较大,术后的营养实施会更加困难。恶性肿瘤放化疗、免疫治疗的患者均有不同程度的恶心、呕吐,放疗患者较易出现胃肠道黏膜损伤,对消化吸收影响较大。对于这些患者,除了饮食指导和营养教育外,按照营养治疗五阶梯原则,适时进行口服营养补充,必要时肠内或者肠外营养补充,及时纠正患者的营养不良,并配合医生做好营养执行情况评估、肠内/肠外营养护理和监测,包括肠内外营养置管及护理、肠内外营养输注的护理,以及营养治疗并发症的监测和处理。对于终末期肿瘤患者,营养支持并不能让患者受益,甚至可能带来相关并发症,国外指南并不推荐营养支持。但在国内,受传统观念和文化的影响,营养支持更多涉及的是伦理、情感问题,是否实施营养支持很多情况下受家属影响较多。

4. 家庭营养治疗　中国临床肿瘤学会(CSCO)发布的《恶性肿瘤营养治疗指南》指出,家庭营养是肿瘤患者治疗的重要组成部分。家庭营养是指对长期吃的不多、吸收不良的患者,给予家庭人工营养,包括口服营养补充、肠内或肠外营养。肿瘤患者家庭营养的顺利实施也需要医护的密切配合。

(陈晓甜)

第七章
自测题

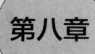

第八章

中医食疗学概述

一、食疗、食养、食治、药膳的概念

追溯"食疗"一词的起源,当为《千金方·食治篇》云:"知其所犯,以食治之,食疗不愈,然后命药"。现代人常将"食疗""食养""食治""药膳"混称,其实它们的含义并非完全相同。它们在所用材料、使用目的及适用人群都有着区别。"食养"是应用食物于健康人群以达到养生的目的,"食养"所用材料是食物,目的是养生保健,服务对象是健康人群;"食治"是应用食物于病人以治疗疾病的方法,"食治"所用材料也是食物,目的是治病,服务对象是病人;"药膳"是在中医药和饮食文化理论的指导下,用药物和食物相配伍,通过烹调加工,制作成的具有色、香、味、形、效的特殊食品。它所用的材料是以食物为主体,配以药物,经精心烹调而成。药膳的目的是养生与治疗,服务对象则包括以上两者。可见,狭义的食疗等同于食治,是指单用食物以治疗疾病。广义上的食疗,则同时包含了食养、食治、药膳的含义。

中医食疗的作用和药物疗法基本一致,主要表现在扶正与祛邪两方面。正如孙思邈在《千金方·食治篇》所说:"食能驱邪安脏腑,悦神爽志以资血气"。同时还指出药疗与食疗的不同之处:"药性刚烈,犹若御兵""若能用食平疴,释情遣疾者,可谓良工"。

二、中医食疗的发展历史

中医食疗是中医药学的一个重要组成部分,源远流长,距今至少已有三千多年的历史。

(一) 远古时期的食疗

我国食疗的起源与中医药的起源是同步的。自古以来就有"药食同源""医食同源"的说法。从远古时期开始,我们的祖先为了生存,在寻找食物的过程中,发现自然界中有些食物经过口尝身受,不仅具有饱腹的作用还有治病的作用,即这些食物既可做食,又可做药。"神农尝百草"的传说就是这一内容的生动反映。又经过漫长的时间,人们逐渐将一些治疗作用明显的食物分离了出来,成为专门治病的药。因此,药物来源于食物。

随着人类社会的进步,燧人氏时期发明了钻木取火,有了火就可以"炮生为熟""以化腥臊",结束了人们"茹毛饮血"的原始生活,采取烤生为熟的方法,烹调技术由此萌发,为食疗的形成创造了条件。

总之,食疗的萌芽是在古代原始人类寻找食物的过程中出现的。人类对火的利用,食物的煮熟,促进了它的形成。生产的发展,食物品种的增多,人们与疾病斗争经验的积累,同源的药食逐渐分化,为以后食疗的发展奠定了良好的基础。

(二) 商周秦汉时期的食疗

相传商代宰相伊尹创制汤液,善于烹饪,著有《汤液经》,他"教民五味调和,创中华割烹之术,开后世饮食之河",在中国烹饪文化史上占有重要地位,被中国烹饪界尊为"烹调之圣""烹饪始祖"和"厨圣"。

在西周时期,据《周礼·天官》的记载,医家已有"食医""疾医""疡医""兽医"之分。其中"食医"居各类医师之首,其主要职能是"掌和王之六食、六饮、六膳、百羞、百酱、八珍之齐"。即根据帝王的身体状况调配饮食。其中"疾医""以五味、五谷、五药养其病",五味和五谷就是用以养病的食物,至于五药,据汉代学者的解释为"草、木、虫、石、谷",其中很多也是食物。可见,周代对饮食已十分讲究,开始摸索科学的饮食方法。食医和疾医的存在也是食疗发展的体现。此时,中医食疗已从萌芽发展至雏形。

战国时期,我国传统医学理论初步形成,关于食疗的内容已显端倪。我国现存最早的医学著作《黄帝内经》,提出"毒药攻邪,五谷为养,五果为助,五畜为益,五菜为充,气味合而服之,以补益精气",以及"谷肉果菜,食养尽之",既说明了用药的同时辅以食疗的重要性,又说明了各类食物应调配得当,互相取长补短,才能对身体发挥有益的作用。此外,《素问·平人气象论》曰:"人以水谷为本"。《素问·生气通天论》又曰:"阴之所生,本在五味,阴之五官,伤在五味。是故味过于酸,肝气以津,脾气乃绝。"阐发了食物是人体生长发育的源泉,同时指出,饮食失调亦能导致疾病。

秦汉时期的经济文化发展很快,本草学中所载药物日渐增广。秦始皇希图长生不老,永领天下,责令太医、方士去寻求长生不老之药和食物。汉武帝南征北伐,扩展版图,南方的热带植物药和北方的寒带植物药的范围在战争中都有所扩展。

公元 122 年前后,张骞出使西域,带回石榴、胡桃、胡瓜、苜蓿、蒜葫、胡荽、西瓜、无花果等多种种子,大大增加了食物和入药的品种,促进了食疗的发展。

湖南马王堆出土的《五十二病方》一书,以大量的食物入药,收载药品 247 种。其中可食者共计 61 种,约占全部药品数的 1/4。书中还谈到了饮食保健的方法,特别强调了酒和韭的延年益寿和滋补强身作用。

东汉末年我国现存最早的药学专著《神农本草经》问世,收载药物 365 种,其中食物 50 种左右,如酸枣、橘柚、葡萄、大枣、海蛤、干姜、赤小豆、粟米、龙眼、蟹、杏仁、桃仁等,食疗方剂 6 首,对于一些食物的药用价值已经给予重视和肯定。

东汉杰出医家张仲景的《伤寒杂病论》中不乏食疗的有关内容,如书中提出的"猪肤汤"和"当归生姜羊肉汤"都是典型的食疗处方,至今还被临床所常用。此外,仲景首创的桂枝汤(桂枝、芍药、甘草、生姜、大枣)其中四味食物、一味药物,这一古方沿用至今。《金匮要略》中"禽兽鱼虫禁忌并治"和"果实菜谷禁忌并治"两篇,专门论述了"食禁",记载了有关饮食卫生方面的内容,如"凡肉及肝,落地着尘者,不可食也""肉中有朱点者,不可食也""果子落地、经宿、虫蚁食之者,人大忌食之",同时仲景认为掌握饮食五味之宜忌,对于健康和防病都十分重要,指出"凡饮食滋味以养于生,食之有妨,仅能为害"。

由此可见,汉代以前是食疗的理论奠基期,对食疗学的发展具有重要影响与指导意义。

（三）晋南北朝唐时期的食疗

晋南北朝时期,用食物防病治病的知识有明显增加。晋代葛洪所著的《肘后方》首先记载用海藻酒治瘿病以及用猪胰治消渴病。对若干由营养素缺乏所致的疾病,能用有关食物来进行治疗,如用大豆、小豆、牛奶、羊奶、鲫鱼等富含维生素 B_1 的食物组成治疗脚气病的食疗方。他还指出水肿或腹水患者应"忌盐"。此外,本书还记载了饮食禁忌的内容,如"羊肝不可合乌梅及椒食""天冬忌鲤鱼"等。

梁代陶弘景编著的《神农本草经集注》中首创按自然来源把果、菜、米等食物与草木、玉石并列,这种分类法为后世食疗本草和中医食疗学的形成起到了极大的促进作用。陶弘景还在《名医别录》这本书中记载了"用牛肝补肝明目"的脏器食疗法。

食疗经过前代的发展,到了唐朝集其大成而出现了专篇专著。著名的医药学家孙思邈的《千金方》首先将"食治"立为专篇,分果实、菜蔬、谷米、鸟兽四门,对各种食物做了分类介绍,内容涉及食治、食养、食禁等各方面,是现存最早的食物疗法专篇。他在序中指出:"夫为医者,当须先洞晓病源,知其所犯,以食治之;食疗不愈,然后命药。"把食疗作为治疗疾病的首选方法,并提出把能否正确应用食疗治病作为衡量医者技术良莠的重要标准之一,曰:"安身之本,必资于食,不知食宜者,不足以存生也,食能排邪而安脏腑,悦神爽志以资气血,若能用食平疴,释情遣疾者,可谓良工,长年饵老之奇法,极养生之术也。"并具体指出了五脏有病宜食用的食物。孙思邈在食疗服用时间及寒温、食疗的制作方法,以及不同季节五味损益等方面,都有独到见解,对以后食疗的发展起到了积极的推动作用,并对后世有着深远的影响。

孙思邈的弟子孟诜所著的《食疗本草》,收集民间所传医家所创,加以己见,是我国第一本食疗专著。该书共 3 卷,载药物性食物 241 种,介绍颇详,并对当时的饮食方式做了归纳,如煮、粉、油、醋食、酱食等。书中对于食物药的性味、产地、鉴别、调制都作了叙述。每种之下,列有该食物组成的方剂及其治疗适应病证。书中还提出了妊娠、产妇的饮食禁忌,小儿对食品的要求及过食、久食某些食物的副作用。此外,陈士良的《食性本草》对食疗又做了较为系统的总结,为食疗的发展作出了贡献。

至此,食疗学从实践到理论已经发展成熟。

（四）宋元明清时期的食疗

宋代用饮食治病防病已很普遍,且有进一步发展。皇家编纂的医学巨著《太平圣惠方》中,将食疗保健的作用总结为"病时治病,平时养身",即具有食疗与食养两方面作用,并且列举了多种保健食品,如软食之粥、羹,硬食之索饼,饮料之酒、浆、茶、乳,菜肴之肝、肚,点心之灌藕等,该书所载的食疗用方和药膳类型对后代食疗影响很大。

在《太平圣惠方》的基础上官方修订的大型方书《圣济总录》中记有食疗方 285 个,药膳类型又增加了散、饮、汁、煎、饼、面等。宋代民间的食疗书有:陈达叟著的《本心斋蔬食谱》,载蔬食二十谱,别具一格;林洪著的《山家清供》,载各种食品 102 种,有荤有素,不但治病,且可赏心悦目,促进食欲。其书中所载都以食物为主,用以治病和养身,是真正的食疗学,与以前食药合用的着实不同;陈直所撰的《养老奉亲书》是一本老年疾病治疗保健学,内载老年食疗方剂 162 首,对老年人的食疗贡献甚大。

随着历史的发展,饮食疗法已愈来愈趋于成熟,到了元代,中医学在营养学方面有了相当大的发展。元朝饮膳太医忽思慧著的《饮膳正要》,是我国第一部有名的营养学专著,它超越了食疗的旧概念，从营养的观点出发，认为病后服药不如在未病前注意营养以预防疾病。"夫安乐之道，在于保养……"。《饮膳正要》全书共三卷，它继承了食、养、医结合的传统，对每一种食品都同时注意它的养生和医疗效果。因此，本书所载的基本上都是保健食品。《饮膳正要》首创我国食疗菜谱。该书系统、全面的列出菜谱功效、配方、制作、服食方法、选料配方使用，这是元代以前史无前例的。如"椒羹面"用川椒3钱、白面4两做面条煮食，治胃弱呕吐不能食；"黑牛髓煎"用黑牛髓半斤、生地黄半斤、白沙蜜半斤和匀熬成膏，治肾弱、骨败伤、瘦弱无力等。该书还有一个特点是民族特色十分突出，记有西域或少数民族的食品，例如果品中的八檐仁、必思达；料物有马思答吉、咱夫兰、搠罗脱因、哈昔泥、回回青等。《饮膳正要》将我国食物本草研究从着重于"食治"推进到着重于"食补"的新阶段，可以说是中医食疗学发展史上的一块里程碑，它标志着中医食疗学的成熟和高度发展。此外，贾铭的《饮食须知》、吴瑞的《日用本草》、娄居中的《食治通说》、郑樵的《食鉴》等，都从不同侧面论述食疗，对中医食疗学的发展都有贡献。

明清时期食疗学进入更加全面发展的阶段，几乎所有有关本草的著作都注意到了本草和食疗学的密切关系。明代伟大的医药学家李时珍，总结了16世纪以前我国医药学知识，编撰成本草学巨著《本草纲目》，共载药1 892种，增加新药347种。这部著作内容丰富，对中医食疗学的发展有着巨大的影响。其一，它提供了饮食疗法的丰富资源，仅谷、菜、果三部就有300余种，虫、介、禽、兽有400余种。其二，书中保存了不少食疗佚文，如孟诜的《食疗本草》以及《孙真人食忌》《延年密录》、咎殷的《食疗心境》等，使古代宝贵的食疗资料得以流传下来。其三，收载了很多食疗方法，例如在"百病主治药"卷三、卷四部分，在"痢"病"虚寒"证下，列有秫米、丹黍米、粳米、白扁豆、糯谷、山药、大蒜、生姜、浮麦、小麦粉，还有蜀椒、胡椒、砂糖、石莲、鲤鱼、鲫鱼、龟甲、乌骨鸡、黄雌鸡、鸡卵、鸡卵黄、雉乳腐、牛乳、牛肝、羊脂、羊肾、羊肝、猪肠、猪肝等数十种食物。同时还进一步指明哪一种食物治疗哪种虚寒性下痢，甚或有的食物下注明食用方法，如煮食、做馄饨食、做羹、煮粥、烧灰、和面作饼食、加醋炖食等。另在谷、肉、果、菜、禽等各部"附方"中也有不少食疗方。

朱棣主持编写的《救荒本草》，共收载414种植物，以备荒年为食品之用，其中除138种见于旧本草书外，新增276种，大多为前人未经记载的可食野菜，直接增广了人类利用植物的范围。卢和著有《食物本草》二卷，上卷载有水、谷、菜、果四类，下卷载有禽、兽、鱼、味，他主张多吃素食蔬菜，少吃肉食，这样可疏通肠胃，益于身体。认为"五谷乃天生养人之物""诸菜皆地产阴物，所以养阴，固宜食之……蔬有疏通之义焉，食之，则肠胃宣畅无壅滞之患。"这些提倡素食的思想不仅丰富了食疗学、营养学的内涵，也大大推进了养生学的发展。

明代的食疗学除注意各种食物的医疗作用外，还很重视各种食品的制作方法及其营养价值。值得一提的是高濂的《遵生八笺》，记载了各种食物的制作方法，其中有汤类32种，粥类38种。徐春甫的《古今医统》中有专卷记载茶、汤、酒、醋、酱油、菜蔬、肉类、鲜果、酪酥、蜜饯诸果的制作，内容丰富。同时，汪颖的《食物本草》，宁源的《食鉴本草》，吴禄的《食品集》，孟伯的《养生要括》，钟惺辑的《饮馔服食谱》等，对研究食疗都有很大的参考价值。此外，对热性病的食疗亦有一定的重视，如吴有性所著《瘟疫论》即有"论食"一节。

清代的食疗著作甚多，其中从食物的治疗作用方面进行深入研究的论述较多，较早的著作有沈李龙编的《食物本草会纂》，对于食物的疗效记述甚详，并强调饮食有节和采用食疗两者都十分重要。章杏云著的《调疾饮食辨》把饮食的治疗作用加以分类，记有发表方、温中方、行气方等共 56 种，记述较详。袁子才的《随园食单》别具风格，且注意烹调技术，还有张英的《饮食十二论》，陈修园的《食物秘书》等。尔后有名的食疗著作有王孟英的《随息居饮食谱》，主张多进谷畜果蔬，以食代药，反对偏食，提倡"食忌"，该书列食物 331 种，分水饮、谷食调和、蔬菜、果食、毛羽、鳞介等类论述。列举的很多单方颇具效验，如白扁豆治赤白带下、芥菜润肠通便、冬瓜行水消肿、丝瓜止嗽化痰、核桃治淋排石等。另外，书中还列举了"发物"，如发热的姜、蕹、羊肉、川椒、胡椒；发风的春芥、虾、蟹、鹅；助湿的枇杷、羊脂；积塞的蚌、田螺、西瓜、鲜柿；动血的慈姑、胡椒；动气的比目鱼、羊肉、春芥等，对中医食疗学的完善作出了重要的贡献。

清代温病学说的创立对热性病的食疗积有不少经验。如吴鞠通所著《温病条辨》中的"五汁饮"应用了鲜梨汁、鲜芦根汁、鲜荸荠汁、鲜藕汁、鲜麦冬汁来治疗阴虚津涸，就是典型的食疗方。费伯雄撰有《费氏食养三种》，即《食鉴本草》《本草食谱》及《食养疗法》，尤以"食养疗法"一词为费氏首先明确提出。黄云鹄辑的《粥谱·附广粥谱》共载药粥方 200 多个，成为现存的第一本药粥专著。刊行于公元 1642—1644 年间的《食物本草》收载内容最多，该书 22 卷，载食物 1 679 种，分为水谷、菜、果、禽兽、草木、火、金、玉石、土等 16 部，堪称我国食物本草之最。赵学敏的《串雅内编》及《本草纲目拾遗》也有很多食疗方面的记载。许克昌在他的《外科证治全书》中用生动的病例介绍了外科食疗的验例，如"误吞铜钱，多食荸荠，即可化坚为软，从大便出""多食胡桃自化而出""误食银，用韭菜一把，入滚水略煮，不切断，淡食之，少顷，菜抱银呕出，或从大便出"。另外，在《医学衷中参西录》中也载有食治验例。

（五）近代的食疗

我国的传统食疗作为中医学遗产内容之一，从清代末年之后又有所发展，如张拯滋著《食物治病新书》，杨志一等编《食物疗病常识》等书，杨志一还主编了《食物疗病月刊》，提倡中国传统食疗方法。此外，朱红康著《家庭食物疗法》，程国树编《疾病饮食指南》，他们继承前人经验，各有阐发。

中华人民共和国成立之后，由于党和政府对中医药事业予以高度重视，以及人民生活水平的不断提高，中医食疗学有了前所未有的发展。在著作方面出版了许多专业工具书，如食养食疗及保健医疗食品类书和辞书等，大量科学普及书也相继问世。在中医教育方面，1976年国家正式批准成立中医养生康复专业，设立"中医饮食营养学"课程，从而使传统营养学得到延续和传播。同时，食疗实践方兴未艾，不少中医单位开展了食疗的临床工作，研制了药膳。有些中医院设立了食疗科或食疗门诊，中医的传统保健食品被广泛地推广应用。不少大城市还建立了传统保健餐馆、药膳餐厅、药膳饭店等，不仅在国内，在东南亚国家和地区，以及欧美各国均有开设，中医食疗以其独特的魅力，受到国外民众的喜爱。至此，中医食疗学已经成为中医学领域中的一门独立学科。

总之，食疗在遥远的上古时期萌芽和发生，至商周已具雏形，经春秋战国、秦汉其学科理论体系基本形成，至晋唐臻于成熟，宋、金、元、明、清至近、现代各有充实和发展。回顾中医食疗悠悠三千余年的发展史，充满了艰辛的探索与辉煌的成就，现已积累了丰富的经验，形成了较系统的理论,使食疗的应用长盛不衰,为我国民族的繁衍、昌盛,做出了不可估量的贡献,是祖国医学的重要组成部分。

(徐桂华)

第八章
自测题

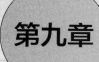

第九章

食物的性能

09章PPT

食物的性能,古代简称为"食性""食气""食味"等,与药物一样,包括性、味、归经、升降沉浮等内容。这是因为食疗学是中医药学的一个分支,其理论同源异流,故在性能的表达和性能的归纳上与中药无本质区别,但需要注意的是,食物的性能不如药物显著。

对食物性能的认识,是人们通过长期食疗实践经验的总结,并与中医药基本理论相融合而形成。食物的性能是指导应用食疗的重要基础。

第一节 性 味

一、四性

性,也称"四性"或"四气",是指寒、热、温、凉、(平)。寒与凉、温与热性质相同,程度不同,即性质上寒凉一类属阴,温热一类属阳,程度上"凉次于寒""温次于热"。还有一类平性食物,它的寒热偏性不明显,性质平和。常用食物中,平性食物居多,温热性次之,寒凉性食物最少。

视频:食物
的四性

食物的性是根据食物作用于人体所产生的反应和所获得的疗效而总结出来的。如发热时食用西瓜,有清热解渴之效;痰热咳嗽时食用梨,有清热化痰止咳之效,可见西瓜、梨就具有寒凉性质。如阳虚怕冷之人,多食羊肉、狗肉等食物,可温中补虚,抵御寒冷;腹中冷痛者,可食生姜红糖水,有温中散寒止痛之效,于是就将羊肉、狗肉、生姜、红糖归入温热性食物之中。

一般而言,寒凉特性的食物具有清热泻火、生津润燥之效;温热特性的食物具有温里、散寒、助阳等作用。平性的食物作用缓和,应用范围广泛。

二、五味

五味,是指食物有酸、苦、甘、辛、咸五种不同的味道,此外还有淡味和涩味。由于五味是最基本的五种滋味,所以仍然以五味相称。

视频:食物
的五味

五味的产生,主要是通过两种方法确定的。一种方法是口尝,这是食物真实味道的反映,也是食物五味的主要辨别方式,如乌梅是酸味、桂圆是甘味、辣椒是辛味等;另一种方法是通过食物作用于人体,产生的不同反应和疗效来辨别,如黑木耳口尝淡而无味,因具有行血之效,所以将其归于辛味之中。

辛味,"能行、能散",具有散风寒、散风热、行气、行血的作用。如生姜散风寒、薄荷散风热、萝卜行气、韭菜行血。

甘味,"能补、能和,能缓",具有补虚、调和药性、缓急止痛的作用。如山药补气、猪肝补血、甘蔗补阴、狗肉补阳、大枣调和药性、饴糖缓急止痛。

酸味,"能收、能涩",具有收敛、固涩的作用。如乌梅涩肠止泻。

苦味,"能泄、能燥",具有泄下、燥湿的作用。如苦瓜清热利湿。

咸味,"能下、能软",具有泄下、软坚的作用。如海藻消散瘿瘤。

淡味,"能渗、能利",具有渗利水湿的作用。如薏苡仁、冬瓜。此外,食物中的淡味还指一些清淡之品,即素食,与药性中的淡味概念有所区别。

涩味,其和酸味作用基本相似。

由于每种食物都同时具有性和味,因此在使用食物时必须综合考虑。一般来讲,气味相同,功效相同。如辛温的食物多具有发散风寒的作用,甘温的食物多具有补气助阳的作用。气味不同,作用就有别。如苦瓜苦寒,能清热燥湿;羊肉甘温,能补中散寒。而气同味异,味同气异其所代表的食物作用也有不同。如生姜、乌梅、杏仁、大枣都属温性,由于五味不同而功效各异,生姜辛温发散风寒,乌梅酸温敛肺涩肠,杏仁苦温下气止咳,大枣甘温补脾益气。薄荷、花椒都属辛味,但四气不同而功效各异,薄荷辛凉疏散风热,花椒辛温疏散风寒。

第二节　归　经

视频:食物的归经

食物的归经是指食物对于人体某些脏腑经络能产生明显的作用,而对其他脏腑经络的作用较小或没有作用。它是根据食物被食用后反映出来的效果,并结合中医脏腑经络学说,经过长期实践的经验积累概括得来的。如猕猴桃、梨、芹菜、香蕉都属寒凉性质的食物,因归经不同而功效各异。猕猴桃归膀胱经具有清热利湿通淋之效,梨归肺经具有清肺止咳之效,芹菜归肝经具有清热平肝之效,香蕉归大肠经具有清热通便之效。

食物的归经和食物的五味理论密切相关。其中酸能入肝,苦能入心,甘能入脾,辛能入肺,咸能入肾。如大枣、龙眼等甘味食物能补脾益气;胡桃仁、黑芝麻等咸味食物能补益肾气。

此外,需要说明的是,食物的性能和药物一样既有性、味、归经,也有升降沉浮、毒性等内容。但升降浮沉的作用趋势远远不如药物明显。极少的食物具有明显的毒性(包括副作用),但这种毒性可以通过加工处理或适量摄取而避免,如白果、螃蟹、酒等。此处,不对食物的升降沉浮、毒性等内容详细阐述了。

(徐桂华)

第九章
自测题

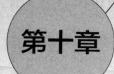

第十章

食疗的基本原则

中医食疗是中医药学的重要组成部分,它的运用必须在中医基础理论指导之下,遵循一定的原则。常用的食疗基本原则有整体性原则、辨证施食、辨病施食、顾护脾胃。

一、整体性原则

整体观认为,人体是一个有机的整体,人体与自然环境也是一个有机的整体。进行食疗时,应注意协调人体内部、人体与自然环境间的相互关系,保持、稳定人体内外环境的统一性。

(一)调整阴阳

机体阴阳双方的协调统一,维系着人体正常的生理活动,疾病的发生和演变归根结底是阴阳的相对平衡受到破坏。《素问·阴阳应象大论》:"阴胜则阳病,阳胜则阴病,阳胜则热,阴胜则寒。"提出了疾病的基本病机。中医食疗采用"补其不足""损其有余"的方法,目的在于调整阴阳,恢复机体阴阳的动态平衡。

"补其不足",是针对阴或阳偏衰不足的病证。如阴虚阳亢的虚热证,食疗以"壮水之主,以制阳光"为法,选用桑葚蜜膏、生地黄鸡等方以滋阴制阳;阳虚阴盛的虚寒证,食疗以"益火之源,以消阴翳"为法,选用当归生姜羊肉汤、附片炖狗肉、核桃仁炒韭菜等方以补阳制阴。

"损其有余",是针对阴或阳偏盛有余的病证。如阳热亢盛的实热证,食疗以"热者寒之"为法,选用石膏粳米汤、五汁饮、芹菜粥、绿豆粥等清其热;阴寒偏盛的实寒证,食疗以"寒者热之"为法,选用干姜粥、五加皮酒、附子粥等散其寒。

总之,食疗总是围绕调整阴阳,维系阴阳平衡而合理配制膳食。

(二)协调脏腑

人体是一个有机整体,脏与脏、腑与腑、脏与腑之间在生理上相互协调、相互促进,在病理上相互影响。一个脏腑发生病变,会影响其他脏腑的功能。运用食疗时应协调脏腑之间的关系,恢复机体脏腑之间的生理平衡。例如肺的病变,可能是本脏受邪发病,亦可能是它脏病变所致。肺本脏为病引起的咳嗽,食疗可采用宣肺降逆止咳之法,选食姜糖苏叶饮、冰糖蒸雪梨等;因肝火亢盛,木火刑金者,应泻肝火为主,选食菊花茼蒿饮等;因脾虚生痰,痰湿壅肺者,应健脾燥湿为主,选食枳术饭等;肾阴虚不能滋肺者,应滋肾润肺为主,选用百合枸杞羹等。再如头痛耳鸣,面红目赤,烦躁易怒,肝阳上亢的病证,既可食菊花饮、芹菜粥等以清肝潜阳;也可食山药粥、益脾饼等顾护中土,以免木旺克脾;又可食桑葚膏、猪肾羹等滋肾水以涵肝木；或食竹叶粥、灯芯饮等泻心火，以达实则泻其子的目的。同样，其他脏腑的病变，也可根据脏腑间的相互关系，选择适当的食物以协调它们之间的平衡，以收到不同程度的食疗效果。

此外，脏腑病变可以反映到躯体某一局部，即躯体局部病变可以体现某一脏腑病变，因此治疗局部的病变也必须从整体出发，采取合适的食疗措施。如视物昏花的病证，为肝血不足表现于目，食疗采用滋补肝肾法，选食猪肝炒枸杞苗、猪肝羹等；口舌生疮的病证，为心胃火旺反映于口舌，食疗采用清心泻火法，选食灯芯粥、竹叶芦根茶等，都是协调脏腑，统一整体与局部关系的例证。

（三）三因制宜

1. 因时制宜　四时气候的变化，对人体的生理功能、病理变化均产生一定的影响，故应用食疗时，应注意气候特点。

春属木，其气通于肝，阳气升发，因肝喜条达，不宜抑郁，慎食酸涩之品，故应稍食韭菜、生姜等辛温发散之品以助阳气升发，陈皮、玫瑰花等以疏肝理气，同时还可选用柔肝和脾的谷芽等防止肝气太盛以克伐脾气。

视频：四季饮食

夏属火，其气通于心，暑邪当令，阳气隆盛，饮食宜清淡，少食肥甘厚味，多食具有清热祛暑、清心除热、生津止渴功效的食物，如绿豆、荷叶、西瓜、金银花、苦瓜、莲子心、葡萄、猕猴桃、乌梅等。同时勿忘"春夏养阳"的养生原则，切不可过食生冷寒凉之品，以防伤阳。

长夏属土，其气通于脾，湿气重，应多食健脾、祛湿之品，可多食健脾渗湿的茯苓、山药、薏苡仁；健脾燥湿的锅巴、白术；芳香化湿的藿香、佩兰等。

秋属金，其气通于肺，燥邪当令，阳气收敛，宜多食润燥之品，如银耳、芝麻、蜂蜜、乳品等。同时忌辛散苦燥之物，以顺自然界敛肃之气，少食葱、姜、蒜、韭、椒等，以免发散阳气，耗伤津液。自秋分或霜降之后，体弱之人可开始进补，但不宜峻补。

冬属水，其气通于肾，寒气盛，阳气敛藏，饮食宜温热，忌生冷、黏硬之物，免伤脾阳；身体虚损之人，冬季是调养的最好时机，此时进补，其力易于蕴蓄而发挥效能，为来年的健康打好基础。我国历来就有冬季进补的传统。冬季进补，需因人制宜，根据气血阴阳的亏虚不同而进补。

2. 因地制宜　我国地域辽阔，不同地区由于地势高低、气候条件及人们生活习惯各异，人的生理活动和病变特点也不尽相同，所以进行食疗时，应照顾不同的地域分别配制膳食。

如我国东南沿海地区，气候温暖潮湿，居民易感湿热，宜多食清淡除湿之物；西北高原地区，气候寒冷干燥，居民易受寒伤燥，宜多食温阳散寒或生津润燥之物。

又如同为阳虚阴盛之人，用助阳散寒之法治之，在西北高寒地区，用大温大热之药膳方能起效，如附片炖狗肉；在东南温热地带，用微温微弱之方即可，如韭菜粥，艾叶生姜煮蛋等。

此外，各地区口味习惯不同，如山西、陕西多喜吃酸，云贵川湘等喜欢辛辣，江浙等地则喜吃甜咸味，东北、华北各地又喜吃咸与辛辣；沿海居民喜吃海味，西北居民喜吃乳品等，在选择食物配料和调味时也应予以兼顾。

3. 因人制宜　人体的生理特征，气血盛衰是随年龄而变化的，食疗应根据年龄特征而配制膳食。儿童生机旺盛，稚阴稚阳，易伤食罹虫，饮食应健脾消食，选食山药粥、蜜饯山楂等，慎食温热峻补食物。老年人生机减退，气血不足，阴阳渐衰，饮食宜易消化而补益，如选食琼玉膏、羊肝羹等,慎食难于消化及寒凉等食物。

人体的体质形成秉承于先天,得养于后天,不同的体质有不同的生理功能、形态结构等特征,故应根据体质的差异性,采用不同的食疗方法。气虚之体,应遵培补元气,补气健脾之法,选用人参粥、益脾饼、黄芪蒸鸡等;阳虚之体,应遵补肾温阳,益火之源之法,选用如羊肉羹、狗肉汤、韭菜炒鲜虾等,慎食寒凉伤阳食物;阴虚之体,应遵滋补肾阴,壮水制火之法,选用银耳羹、二冬膏等,慎食辛温助阳食物;痰湿之体,应遵健脾祛湿,化痰泄浊之法,选用薏苡仁粥、山药冬瓜汤等;湿热之体,应遵分消湿浊,清泄伏火之法,选用绿豆藕、泥鳅炖豆腐、车前草煲猪肉等;血瘀之体,应遵活血祛瘀,疏利通络之法,选用山楂红糖汤、三七藕蛋羹等;气郁之体,应遵疏肝理气,开其郁结之法,选用橘皮粥、玫瑰花茶等。

男女生理各有特点,配制膳食时应注意男女的区别。妇女有经孕产乳,屡伤于血,气有余而血不足,平时应多食滋阴养血的膳食。在经期、妊娠期宜食鸡子羹、阿胶糯米粥等养血补肾食物;产后应考虑气血亏虚及乳汁不足等,宜选食归参鳝鱼羹、归参炖母鸡、花生炖猪蹄等益气血、通乳汁的食物;如因脾虚白带过多,宜食山药粥、益脾饼、山药芡实粥、莲子山药羹等健脾除湿、收涩止带的食物。男子为阳刚之体,以气为用,故男子应多食补气助阳的食物,如核桃仁炒韭菜、韭菜炒河虾、对虾酒等。

二、辨证施食

辨证论治认为,疾病是动态变化的,随着病因、体质、气候等因素的变化,一种病可能出现不同的证,不同的病也可能出现相同的证。根据不同的证候而分别配制膳食的原则,称为辨证施食。

(一) 同病异食

指相同的疾病,因证的不同而选择不同的饮食。如胃脘痛,因病因、体质、生活环境、治疗经过的不同,可表现为不相同的证,选择的膳食也就有区别。饮食所伤,应食山楂糕、萝卜粥等以消食和胃;寒邪客胃,应食高良姜粥、豆蔻鸡等温胃止痛;肝气犯胃,应食梅花粥、佛手酒、玫瑰花茶等疏肝和胃;脾胃虚寒,宜食鲫鱼羹、生姜红枣粥等健脾温胃;胃阴不足,宜食沙参粥、益胃汤、麦冬糯米粥等养阴益胃。又如麻疹,随着病理的演变经过,出现初、中、末三期不同证的变化,饮食也应辨证配制。初期证见麻疹未透,宜食荸荠酒酿等发表透疹;中期证见肺热壅盛,宜食石膏粥、鱼腥草饮等清热解毒;后期余热未尽,肺胃阴伤证,宜食五汁饮等养阴清热。

(二) 异病同食

指不同的疾病,如果出现相同的证,可选食相同的饮食。如患久泻、脱肛、便血、崩漏、子宫下垂等,这些不同疾病,在各自发展过程中,可出现同一病理过程,表现为相同的中气下陷证,皆可选食参苓粥、归芪鸡、黄芪粥等升提中气的饮食。

同病异食与异病同食,是辨证论治在食疗学上的体现,它们都是根据疾病的本质,有针对性地选择饮食,故辨证施食是提高食疗效果的基本原则。

三、辨病施食

一些食物因富含特殊的物质成分,而对某些疾病有明显的治疗作用,故可以根据疾病来选择某些食物。如瘿瘤患者,宜食富含碘的海带、紫菜;贫血者,宜食富含铁的猪肝;肿瘤患者,应多食富含香菇多糖的香菇。

可见,辨证施食与辨病施食是食疗的两个重要原则。在具体运用时,我们必须将两者合理结合,综合考虑,不可顾此失彼。

四、顾护脾胃

脾胃在脏腑中占有极其重要的地位。脾胃为仓廪之官,后天之本,气血生化之源,所有食物皆须通过脾胃的收纳、运化,始能化为气血,濡养脏腑百脉,维持生命。运用食疗时,若遇脾胃功能障碍者,必须先调脾胃,因为脾胃功能的强弱,常是决定食疗效果的关键。尤其对于脏腑虚弱之人,不可一味强调"虚则补之",常会出现"虚不受补"之象,非但得不到补益作用,反而增加了脾胃负担,加重病情或变生他证。故中医食疗应特别注重顾护脾胃功能。

(叶　然)

10章自测题

第十章
自测题

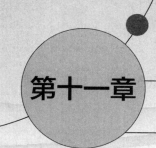

第十一章

食物的应用

第一节 食物配伍

单味食物的应用及食物之间的配伍关系可概括为七种情况,称为"七情"。包括单行、相须、相使、相畏、相杀、相恶、相反。

一、单行

是指单用一味食物来进行治病与保健。如西瓜可以清热解暑,利尿;马齿苋可以清热解毒,凉血止痢;粳米煮成白粥可补中益气,健脾和胃;玫瑰花泡茶饮可疏肝解郁,养血调经。

二、相须

是指两种性能功效相类似的食物配合应用,可以增强其原有疗效。如绿豆冬瓜汤,绿豆与冬瓜合用,可以相互增强其清热、解暑、利尿的功效;银耳炖雪梨,银耳与雪梨同炖,可以相互增强其润肺、化痰、止咳的功效;花生炖猪蹄,花生与猪蹄同炖,可以相互增强其补血、通乳的功效。

三、相使

是指在性能功效方面有某些共性,或性能功效虽不相同,但是治疗目的一致的两种食物配合应用,以一种为主,另一种为辅,辅助的食物可以加强主要食物的功效。如葛根粥,葛根能发汗解肌,粳米能补中益气,粳米可以加强葛根的解肌发表作用;生姜红糖茶,生姜能解表散寒,红糖能温中和胃,红糖能够加强生姜的解表散寒作用。

四、相畏

是指一种食物的毒性反应或副作用可以被另一种食物减轻或消除。如食用螃蟹时常配用生姜或紫苏,螃蟹之寒可被生姜与紫苏之热所解,故可言螃蟹畏生姜、紫苏。

五、相杀

是指一种食物能减轻或消除另一种食物的毒性或副作用。如生姜与紫苏皆可解螃蟹之毒,故可言生姜、紫苏杀螃蟹。绿豆可解巴豆之毒,故可言绿豆杀巴豆。

六、相恶

是指两种食物合用,一种食物能使另一种食物原有的功效降低,甚至丧失。如萝卜可使山药、大枣等补气类食物的功效降低,可以说是山药、大枣恶萝卜。

七、相反

是指两种食物合用,能产生或增强毒性反应或副作用。如古代文献记载的柿子与螃蟹同食易致腹痛腹泻等。

在食物的配伍应用中,其变化关系可以概括为四个方面,增效、减毒、减效、增毒。①增效:相须、相使,因协同作用而增强疗效,可以在配制食疗方时加以利用。②减毒:相畏、相杀,因相互作用而减轻或消除原有的毒性或副作用,在使用时考虑选用。③减效:相恶,因拮抗作用而抵消、削弱原有功效,故使用时应加以注意。④增毒:相反,因相互作用而产生毒副作用,属于配伍禁忌,应避免配用。在实际应用中,我们应多利用食物之间的相须、相使,相畏、相杀关系,以增效、减毒,避免食物的相恶、相反配伍,以减少毒副作用。

第二节 食疗常用剂型

食疗所需的食品,除干鲜果品及一些蔬菜可以直接食用外,一般都需要根据膳食或食疗的需要,制成不同的剂型以供食用。食疗常用剂型主要有米饭、粥食、面食、菜肴、汤液、汤羹、饮料、鲜汁、酒剂、散剂、丸剂、蜜膏、蜜饯、糖果、饼干等。

一、米饭

米饭,是以粳米、糯米、小米为主,或加入其他食物,如大枣、龙眼肉、山药、党参等,经蒸煮而成,如二米饭、参枣米饭等。

二、粥食

粥食,是以粳米、糯米、小米为主,或加入其他食物,加水煮成半流质状(稀粥),如莲实粥、红枣粥。若加入的食物或者药物不宜食用或久煮,则可将其先提汁或打粉,再与米谷同煮,如甘蔗粥、肉桂粥等。

三、面食

面食,是以粳米、糯米、大麦、小麦、小米、玉米、大豆等谷物(或制成的米粉、面粉)为基本原料制成的食品。按形式可分为馒头、包子、饼、糕、卷、水饺、馄饨、面条等;按制作方法可分为蒸食、煮食、烙食、烤食、炸食、凉食等。

四、菜肴

菜肴,是将生、熟蔬菜、肉、禽、水产品、蛋、乳等,或适当加入中药,通过炖、蒸、炒、煮、烧、煨等方法制成色香味美的菜肴,此类食品种类繁多,如花生炖猪蹄、清炒苦瓜、当归凤爪、地黄牛肉等。

五、汤液

汤液,是以水作为溶剂来煎煮食物而成的稀薄的汤汁,如排骨汤、绿豆汤、当归生姜羊肉汤等。

六、汤羹

汤羹,是以肉、禽、海味、蛋、奶等为主体原料,或适当加入其他食物或中药,制成的稠浓的汤汁,如蟹黄豆腐羹、桃胶银耳莲子羹等。

七、饮料

饮料,是用酸甜或清香、微苦之类的食物、茶料,加用清水略煎或沸水浸泡、蒸馏等法制成,供饮用或代茶饮。制饮常用的原料有植物的花、叶、果实等,如金银花、白菊花、金莲花、玫瑰花、月季花、梅花、荷花、槐花、蔷薇花、银杏花、木蝴蝶、茶叶、苏叶、薄荷叶、绞股蓝、大青叶、藿香叶、生姜、乌梅、山楂、枸杞子、麦冬、陈皮、苦瓜、决明子、甘草、大枣等。

八、鲜汁

鲜汁,多由富含汁液的植物果实、茎、叶、根块,经捣烂或压榨取得。常用的鲜汁有:西瓜汁、雪梨汁、水蜜桃汁、苹果汁、葡萄汁、橙汁、甘蔗汁、柠檬汁、枇杷汁、石榴汁、藕汁、姜汁、芹菜汁、白菜汁、菠菜汁、萝卜汁、胡萝卜汁、苦瓜汁等。鲜汁多现做现用,不宜存放。如果需要长期贮存时,应做好防腐处理。

视频：怎么喝药茶

九、酒剂

酒剂,是将食物用白酒或黄酒冷浸或加热浸渍,制成澄明液体。还可将食物或药物与糯米共同煎煮,加酒曲经发酵制成,称为米酒(古称醴、醪)。如葡萄酒、对虾酒、桂圆醴、桑葚醪。

十、散剂

散剂,是将食物晒干或烘干、炒脆后,研磨成细粉末,用沸水冲调成糊状。一般选用谷物、干果之类的食物,如糯米粉、核桃粉等。

十一、丸剂

丸剂,是将食物打成细粉,然后用水、蜂蜜、黄酒、醋、面粉等作为赋形剂,制成的球形或类球形制剂,如黑芝麻丸、山楂丸等。

十二、蜜膏

蜜膏,将食物鲜品切碎或榨汁,再继续以小火煎熬浓缩至一定稠度,加入蜂蜜或冰糖收膏,临食用时用沸水化服,如枇杷雪梨膏、桑葚蜜膏等。

十三、蜜饯

蜜饯,用水果或瓜菜等,加水或药液适量煎煮,待水或药液将煮干时,加入多量蜂蜜或砂糖,以小火煮透,收汁即成,如南瓜子蜜饯、杏脯等。蜜饯味道甜美,可直接食用,也可切片作浸泡剂饮用。

十四、糖果

糖果,是以白糖、红糖、冰糖、饴糖等为主要原料,加水熬炼至较稠厚时,再掺入其他食物或中药的汁液、浸膏或粗粉,搅拌均匀,再继续熬至挑起呈丝状而不粘手为止,待冷将糖分割成块状,可嚼食或含化,如薄荷糖、止咳梨膏糖等。

十五、饼干

饼干,用面粉、糖、油、乳品、香料、疏松剂等原料加水调和成面团,亦可加入中药的汁液、浸膏或粗粉,经过辊压成薄片,成形烘烤而成的一种疏松干制食品,便于携带,随用随取,如猴头菇饼干、黑芝麻饼干、核桃饼干等。

第三节 常用食疗方制作

为更好地发挥疗效,在食疗方制作过程中,应尽可能避免食物或中药有效成分的丧失,因此必须讲究制作形式和方法,将食物的烹饪技术、中药的炮制技术与新型制作工艺结合起来,使有效成分最大限度溶解出的同时,又做到色、香、味、形俱佳,从而使食疗方更具吸引力。

一、制作形式

常用食疗方制作形式有共烹和分制两种。

1. **共烹** 是将食物与食物或中药共同烹制,制作工艺比较简便。这种方法适用于可以同时烹制的食物,如桂圆红枣粥、枸杞鸡等。若有不宜食用的中药,则可用纱布包扎后,再与主料一起烹饪,食用前把包扎的料包捞出即可,如虫草蒸老鸭中的虫草、当归生姜羊肉汤中的当归。

2. **分制** 是将食物与食物或中药分别采用不同的方式进行提取和烹制,然后再按规定的要求组合在一起,虽然制作稍显烦琐,但制法科学。具体包括:

(1)提汁:先将食物或中药榨汁或提汁,根据食物或中药的特点,在烹调前、烹调中或烹调后加入汁液。这种方法适用于不宜食用、不宜采用同种方法进行烹调或不宜久煮的食物或中药。如甘蔗粥,就是先将甘蔗榨汁,再与粳米同煮成粥;陈皮鸡,就是在卤制之前先用中药药液将食物煮至六成熟,再入卤汁锅内卤熟而成;杜仲腰花,杜仲不能在短时间的炒制过程中释放出药性,也不能食用,因此,应先将杜仲熬煮后弃渣取汁,再调拌腰花炒制而成;薄荷粥,薄荷叶煎煮时间不能太长,因此应先将薄荷叶煎煮后弃渣取汁待用,再将粳米淘净,加适量水煮至米熟,再加入薄荷叶汁,煮一二沸即可食用。

(2)打粉:是将中药打成细粉,待主料煮熟后,再加药粉,调匀而成。这种方法适用于可以食用,但不宜久煮的中药。如肉桂粥、砂仁鸡汤等。

二、制作方法

常用食疗方制作方法有炖、焗、煨、蒸、煮、熬、炒、卤、炸、烧等。

1. **炖法** 是将食物原料和中药加工炮制后,同时或先后下入砂锅中,加入适量的清水,放入调料,置于武火上烧沸,撇去浮沫,再置文火上炖至烂熟的烹饪方法。炖是制作滋补食疗方最常用、最简单的一种方法。具体操作方法是:先将原料在沸水锅内焯去血污和腥膻味,然后放入炖锅内。若有不宜食用的中药,则用纱布包好或放入带孔的不锈钢调料盒中,用清水浸泡几分钟后放入锅内,再加入姜、葱、胡椒及清水适量,先用武火煮沸,撇去浮沫,再改用文火炖至熟烂。一般炖的时间为2~3小时。本法所制食疗方的特点是质地软烂,原汁原味,如牛肉汤、泥鳅炖豆腐、豆蔻草果炖乌鸡等。

2. **焗法** 是先将食物原料和中药加工炮制后,用油焗加工,然后改用文火添汁焗至烂的烹调方法。具体操作方法是:先将原料冲洗干净,切成小块,锅烧热后倒入油炼至六成熟时,下入食物,油焗之后,再加入炮制后的中药、调料、汤汁,盖紧锅盖,用文火焗熟。本法所制食疗方的特点是肉烂、汁浓、味厚,如枣杏焗鸡等。

3. **煨法** 是用文火对加工炮制后的食物原料和中药进行较长时间加热的烹饪方法。操作方法有两种。其一,是将食物原料和中药经加工炮制后,置于砂锅中,加入调料和一定量的水,慢慢地将其煨至软烂。本法所制食疗方的特点是汤汁浓稠,口味醇厚,如莲藕煨排骨。其二,是沿袭民间单方的烹制法,即将食物原料预先经过一定的处理方法后,再用阔菜叶或湿草纸包裹好,埋入刚烧过的草木灰中,利用其余热将其煨熟,这种方法时间较长,中间要添几次热灰,保持一定的温度,如川椒煨梨、黄精煨肘等。

4. **蒸法** 是利用水蒸气加热的烹制方法。其特点是温度高,可超过100℃,加热及时,利于保持原状。具体操作方法是:将食物原料和中药经加工炮制后,装入碗、小盆或小砂锅内,加入调味品、汤汁或清水(有的不加入汤汁和清水,称为旱蒸),置蒸笼或蒸锅上待水沸时上笼蒸熟,火候视原料的性质而定。如蒸熟不烂的食物和中药可用武火,具有一定形状要求的则用中火徐徐蒸制,这样才能保持原状和色泽的美观。

蒸制的种类:有粉蒸、包蒸、封蒸、扣蒸、清蒸及汽锅蒸六种。

(1)粉蒸:是将食物原料和中药加工炮制后,拌好调料,再包米粉上笼蒸制,如荷叶粉蒸鸡。

(2)包蒸:是将食物原料和中药加工炮制后,拌好调料,用菜叶或荷叶包牢上笼蒸制,如荷叶凤脯。

(3)封蒸:是将食物原料和中药加工炮制后,拌好调料,装在容器中加盖用湿棉纸封严上笼蒸制,如虫草蒸老鸭。

(4)扣蒸:是将食物原料和中药加工炮制后,拌好调料,整齐有序地排放在合适的特定容器内上笼蒸制,分明扣与暗扣两种,明扣为面形朝上排列;暗扣为面形朝下排列,蒸好后再翻扣在汤碗或盆中,如天麻鱼头。

(5)清蒸:是将食物原料和中药加工炮制后放在容器内,加入调料、少许白汤或清水后上笼蒸制,如砂仁蒸鸡。

(6)汽锅蒸:是将食物原料和中药加工炮制后,拌好调料,放在一种特制的陶土汽锅内蒸制。此种锅的底部有一汽柱,直通锅内,蒸汽由汽柱冲入锅内的原料之中,由于上面有盖子,蒸汽一方面作为热量传递的媒介,另一方面,蒸汽和原料结合的生成物又随汽水凝沉于锅中,有利于保持原汁,如虫草汽蒸鸡。

5. **煮法** 是将食物原料和中药加工炮制后,一起放在多量的汤汁或清水中,先用武火煮沸,再用文火煮熟。具体操作方法是:将食物原料和中药经加工炮制后,放入锅中,加入调料,注入适量的清水或汤汁,用武火煮沸后,再用文火煮至熟。煮的时间比炖法短,适用于体小质软的的一类原料。本法所制食疗方的特点是口味清鲜,如豆豉猪心。

6. **熬法** 是将食物原料和中药加工炮制后,放入锅中,加入清水,用武火烧沸后改用文火熬至汁稠熟烂的烹饪方法。具体操作方法是:将原料用水涨发后,拣去杂质,冲洗干净,撕成小块,锅内先注入清水,再放入原料和调料,用武火烧沸后,撇净浮沫,改用文火熬至汁稠味浓即可。熬的时间比炖的时间更长,一般要在 3 小时以上,多适用于烹制含胶质量重的原料。此法所制食疗方的特点是汁稠味浓,如冰糖银耳羹。

7. **炒法** 是先将不能食用的中药或不能在短时间炒制过程中释放出药性的中药提取成一定比例的汁液,然后再加入食物原料中一起炒制的烹饪方法。具体操作方法是:可以先用汁液拌食物,或将汁液直接加入锅内,或成膳后勾汁等。先烧热锅,用油滑后,再注入适量的油烧至温度适宜,下入原料后用手勺或铲子翻炒,动作要敏捷,断生即起锅。有些直接可以食用的味美色鲜的药物也可以与食物一起炒成。而芳香性的药物大多采用在临起锅时勾汁加入以保持气味芬芳。

炒法一般分为 4 种,即生炒、熟炒、滑炒、干炒。

(1)生炒:食物原料不上浆,先将食物和中药加工炮制后,投入热油锅中炒至五六成熟时,再放入配料一齐炒至八成熟,加入调味品,迅速颠翻几下,断生即好,本法所制食疗方的特点是鲜香脆嫩。

(2)熟炒:是先将食物原料加工成半生不熟或全熟后,再切成片、块,放入热油锅炒,依次加入炮制后的中药、辅料、调味品和汤汁,翻炒几下即成,本法所制食疗方的特点是鲜香入味。

(3)滑炒:是将食物原料和中药加工成丝、丁、片、条,用食盐、淀粉、蛋清等调匀上浆后,放入武火热油锅里迅速划散翻炒,兑汁投料,急火速成,本法所制食疗方的特点是滑嫩香鲜。

(4)干炒:是将食物原料和中药经刀工切制后,再调味拌渍(不用上浆),放入八成热的油锅中翻炒,待水气炒干微黄时,加入调料同炒,汁尽起锅,本法制作食疗方的特点是干香脆嫩。

8. **卤法** 是将经过初加工后的食物原料,先按一定的方式与中药结合后,再放入卤汁(用肉汤、绍酒、八角、桂皮等制成的汁水)中,用中火逐步加热烹制,使其渗透卤汁,直至成熟的烹饪方法。本法所制食疗方的特点是味厚气香,如卤牛肉、陈皮鸡。

9. **炸法** 是武火多油的烹饪方法。一般用油量比要炸的原料多几倍。具体操作方法是:将要炸的食物和中药备好,先在锅内放大量菜油,待油热后,将药食放入油锅内,用武火烹炸。要求武火、油热,原料下锅时要有爆炸声,掌握火候,防止过热烧焦。本法所制食疗方的特点是味香酥脆。

根据食物和中药的特点分为清炸、干炸、软炸及酥炸。

(1)清炸:是将食物生料或半生熟料加酱油、绍酒、食盐、调料和药汁拌渍后,下入油锅炸的烹饪方法。一般清炸的原料都不挂糊。本法所制食疗方的特点是外脆里嫩。

（2）干炸：是将药物和食物原料加调料拌渍后，经过药粉挂糊再下入油锅中炸熟的烹调方法。本法所制食疗方的特点是内外酥透。

（3）软炸：是将无骨食物切成形状较小的块、片、条等形状，用调料、药粉调浆挂糊后，下到五六成热的温油锅里炸制的烹调方法。本法对温度很讲究，不宜过高过低，以免发生烧焦或脱浆的现象。炸时应避免粘连，炸到外表发硬时（约七至八成熟）用漏勺捞出，待油温升高后再炸一次。本法所制食疗方的特点是略脆鲜嫩。

（4）酥炸：是将食物原料加工（煮、蒸熟烂）后，在外挂上蛋清和药粉调糊后下油锅炸至深黄色发酥为止。本法所制食疗方的特点是香脆肥嫩。

10. **烧法** 是先将食物经过煸、煎、炸的处理后，进行调味调色，然后再加入中药和汤或清水，先用武火烧滚，后用文火焖透，烧至味入、食熟、汤汁稠浓即可的烹饪方法。烹制时所加的汤或清水必须适量，且要一次加足，避免烧干或汁多。本法所制食疗方的特点是汁稠味鲜。

第四节 饮食禁忌

饮食禁忌，又称为食忌、食禁，俗称忌口，是指在某种情况下某些食物不能食用，否则会导致身体出现偏差，甚至引起病变。《金匮要略·禽兽鱼虫禁忌并治篇》记载："所食之味，有与病相宜，有与身有害，若得宜则益体，害则成疾，以此致危，例皆难疗。"《饮食须知》也强调："饮食借以养生，而不知物性有相宜相忌，纵然杂进，轻则五内不和，重则立兴祸患。"由此可见，在运用食物治疗疾病、养生保健的过程中，应重视饮食禁忌。

饮食禁忌主要包括食物配伍禁忌、时令饮食禁忌、病证饮食禁忌、服药饮食禁忌、孕期及产褥期饮食禁忌以及饮食卫生禁忌。

一、食物配伍禁忌

配伍禁忌，是指两种食物在配伍使用时可降低食物的养生或食疗效果，甚或对人体产生有害的影响，即食物配伍中的"相恶"和"相反"，也就是俗称的"食物相克"。日常生活中，食物可单独食用，但更多时候会搭配应用，以提高疗效和口感。在食物搭配过程中，应注意配伍禁忌，正如《饮膳正要》有云："盖食不欲杂，杂则或有所犯，知者分而避之。"

有关食物配伍禁忌的内容在历代有关文献中有较多的论述，如猪肉忌荞麦、鸽肉、鲫鱼、黄豆；猪血忌地黄、何首乌、黄豆；猪肝忌荞麦、豆酱、鲤鱼肠子、鱼肉；猪心忌吴茱萸；牛肉忌姜、栗子；牛肝、牛乳忌鱼；羊心、羊肝忌赤小豆、椒、笋；羊肉忌醋；狗肉忌蒜；鸡肉忌芥末、糯米、李子；鲫鱼忌芥菜、猪肝、蒜、鸡；鲤鱼忌狗肉、鸡、猪肝、葵菜；鳝鱼忌狗肉、狗血；杨梅忌葱；柿、梨不可与蟹同食；芥末不可与兔肉同食等。

现代中医学家及营养学家，针对部分配伍禁忌食物进行了一些动物实验及临床试验，结果表明，有些食物之间确实存在配伍禁忌，如柿子与蟹皆为寒性，两者同食，寒凉伤脾胃，易发生腹痛、腹泻。但有些食物之间的配伍未如古书所载"有毒"，如鲢鱼配甘草有毒之说始见于《医学衷中参西录》，但经现代动物实验证明，此配伍未见明显毒副作用，故古代文献中所载的食物配伍禁忌不可一概而信,需要我们本着客观、科学的态度来对待。另外,有些文献中提到食物中的某些成分会发生相互作用,并对人体产生影响,如"豆腐忌菠菜"之说认为豆腐中的钙与菠菜中的草酸相结合形成草酸钙,人多食易生结石。但也有些文献持相反看法,认为虽然菠菜含有大量的草酸,能与豆腐中的钙形成草酸钙沉淀,妨碍人体对钙的吸收;但事物都有其两面性,单独吃菠菜,其中的草酸会结合胃内食糜中的部分铁和锌,而且草酸还能够进入血液,沉淀血液中所含的钙,而将豆腐与菠菜同食,豆腐中的钙与菠菜中的草酸结合后,就能够保护食物中的铁和锌等元素,还能保证人体内的钙不被草酸结合。因此,豆腐与菠菜同食仍不失为一个好的搭配。

二、时令饮食禁忌

饮食禁忌具有时令特点,不同的季节具有不同的饮食禁忌。春季万物升发,故春季宜多食性味甘平的食物,而不宜过食酸味以及升阳助火与辛辣刺激性食物。夏季天气炎热,故夏季宜多食甘寒清凉、清热解暑、止渴生津类食物,适当加清心火的食物,而不宜服用大辛大热与大补之品。秋季气候干燥,故秋季宜多食养阴生津的食物,而不宜过食辛辣、燥热、伤津之品。冬季天气寒冷,故冬季宜适当多食用血肉有情之品,可多食具有温补作用的热粥、热汤等以温阳散寒,而不宜食用生冷、性寒之品。

三、病证饮食禁忌

病证饮食禁忌,是指患有某种疾病或某种证型,则某些食物在此期间不宜食用。

不同的疾病,有不同的饮食禁忌。如失眠患者应避免喝浓茶、咖啡等兴奋刺激性饮料;水肿患者不宜食太咸的食物;消渴患者不宜食太甜的食物;胃病患者忌食粗糙、生冷、坚硬的食物;痔疮患者忌食辛辣刺激、煎炸及热性食物;皮肤病患者忌食鱼、虾、蟹等腥膻发物及辛辣刺激性食物等。

不同的证型,亦有不同的饮食禁忌。如寒证患者,忌用寒凉、生冷的食物;热证患者,忌用辛辣、温燥、伤阴之物;气滞患者,忌食山药、土豆等易壅滞肠胃之品;痰湿患者,忌食肥肉等生痰之物;虚证患者,不宜吃耗气损津、肥甘厚腻、质粗坚硬的食物。

但对病证饮食禁忌不能太过绝对化,如水肿忌盐,列为中医五不治之一,但如长期忌盐可引起低钠血症,可致病情难以好转甚则加重,故对于病证的饮食禁忌,应根据患者具体病情具体分析。

此外,疾病初愈"胃气未复",饮食宜清淡、易消化,不宜进食肥甘厚腻之物。《素问·热论》就专门指出:"病热少愈,食肉则复,多食则遗,此其禁也。"

四、服药饮食禁忌

患者服药期间应对某些食物有所禁忌,正如清代章杏云所著的《调疾饮食辩》中记载:"病人饮食,借以滋养胃气,宣行药力,故饮食得宜足为药饵之助,失宜则反与药饵为仇。"一般来说,服用中药时,应禁食生冷、油腻、辛辣、海腥等刺激性食物。有的食物可以减轻药物的作用,降低疗效,这类食物在服药期间应忌食,如服人参或其他滋补类药物时忌食萝卜、洋葱等,以免降低或消除滋补效力;服清热凉血药及滋阴药忌辛辣、温燥之品。此外,茶叶可与多种药物发生化学反应,因此饮茶时间与服药时间最好隔开。

五、孕期及产褥期饮食禁忌

孕期及产褥期,是女性处于特殊生理阶段,对于食物选择应更加注意。避免饮食禁忌,正确的饮食调养有助于胎儿的生长发育及产后康复,乳汁充盈。

1. **妊娠期**　妊娠期女性由于脏腑经络气血下注胞宫以养胎儿,常处于阴虚阳亢状态,故应避免食用酒、干姜、胡椒、辣椒、羊肉、狗肉等辛辣、腥膻之品,以免耗损阴血,而应多食甘平、甘凉补益之品,即所谓"产前宜凉"。妊娠恶阻者多因脾胃虚弱或肝胃不和,冲气上逆而致,故应少食油腻、刺激、不易消化的食物,多食健脾和胃,疏肝理气之品。妊娠后期,胎儿生长发育迅速,故需较多营养滋补之品,又胎体渐大,易阻滞气血,故妊娠后期应少食用胀气及涩肠类的食物,如番薯、芋头、石榴等。此外,因活血类食物能活血通经、下血堕胎,故应忌食桃仁、蟹爪、山楂等活血类食物;因滑利类食物能通利下焦,克伐肾气,使胎失所系,导致胎动不安或滑胎,故马齿苋、荸荠、木耳、薏苡仁等滑利类食物也应忌食。

2. **产褥期**　产后多表现为阴血亏虚及瘀血内停等"多虚多瘀"的状态,且产后需以乳汁喂养婴儿,故饮食宜以平补阴阳气血,辅以活血化瘀,可多食用肉蛋类食品,多饮汤水以促乳汁分泌,忌食辛燥伤阴、寒凉酸收的食物,生凉瓜果之类亦不相宜,即所谓"产后宜温",如北方常用红糖小米粥加鸡蛋、花生猪蹄汤等,南方常食用猪脚姜醋、米酒鸡等进行产后调养。正如《饮膳正要》云:"乳母忌食寒凉发病之物"。《保婴家秘》云:"乳子之母当节饮食,慎七情,调六气,养太和。盖母强则子强,母病则子病,故保婴者必先保母,一切酒、面、肥甘、热物、瓜果、生冷、寒物皆当禁之。"

六、饮食卫生禁忌

民以食为天,食以洁为本。《饮膳正要·卷二》设有"食物利害"一节,使人知晓食物利害而避之,所谈内容大多为饮食卫生问题,如"麦有臭气不可食""生料色臭不可用,浆老而饭馊不可食""诸肉非宰杀者勿食""诸肉臭败者不可食""猪羊疫死者不可食""海味糟藏之属或经湿热变损日月过久者勿食"等。张仲景在《金匮要略》中告诫:"秽饭、馁肉、臭鱼食之皆伤人""肉中有朱点者不可食"。《诸病源候论》亦指出:"凡人往往因饮食,勿然困闷,少时致甚,乃致死者,名曰饮食中毒。"由此可见,食物必须新鲜、干净、卫生,无霉变、腐烂,否则不仅会致病伤人,还会有中毒致死的危险。

为保证饮食卫生安全,要防止食品污染和有害因素对人体的危害。不吃变质、有毒、不卫生的食物,如土豆发芽不能食用,花生、玉米霉变不能食用,有毒的蘑菇不能食用,病死的禽畜肉不能食用,死蟹不能食用;不吃被有害化学物质或放射性物质污染的食品,如水果、茶叶要防止农药残留,海产品要防止重金属蓄积,酒类要防止甲醇、氰化物超标等;不生吃海鲜、河鲜、肉类等,防止寄生虫等。

(姜荣荣)

第十一章
自测题

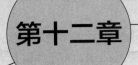

第十二章 常用食物

第一节 谷 物 类

视频：怎样吃主食

"民以食为天"，其中谷物是饮食中的基石。《素问·藏气法时论》即有"五谷为养"，五谷指稻、麦、黍、稷、菽等。

谷物包括谷类与豆类，其中谷类包括粳米、糯米、粟米、大麦、小麦、玉米等，豆类包括黄豆、黑豆、蚕豆、绿豆、赤小豆、白扁豆等。

本类食物大多性味甘平，无大寒大热之偏，具有补益气血，健脾和胃之功，用于脾胃虚弱所致食少纳差、疲乏无力等症，只要食不过量，可长期食用。

谷物类多作调养食物，以粥食为好。本类食物的精制品和粗制品所含营养成分不同，故提倡精、粗制品合理兼食。

一、粳米《名医别录》

为禾本科草本植物稻(粳稻)的种子，是稻米中谷粒较短圆、黏性较强、胀性小的品种。我国各地均有栽培。有早、中、晚三收。即在六七、八九或十月采收成熟果实，晒干，碾去皮壳用。

【别称】大米。

【性味归经】甘，平。归脾、胃经。

【功效】补中益气、除烦渴、止泻痢。

【适应证】

1. 中气不足，脾胃虚弱。本品 100g 单用或配山药、党参各 20g 煮粥温服。

2. 热病伤津，虚劳烦渴。用麦冬 20~30g，水煎取汁，与粳米 100g 同煮粥，用适量冰糖调味食用。

3. 食少便溏，久泻久痢。可用粳米 15g，炒黑，用水一杯煎服。或粳米 100g，人参 3g，同煮粥，用冰糖调味食用。

【临床应用】

1. **口唇疱疹** 在粳米煮沸产生大量泡沫时，用竹(或木)筷一根，打捞起沸腾的粳米泡沫，立刻涂在唇疹表面及其根部，持续时间 1~2 分钟，或者涂至患者自觉局部痛、痒感觉消失为止。2~3 天为 1 个疗程。

2. **小儿腹泻**　将粳米 100g,山药(打碎)30g,炒薏苡仁(打碎)10g,放锅内加冷水 2 000ml,武火煮开,再用文火煎煮,煎成浓米汤汁约 500ml 后,装入奶瓶并加研细的乳酶生 2~3 片同服。有脱水现象者,于汤汁中加食盐 1.5g,白糖 10g,煮开后喂服,服药期间禁食。

【现代研究】粳米可改善慢性脾虚腹泻,可能与其所含的直链淀粉与支链淀粉促进钠、钾离子吸收,改善肠道运动功能有关。

【使用注意】平时不宜只食精制的细粮;阴虚火旺、痈肿疔疮、热毒炽盛者忌食爆米花,食之易助火伤阴。

【文献摘要】

《名医别录》:主益气,止烦,止泄。

《千金·食治》:平胃气,长肌肉。

《本草纲目经疏》:粳米,为五谷之长,人相须赖以为命者。

《滇南本草》:粳米治诸虚百损,强阴壮骨,生津、明目、长智。

《随息居饮食谱》:粳米甘平,宜煮粥食,粥饭为世间第一补人之物。贫人患虚证,以浓米汤代参汤,每收奇效。病人产妇,粥养最宜。

《药性裁成》:粳米造饭,用荷叶煮汤者宽中,芥菜叶者豁痰,苏叶者行气解肌,薄荷叶者清热,竹叶者避暑,造粥则白粥之外,入茯苓酪者清上实下,薯蓣粉者理胃,花椒汁者避岚瘴,姜葱豉汁者发汗,与古方羊肾猪肾之类无非药力也。

选用技巧

①以颜色清白,硬度较强,透明度高,大小均匀,米粒上没有裂纹和斑块,光滑饱满,有清香味者为佳。②如闻到发霉、酸臭或其他异常气味,则为坏米。

二、糯米《中华本草》

为禾本科植物稻(糯稻)的去壳种仁。全国各地均有栽培。

【别称】稻米、江米、元米。

【性味归经】甘,温,归脾、胃、肺经。

【功效】健脾和胃、补中益气、固表止汗。

【适应证】

1. 脾胃虚弱,妊娠剧吐等。糯米加红枣适量煮粥,早晚食用。

2. 身体虚衰、倦怠乏力、便溏、水肿。党参 15g、大枣 5 枚,加开水适量,加盖温浸,使大枣泡发。煮 30 分钟,捞去党参。将糯米蒸熟,倒扣在盘中。取大枣摆在糯米饭上,再将参枣汤液加白砂糖熬成黏汁,浇在枣饭上即成,可当饭食用。

3. 肺卫气虚,自汗不止,易患感冒者。将糯米淘净,与小麦麸一同下锅炒熟、炒黄,共研细末备用。每次服 10g,每日 3 次,用瘦猪肉汤送服。

【临床应用】

1. **慢性胃炎**　用猪肚一个,糯米 250g,砂仁 30g,红枣 10 粒,装入猪肚内,蒸熟服之。

2. **自汗、虚汗不止**　糯米 10g,小麦麸皮 10g,共炒后研成细末,用米汤冲服。每日一次,连服 3 次。

【现代研究】

糯米所含的支链淀粉在肠道中能够刺激肠道消化液的分泌,促进胃肠蠕动,消化速率快,能量利用率高。淀粉经糊化后可刺激胃肠道内乳酸的产生,而胃肠中的乳酸可抵抗病原微生物如大肠埃希菌的入侵,改善肠道菌群状态,调节胃肠功能紊乱,增强机体免疫力,从而缓解脾虚症状。

【使用注意】因性柔黏,难以消化,脾胃虚弱者不宜多食。

【文献摘要】

《医药六书药性总义》:糯米粥为温养胃气妙品。

《本经逢原》:糯米,益气补脾肺,但磨粉做稀糜,庶不黏滞,且利小便。

《本草纲目》:糯米黏滞难化,小儿、病人最宜忌之。

《得配本草》:多食昏五脏,缓筋骨,发风气,生湿热,素有痰热风病及脾病不能转输者食之最能发病成积,病人及小儿最宜忌之。

选用技巧

①糯米有两个品种,一种为长糯,米粒细长,色粉白,不透明状,黏性较强。另一种为圆糯,其形圆短,色白不透明,黏度稍逊于长糯。②宜选粒大、饱满、色白者。③如已有发黑为霉变,不宜选用。

三、粟米《名医别录》

为禾本科植物粟的种子。原产于中国北方黄河流域,后发展到各地都有不同程度种植。

【别称】小米、白粱粟、粢米、粟谷、硬粟、籼粟、谷子、寒粟、黄粟、稞子。

【性味归经】甘、咸,凉。归肾、脾、胃经。

【功效】健脾和胃、补益虚损、除烦止渴、利尿消肿。

【适应证】

1. 脾胃气虚,食不消化。粟米 50g,磨粉,以水和成丸,大小如梧桐子,煮熟后,空腹吞下。

2. 呕逆反胃。用粟米 50g,扁豆 30g,党参 20g。先将扁豆、党参同煎,去渣取汁,入粟米煮粥。

3. 消渴口干。用陈粟米煮饭食用,或煮粥食用。

4. 小便不利,水肿。粟米煎汤煮粥,频服。

【临床应用】

1. **慢性胃炎、慢性结肠炎**　可用粟米做米饭或熬粥长期食用。

2. **糖尿病**　50g 粟米洗净后,加水,大火煮沸,改小火煮粥,将成时调入 150ml 新鲜豆浆,再煮沸即可,每日清晨空腹温服,代替早餐。

【现代研究】

1. 粟米中色氨酸和磷的含量在所有谷物中独占鳌头,且不含抗血红素的酪蛋白。色氨酸能促进大脑神经细胞分泌 5- 羟色胺,使大脑思维活动受到抑制,具有安神镇静作用。

2. 同等重量的粟米中含铁量比大米高 1 倍,维生素 B_1 比大米高 1.5~3.5 倍,维生素 B_2

高 1 倍。因其含铁量高,更适合于缺铁性贫血患者的辅助治疗。

【使用注意】粟米与杏仁同食令人吐泻,宜忌。

【文献摘要】

《本草纲目》:粟米味咸淡,气寒下渗,肾之谷也,肾病宜食之。虚热消渴泄痢,皆肾病也。渗利小便,所以泄肾邪也。降胃火,故脾胃之病宜食之。

《食医心镜》:治消渴口干,粟米炊饭,食之良。

《本草拾遗》:粟米粉解诸毒,水搅服之;亦主热腹痛,鼻衄,并水煮服之。

《日用本草》:和中益气,止痢,治消渴,利小便,陈者更良。

《滇南本草》:主滋阴,养肾气,健脾胃,暖中。治反胃,小儿肝虫,或霍乱吐泻,肚疼痢疾,水泻不止。

选用技巧

①优质粟米的米粒大小、颜色均匀,呈乳白色、黄色或金黄色,富有光泽,很少有碎米,无虫,无杂质,闻起来具有清香味,无其他异味。②质量不佳的粟米用手易捻成粉状或易碎,碎米多,闻起来微有异味或有霉变气味、酸臭味或不正常的气味。

四、薏苡仁《神农本草经》

为禾本科植物薏苡的干燥成熟种仁。全国各地均有栽培。

【别称】苡米、苡仁、土玉米、薏米、起实、薏珠子、回回米、米仁、六谷子。

【性味归经】甘、淡,凉。归脾、胃、肺经。

【功效】健脾止泻、利水消肿、利湿除痹、补虚止嗽、清热通淋、排脓。

【适应证】

1. 脾虚泄泻、水肿等。取炒薏苡仁煎汤服用。寒湿重可加生姜,湿热重可加绿豆,脾虚者加生姜与炒山药,一日 3 次。

2. 肢体肌肉酸痛麻木。用薏苡仁 30g,配麻黄 10g,杏仁 10g,甘草 10g 煎服,每日 1 次,连服 1 周。

3. 肺脾两虚,虚热劳嗽。用薏苡仁 50g,加百合、沙参、玉竹各 20g,加水 3L 煎成 1L 服用。

4. 小便淋漓涩痛。用薏苡仁 50g 加车前子,马齿苋各 15g,煎水服用。

5. 肺痈、肠痈等。取薏苡仁适量煮粥食用。

【临床应用】

1. **糖尿病**、**高血脂和代谢综合征**　取适量薏苡仁煮粥食用。

2. **肿瘤**　用于胃癌、肺癌、肝癌、胰腺癌、鼻咽癌、乳腺癌等的治疗或辅助治疗。

3. **重度功能性痛经**　将 100g 薏苡仁洗净,加水适量煎熬为稀汤,每日 1 次,于月经前 3 天开始服用,服到本周期痛经消失为止。

4. **痤疮**　可用薏苡仁 20g、黄连 10g、金银花 15g、连翘 10g 等煎水服用。

【现代研究】

1. 薏苡仁多糖可影响胰岛素受体的后糖代谢,还可抑制糖原的分解,促进糖异生,用于治疗和改善糖尿病。

2. 薏苡仁的主要活性成分酯类,可抑制肿瘤血管的形成、促进细胞凋亡、抑制细胞增殖和对酶的抑制调节,有抗肿瘤作用。

3. 薏苡仁所含的薏仁素为镇痛活性成分,有温和的镇痛抗炎作用,可缓解癌性疼痛及炎症反应。

4. 薏苡仁中的薏苡仁内酯对肌肉具有收缩作用,对中枢神经系统具有镇静、抑制、镇痛及降温与解热作用,还具有降低血压、抗菌等功效。此外,薏苡仁内酯还具有保健抗衰美容之功效。

5. 薏苡仁可通过调节下丘脑的功能,促进卵巢性腺激素的分泌,显著改善排卵功能。

6. 薏苡仁能抑制孕酮、雌二醇、睾酮及皮质激素的生物合成和分泌。

【使用注意】汗少、便秘者不宜用。因薏苡仁能促进子宫收缩,孕妇慎用。清热利湿宜生用,健脾止泻宜炒用。

【文献摘要】

《神农本草经》:主筋急拘挛,不可屈伸,风湿痹,下气,久服轻身益气。

《本草纲目》:薏苡仁阳明药也,能健脾,益胃。虚则补其母,故肺痿肺痈用之。筋骨之病,以治阳明为本,故拘挛筋急,风痹者用之。土能生水除湿,故泄痢水肿用之。

《本草经疏》:性燥能除湿,味甘能入脾补脾,兼淡能渗湿,故主筋急拘挛不可屈伸及风湿痹,除筋骨邪气不仁,利肠胃,消水肿令人能食。

《本草正义》:味淡甘,气微凉,性微降而渗,故能去湿利水,以其去湿,故能利关节,除脚气,治痿弱拘挛湿痹,消水肿疼痛,利小便热淋,亦杀蛔虫。

《本草新编》:最善利水,不至损耗真阴之气,凡湿盛在下身者,最适用之。

选用技巧

以质硬有光泽,颗粒饱满,呈白色或黄白色、坚实,粉性强,味甘淡或微甜者为佳。

五、荞麦《千金·食治》

为蓼科植物荞麦的种子,中国栽培的主要是普通荞麦和鞑靼荞麦两种,前者称甜荞,后者称苦荞。霜降前后种子成熟时收割,打下种子,晒干。

【别称】花麦、乌麦、三角麦、花荞、荞子。

【性味归经】甘,凉。归脾、胃、大肠经。

【功效】健脾除湿、消积下气。

【适应证】

1. 湿热泻痢。取 3 个公鸡的胆汁,荞麦粉适量。做成绿豆大的丸药。一日 2 次,每次 6g。

2. 女子白带过多。荞麦炒黄后,煎水代茶饮用。

3. 肠胃积滞,腹痛胀满。将荞麦面炒香,加水煮成稀糊,佐餐食用。

【临床应用】

1. **高血压、高血脂** 荞麦叶 50g,藕节 3 个,以水煎服,可辅助治疗高血压。

2. **肾性水肿** 根据患者病情需要,予以中药辨证治疗的同时,采用荞麦壳药包与坎离砂加压包裹于下肢,每日 6 小时。

3. **神经衰弱、失眠** 使用荞麦壳做成的枕头,长期使用即可。

【现代研究】

1. 荞麦含有丰富的赖氨酸、维生素 E 和可溶性膳食纤维,其所含铁、锰、锌等微量元素比一般谷物丰富,营养价值较高。

2. 荞麦含有较多烟酸和芦丁,烟酸能促进机体新陈代谢,增强解毒能力,扩张小血管和降低血液胆固醇;芦丁有降低人体胆固醇、软化血管、保护视力和预防脑血管出血的作用。

3. 荞麦含有丰富的镁,能促进人体纤维蛋白溶解,使血管扩张,抑制凝血块的形成,具有抗栓塞的作用,也有利于降低血清胆固醇。

4. 荞麦含有较多生物类黄酮,这些成分具有消炎、抗过敏、止咳、降血脂、强心作用,对心血管疾病、糖尿病和肥胖症等有较好的疗效。

【使用注意】不宜多食,多食易致消化不良。脾胃虚寒者忌食。

【文献摘要】

《本草纲目》:降气宽肠,磨积滞,消热肿风痛,除白浊白带,脾积泄泻。

《本草求真》:荞麦,味甘性寒,能降气宽肠,消积去秽,凡白带、白浊、泄痢、痘疮溃烂、汤火灼伤、气盛湿热等症,是其所宜。

《饮食别录》:实肠胃,益气力,续精神。

选用技巧

①应注意挑选大小均匀、质实饱满、有光泽的荞麦粒。②荞麦应在常温、干燥、通风的环境中储存。③荞麦面应与干燥剂同放在密闭容器内低温保存。

六、大麦《名医别录》

大麦为禾本科植物大麦的成熟果实。全国各地均有栽培。

【别称】牟麦、饭麦、赤膊麦、裸大麦。

【性味归经】甘、咸,凉。归脾、胃经。

【功效】健脾消食、益气宽中、除烦止渴、利小便。

【适应证】

1. 脾胃虚弱,食积饱胀。以适量大麦炒香,每日煎汤服食。

2. 小儿伤乳,腹胀烦闷欲睡。以大麦炒熟碾碎成粉,以水调 3g 服。

3. 热病烦渴。可单用大麦煎汤,或同粟米煮粥食。

4. 小便不利或小便淋痛等。大麦 100g,煎汤取汁,加入生姜汁、蜂蜜各一勺,搅匀,饭前分三次服。

【临床应用】

1. **肝炎引起的胸闷和食欲下降** 用大麦芽、茵陈各 30g,橘皮 15g,水煎服。

2. **断奶** 炒麦芽 250g,煎水代茶饮,连服 3 天。

【现代研究】

大麦含有较高的 β- 葡聚糖、三烯生育酚和生育酚等成分,可保护消化道黏膜,促进消化,常用于治疗胃炎及胃十二指肠球部溃疡,还可降低胆固醇及心脏病发病率等。

【使用注意】脾胃虚寒者少食;因大麦芽可回乳或减少乳汁分泌,故妇女在怀孕期和哺乳期忌食。

【文献摘要】

《名医别录》:主消渴,除热,益气调中。

《本草纲目》:大麦芽消化一切米面果食积。

《本草经疏》:大麦,功用与小麦相似,而其性更平凉滑腻,故人以之佐粳米同食。或歉岁全食之,而益气补中,实五脏,厚胃肠之功,不亚于粳米。

《滇南本草》:大麦芽,并治妇人乳汁不收,乳汁不止。

选用技巧

①以颗粒饱满均匀,杂质少者为佳。如果为炒熟的大麦,可闻到一股淡淡的焦香。

②拿一点在手心中捏几下,如果手心中有颜色,说明其中有染色成分,不宜选用。

七、小麦《本草经集注》

禾本科植物小麦的种子,在世界各地广泛种植,成熟时采收,脱粒晒干,或制成面粉。

【别称】麦子、白麦

【性味归经】甘,凉。归心、脾、肾经。

【功效】养心安神、除烦止渴、益肾通淋、健脾止泻、止汗止血。

【适应证】

1. 脏躁。妇人精神不安,悲伤欲哭等。常配甘草、大枣同用,如甘麦大枣汤。

2. 烦热消渴,口干舌燥。小麦适量,加水煮成粥,分次服用。

3. 小便淋沥滞涩。小麦 40g、通草 10g 洗净,砂锅置火上,放入小麦和通草,倒入清水 600ml,煎煮 40 分钟,去渣取汁饮用。

4. 慢性泄泻。以小麦面炒焦黄,温水调服。

5. 虚汗。可用小麦、粳米各 60g,大枣 5 枚。小麦洗净,加水煮熟,捞去小麦取汁,再入粳米、大枣共煮成粥,早晚温热食用。

6. 鼻出血、吐血。小麦粒 150g,洗净入碗,加水适量蒸食。

【临床应用】

1. **糖尿病**　小麦麸与面粉按 3:2 比例,拌以鸡蛋、豆油、茶少许,做成麦麸团蒸熟,可作主食。

2. **易烦躁**　取小麦、百合各 25g,莲子肉 15g,大枣 2 个,甘草 6g。清洗干净后,用冷水浸泡半小时,倒入锅内,加水至 750ml,用大火烧开后,小火煮 30 分钟。滤汁,连炖两次,混合,随时皆可饮用。

3. **尿血、血淋**　麦麸或浮小麦炒香,研细,每次 6~10g,开水冲服。

【现代研究】

1. 小麦纤维素可有效预防肛门良性疾病以及术后粪便干燥、排粪不畅、肛门疼痛等排粪障碍。

2. 小麦胚芽油具有明显的体内外抗氧化作用。小麦胚芽油清除自由基能力与其浓度呈明显的量效(正比)关系。

【使用注意】《本草纲目》载:"畏汉椒、萝菔。"《饮食须知》载:"勿同粟米、枇杷食。"

【文献摘要】

《本草纲目》:陈者煎汤饮,止虚汗;烧存性,油调涂诸疮,汤火灼伤。小麦面敷痈肿损伤,散血止痛。生食利大肠,水调服止鼻衄、吐血。

《本草拾遗》:小麦面,补虚,实人肤体,厚肠胃,强气力。能养心益脾,和五脏,调经络,除烦止渴,利小便。

> **选用技巧**
>
> ①以奶白色或微黄色,呈粉末状,没有颗粒及杂质,有清香味者为佳。②劣质面粉呈深黄色或灰白色,色泽暗淡,颜色不均匀,发黏,有杂质,结块多,吃起来发酸,发苦。③增白剂面粉特别白,有异味。

八、绿豆《日华子本草》

为豆科一年生草本绿豆的干燥成熟种子。全国大部分地区均产。秋季采收,晒干,打碎生用。

【别称】青小豆、植豆、文豆、吉豆。

【性味归经】甘,寒。归心、胃、肾经。

【功效】清热、解毒、消暑、利尿。

【适应证】

1. 痈肿疮毒。单用煎服;或生品研末加冷开水浸泡滤汁服;或与大黄为末加薄荷汁、蜂蜜调敷患处。

2. 药食中毒。用生品研末加冷开水滤汁顿服,或浓煎频服。

3. 暑热烦渴。夏季常用本品适量煮汤饮用,或用绿豆 50g、鸡蛋一只、薄荷少许煮汤。

4. 水肿,小便不利。与陈皮、冬麻子煮食。

【临床应用】

1. **顽固性疖疮** 绿豆 100g 与鲤鱼煮汤,吃鲤鱼肉、绿豆,喝汤,连服 3~5 天。

2. **复发性口疮** 绿豆 30g、羊肉 120g、生姜 5g、大枣 10 枚,加水及适量佐料炖熟后服用,每日 1 剂,服 3 剂。

3. **蕈中毒幻视** 用绿豆 100~300g、生甘草 10~20g 加水浸泡 30 分钟后煎煮半小时,取汁代茶频饮。

4. **慢性鼻炎** 丝瓜根 30~50g(鲜品加倍),绿豆 60~100g,冰糖适量,儿童药量酌减。先将丝瓜根和绿豆加冷水煮沸,再煎半小时,取出丝瓜根弃之,然后在绿豆汤内加冰糖适量,使其溶解,服汤食豆,每日 1 剂,早晚两次分服。连服 1 个月为 1 个疗程。

【现代研究】

1. 绿豆所含的单宁能凝固微生物原生质,可产生抗菌活性。绿豆中的黄酮类化合物、植物甾醇等生物活性物质也有一定程度的抑菌抗病毒作用。

2. 绿豆中含有的植物甾醇结构可通过减少肠道对胆固醇的吸收、阻止胆固醇的合成等环节,起到降低血清胆固醇含量的作用。

3. 绿豆淀粉中含有相当数量的低聚糖(戊聚糖、半乳聚糖等)。因人体胃肠道没有相应水解酶系统消化吸收低聚糖,所以绿豆提供的能量值比其他谷物低,对于肥胖者和糖尿病患者有辅助治疗的作用。而低聚糖是人体肠道内双歧杆菌的增殖因子,经常食用绿豆还可改善肠道菌群。

4. 绿豆对肺癌与肝癌有预防作用。绿豆中提取的苯丙氨酸氨解酶对小鼠白血病 L1210 细胞和人白血病 K562 细胞有抑制作用,说明绿豆有抗肿瘤作用。

【使用注意】脾胃虚寒或阳虚之人不宜食用。忌与榧子、鲤鱼同食。

【文献摘要】

《本草纲目》:厚肠胃。作枕,明目,治头风头痛。除吐逆。治痘毒,利肿胀。

《食物本草》:脾胃虚寒之人,不宜久服。

《千金·食治》:治寒热、热中、止泻痢、卒澼、利小便胀满。

《随息居饮食谱》:绿豆甘凉,煮食清胆养胃,解暑止渴,利小便,已泻痢。

《开宝本草》:煮食,消肿下气,清热解毒,生研绞汁服,治丹毒烦热,风疹,药后发动,热气奔豚。

《本草汇言》:清暑热,静烦热,润燥热,解毒热。

《本经逢原》:明目。解附子、砒石、诸石药毒。

选用技巧

①优质绿豆外皮呈蜡质,颗粒饱满、均匀,有清香味,少有破碎,无虫,不含杂质。②劣质绿豆色泽黯淡,颗粒大小不均,饱满度差,破碎多,有虫,有杂质,微有异味或有霉变味。

九、黄豆《神农本草经》

为豆科植物大豆的成熟种子。中国是黄豆的故乡,其种植历史约有 4 000 多年。

【别称】大豆、黄大豆、胡豆。

【性味归经】甘,平。归脾、胃、大肠经。

【功效】健脾宽中、益气生血、解毒。

【适应证】

1. 脾虚食少,消化不良等。可用黄豆磨豆浆内服,或将本品煮烂,做小食随时服用。

2. 气血不足证。用黄豆与排骨或猪蹄炖汤,吃肉饮汤。

3. 疮疡肿毒,盐卤中毒。可用黄豆磨豆浆内服,或与面粉捣成糊状,敷患处。

【临床应用】

1. **下肢静脉性溃疡**　将黄豆洗净、晒干、粉碎成细粉,再将没药、土茯苓、紫草等中药煎汁,调制成糊状(350g 粉剂 +500ml 溶液混合)。外敷前要清洁患肢,如有皮肤溃疡,应予以换药。将黄豆糊均匀地涂抹、包绕在患肢病变部位,涂抹厚度 0.8~1.0cm,外包一层塑料防渗膜,并适当固定。每日 1 次。

2. **女性分娩初期疼痛**　将约 400 粒黄豆,装入纯棉布制成的 18cm×35cm 袋子中,微波炉用中火加热 1.5 分钟,以不烫手为度,敷于腰背部 30 分钟左右。若温度降低,加温再次使用。

3. 多发性神经炎　黄豆、米糠各 1.5kg,将黄豆炒枯,磨成细粉,与米糠拌匀,贮藏备用。每餐 100g,水调做饼,加食油适量,置于待蒸的米饭上,随饭蒸熟,餐前服食,每日 3 次,10 天为一疗程。

【现代研究】

1. 黄豆及其豆制品中的大豆皂苷具有抗脂质氧化、降低过氧化脂质的生成、抗自由基的作用,以及增强免疫调节功能和抗血栓、抗病毒的作用,此外,大豆皂苷还具有抗衰老、降血脂,保护心脏、防止动脉粥样硬化、抗石棉尘毒性等多种功能。

2. 大豆胚轴甲醇提取物具有显著的降低血糖、改善糖耐量、降低脂质过氧化和升高高密度脂蛋白胆固醇的作用。

3. 黄豆含有大豆异黄酮,能抑制某些炎症因子,具有一定的抗炎作用;也可抑制人乳癌细胞体外生长,诱导肿瘤细胞凋亡、抑制肿瘤血管生成,有抗肿瘤作用;因其具有弱雌激素作用,还可减轻女性围绝经期综合征症状,延迟细胞衰老,减少骨丢失,促进骨生成。

【使用注意】不可多食。肾衰竭者不宜食用。食用生豆或不完全熟的豆浆,易出现腹胀、腹泻、呕吐、头晕、发热等症状。

【文献摘要】

《日用本草》:宽中下气,利大肠,消水胀。治肿毒。

《本草汇言》:煮汁饮,能润脾燥,故消积痢。

《本经逢原》:"误食毒物,黄大豆生捣研水灌吐之;诸菌毒不得吐者,浓煎汁饮之。又试内痈及臭毒腹痛,并与生黄豆嚼,甜而不恶心者,为上部有痈肿,及臭毒发痧之真候。"

《本草求真》:"黄大豆,用补则须假以炒熟,然必少食则宜,若使多服不节,则必见有生痰壅气动嗽之弊矣。"

选用技巧

①看色泽:宜选色泽黄且自然,鲜艳有光泽的黄豆;若色泽暗淡,无光泽,则为劣质大豆。②看脐色:一般以黄白色或淡褐色为佳,褐色或深褐色的质量次之。③看质地:颗粒饱满,整齐均匀,无破瓣,无缺损,无虫害,无霉变,无挂丝者为佳。④看干湿度:牙咬豆粒,发音清脆,成碎粒者,说明大豆干燥。⑤闻香味:优质大豆具有特殊的豆香和口味;有酸味或霉味者质量差。

十、豆腐《本草图经》

豆腐是我国传统的豆制品,为豆科植物大豆种子的加工制成品。一般用黄大豆,以水浸约一天左右(夏季可较短),待豆浸胖后,带水磨碎,滤去渣滓,入锅煮沸,即成豆腐浆,再点以盐卤或石膏,即凝成豆腐花,然后用布包裹,榨去部分水分,即成。

【别称】小宰羊、戎菽、黎祁、来其、甘旨、无骨肉、菽乳。

【性味归经】甘,凉。归脾、胃、大肠经。

【功效】补益脾胃、凉血调经、催乳。

【适应证】

1. 脾胃虚弱,肢倦乏力。取豆腐100g,鲜蘑菇100g,一并放入砂锅,加盐及清水淹没豆腐,先用武火煮沸,改用文火炖15分钟左右,加入酱油、麻油、味精调味即成,佐餐食用。

2. 月经不调。豆腐2块,猪肉50g,生姜15g,加盐调味,煮熟食之。

3. 产后乳少。豆腐250g,红糖50g,水煮,加米酒50g,一次吃完,连吃5天。

【临床应用】

1. **风寒感冒** 豆腐50g,淡豆豉10~15g,葱白5根,共煮熟透,趁热食用并盖被发汗。

2. **支气管哮喘** 豆腐500g,麦芽糖60g,生萝卜汁1杯,混合煮沸,1日2次分服;也可用豆腐120g,杏仁15g,麻黄30g,将后两味药用布包再与豆腐共煮,吃豆腐喝汤,一日2次。

3. **肺结核** 豆腐、冰糖、鲜泽泻根各适量,水煮,去渣留液饮服;也可用泽泻茎叶与豆腐同煮服食,每日1剂,连服1~3个月。

4. **痰喘** 豆腐500g,在中间挖1个窝,内装红、白糖各10g,连碗一起放锅内炖25分钟,一次吃完,连服2~4天。

5. **休息痢** 醋煎豆腐食之。

6. **饮酒过多,遍身红紫,心头尚温热** 豆腐切片,满身贴之,冷即换,苏醒即止。

7. **小儿夏日暑伤肺胃,身热不退,口渴多饮** 取豆腐100g,黄瓜250g。将豆腐切成小块,黄瓜洗净切块,武火煮沸,再用文火煎煮15分钟。取汤代茶饮用。

8. **胃出血** 软豆腐500g,红糖100g,同放锅内加水一大碗,煮熟10分钟。候温,分两次服完。

【使用注意】 不宜过量食用,痛风、血尿酸浓度增高、脾虚便溏、胃寒者忌食。

【文献摘要】

《食鉴本草》:宽中益气,和脾胃,下大肠浊气,消胀满。

《医林纂要》:清肺热,止咳,消痰。

《本草求真》:治胃火冲击,内热郁蒸,症见消渴、胀满。并治赤眼肿痛。

《随息居饮食谱》:清热,润燥,生津,解毒,补中,宽肠,降浊。

选用技巧

①我国的豆腐分为南北两种,质量好的南豆腐外观颜色洁白、质软、鲜嫩,味道鲜美。北豆腐外形见方,块均匀,四角平衡,薄厚一致,组织结构紧密,富有弹性。与南豆腐相比,较粗糙并有少量杂质。②豆腐内无水纹、无杂质、净白细嫩的属优质。有气泡、有细微颗粒、颜色微黄的属劣质豆腐。③豆腐含有较多的水分,在高温下易变质。因此凡有发黏、变色和有酸臭味的变质豆腐一定不可食用。

十一、黑大豆《神农本草经》

为豆科植物大豆的黑色种子。我国各地均有栽培。秋季采收,晒干,除去荚果壳,收集种子用。

【别称】 乌豆、黑豆

【性味归经】 甘,平。归肝、脾、肾经。

【功效】补肾滋阴、健脾利湿、祛风除痹、解毒。

【适应证】

1. 肾虚消渴多饮,或肝肾不足之腰腿痛、头晕眼花。前者用黑大豆、天花粉各等份,炒熟,研末为丸,另以黑大豆煎汤送服;后者将水烧开,加入黑豆、枸杞子、白酒各适量,共煮1小时,捞出晒干备用,每日早、晚各服1次,每次服50粒。

2. 脾虚之身面水肿。单用黑大豆煮汁饮用;或用黑大豆、茯苓、薏苡仁适量,研末服用。

3. 风湿痹痛,四肢拘挛。黑大豆、薏苡仁、木瓜适量,煎汤服;或用黑豆50g,桑寄生15g,续断15g,杜仲15g,排骨适量,共炖食用。

4. 丹毒,服乌头、巴豆所致不良反应或中毒。丹毒用黑大豆煮成浓汁,外涂;解乌头、巴豆毒,用黑大豆、甘草适量,煮至黑豆熟烂,取汁顿服。

【临床应用】

1. **肾虚腰痛**　黑豆80g、小茴香5g、杜仲10g、猪腰1只。水煮至猪腰熟透为止,空腹食猪腰及汤,一日一次,连吃三天。

2. **风湿性关节痛**　黑豆100g、生姜100g、木瓜60g。水煮至豆烂,食豆喝汤,一日一次,连服3~5次。

3. **轻度酒精中毒**　黑大豆煮沸,取汤频服。

4. **咳嗽痰多**　用火炒黑豆1把,水煎服用。

5. **高血压**　黑大豆500g,微火炒熟。米醋500ml,将黑大豆放入米醋中浸泡20天,取出晾干,每天早晚各嚼服30粒,连续20日为一个疗程。

【现代研究】

1. 黑豆有调节性激素的功能,促进男女性器官的发育,可降低妇女流产率,提高人体的免疫功能。

2. 黑豆中含有维生素K,预防和治疗高血压、脑血栓,保护心脏。

3. 黑豆油通过调理血脂和血脂蛋白胆固醇的作用,可治疗和预防动脉硬化。

4. 黑豆中含有三羟基异黄酮结晶体,可有效地阻止恶性肿瘤的血管增生,延缓或阻止肿瘤病变,可用于辅助治疗结肠癌、肺癌、肝癌、食管癌和前列腺癌。

5. 黑豆多糖可激活巨噬细胞、T和B淋巴细胞、补体,促进干扰素、白细胞介素生成,可提高机体免疫功能。

6. 黑豆色素直接清除细胞体系和非细胞体系产生的活性氧作用,有延缓衰老的功能。

7. 黑豆皮提取物能有效抑制人体内铁调素的活跃度,提高机体对铁元素的吸收,带皮食用黑豆可改善贫血症状。

【使用注意】不宜生吃,肠胃功能弱者会出现胀气。黑大豆炒熟后热性大,多食易上火,不宜多食。

【文献摘要】

《神农本草经》:生大豆,涂痈肿;煮汁饮,杀鬼毒,止痛。

《食疗本草》:主中风脚弱,产后诸疾;若和甘草煮汤饮之,去一切热毒气善治风毒脚气;煮食之,主心痛,筋挛,膝痛,胀满,杀乌头、附子毒。

《本草拾遗》:炒令黑,烟未断及热投酒中,主风痹、瘫缓、口噤、产后诸风。

《日华子本草》:调中下气,通经脉。

《四川中药志》:治黄疸水肿,肾虚遗尿。

选用技巧

　　①从外观上看,陈豆表面又黑又亮,新鲜者表面附着一层白霜,光亮度较低。②真黑豆,颗粒大小不均匀,颜色也不一致,通常为墨黑或黑中泛红。假黑豆经染色处理过,颜色通身墨黑,大小均匀。③真假黑豆鉴别方法:把黑豆放入白醋中搅拌,如果白醋变成红色则是真黑豆,如果醋不变色则是假黑豆。

十二、赤小豆《神农本草经》

　　为豆科植物赤小豆或赤豆的干燥成熟种子。全国各地广泛栽培。夏、秋采摘成熟荚果,晒干,除去荚壳、杂质,收集种子备用。

　　【**别称**】红豆、红小豆、赤豆、朱小豆。

　　【**性味归经**】甘、酸,微寒。归心、小肠、脾经。

　　【**功效**】健脾利水、解毒消肿、通乳。

　　【**适应证**】

　　1. 水肿、腹胀、腹泻。取赤小豆60g,薏苡仁100g,同煮汤服用;还可用用赤小豆60g,鲤鱼1条,同煮汤食。

　　2. 疮痈肿毒、痄腮。治疮痈肿毒可取赤小豆不拘量,研末,用鸡蛋清或蜂蜜调涂敷患处,干则换药;治痄腮可用适量赤小豆捣烂外敷。也可单品煎汤内服每日一次即可。

　　3. 产后乳房胀痛。取赤小豆120g,粳米30g煮粥,1日分2次服用。亦可煮赤小豆取汁饮。

　　【**临床应用**】

　　1. **预防肛肠术后尿潴留**　将赤小豆6~8粒,用5cm×5cm胶布敷贴于水道穴上。以中指为中心,辅以食指、无名指按压水道穴上,先轻后重,按顺时针方向按摩,按压轻柔适度,两侧穴位各按摩10分钟,间隔20~30分钟按摩一次,持续时间约2~4小时。

　　2. **急性淋巴结炎**　将赤小豆60粒研为细末,鸡蛋清1个,两者调和为糊状。根据患处大小,直接将其敷于患处皮肤上,约0.5cm厚,再用双层湿润纱布覆盖于上,待药物结块后取下,每日1~2次。此法还可用于关节扭伤。

　　3. **下肢静脉炎**　将500g赤小豆研成细末备用。用时取适量赤小豆粉,加入食醋及水各等份,鸡蛋清1~3个,调成膏状,涂于纱布上,厚度约10mm,涂药范围略大于患处。再用纱布覆盖,外附一层塑料薄膜,胶布固定。每日一次,坚持10日。

　　【**现代研究**】

　　1. 赤小豆皮中的膳食纤维含量高达60%,且口感好,质感佳。实验显示,其对胆酸钠有显著的吸附作用;能有效控制餐后血糖。

　　2. 赤小豆三氯甲烷及正丁醇萃取部位有显著利尿作用,可能是赤小豆利尿作用的主要有效部位。

　　【**使用注意**】津伤阴虚者慎用,过用易伤津。

　　【**文献摘要**】

《神农本草经》:主下水,排痈肿脓血。

《食疗本草》:和鲤鱼烂煮食之,甚治脚气及大腹水肿。

《本草纲目》:此药治一切痈疽疮疥及赤肿,不拘善恶,但水调敷之,无不愈者。

选用技巧

①品质好的赤小豆为自然的红色,带有光泽,水分充足,豆粒饱满,形近肾形,没有虫眼。②品质差的赤小豆暗沉无光,颜色偏黄或灰,豆粒干瘪,外皮有皱纹,或有虫眼。③使用赤小豆时,先将豆中杂质挑出,再用清水淘洗两三遍即可。

十三、白扁豆《本草纲目》

为豆科植物扁豆的白色成熟种子。主要产于江苏、河南、安徽等地。秋季果实成熟时采摘,晒干,生用或炒用。

【别称】南扁豆、峨眉豆、羊眼豆、茶豆、小刀豆、眉豆。

【性味归经】甘、淡,微温。归脾、胃经。

【功效】健脾化湿。

【适应证】

1. 脾虚湿滞之食少、便溏或泄泻。选用白扁豆 25g,人参 3~5g,粳米 50g。将白扁豆、人参洗净,加入适量水,煮至扁豆快软时,拣去人参,放入洗净的粳米,继续煮成稀粥状,每日 1 次。

2. 脾虚湿浊下注之妇人赤白带下。白扁豆炒黄为末,米饮调下。或选白扁豆 60g,白糖适量。将白扁豆用水浸泡 2 小时,然后煎煮 25 分钟。食时加白糖,喝汤食豆。每日 3~5 次,7 天为 1 个疗程。

3. 暑湿吐泻。单用本品煎水服。

【临床应用】小儿腹泻。山药 10g,白扁豆 10g,红枣 15g,粳米 15g,共煮成粥,热服,每日一次,可作正餐或点心。

【现代研究】

1. 白扁豆水煎剂对痢疾杆菌有抑制作用。

2. 其水提物有抗病毒作用,对食物中毒引起的呕吐、急性胃炎等有解毒作用。

3. 白扁豆中所含血球凝集素 A 不溶于水,可抑制实验动物生长,甚至引起肝区域性坏死,加热可使毒性大减;血球凝集素 B 溶于水,有抗胰蛋白酶活性的作用。

4. 白扁豆多糖具有一定的抗氧化活性,还能增强小鼠的体液免疫功能。

【使用注意】不宜多食,以免气壅伤脾。健脾止泻宜炒用;消暑养胃解毒宜生用。

【文献摘要】

《本草纲目》:止泄泻,消暑,暖脾胃,除湿热,止消渴。

《药性辨疑》:扁豆专清暑,故和中而止霍乱;极补脾,故治痢而蠲脓血,消水湿,治热泄。

选用技巧

①白扁豆一般表面呈淡黄白色,略有光泽,质地较硬,种皮薄而脆,无杂质,无霉变。②以粒大,饱满,色白者为佳。

十四、蚕豆《救荒本草》

为豆科植物蚕豆的种子。全国大部分地区均有栽植。夏李豆荚成熟呈褐色时拔取全株，晒干，打下种子，扬净后再晒干备用。其茎、叶、花、荚壳、种皮均亦供药用。

【别称】佛豆、胡豆、南豆、寒豆。

【性味归经】甘、平。归脾、胃经。

【功效】健脾利湿。

【适应证】

1. 脾胃虚弱，食少便溏。可用本品适量研末炒熟，加红糖，冲入沸水调匀食。

2. 脾虚水肿，小便不利。可用本品60g煎汤服，或与冬瓜皮60g，水煎服。

【临床应用】

1. **水肿** 蚕豆60g，冬瓜皮15g，水煎服。

2. **肺结核咯血** 蚕豆洗净，捣烂取汁，每次服20g，一天2次。

【现代研究】

1. 蚕豆的蛋白质含量仅次于大豆；含有人类必需的8种氨基酸。含有丰富的膳食纤维；血糖生成指数低于绿豆、赤小豆等豆类，更远低于常见谷类食品；矿物质含量较高，尤其是钙、磷、锌、硒的含量高于其他许多豆类。

2. 蚕豆中含有单宁、植酸、凝集素、蛋白酶抑制剂等抗营养因子，过多摄入不利于人体对蛋白质、矿物质等营养物质的吸收。

【使用注意】不可生食。其性壅滞，多食令人腹胀。蚕豆过敏者不宜食。蚕豆过敏俗称蚕豆病，是一种急性溶血性贫血。多见于大量进食新鲜蚕豆或蚕豆制品，如因吸入其花粉，则发作更快。儿童多于成人，男性多于女性。其主要是由先天性葡萄糖-6-磷酸脱氢酶的缺陷所引起。临床表现多呈急性发作，早期有恶寒、微热、头昏、倦怠无力、厌食、腹痛，继之出现黄疸、贫血、血红蛋白尿，尿呈酱油色，严重者可出现神志不清、抽搐，甚至休克、心功能不全、急性肾功能衰竭等并发症，如不及时治疗，可致急性循环衰竭或急性肾功能衰竭而危及患者生命。

【文献摘要】

《本草从新》：补中益气，涩精，实肠。

《本经逢原》：性滞，中气虚者，食之，令人腹胀。

选用技巧

①老蚕豆的豆荚一般呈黑褐色，种脐为黑色，表皮较干燥；嫩蚕豆的豆荚呈鲜绿色，表面有一层细细的绒毛，种脐为白色。②嫩蚕豆鲜嫩适合用来烹炒做菜；老蚕豆坚硬适合用来煲汤。

十五、玉米《滇南本草图说》

为禾本科一年生植物玉蜀黍的种仁，全国各地均有栽培。

【别称】玉蜀黍、苞米、苞谷、棒子、六谷。

【性味归经】甘,平。归脾、胃、大肠、膀胱经。

【功效】调中开胃、利水消肿。

【适应证】

1. 脾胃不健,胃纳不佳,消化不良。取新鲜玉米与少量甜椒同炒,稍加素油及调料服用。兼有暑热者尤为适宜。

2. 水肿。玉米煎汤代茶,亦可加玉米须同用。

【临床应用】高血压、冠心病、动脉硬化。将玉米晒干,细研成粉,与粳米 50g 同煮粥,用白糖调味食用。

【现代研究】

1. 玉米蛋白粉中含有的血管紧张素转化酶抑制肽,有明显的降压作用。

2. 玉米及玉米油能抗血管硬化,其所含的脂肪主要是不饱和脂肪酸,含卵磷脂,具有降低胆固醇,防治高血压、动脉硬化、冠心病的作用。还可延缓细胞衰老、脑功能衰退。

3. 玉米中的大量纤维素,具有吸水膨胀的特性,可刺激胃肠蠕动,促进排便,减少肠内微生物生成致癌物质的机会,减少肠癌的发病率。

【使用注意】不宜单独长期服食。

【文献摘要】

《本草纲目》:调中开胃。

《本草推陈》:为健胃剂。煎服亦有利尿之功。

选用技巧

①品质好的玉米个头大,玉米粒排列紧密,没有霉烂、虫斑。②老玉米颜色较深,玉米粒较大,用指甲不易掐破;嫩玉米反之。③若要保存新鲜玉米,可将玉米连皮带须放入保鲜袋封好,放入冰箱中冷冻。

附:玉米须

为长在玉米上的须状物。性味:甘,平。归膀胱、胆经。功效:利尿,利胆,降压。玉米须中含有糖类、皂苷、黄酮类、无机元素、氨基酸、生物碱及有机酸等营养成分,具有抗菌、抗肿瘤、降血糖、降血脂、抗氧化、利尿及抗结石形成、保护肝脏等作用。常用玉米须煎水代茶治疗胆囊炎、胆石症、膀胱炎、尿道炎、慢性肾炎、高血压、高脂血症等。

十六、芝麻《本草纲目》

为胡麻科植物脂麻的黑色和白色种子。我国各地均有栽培,秋季采收,打下种子,晒干备用。

【别称】胡麻、巨胜、油麻、乌麻、脂麻、交麻、小胡麻、黑芝麻、白脂麻。

【性味归经】甘,平。归肝、肾、大肠经。

【功效】补肝肾、益精血、润肠燥。

【适应证】

1. 肝肾不足之须发早白,病后体虚,虚风眩晕,贫血萎黄。可单用本品嚼服或煮粥食。

治早年白发,取本品和制首乌等份研末,为丸,每次 10g,每日 2 次。治疗老年性体虚哮喘,取黑芝麻 250g,研成泥糊状,加入姜汁、蜂蜜、冰糖各 100g 拌匀,隔水炖 2 小时,每次服 1 匙,每日 3 次。

2. 血虚精亏之肠燥便秘。可用桑叶、黑芝麻(炒)同等份,研末,炼蜜为丸,内服。每次 10g,每日 2 次。亦可直接将芝麻研碎用开水冲服,或榨取芝麻油服用。

【临床应用】发稀、脱发、华发早白。黑芝麻 20g、大米 50g,亦可加入枸杞 10g,煮粥,每天一次;或者取黑芝麻和当归各 250g,红糖适量。先将当归和黑芝麻放到锅中炒熟,然后将两者研成细末。在饭后取一勺用红糖水冲服,每日服用 3 次。

【现代研究】

1. 其含有的芝麻素具有优良的抗氧化作用,有抗衰老、调节血脂、保护肝脏、降低血压、抗癌、调节免疫力、使头发黑亮等诸多功效;研究显示,熟芝麻的抗氧化效果比生芝麻好,新鲜芝麻经过 160~190℃焙炒,抗氧化的作用达到最高。

2. 对流感病毒和结核杆菌有抑制作用。

3. 含有大量的维生素 E,可延缓衰老。

4. 含有丰富的铁,能辅助治疗缺铁性贫血。

5. 含有丰富的硒,具有很强的抗氧化、抗肿瘤作用。

【使用注意】脾虚便溏者食多易腹泻。

【文献摘要】

《神农本草经》补五脏,益气力,长肌肉,填脑髓,久服轻身不老。

《本草从新》:胡麻服之令人肠滑。

选用技巧

①优质的黑芝麻鲜亮,大而饱满,皮薄,嘴尖而小,杂质少。②购买黑芝麻时可将一小把黑芝麻放在手中搓一下,看是否掉色,若手心发黑则可能被染色;或找一断口的黑芝麻,若断口的部位也为黑色则芝麻被染色;正常的断口应为白色;或用清水浸泡黑芝麻,染色的黑芝麻水呈褐红色,正常的黑芝麻水呈淡紫色。③将新鲜的芝麻晒干,密封,放在通风、干燥、阴凉处保存。

(宋 阳)

第二节 蔬 菜 类

视频:怎样吃蔬菜

蔬菜是可以作为副食品的草本植物的总称,"凡草菜可食者通名曰蔬"。

根据蔬菜的结构性状及可食部位的不同,分为叶菜类,如小白菜、菠菜、青菜、韭菜等;根茎类,如胡萝卜、土豆、山药、葱等;瓜果类,如冬瓜、南瓜、茄子、番茄等;鲜豆类,如扁豆、毛豆、蚕豆等;花芽及食用菌类,如黄花菜、香菇、银耳、木耳等。

一般而言,多数蔬菜性质偏寒凉,如冬瓜、苦瓜、芹菜等;少数蔬菜性质偏温,如韭菜、葱、蒜等。"蔬者"疏也,蔬菜多具有通利之效,少有补益之功,常具有消食开胃、和中健脾、清热生津、通利二便之效。适用于脾胃失调、食积便秘、气机不畅之人。

一、韭菜《滇南本草》

为百合科植物韭的叶。全国各地均有栽培。初春时节的韭菜品质最佳,晚秋的次之,夏季的最差。

【别称】壮阳草、起阳草、长生韭、扁菜、懒人菜、洗肠草。

【性味归经】辛,温。归肾、胃、肝经。

【功效】补肾助阳、温中开胃、行气活血。

【适应证】

1. 肾虚阳痿,遗精或遗尿。可用本品配胡桃仁,以芝麻油炒熟食,每日 1 次,连服 1 个月。

2. 噎膈反胃,饮食减少。用韭菜与牛乳、生姜汁各适量,煮沸,和匀温服。

3. 气滞血瘀所致胸痹作痛,胃脘痛,跌打损伤、瘀血肿痛。可用鲜韭菜绞汁加红糖内服,或与面粉捣成糊状,敷患处。

【临床应用】

1. **手足癣**　将适量鲜韭菜剪碎,放入盆中,倒入开水,焖放 10 分钟左右,待水温适宜,将手足放入浸泡,半小时即可,洗净手足,擦干。但手足癣已溃烂者不合适此法。

2. **误吞金属异物**　将韭菜煮至半熟或爆炒韭菜,随意食之,一日多次。

3. **新生儿硬肿症**　将新鲜韭菜 200~250g 和清水 2 500~3 000ml 煮沸至韭菜熟而发黄,并散发出其特有的芳香味,即熄火放置,40~42℃备用。将患儿放入备好的韭菜水中沐浴,并用煮熟变软的韭菜给患儿轻轻地揉摩皮肤,尤其是硬肿部位要着重按摩,约沐浴 5~10 分钟,待水温下降至 37~38℃时将患儿抱出,擦干身体,穿衣。每日沐浴 1~2 次。

【现代研究】

1. 韭菜及韭菜籽的提取物能提高去势大鼠阴茎对外部刺激的兴奋性。

2. 韭菜的粗纤维对预防食管癌、胃癌、肠癌、习惯性便秘有积极作用。

3. 其所含的挥发性含硫化合物有降血脂的作用。

4. 韭菜中所含的硫化合物、皂苷、黄酮、含氮化合物、多肽使葱属植物对病原微生物有一定的抑制作用。100% 韭菜浸提物对沙门菌、铜绿假单胞菌、大肠埃希菌、金黄色葡萄球菌、奇异变形杆菌都有一定抑制作用,其中对大肠埃希菌的抑菌作用最强。

5. 韭菜籽水提取液有抗氧化防衰老的作用。

【使用注意】阴虚内热及疮疡、目疾患者慎食。隔夜韭菜勿食。不宜与白酒同食。

【文献摘要】

《日华子本草》:止泄精尿血,暖腰膝,除心腹痼冷、胸中痹冷、痃癖气及腹痛等。

《本草纲目》:韭菜春食则香,夏食则臭,多食则神昏目暗。酒后尤忌。

《金匮要略》:饮白酒,食生韭,令人病增。

《随息居饮食谱》:疟疾、疮家、痧痘后均忌。

选用技巧

①以鲜嫩者为佳。宜选用个头小、叶直、切割部位比较平整的韭菜。②叶宽的韭菜比较清淡,叶窄的韭菜味道浓郁。③清洗韭菜时,应把根部切掉半寸以上,这样就能除去韭菜中大部分的残留农药,然后把韭菜放入淡盐水中浸泡10分钟左右,再轻微揉搓,以去除叶子上残留的农药。④新鲜韭菜易变质,应即买即吃。买来的成捆新鲜韭菜应散开,用棉布或棉纸包好,装入保鲜袋中,放到阴凉通风处保存。

二、旱芹《履巉岩本草》

为伞形科草本植物旱芹的茎叶。全国各地均有栽培。春、秋季节均可采收。

【别称】药芹、香芹、芹菜、蒲芹、兰鸭儿芹、胡芹。

【性味归经】甘,凉。归肺、胃、肝经。

【功效】清热平肝、利水消肿、凉血止血。

【适应证】

1. 肝阳上亢之头晕目眩,烦热不安。生旱芹绞汁,加入适量蜂蜜,日服3次,每次40ml。

2. 热淋,尿血,尿浊,小便不利,痈肿等。鲜旱芹洗净捣汁,每次5汤匙,每日3次,连服7天。

【临床应用】

1. **高脂血症**　鲜旱芹根10个(或100g),捣烂,加大枣10个,用水煎,分2次服。

2. **高血压**　旱芹250g,黑枣150g,洗净煮食,每日1次。

3. **急性结膜炎**　用鲜旱芹100g或干芹菜叶60g,用水煎,分2次服。

4. **乳糜尿或小便不利**　用鲜旱芹(近根部茎和根)10个(或150g),用水煎,分2次服。

【现代研究】

1. 旱芹的粗纤维对预防食管癌、胃癌、肠癌、习惯性便秘有积极作用。

2. 旱芹中的香豆素和呋喃香豆素的衍生物具有降压、降脂的功效。

3. 旱芹中大量的膳食纤维,在消化道中阻挡葡萄糖的快速吸收,有降血糖的作用。

4. 旱芹的黄酮类化合物有雌激素的作用,被称为"植物雌激素"。

5. 旱芹中的黄酮类化合物对 G^+ 菌、G^- 菌及耐药性的菌群(如铜绿假单胞菌),有较强抑制作用。

6. 旱芹的黄酮类化学物有抗氧化、清除自由基的作用。

7. 旱芹可影响精子运动参数的变化,导致精液中精子密度的降低,男性多吃芹菜会减少精子数量。

【使用注意】脾胃虚寒、肠滑不固者慎食;血压偏低者、婚育期男士不宜多食。

【文献摘要】

《本草纲目》:旱芹,其性滑利。

《本草推陈》:治肝阳头痛,面红目赤,头重脚轻,步行飘摇等症。

《本草拾遗》:去小儿暴热,大人酒后热毒,利大小肠。

选用技巧

①以鲜嫩者为佳。宜选色泽鲜绿、叶柄较厚、茎部稍呈圆形、微向内凹、菜叶稀少者。
②挑选时先掐一下芹菜的茎部,易折断者为嫩芹菜。③应即买即食。或将芹菜叶摘除,
用清水洗净后切成大段,整齐地放入保鲜袋中,封好袋口,放入冰箱冷藏室,随吃随取。

三、苋菜《神农本草经》

为苋科植物苋的茎叶。我国各地均有栽培。南方较北方多。春、夏采收,以春季的苋菜
品质最佳。

【**别称**】青香苋、红苋菜、红苋、汉(汗)菜、红菜、秋红。

【**性味归经**】甘,微寒。归大肠、小肠经。

【**功效**】清热利湿、凉血止血、止痢透疹。

【**适应证**】

1. 产前产后赤白痢。紫苋菜 1 握,取汁去渣,粳米 3 合煮粥,空心食之。

2. 麻疹不透。红苋菜 30g,水煎服。

3. 热淋,尿血,尿浊,小便不利。取苋菜籽及根适量,生甘草 9g,水煎服。

【**临床应用**】

1. **早期子宫颈癌**　苋菜 250g,用 4 碗水煎至 1 碗,温服,每日 1 次。

2. **甲状腺肿**　大鲜野苋菜根和茎 2 两,猪肉 100g(或用冰糖 15g 代之),用清水 3 杯,煎
取 1 杯,饭后温服,每日 2 次。

3. **急性气管炎、咽喉炎、咳嗽喉痛**　取苋菜花或根煎汤,去渣加冰糖适量,入口中含漱,
并徐徐咽下。或取新鲜苋菜 100g,切碎,加水 600ml 煮沸,改用小火再煮 10 分钟左右,取汁
约 200ml,待晾温后加入蜂蜜 20ml 饮用,每日 2 次,连服 3 日。

4. **产后腹痛**　红苋菜籽 30g,炒黄研粉,分 2 次冲红糖开水服,忌食生冷辛辣食物。

【**现代研究**】

1. 苋菜中含丰富的酚类化合物,有抗氧化、免疫调节、抗肿瘤、调节血脂、防治动脉粥样
硬化等作用。

2. 苋菜富含蛋白质、脂肪、糖类及多种维生素和矿物质,能为人体提供丰富的营养物
质,可提高机体免疫力,有"长寿菜"之称。

3. 苋菜所含的铁和维生素 K,有促进凝血、增加血红蛋白含量和提高携氧能力和造血功
能的作用。

【**使用注意**】阳虚体质、脾虚便溏者慎服。

【**文献摘要**】

《本草衍义补遗》:苋,下血而又入血分,且善走,与马齿苋同服下胎,妙,临产时者食,
易产。

《本草纲目》:六苋,并利大小肠。治初痢,滑胎。

《滇南本草》:治大小便不通,化虫,去寒热,能通血脉,逐瘀血。

《随息居饮食谱》:苋通九窍。其实主青盲明目,而苋字从见。

《食鉴本草》：多食动风，令人烦闷，冷中损腹，滑肠，忌同鳖肉食。苋大发痧气，盛暑犹不宜食。

选用技巧

①以鲜嫩者为佳。宜选叶片色红、呈鹅卵状、边缘光滑，茎呈绿色或浅红色、无刺或绒毛者。②清洗时勿摘掉苋菜蒂，清洗后再摘掉，用清水不断冲洗，揉搓着去除泥土和杂质，洗干净后再用清水浸泡 10~15 分钟。③应即买即吃。食用时，宜用水焯后再与含钙丰富的鱼、豆腐等同吃。④保存时，可先用开水焯一下，晾干后装入保鲜袋，再封口放入冰箱冷藏。

四、菠菜《履巉岩本草》

为藜科菠菜的全草。全国各地均有栽培。冬、春季采收。

【**别称**】菠棱菜、赤根菜、鹦鹉菜、红根菜、甜菜、飞龙菜。

【**性味归经**】甘，凉。归肠、胃经。

【**功效**】滋阴润燥、养血止血、除热宽中。

【**适应证**】

1. 消渴多饮。菠菜根、鸡内金等份，为末，米汤送服，每日 3 次。或用鲜菠菜根 250g 洗净，切碎，加水 2 000ml，纳入鸡内金 10g，共煎煮 30~40 分钟，再放入大米 50g 煮粥，每日分 2 次食用。

2. 肝虚夜盲。菠菜 500g，按家常用生油炒菜，每日 1 次。或捣烂绞汁，分多次服用。

3. 头晕目眩，血虚便秘。鲜菠菜适量，置沸水中烫约 3 分钟，以香麻油拌食。每日 2 次。

4. 小便不通，肠胃积热，胸膈烦闷。鲜菠菜煮汤淡食。

【**临床应用**】

1. **高血压眩晕** 菠菜 250g、芹菜 250g，去根洗净切成小段，开水浸烫 2~3 分钟，麻油拌食，每日 2 次。

2. **便秘、痔疮** 用鲜菠菜根 250g 洗净切碎，加鸡内金 10g 和适量的水，煮半小时后，加入洗净的适量大米煮烂成粥，连同菜渣、药渣分次食用。

3. **缺铁性贫血** 菠菜、大枣各 50g，粳米 150g。将粳米、大枣洗净，加水熬成粥。熟后加菠菜煮沸即可，每日 1 次，连服数日。

4. **风湿性关节炎** 菠菜 50g，蘑菇 200g，水煎服，每日 2 次。

【**现代研究**】

1. 菠菜含丰富的铁元素和维生素 C，维生素 C 能提高铁的吸收率，并促进铁与叶酸作用，可辅助治疗缺铁性贫血。

2. 菠菜中所含的叶黄素有护眼作用。

3. 菠菜含有大量的膳食纤维，能增加肠蠕动，可促进胰腺分泌，帮助消化，促进人体新陈代谢，排除体内毒素，有利肠、通便、预防习惯性便秘、祛痘、美肤、防病、抗衰老等作用。

【**使用注意**】脾虚便溏者不宜多食；肾炎、肾结石患者不宜食用。菠菜含有较多的草酸，易与钙结合形成不溶性的草酸钙，烹饪菠菜前，应先将菠菜放入沸水里焯一下，以减少其中的草酸。

【文献摘要】

《食疗本草》:利五脏,通肠胃热,解酒毒。

《本草纲目》:通血脉,开胸膈,下气调中,止渴润燥,根尤良。

《本草求真》:菠菜,何书皆言能利肠胃。盖因滑则通窍,菠菜质滑而利,凡人久病大便不通,及痔漏关塞之人,咸宜用之。

《随息居饮食谱》:菠菜,开胸膈,通肠胃,润燥活血,大便涩滞及患痔疮人宜食之。

选用技巧

①以鲜嫩者为佳。宜选颜色翠绿、叶片肥厚、柔嫩而有弹性、叶柄较短、叶株硬挺、根小色红,无虫咬及开花者。②清洗时,择去较老和腐烂的菜叶,放入淡盐水中浸泡10~15分钟,再用清水清洗即可。③即买即吃。④保存时,可在菠菜的叶子上撒少量的水,再装入保鲜袋中,封住袋口,放于阴凉、通风处或冰箱内冷藏。

五、胡荽《食疗本草》

为伞形科草本植物芫荽的带根全草。全国各地均有栽培,以华北地区最多。春季用时采摘。

【别称】香菜、芫荽、园荽、胡菜、满天星。

【性味归经】辛,温。归肺、脾、肝经。

【功效】发表透疹、消食开胃、止痛解毒。

【适应证】

1. 小儿痘疹透发不畅。胡荽20g,切碎,放入400ml白酒中煮沸,盖严无漏气。待冷却后去渣,用药酒轻喷患儿颈背至双足,勿喷头面,使痘疹发出。

2. 食物积滞。胡荽10g,陈皮9g,鸡内金4g,生姜3片,水煎,日服3次,每日1剂。

3. 头痛,牙痛,丹毒,疮肿初起,蛇咬伤。干品9~15g或鲜品15~30g煎汤服;或鲜品捣汁服。也可取适量煎汤洗,或捣敷于患处。

【临床应用】

1. **流行性感冒** 胡荽50g,洗净切碎,与黄豆15g同放锅内,加水800ml,煎煮10分钟即可。每日1剂,分2次,每次200~300ml,热服。或用胡荽30g、饴糖15g,加米汤半碗,隔水蒸,待糖溶化后服用。

2. **妊娠呕吐** 鲜胡荽30g,苏叶、藿香、陈皮各15g,砂仁10g,加水适量煮沸,坐旁边用鼻吸闻药物的气味,每日早晚各1次,每次20~30分钟。

3. **胃痛伴怕冷** 鲜胡荽50~100g,洗净捣烂取汁,再加白萝卜汁1匙,炖服,不可久服,1~2次即可。

4. **牙齿疼痛** 用胡荽籽500g,加水1000ml煮至200ml,漱口用。

5. **小儿感冒发热** 取整棵洗净干胡荽10g,用白酒浸泡10分钟左右,充分软化后,在小儿的额头、颈部、腋窝、前胸、后背、手心、脚心反复涂擦2遍。

【现代研究】

1. 胡荽中的全草汁液,可抑制体内铅的积累,有预防铅中毒的作用。

2. 胡荽根中的皂苷能保护血管内皮细胞,防止细胞老化,促进血液循环,预防高血压。

3. 胡荽含雌二醇、雌三醇等成分,能调整妇女体内性激素,促使排卵,治疗女性不孕症。

4. 胡荽籽所含挥发油有抗菌和抗真菌的作用。

5. 胡荽能促进胃肠腺体、胆汁的分泌,治疗消化不良。

【使用注意】气虚感冒或产后、病后初愈患者不宜多食。有口臭、胃溃疡、脚气、疮疡患者均不宜食用。

【文献摘要】

《本草纲目》:胡荽辛温香窜,内通心脾,外达四肢,能辟一切不正之气,故痘疮出不爽快者,能发之。

《医林纂要·药性》:芫荽,补肝,泻肺,升散,无所不达,发表如葱,但专行气分。

《嘉祐本草》:消谷,治五脏,补不足,利大小肠,通小腹气,拔四肢热,止头痛,疗痧疹、豌豆疮不出,作酒喷之立出,通心窍。

《本草经疏》:气虚人不宜食。疹痘出不快,非风寒外侵及秽恶之气触犯者,不宜用。

选用技巧

①以鲜嫩者为佳。宜选颜色青绿色、手掌般大小、闻之有浓香,无黄叶、黑色斑点和腐烂者。②清洗时,勿切除根部,放入清水中浸泡 10~15 分钟,再在水中反复荡洗,去除灰尘及泥土,双手轻微揉搓根部,以去除根部的泥土,最后再漂洗干净即可。③新鲜胡荽带根捆扎,装入保鲜袋并封口,口不宜封得太紧,放于阴凉、通风处保存。④如需久存胡荽,可将胡荽根部切除,择去黄叶,摊开晾晒 1~2 天,编成"香肠"般粗细的辫子,挂在阴凉通风处晾干,然后取下放在保鲜袋内贮藏。食用前用温水浸泡。

六、荠菜《千金·食治》

为十字花科植物荠菜的全草。全国各地均有分布,可野生,也可人工栽培,以板叶荠菜和花叶荠菜为主。3~5 月采摘。

【别称】荠、护生草、枕头草、地菜、净肠草、清明菜、地米菜、鸡心菜、花荠菜。

【性味归经】甘、淡,凉。归肝、脾、膀胱经。

【功效】凉肝止血、平肝明目、清热利湿。

【适应证】

1. 内伤吐血。荠菜 30g、蜜枣 30g,水煎服。

2. 崩漏及月经过多。荠菜 30g、马齿苋 60g,水煎服。

3. 肝阳上亢之眩晕。荠菜、夏枯草各 60g,水煎服。

4. 水肿阳证。荠菜根、车前草各 30g,水煎服。

【临床应用】

1. **痢疾** 荠菜根叶适量,烧成灰为末,开水调服,每次 3~5g,每日 3 次。

2. **急性前列腺炎、慢性泌尿系感染、慢性肠炎** 取鲜荠菜 500g、鲜马齿苋 500g,洗净、切碎、榨汁,去渣后用小火煮沸服用;或将荠菜全草 3~6g 洗净(以春末夏初采集晒干者为佳),加水 3 碗煎至 1 碗,取汁,早晚服用。

3. **骨关节疼痛** 将蓖麻籽 20g、鲜荠菜 30g,放入器皿中捣烂,均匀涂在干净纱布上,贴于患处,外用塑料薄膜包裹并扎紧,24 小时更换 1 次,7~10 天为 1 个疗程。

4. 婴幼儿腹泻 取干荠菜 30~60g 或鲜荠菜 60~100g,水煎,少量多次服用。

【**现代研究**】

1. 荠菜含有丰富的胡萝卜素,可预防眼干燥症。

2. 荠菜含有大量的粗纤维和丰富的有机酸、黄酮类化合物及生物碱等化学物质,可治疗高血压、动脉硬化。

3. 荠菜所含麦角克碱有类似麦角碱的作用,其浸剂对离体肠管、膀胱子宫平滑肌有收缩作用,可治疗产后出血。

4. 荠菜水煎液对急、慢性炎症有对抗作用,能抑制以肉芽组织增生为特征的慢性炎症。

5. 荠菜所含的荠菜酸能影响内凝血因子而促凝血,治疗贫血及肾性血尿。

6. 荠菜所含的二硫酚硫酮,有防癌抗癌作用。

7. 荠菜中含有丰富的维生素 C,能防止硝酸盐和亚硝酸盐在消化道中转变成致癌物质亚硝胺,可预防消化道肿瘤。

【**使用注意**】便溏者慎食。体质虚寒者不宜食用。孕妇忌食。

【**文献摘要**】

《名医别录》:味甘、温,无毒。主利肝气,和中。

《滇南本草》:清肺热,消痰,止咳嗽,除小肠经邪热,利小便。

选用技巧

①以鲜嫩者为佳。宜选颜色为深绿色,叶片干净、有光泽,根粗须长者。②可根据口味进行选择。花叶荠菜的特点:叶色淡,叶片小而薄,味浓;板叶荠菜的特点:叶色浓,叶片大而厚,味淡。③清洗时,摘去黄叶,放入水中轻轻揉搓,除去泥沙,再用清水冲洗干净即可。④洗净后,用开水焯一下,待颜色变得碧绿后捞出,用冷水漂洗,挤干水分,按每顿的食量分成小包装入保鲜袋,放入冷冻室,随吃随取。

七、马齿苋《本草经集注》

为马齿苋科植物马齿苋的全草。全国各地均有生长。夏、秋采摘。

【**别称**】马齿草、马苋、马齿菜、耐旱菜、长寿菜、瓜子菜、瓜仁菜。

【**性味归经**】酸,寒。归肝、脾、大肠经。

【**功效**】清热解毒、凉血止痢、除湿通淋。

【**适应证**】

1. 痢疾。鲜马齿苋 250g,洗净,水煮去渣,加入淘净大米 500g,煮成粥,每日 2 次。或取新鲜、洗净、去根的马齿苋 180g,加水至 600ml,煎至 300ml,滤液去渣服用。或用干马齿苋 50~60g,加水煎至 100ml,待温凉后保留灌肠,每日 1 次,每 3 天为 1 个疗程。

2. 热淋,尿血,尿浊,小便不利。鲜马齿苋 60~120g,车前草 7 株,水煎服。或用马齿苋 60g、生甘草 6g,水煎服,每日 1 剂,连续服用。或取 250g 鲜马齿苋榨汁服用。

【**临床应用**】

1. 阑尾炎 取鲜马齿苋茎叶 200g,洗净捣汁 30ml,加凉开水 100ml、白糖适量服用,每日 3 次。

2. **急性湿疹** 鲜马齿苋洗净榨汁,湿敷患处,每天 3 次,每次 15~30 分钟,连敷 7 天。

3. **妇科出血性疾病** 取马齿苋、益母草各 30g,水煎服,每日 1 剂。

【现代研究】

1. 马齿苋对痢疾杆菌、伤寒杆菌和大肠埃希菌有较强的抑制作用,素有"天然抗生素"之称,可治疗急、慢性痢疾。

2. 马齿苋中的维生素 C、维生素 E 及胡萝卜素是天然的抗氧化剂,可抗衰老、防癌变。

3. 马齿苋中的马齿苋多糖,可修复胰岛 β 细胞、提高胰岛 β 细胞分泌胰岛素的能力,有调节血糖的作用。

4. 马齿苋含大量钾盐,有利水消肿、降血压的作用,可减少冠心病、心绞痛及脑中风的发生。

【使用注意】脾胃虚寒、腹泻者不宜食用。孕妇忌食。

【文献摘要】

《本草纲目》:散血消肿,利肠滑胎,解毒通淋,治产后虚汗。

《得配本草》:得五加皮、苍术,治筋骨痛;汁和鸡子白煎服,治赤白带下。和石灰三分之二,捣敷疗疮。

《滇南本草》:益气,清暑热,宽中下气。滑肠,消积带,杀虫,疗疮红肿疼痛。

《唐本草》:饮汁主反胃,诸淋,金疮血流,破血癥症瘕,小儿尤良。

《本草经疏》:马齿苋辛寒,能凉血散热,故主散结,治痈疮疔肿。

选用技巧

①鲜嫩者为佳。宜选叶片肥厚、叶面翠绿,有光泽,茎部鲜脆、为嫩红色者。②采摘时间宜在花期前,掐取新长出的嫩茎顶端,留茎基部可使其继续生长。③马齿苋很少有病虫害,清洗较为方便,择去较老的和腐烂的枝叶,直接冲洗,用手轻微揉搓,除去泥沙即可。④新鲜马齿苋可装入保鲜袋,放于阴凉、通风处保存;若要腌制保存,可将洗净的马齿苋直接放在 2%~2.5% 的淡盐水中浸泡,随吃随取;也可晒干保存,食用前用温水浸泡。

八、南瓜《滇南本草》

为葫芦科植物南瓜的果实。我国各地广泛栽培。夏、秋果实成熟时采收。

【别称】番瓜、倭瓜、北瓜、金冬瓜、伏瓜、饭瓜、窝瓜。

【性味归经】甘,温、平。归肺、脾、胃经。

【功效】补中益气、消肿止痛、解毒杀虫。

【适应证】

1. 脾虚气弱。南瓜 100g,大米 50g,食盐适量。南瓜去皮,洗净切细备用。大米淘净,放入锅中,加清水适量煮粥,待沸时放入南瓜,至粥熟时服食。每日 1 次。

2. 肺痈。南瓜 500g,牛肉 250g,煮熟食(不加油盐),连服数次后,服六味地黄汤 5~6 剂,忌肥腻。

3. 胁痛。南瓜肉煮熟,摊于布上,贴敷患部。

4. 蛔虫病。每人每次吃生南瓜子 250g 以上,儿童按此量酌减,连服 2 天。

【临床应用】

1. **哮喘**　南瓜 750g、麦芽糖 250g、姜汁 50g,南瓜去籽切块,加水煮至烂熟,再加入麦芽糖和姜汁,用文火熬成膏,每日早晚各吃 150g。或用南瓜 5 个,去籽,入锅内煮成粥,布包绞汁,再入锅煮至一半,加鲜姜汁 60g,麦芽 1 500g,慢火熬膏,每晚服 150g,重者早晚服 2 次。

2. **胃及十二指肠溃疡**　南瓜 500g、粳米 60g,共煮粥食。

3. **前列腺肥大**　每日嚼食去壳生南瓜子 90g,每天 3 次,每次约 30g,7 天为 1 个疗程,可连续服 2~3 个疗程。

【现代研究】

1. 南瓜中的果胶、环丙基氨基酸 CTY、多糖及微量元素 Zn、Cr,有防治糖尿病的作用。

2. 南瓜中含有的维生素和果胶,能消除和黏结体内的有害物质,有解毒功能。

3. 南瓜中含有的酵素,有分解致癌物质亚硝胺的作用。

4. 南瓜中的番茄红素有较强的抗氧化性,能清除过氧自由基,阻止氧自由基对心肌细胞的损伤,可预防心脏病。

5. 南瓜含有丰富的果胶,可保护胃肠道不受粗糙食物刺激,促进溃疡愈合,可治疗胃及十二指肠溃疡。

6. 南瓜中的类胡萝卜素可转化为维生素 A,有保护视力、预防眼疾的作用。

【使用注意】脾胃湿热、胸脘胀闷、毒疮、黄疸者不宜食用。

【文献摘要】

《本草纲目》:甘,温,无毒。补中益气。

《滇南本草》:横行经络,利小便。

《随息居饮食谱》:凡时病、疳、症、疸、痢、胀满、脚气、痞闷、产后、痧痘皆忌之。

选用技巧

①老南瓜宜选外观颜色为黄色,有光泽,表皮完好,无损伤;切开后果肉肥厚而重,呈金黄色(颜色越深,含类胡萝卜素越多),瓜中籽大且饱满者。②采摘后将南瓜放于阴凉、干燥、通风处保存。③清洗时,放入清水中洗净,去皮即可。④切开的南瓜应尽快食用,如不能及时食用,可先去掉瓜瓤,看到有黏液渗出时,用保鲜膜紧贴在切口处保存。

九、冬瓜《本草经集注》

为葫芦科植物冬瓜的果实。我国各地均有栽培。夏、秋季果实成熟时采摘。

【别称】东瓜、枕瓜、白冬瓜、水芝、地芝、白瓜。

【性味归经】甘、淡,微寒。归肺、大肠、小肠、膀胱经。

【功效】清热化痰、除烦止渴、利水消肿。

【适应证】

1. 痰热咳嗽或哮喘。小冬瓜(幼嫩冬瓜)150g 左右,冰糖 20g。将小冬瓜剖开,不去瓤,填入冰糖合好,煎熟服,连服 7 天。

2. 暑热烦闷,消渴,热毒等。取鲜冬瓜 250g 去皮,豉心 40g,葱白半把,共煮做羹,常食。

或用冬瓜 500g,煮汤 3 大碗,1 日分 3 次服下。

3. 水肿,小便不利。鲤鱼 400~500g,冬瓜皮 100~200g,鲤鱼去肠杂,鱼鳞与冬瓜皮同煮,不放盐,煮至汤呈白色。起汁,去渣,一次服用,每日 2~3 次。或用本品煮汤食用;若用于虚证水肿,亦可用鲤鱼 1 条重 500g 以上,煮熟取汁,和冬瓜、葱白做羹食之。

【临床应用】

1. **肾炎水肿、妊娠高血压** 冬瓜皮 120g,玉米须 30g,水煎,一日服 3 次。

2. **高血脂、肥胖** 每日用冬瓜 50~150g,去瓤,连皮切成薄片,加水煮烂,去渣取汁,代茶饮用。

3. **荨麻疹** 冬瓜皮 500g 煎汤,随意饮服。

4. **防治液体外渗** 静脉滴注硫酸镁时,将冬瓜皮敷在穿刺部位周围,并定时更换。

【现代研究】

1. 冬瓜子中含有亚油酸、油酸、不饱和脂肪酸等成分,能降低血中胆固醇、甘油三酯,可防治冠心病、动脉硬化、高脂血症。

2. 冬瓜中的葫芦巴碱和丙醇二酸,可阻止机体中糖类转化为脂肪,防止脂肪在体内堆积,常食之可减肥。

3. 冬瓜子的水提取物有清除羟自由基、超氧自由基及抗体外脂质过氧化作用,可抗老防衰。

4. 冬瓜提取物对乙酰水杨酸所导致的胃溃疡有抑制作用。

【使用注意】脾胃虚寒、腹泻便溏者不宜过食。

【文献摘要】

《名医别录》:主治小腹水胀,利小便,止渴。

《日华子本草》:除烦,治胸膈热,消热毒痈肿,切摩痱子。

《滇南本草》:性平和,味甘淡。治痰吼,气喘,姜汤下。又解远方瘴气,又治小儿惊风。

《本草图经》:主三消渴疾,解积热,利大、小肠。

选用技巧

①宜选形状均匀,肉质结实,肉厚,表皮带白霜,用指甲掐瓜皮,瓜皮较硬,肉质致密,瓜子呈黄褐色,无斑点者。②放于阴凉、干燥、通风处保存。③切开的冬瓜宜尽快食用,如不能及时食用,可用一张干净的白纸紧贴在切口处保存。

十、苦瓜《滇南本草》

为葫芦科攀援草本植物苦瓜的果实。全国各地均有栽培。夏秋季果实成熟时采收。口感以夏季最佳,秋季次之。

【别称】锦荔枝、癞葡萄、红姑娘、凉瓜、癞瓜。

【性味归经】苦,寒。归心、脾、胃经。

【功效】清暑除热、解毒。

【适应证】

1. 中暑,烦热,消渴引饮。用鲜苦瓜 1 个,截断去瓤,纳入茶叶,接合后悬挂通风处,阴干后研末。每次 6~9g,水煎或泡开水代茶饮。或用苦瓜榨汁、调蜜冷服。或用鲜苦瓜 1 个,剖开去瓤,切碎,水煎服。或将苦瓜剖开去瓤,与鸡蛋一起炒,每日 2 次,连食 3 个月。

2. 小儿痢疾。小苦瓜数条,捣烂取汁,和蜜适量,热服 1~2 次。

3. 肝热目赤,疼痛。苦瓜去瓤,晒干研末,每次 5g,灯芯草煎汤送服。

【临床应用】

1. **抗肿瘤** 将苦瓜 50g 洗净,榨取鲜汁 50ml,餐前温服,1 日 3 次。

2. **化疗后口腔溃疡** 将鲜苦瓜清水洗净,剖开去瓤,切碎榨汁,置于 4℃冰箱中冰镇 2 小时备用,每日三餐后及睡前,先用生理盐水漱口,然后用苦瓜汁涂擦溃疡处。

【现代研究】

1. 苦瓜中的皂苷类和多糖类化合物有类胰岛素及刺激胰岛素释放的功能,降糖效果明显,被誉为"植物胰岛素"。

2. 苦瓜中的 α- 苦瓜素可抑制肿瘤细胞蛋白质的合成,β- 苦瓜素能抑制 3H- 亮氨酸、3H- 尿嘧啶和 3H- 胸腺嘧啶整合到人舌喉鳞状上皮癌细胞中,有抗肿瘤作用。

3. 苦瓜的种子及果实中可分离出 MAP30 蛋白,有抗 HIV 病毒的作用。

4. 苦瓜的提取物对 G^+ 球菌、G^+ 杆菌和 G^- 杆菌等,有抗菌作用。

5. 苦瓜中的多种活性成分可抗氧化、清除自由基,有防老抗衰的作用。

【使用注意】脾胃虚寒者不宜食用。孕妇忌食。

【文献摘要】

《泉州本草》:主治烦热消渴引饮,风热赤眼,中暑下痢。

《随息居饮食谱》:苦瓜,青则苦寒,涤热、明目、清心。可酱可腌,鲜时烧肉先去苦味,虽盛夏而肉汁能凝。中寒者勿食。熟则色赤,味甘性平,养血滋肝,运脾补肾。

《滇南本草》:治丹火毒气,疗恶疮结毒,或遍身已成芝麻疔疮,疼痛难忍。泻六经实火,清暑益气,止渴。

《本草纲目》:除邪热,解劳乏,清心明目。

选用技巧

①宜选外表光滑,表面果瘤较大,结实而不松软者。瓜皮颜色越绿、表面果瘤越紧密者越苦,表明苦瓜素含量越多,营养价值越高。②清洗时,先用软布擦洗苦瓜表面,去除夹缝中的污物,再纵向剖开,去除瓜瓤,用清水冲净即可。③应即买即吃,不宜长时间储存。④如需保存,可将苦瓜直接放入保鲜袋中,存放于 10~20℃的环境中。

十一、黄瓜《本草拾遗》

为葫芦科植物黄瓜的果实。全国各地普遍栽培。夏、秋季采摘。

【别称】胡瓜、刺瓜、王瓜、青瓜。

【性味归经】甘,凉。归脾、胃、肺经。

【功效】清热利水、解毒消肿、生津止渴。

【适应证】

1. 风热气盛,烦躁如狂。取嫩黄瓜 2~4 个(或约 120g),蘸蜂蜜食之,每日 2~3 次。

2. 小儿热痢。嫩黄瓜加蜜食,10 余枚可愈。

3. 四肢水肿,小便不利。取老黄瓜皮 30g,加水 2 碗,煎至 1 碗。每日 2~3 次,连续服用;或黄瓜 1 个剖开,以醋煮一半,水煎一半,至烂,合并一处,空心食下。

4. 咽喉肿痛。用老黄瓜 1 个,去籽,当中填满芒硝,阴干后研为细末,每次少许吹入喉内。

【临床应用】

1. **口腔疾病** 取老黄瓜 1 条,掏净瓜籽后装满芒硝和明矾各等量,盖好,悬挂阴处,等瓜皮渗出白霜,收集后先清洁口腔,再局部涂药粉。

2. **慢性结膜炎** 老黄瓜 1 条,上开小孔,去瓤,装满芒硝,悬挂阴处,待芒硝透出刮下粉末少许点眼。

【现代研究】

1. 黄瓜富含维生素 E 和黄酮类化合物有抗氧化作用,可促进细胞分裂,有延年益寿、防老抗衰的作用。

2. 黄瓜中的葫芦素 C,能提高人体免疫功能,起抗肿瘤作用。

3. 鲜黄瓜中含丰富的维生素 C 和黄瓜酶,能抑制体内自由基、过氧化脂质的形成,促进机体新陈代谢,有润肤、舒展皱纹、美容护肤的功效。

4. 黄瓜中所含的丙氨酸、精氨酸和谷氨酰胺对酒精性肝硬化有疗效。

【使用注意】脾胃虚寒、病后体弱者不宜多食。

【文献摘要】

《滇南本草》:解疮癣热毒,消烦渴。

《食物与治病》:黄瓜水分多且有清甜味,生吃能解渴清热,但多食则易于积热生湿。若患疮疹、脚气和有虚肿者食之易加重病情。小儿多食易生疳虫。

《日用本草》:除胸中热,解烦渴,利水道。

选用技巧

①以鲜嫩者为佳。宜选颜色鲜绿,有光泽,瓜体完整,瓜形端正,顶花带刺者。用手掰黄瓜,易折断,声音清脆。从断切面看,皮薄、肉厚、多汁,瓜瓤中的籽少且小。②清洗时,先把黄瓜放入淡盐水中浸泡 3~5 分钟,然后用毛刷洗掉嫩刺,再用清水冲洗即可。③保存时,将新鲜的黄瓜放入保鲜袋,扎好口,放于阴凉、通风、干燥处。切切将黄瓜和番茄同放,易变质。

十二、丝瓜《救荒本草》

为葫芦科植物丝瓜或粤丝瓜的鲜嫩果实;或霜后干燥的老熟果实。全国各地均有分布和栽培。嫩丝瓜于夏、秋季采摘。

【别称】天丝瓜、天罗、蛮瓜、天罗瓜、天吊瓜、布瓜、絮瓜。

【性味归经】甘,凉。归肺、肝、胃经。

【功效】清热化痰、止咳平喘、疏通经络。

【适应证】

1. 咳嗽。丝瓜烧存性为末,与枣肉和成弹丸大,每服 1 丸,温酒化下。

2. 肺热咳嗽。①干丝瓜花 10g,蜂蜜适量。②生丝瓜 800g、蜂蜜 50ml,先将生丝瓜洗净,切丝绞汁,加蜂蜜,搅匀即可。

3. 经脉不通。丝瓜焙干为末,空心酒下。

【临床应用】

1. **慢性支气管炎**　取丝瓜藤 50g,甘草 5g 水煎温服。每日 2 剂,早晚各 1 剂,连用半月至 20 天。

2. **慢性咽炎**　取霜打后的老丝瓜约 20g,切碎,装入碗内,加水适量,上锅蒸 20 分钟,加白糖一汤匙调匀,取汁趁热慢慢咽下。直至痊愈。

3. **扁平疣**　用丝瓜叶反复用力摩擦扁平疣,至皮肤发红,感到疼痛时为止,擦完后 1 小时内勿用水清洗,每日早晚各 1 次。

4. **带状疱疹**　将丝瓜络烤焦、烤糊,冷却后研末加 50% 酒精调成糊状,涂于患处,可反复涂抹,干后再涂,直至疼痛消失、水疱结痂、干痂脱落为止,涂药前用 75% 酒精清洁疮面。

【现代研究】

1. 丝瓜络可降低血清醛固酮水平,使尿量增多,促进尿酸排出,有利尿、消肿和抗痛风的作用。

2. 丝瓜络中含有维生素 C、多酚类物质,有抗氧化活性,清除羟自由基和超氧自由基,可用于抗坏血病及抗老防衰。

3. 丝瓜中含有人参皂苷,可提高记忆力。

4. 丝瓜中含有干扰素的诱生剂,这种物质能刺激机体产生干扰素,具有抗病毒、防癌抗癌作用。

【使用注意】脾胃虚弱之便溏腹泻者、肾阳虚者不宜多食。

【文献摘要】

《本草纲目》:煮食,除热利肠。老者烧存性服,去风化痰,凉血解毒,杀虫,通经络,行血脉,下乳汁;治大小便下血、痔漏崩中,黄积,疝痛卵肿,血气作痛,痈疽疮肿,齿䘌,痘疹胎毒。

《滇南本草》:治五脏虚冷,补肾补精,或阴虚火动,又能滋阴降火。久服能乌须黑发,延年益寿。

《本经逢原》:丝瓜嫩者寒滑,多食泻人。

《药性切用》:老丝瓜能通经活络,热痹宜之。酒炒用。

选用技巧

①以鲜嫩者为佳。宜选颜色浅绿,瓜体完整,有光泽,表皮带白霜、瓜纹分明,分量较重,瓜体紧实、有弹性,无斑点者。去皮水洗即可。②保存时,用报纸将丝瓜直接包裹好,放于阴凉、通风、干燥处。或直接用保鲜膜包裹,放入冰箱内可冷藏 1 周左右。

十三、番茄《陆川本草》

为茄科草本植物番茄的成熟果实。全国各地均有栽培。夏、秋季果实成熟时采收。

【别称】西红柿、洋柿子、番柿、六月柿、圣女果。

【性味归经】甘、酸,微寒。归肝、脾、胃经。

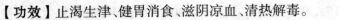

【功效】止渴生津、健胃消食、滋阴凉血、清热解毒。

【适应证】

1. 热病口渴。新鲜番茄适量,洗净去皮后生吃,用开水洗烫加白糖更佳。将番茄汁、西瓜汁各半杯混合服下,每日 2~3 次。

2. 暑热纳少。番茄 200g 洗净切片,煎汤代茶,冷热均可。

3. 肝阴不足之目昏眼干或夜盲。凉拌或直接食用。取新鲜番茄 250g、猪肚 60g,共炒熟当菜食用。

4. 血热所致出血(动脉硬化造成)。每日晨起空腹生吃番茄 1~2 个,半个月为 1 个疗程,治眼底出血,效果尤佳。

【临床应用】

1. **前列腺增生** 取新鲜番茄 250g,洗净加水至 800ml 搅拌 1~2 分钟,再放入锅中,加植物油 5g,大火烧开后,改小火炖 15~20 分钟,熬成 200~300ml 的番茄酱汁,加适量调料做汤饮用。每日 1 次,3 个月为 1 个疗程。

2. **细菌性痢疾** 取番茄茎、枝、叶洗净,每 500g 加水 1 000ml,煎煮 3 小时,过滤取汁,成人每日服 6~10 次,日夜连服,每次 50~60ml。

3. **预防抑郁症、雀斑及抗癌、防血栓** 每天生吃 1~2 个番茄或喝 1 杯番茄汁。

【现代研究】

1. 番茄红素有抗氧化作用,可降低心血管疾病的发生;也可提高免疫系统功能和机体的抗氧化酶活力,抑制癌细胞生长,有防癌、抗癌的作用;还具有抗衰老以及预防白内障,治疗视网膜黄斑病变及夜盲症的功效。

2. 番茄中所含芦丁、菌脂色素等成分,有预防血栓形成的作用。

【使用注意】脾胃虚寒者不宜生吃番茄。

【文献摘要】

《陆川本草》:生津止渴,健胃消食,治口渴,食欲不振。

选用技巧

①宜选颜色鲜红,果形大而圆,果蒂部较小、周围略带有绿色,果皮光亮、完好,分量较重者。切开,肉质肥厚、色红、心室小、沙瓤、多汁,籽粒呈土黄色。②青番茄为未成熟的番茄,不宜选用。③清洗时,先去蒂放在淡盐水里浸泡 3~5 分钟,再用清水冲洗即可。④去除番茄皮的方法:把开水浇在番茄上或者把番茄放入开水里焯一下,即可轻松剥掉番茄皮。⑤保存时,先将番茄洗净晾干后,番茄蒂朝下、摆放装入保鲜袋,封紧保鲜袋袋口,放于冰箱或阴凉、通风处。若购买了未成熟的番茄,可放置在室温下,待其慢慢成熟。

十四、西蓝花《食物本草》

为十字花科芸薹属甘蓝变种,介于甘蓝、花椰菜之间。全国各地均有栽培。采集未开的花蕾和嫩茎。

【别称】绿菜花、西蓝花菜、绿花椰菜。

【性味归经】甘,平。归胃、肝、肺经。

【功效】益气养阴、补肾强腰。

【适应证】

1. 气阴两虚证。取西蓝花 250g, 掰小块洗净, 白木耳 50g 泡发, 菊花少量, 冰糖少许, 文火煲约半小时, 拣出菊花, 放凉后即可食用。

2. 肺肾两虚证。取西蓝花 200g、百合 100g、杏仁 50g、冬虫夏草 10g 煲汤, 酌情加调料即可; 或取西蓝花 150g 绞汁, 入锅煮沸, 加少许蜂蜜调味, 分 3 次服用。

3. 久病体虚, 腰膝酸软, 头晕耳鸣等。取猪腰一对, 剖开去筋膜, 冷水泡半日后切丁, 黑木耳 100g 凉水泡开, 西蓝花 200g 掰小块, 洗净开水焯过。猪腰与黑木耳爆炒, 加姜、蒜、盐, 炒至八分熟时加入西蓝花, 翻炒至熟即可。

【临床应用】

1. **保护胎儿心脏**　女性怀孕期间, 每周吃 3 次西蓝花, 每次 200g。

2. **预防肿瘤**　每周吃 3~4 次西蓝花。

【现代研究】

1. 西蓝花含有硫葡萄糖苷, 能有效地对抗乳腺癌和大肠癌, 起到预防癌症的作用, 被誉为 "防癌蔬菜"。

2. 西蓝花中的萝卜硫素化合物可减缓软骨损伤并缓解关节疼痛, 有预防关节炎的作用。

3. 西蓝花中的维生素 K 可维护血管的韧性, 有利于皮肤外伤的治愈。

4. 西蓝花富含高纤维, 能有效降低肠胃对葡萄糖的吸收, 可调节血糖。

5. 西蓝花含有二硫氢硫酮, 可防止放射性元素、X 线和阳光中紫外线对人体产生的伤害。

6. 西蓝花含黄酮类化合物、维生素 A、维生素 C 和胡萝卜素等抗氧化物, 有保护机体组织细胞的功能, 可预防高血压、心脏病的发生和延缓衰老。

【使用注意】凝血功能异常、肾脏功能异常不宜多食; 腹泻、脾胃虚寒者、尿路结石者忌食。

【文献摘要】

《神农本草经》:主女子赤沃。止血养精, 保血脉, 益气, 令人肥健嗜食。

《医林纂要》:补心, 去瘀, 续伤。

《随息居饮食谱》:清胃涤热, 祛风, 利口齿咽喉头目。

选用技巧

①宜选颜色青绿, 花蕾含苞未放、菜球紧实, 表面整体隆起、无凹凸, 无虫咬, 分量较重者。②清洗时, 将西蓝花掰成小块, 浸泡在盐水中 10~15 分钟, 以去除菜上的灰尘及虫害, 再用水冲洗即可。③保存时, 用纸张或透气膜包住西蓝花, 纸张上可喷少量的水, 然后直立放入冰箱的冷藏室内或干燥、通风、阴凉处。或将洗净的西蓝花焯水后, 用凉水过凉, 捞出沥干, 装入保鲜袋, 放于冰箱冷藏。④西蓝花烹饪和加盐时间不宜过长, 以免破坏西蓝花的营养成分, 当炒至菜茎变软时, 即可起锅。

十五、紫甘蓝《植物名实图考》

为十字花科、芸薹属草本植物甘蓝的茎叶, 是甘蓝的变种。全国各地均有栽培。四季可采收。

【别称】红甘蓝、赤甘蓝、紫包菜、紫圆白菜。

【性味归经】甘,平。归胃、肠、肝经。

【功效】清利湿热、益气健脾、益肾补虚。

【适应证】

1. 小肠积热。取半个紫甘蓝和黄瓜,洗净切丝,用盐腌制,加香油、白醋,拌匀即可食用。

2. 脾胃不和,腹胀,腹痛。①用紫甘蓝 500g,加少许盐,清水煮熟,分 2 次服用。②用新鲜紫甘蓝捣烂取汁 1 杯(约 200~300ml),略加温,饭前饮服,每日 2 次,连续 10 天为 1 个疗程。③取紫甘蓝 500g,绞汁,加饴糖或蜂蜜烊化服用,每日 2 次。

3. 肝肾不足。将紫甘蓝用盐水清洗干净,掰一片大叶切成细丝,配上白萝卜、海带、苦菊或彩椒等蔬菜,用盐腌制,加入干果碎和虾皮末,每日服用。

【临床应用】

1. **嗜睡** 取紫甘蓝及籽每天煮食,每日 2 次。

2. **预防肿瘤** 取紫甘蓝 100~500g 绞汁或做凉菜,每周食用 1 次。或将新鲜的紫甘蓝洗净、榨汁,每日空腹喝 2~3 次。

3. **降低胆固醇、保护肝脏** 紫甘蓝洗净,切丝,加食盐腌渍 30 分钟,将月桂叶、醋、芥末加水小火煮 3~5 分钟后,与腌渍好的紫甘蓝搅拌均匀,放置 2 分钟后食用。

【现代研究】

1. 紫甘蓝所含的芥子油苷有抗癌作用。

2. 紫甘蓝中的花青素有较强的自由基清除能力,可预防高血压,改善视力、预防眼部疲劳。

3. 紫甘蓝富含维生素 K,可维持血管弹性,有预防动脉粥样硬化和心脏局部缺血的作用。

4. 紫甘蓝中所含的半胱氨酸和优质蛋白,对肝脏有解毒作用。

5. 紫甘蓝含大量纤维素,可增强胃肠功能、促进肠道蠕动、降低胆固醇,有抗氧化、防衰老的作用。

【使用注意】消化功能较差、腹胀、甲状腺功能失调者不宜多食;腹泻及脾胃虚寒者忌食。

【文献摘要】

《千金·食治》:甘平,无毒。久食大益肾,填髓脑,利五脏,调六腑。

《本草拾遗》:补骨髓,利五脏六腑,利关节,通经络中结气,明耳目,健人,少睡,益心力,壮筋骨。治黄毒者,煮作,经宿渍,色黄,和盐食之,去心下节伏气。

选用技巧

①宜选叶片完整、细嫩,颜色较深,有光泽,菜球紧实,分量较沉、以手按不动者。②清洗时,用清水冲洗 2~3 遍,将紫甘蓝切开或一片片剥下,放入淡盐水中浸泡 10~15 分钟,再用清水冲洗。③若整棵储存,则其表面水分蒸发后,再用报纸包住,放于阴凉、通风处;或将清洗干净的紫甘蓝沥干水分,用保鲜袋封好,放入冰箱内冷藏。如购买已切开的紫甘蓝,应先将保鲜膜拆开,风干水分,再用保鲜膜包起,放在冰箱中保存,应尽早食用。

十六、茄子《本草拾遗》

为茄科植物茄的果实。全国各地均有栽培。夏、秋果熟时采收。

【别称】落苏、茄瓜、矮瓜、昆仑瓜、紫茄、白茄、黄茄。

【性味归经】甘,凉。归脾、胃、大肠经。

【功效】清热凉血、消肿利尿、健脾和胃。

【适应证】

1. 肠风下血。经霜茄子连蒂,烧存性,研末,每日空腹温酒送服;或茄子煨热,酒渍,暖酒空心分服。

2. 小便不利,水肿。茄子晒干碾粉,开水送服 0.6g,每日 3 次。

3. 脘闷酸胀,食欲不振。茄子 300g、香菜 5g、蒜片 5g、酱油、食油、盐少许,先将茄子煸炒后,加入调料,最后放上香菜末。

【临床应用】

1. **扁平疣** 将茄子洗净后切开,置于热锅中加热至 34~36℃,置于患处热敷治疗,每日 3 次。

2. **内痔出血** 每天用鲜茄子 1~2 个,洗净放在碗里,加适量油、盐,放锅中隔水蒸熟,连服数天。

3. **风湿性关节炎** 茄根 200g 注入白酒 250g 浸泡 7 日后饮用,每次 1 小杯,每日 2~3 次;或茄根 15g,水煎服,每天 1 次,连服数天。

4. **冻疮** 用茄子根、干辣椒煎水,清洗患冻疮处,每日 1~2 次即可。

5. **黄疸肝炎** 紫茄数斤同米煮饭,连食数日。

6. **治疗年久咳嗽** 生茄子 30~60g,加水煮后去渣,加蜂蜜适量,每日 2 次分服。

【现代研究】

1. 茄子中的芦丁可降低毛细血管的脆性和通透性,增加毛细血管的黏合力和修补能力,防止微血管破裂出血,有预防败血病以及促进伤口愈合的功效。

2. 茄子内含龙葵碱有抑制肿瘤细胞增殖、诱导肿瘤细胞凋亡和增进红细胞免疫功能等多种抗肿瘤作用,对胃癌、结肠癌与子宫癌有一定的抑制作用。

3. 茄子果实和皮中的提取物酚酸类成分,能抑制 α-葡萄糖苷酶和 α-淀粉酶的活性,可治疗糖尿病。

4. 从茄叶中提取的生物碱,有非麻醉型镇痛作用。

5. 茄子中所含的皂草苷对机体有双向调节作用,有抗疲劳、抗衰老、降低胆固醇、降低血脂、保护心血管的功效。

【使用注意】脾胃虚寒、阴虚消瘦、便溏者不宜多食。

【文献摘要】

《本草纲目》:茄性寒利,多食必腹痛下利,妇人能伤子宫。

《滇南本草》:散血,止乳疼,消肿宽肠,烧灰米汤饮,治肠风下血不止及血痔。

《饮膳正要》:动风发疮及痼疾,不可多食。

《随息居饮食谱》:活血,止痛,消痈,杀虫,已疟,瘕疝诸病。

选用技巧

①以鲜嫩者为佳。宜选用果形均匀周正,皮黑紫色,有光泽,花萼有刺,分量较轻,切开果肉呈浅绿白色,籽少、籽肉不易分离,肉厚、致密而细嫩,皮薄者。②清洗时,可把茄子放入淡盐水中浸泡5分钟左右(时间不宜过长,以免表皮变脆,茄肉变质),再用清水冲洗即可。③保存时,直接放于干燥、阴凉、通风处。宜带皮食用。

十七、辣椒《植物名实图考》

为茄科植物辣椒的果实。我国大部分地区普遍栽培。夏、秋采摘。去除宿萼与果柄。未成熟时呈绿色,称为青辣椒,已成熟的以红色多见,称为红辣椒。红辣椒又多晒干用。

【别称】番椒、海椒、辣子、辣茄、秦椒。

【性味归经】辛,热。归心、脾、胃经。

【功效】温中散寒、祛风除湿、开胃消食。

【适应证】

1. 脾胃虚寒,脘腹冷痛。辣椒1个,生姜5片,加红糖煎水服。

2. 呕吐泻痢。红辣椒1个,切碎捣烂,早晨以热豆腐皮包裹吞服,连服5~7天。

3. 风寒感冒,恶寒无汗。在面汤中加适量辣椒。每次用量,鲜辣椒每次100g或干辣椒每次10g。

4. 寒湿瘀滞,身体困倦,肢体酸痛,纳少。可常用辣椒做菜或做调味品。

【临床应用】

1. **糖尿病周围神经病变** 取辣椒10~50g,加入清水3 000~4 000ml煮沸,待温度降至40℃以下,作局部外洗,持续30分钟至1小时,每天3次,连续2~4周为1个疗程。

2. **腰腿痛** 取辣椒末、凡士林,加适量黄酒调成糊状,摊在油纸上贴于患处,并用胶布固定。

3. **风湿性关节炎** 将红辣椒10个、萝卜1个一起捣烂,敷在患处,每天1~2次,连敷数天。

4. **胃寒引起的消化不良** 在吃饭时吃半个辣椒,连吃7天。

5. **过敏性鼻炎** 用辣椒酒浸液5ml、颠茄5g、樟脑8g、冬青油10ml、橡皮5g,混匀成膏备用。将膏药裁成小块状,于睡前贴双侧肺俞穴及迎香穴,每晚1次,7天为1个疗程,间歇3天后继续第2个疗程,一般20天左右即可。

6. **未破溃冻疮** 取干辣椒20g,密闭浸泡于75%酒精500ml中,7天后备用,在冻疮好发部位涂搽,每日2~3次。或用辣椒放入麻油中煎成辣油外搽。

【现代研究】

1. 辣椒素含有神经传导物质P物质,通过P物质的释放和存储而起镇痛作用。

2. 辣椒碱能干扰凝血因子Ⅷ和Ⅸ,抑制血小板聚集,可保护心血管。

3. 辣椒碱通过抑制癌细胞的增殖和迁移,而诱导癌细胞凋亡发挥抗癌作用。

4. 辣椒碱能刺激瞬态电压感受器阳离子通道(TRPV1)降低P物质的产生而起到止痒作用。

5. 辣椒素可增加胃黏膜血流量、促进胃动力、调节胃酸和刺激前列腺素 E_1 分泌、增加降钙素基因相关肽(CGRP)的释放,适量的辣椒素对胃黏膜具有保护作用。

【使用注意】阴虚火旺、咳嗽、痔疮、目疾者不宜食用。高血压、肺结核病者应慎食。

【文献摘要】

《食物本草》:消宿食,解结气,开胃口,避邪恶,杀腥气诸毒。

《食物宜忌》:温中下气,散寒除湿,开郁去痰,消食,杀虫解毒。治呃逆,疗噎嗝,止泻痢,祛脚气。

《食物考》:温中散寒,除风发汗,冷癖能蠲,行痰去湿。

选用技巧

①青辣椒宜选肉厚,形完整,色鲜艳、有光泽,表皮光滑者。如制干辣椒宜选外表光滑、呈圆锥状或羊角状、形状丰满,辣味十足者。②清洗时,应放入淡盐水中浸泡 5 分钟左右,再用清水冲洗,清除辣椒内部籽粒即可食用。③青辣椒保存时,可放进保鲜袋,扎紧口,放于阴凉、干燥、通风处;尽量避免放入冰箱。制干辣椒则可将红辣椒放于通风处自然晾干。

十八、萝卜《新修本草》

为十字花科草本植物莱菔的根。全国各地均有种植。秋、冬季采挖,去掉茎叶,洗净用。其种子称为莱菔子,是常用的中药。

【别称】白萝卜、莱菔、芦菔、地灯笼、寿星头。

【性味归经】辛、甘,凉。归肺、脾、胃、大肠、膀胱经。

【功效】清热化痰、生津凉血、益胃消食、利尿通淋、下气宽中。

【适应证】

1. 肺热痰稠,咳嗽等。用白萝卜、生姜、梨各适量,洗净切片,加水煎汤,代茶饮服,每日 2 次。

2. 热病口渴,消渴口干,咯血、衄血等。用生萝卜榨汁直接饮用,若与藕、甘蔗、梨、鲜芦根等一起榨汁服用,效果更佳。

3. 食积不消,脘腹胀满。生白萝卜捣汁饮。

4. 热淋,尿血,尿浊,小便不利。可用生萝卜榨汁直接饮用。或用鲜萝卜200g,切成厚片,蘸白蜜,放在锅或铁铲上慢火炙干,使其香熟而不焦,候冷细嚼,以盐汤送服。每日 3 次。

【临床应用】

1. **伤风咳嗽** 白萝卜 5 片,生姜 3 片,大枣 3 枚。加水适量煮沸约 30 分钟,去渣,加蜂蜜 30g 再煮沸。温服,每日 1~2 次。

2. **扁平疣** 用甜面酱腌制的白萝卜,切成薄片,在患处均匀涂擦,每日 2 次,10 日为 1 个疗程。

3. **偏头痛** 取白萝卜 1 根,洗净切丝,以洁净纱布包后榨取汁约 20ml。如左侧偏头痛,就将萝卜汁分数次滴入右侧鼻孔中;右侧偏头痛则滴入左侧鼻孔中。每日 2 次,连用 4~5 天。

【现代研究】

1. 萝卜提取物对延髓迷走复合体(DVC)有激活作用,可促进胃肠动力,治疗消化不良。

2. 萝卜含丰富的维生素C和微量元素锌,可增强机体的免疫功能,提高抗病能力。

3. 萝卜中所含的多种酶,可分解致癌的亚硝酸胺,有防癌作用。

4. 萝卜籽又称莱菔子,所含莱菔子素能激活NO-NO系统和抗氧化活性而发挥降压和保护靶器官的作用。

5. 所含芥子油具有促进胃肠蠕动,增进食欲,帮助消化的作用。

【使用注意】脾胃虚弱、大便溏薄者不宜多食、生食。熟食偏于益胃降气。

【文献摘要】

《本草纲目》:主吞酸,化积滞,解酒毒,散瘀血,甚效。末服治五淋,丸服治白浊,煎汤洗脚气,饮汁治下痢及失音,并烟熏欲死,生捣涂大扑,汤火伤。

《随息居饮食谱》:治咳嗽失音、咽喉诸病,解煤毒、茄毒。熟能下气和中,补脾运食,生津液,御风寒。

《本草纲目》:莱菔根叶皆可生、可熟、可菹、可酱、可豉、可醋、可腊,乃蔬菜中最有利益者。

选用技巧

①宜选表皮光滑,根形规整、无开裂,分量较重,用手轻弹声音清脆者。②清洗时,若带皮吃,放入淡盐水中浸泡5分钟左右,再用清水冲洗干净即可;也可削皮后再吃。③保存时,尽量选择带有少量泥土的萝卜,先装入保鲜袋中,再放于阴凉、通风处。

十九、胡萝卜《日用本草》

为伞形科草本植物胡萝卜的根。全国各地均有栽培。冬季采挖。

【别称】红萝卜、黄萝卜、番萝卜、金笋、胡芦菔。

【性味归经】甘,平。归脾、肝、肺经。

【功效】健脾和中、滋肝明目、化痰止咳、清热解毒。

【适应证】

1. 脾虚,食积胀满,或大便不利等。可加红糖煮食。若同萝卜配伍,可以增强疗效。如治小儿消化不良时,用胡萝卜250g,加盐3g煮烂,去渣取汁,每日3次,连服2天。或将新鲜胡萝卜250g,大米100g,加水煮粥,每日分2次食用,连服数日。

2. 肝虚目暗,夜盲,或小儿疳积目昏眼干等。用胡萝卜与猪肝同炒食。

3. 肺热咳嗽,百日咳。单用本品250g绞汁服,或同大枣3枚煎汤服。

4. 小儿麻疹,发热,疹出不透。用本品与荸荠、香菜配伍。

【临床应用】

1. **咽喉炎** 用红胡萝卜50g加水500ml,煎煮至沸后10~20分钟,成人1次温服,滤渣服或连渣服均可,每日3次,急症1个疗程3天,慢性服至病愈,服药期间应注意休息和调养,少吃刺激性食物。

2. **下肢静脉曲张性溃疡** 用胡萝卜30kg,切片,加20kg水煮熟,捞出后用干净纱布把水挤出,再放入锅内文火熬至成膏后备用。先用生理盐水清洗创面,再用胡萝卜膏涂创面,再覆盖纱布包扎即可。换药时间应根据分泌物的量而定,分泌物多每天需换药2~3次,分泌物少应每日换药 1 次,10 天为 1 个疗程。

【现代研究】

1. 类胡萝卜素是自由基淬灭剂,可清除自由基,减少脂质过氧化和自由基反应,维持细胞功能,延缓机体衰老。

2. 胡萝卜素能增加免疫系统中 B 细胞的活力,消灭外界入侵的病原体。

3. 胡萝卜素的抗氧化作用能减缓动脉粥样硬化,可预防心脑血管疾病的发生。

4. 胡萝卜素能够抑制肿瘤形成,有抗辐射和抵抗某些化学物质致癌的作用。

5. 胡萝卜素经肠胃消化分解维生素 A,可治疗口腔溃疡、胃溃疡、矽肺病,防止夜盲症、干眼病和呼吸道疾病。

6. 胡萝卜中的胡萝卜素、核酸物质、双歧因子等有保护肠黏膜、增加肠道内有益菌群的作用,可治疗腹泻。

【使用注意】 脾胃虚寒者不宜生食。忌与过多酸醋同食,避免破坏其中的胡萝卜素。不宜多食或过食,以免引起全身皮肤黄染。胡萝卜素为脂溶性维生素,不宜生吃,宜与肉一起烹制。

【文献摘要】

《本草纲目》:下气补中,利胸膈肠胃,安五脏,令人健食,有益无损。

《本草求真》:胡萝卜,因味辛则散,味甘则和,质重则降,故能宽中下气,而使肠胃之邪与之俱去也。但书又言补中健食,非是中虚得此则补,中虚不食得此则健,实因邪去而中受其补益之谓耳。

《医林纂要药性》:胡萝卜,甘补辛润,故壮阳暖下,功用似蛇床子。

《饮食辨》:熟能下气补中,利胸膈。今惟用盐腌,生食质硬难化,病人不宜。

选用技巧

①宜选颜色呈橘红色,表皮光滑,有光泽,根形规整、无开裂、无须根,重量较重者。②清洗时,可将胡萝卜放入淡盐水中浸泡 5 分钟左右,再用清水冲洗干净即可。③保存时,直接摊开放于阴凉、干燥、通风处。若已清洗,先晾干水渍,再装入保鲜袋,放于阴凉、通风处。勿与苹果、梨等水果同放。

二十、土豆《植物名实图考》

为薯蓣科植物土豆的块茎。全国各地均有栽培,秋季采挖块茎。

【别称】 马铃薯、洋芋、土芋、馍馍蛋。

【性味归经】 甘,平。归胃、大肠经。

【功效】 益气健脾、缓急止痛、通利大便。

【适应证】

1. 病后脾胃虚寒,气短乏力。土豆 100g,牛腹筋 150g,酱油 15g,糖 5g,葱、姜各适量,文火煮烂入味,即可食用。

2. 胃脘疼痛。新鲜土豆去皮洗净,榨汁,加蜂蜜适量,每日清晨空腹服用 1~2 匙,连续服用 2~3 周,服药期间忌刺激性食物。

3. 便秘。土豆适量,洗净去皮,捣成泥,再用小火煮熟,加适量蜂蜜调服。

【临床应用】

1. **静脉炎** 将土豆洗净,用无菌蒸馏水冲洗后再用灭菌刀去皮,切成大于病变部位的2mm厚的薄片,敷于病变部位,每次0.5小时,每天2次,6天为一疗程。

2. **皮肤溃疡** 将土豆用无菌蒸馏水冲洗后再用灭菌刀去皮,切成小块后加工成泥状,敷于病灶处,用纱布或绷带包扎固定,每天更换2~4次,敷15天左右创口可愈合,此方法对于治疗肌内注射之后造成的硬结亦有疗效。

3. **烧伤** 将土豆洗净,加水煮20分钟,剥取与伤面大小相同的土豆皮,敷于伤口,用消毒绷带固定,连用3~5天。亦可用土豆磨汁后,涂于烫伤处,可消炎止痛。

4. **乳腺增生** 取大约200g的土豆数个,洗净切薄片,外敷于患乳处,外敷面积超过患处2cm以上,用塑料薄膜盖在土豆片外层,再用胶布固定,每天2次,经前4天开始外敷,或乳房疼时开始外敷,7天为1个疗程,连用3个月经周期。

【现代研究】

1. 土豆含有大量膳食纤维,能宽肠通便,预防肠道疾病的发生。

2. 发芽的土豆中含有大量的土豆碱和龙葵素,具有杀菌消炎止痛作用,能够缓解痉挛,减轻疼痛。龙葵素还可降低血管通透性及透明质酸的活性,从而减轻水肿;通过降低血液凝固性起到活血化瘀的作用;辅以高渗糖和维生素,可降低毛细血管通透性,治疗静脉炎;还能显著降低肿瘤细胞膜的通透性,使肿瘤细胞的异常增生受阻,从而起到抗肿瘤作用。

3. 土豆中含有大量的黏体蛋白,可保持动脉血管的弹性,防止动脉粥样硬化。

【使用注意】脾胃虚寒易腹泻者应少食。发芽的土豆因含有大量龙葵碱,食用可致中毒,故不宜食用。

【文献摘要】

《本草纲目拾遗》:"土芋功能稀痘,小儿熟食,大解痘毒。"

《湖南药物志》:"补中益气,健脾胃。消炎。"

选用技巧

①土豆分黄肉和白肉两种,黄的较粉,白的较甜。②以光滑圆润,表皮干燥,没有斑点、伤痕或皱纹,没有破皮者为佳。③如表皮有损伤或虫蛀孔洞,萎蔫变软,或皮色发青、变紫,或已经发芽,或肉色深灰、有黑斑,均不宜选用。

二十一、山药《神农本草经》

为薯蓣科多年生蔓生草本植物薯蓣的块根。生于山野向阳处,各地均有栽培。11~12月采挖,鲜用或晒干。

【别称】薯蓣、山芋、淮山药、白药子。

【性味归经】甘,平。归脾、肺、肾经。

【功效】补脾养胃、益肺生津、补肾涩精。

【适应证】

1. 脾胃虚弱,纳呆食少。山药,白术各30g,人参3g,捣为细末,制成面糊为丸,其大小如小豆,每次 30 丸,空腹服下。

2. 虚劳咳嗽。山药捣烂半碗,加入甘蔗汁,和匀,温热饮之。

3. 肾虚遗精,滑精。山药 500g,煮熟研泥,羊肉 500g,去脂膜,煮熟研泥,肉汤内下粳米 250g,共煮粥食之。

4. 小便频数,带下。白茯苓(去黑皮),干山药(去皮,白矾水内蘸过,慢火烙干)各等份,为细末,米汤调服。

【临床应用】

1. **小儿腹泻** 山药 40g,车前子 10g,山药焙黄研末,与车前子混匀,加水,温火煮沸呈粥状,加糖适量,每日 2 次,口服。

2. **肝硬化腹水** 山药、生薏苡仁各 50g,煮粥食之,每日 2 次,服用半年。

3. **尿崩症** 山药、黑枣各 60g,制首乌、黑芝麻、红枣各 120g,母鸡 1 只,炖汤,喝汤食肉,2~3 日服完,每周 1 剂。

【现代研究】

1. 山药含有淀粉酶,多酚氧化酶等物质,有利于脾胃消化吸收功能。山药水提液二氯甲烷及正丁醇能抑制脾虚小鼠胃排空和肠推进功能,并对急性酒精性胃黏膜损伤大鼠的胃黏膜具有保护作用。

2. 山药多糖和山药皂苷可增加胰岛素敏感性,改善受损胰岛细胞。显著降低四氧嘧啶糖尿病小鼠的血糖,从而起到预防和治疗 2 型糖尿病的效果。

3. 山药中脱氢表雄酮可降低肝脏葡萄糖 -6- 磷酸酶,果糖 -1,6- 二磷酸酶的活性,抑制肝糖异生,降低血糖浓度。脱氢表雄酮可抑制血小板过氧化物歧化酶的活性,保护动脉免受氧化损伤,拮抗动脉粥样硬化。

【使用注意】湿盛中满,或有积滞、或有实邪者不宜服用。

【文献摘要】

《神农本草经》:主伤中,补虚羸,除寒热邪气,补中益气力,长肌肉,久服耳目聪明,轻身不饥,延年。

《药性论》:补五劳七伤,去冷风,止腰疼,镇心神,安魂魄,开达心孔,多记事,补心气不足,患人体虚羸,加而用之。

《日华子本草》:助五脏,强筋骨,长志安神,主泄精健忘。

《本草纲目》:健脾补益,滋精固肾,治诸百病,疗五劳七伤。

选用技巧

①以外表呈棕黄色,茎干笔直,质地坚实较重,表皮须毛较多,无异常斑点者为佳。如果是切开的山药,宜选择切开处呈白色,断面带有黏液,外皮无损伤者。②冬季买山药时,掰开来看,冻过的山药横断面黏液会化成水,有硬心且肉色发红,质量差,不宜选用。

二十二、魔芋《四川中药志》

为天南星科魔芋属植物的泛称,为魔芋多年生宿根性块茎草本植物。四川、云南、贵州一带大量生产。甘肃、宁夏、陕西至江南各地,均有栽培。

【别称】蒟蒻芋、妖芋、星芋、鬼芋。

【性味归经】辛、苦,寒,有毒。归心、脾经。

【功效】活血化瘀、解毒消肿、润肠通便、化痰软坚。

【适应证】

1. 腹中痞块。魔芋 60g,放入猪肚内炖食。

2. 咽喉肿痛,牙龈肿痛。魔芋切丝,海带泡软,洗净切丝,炒食。

3. 便秘。魔芋 2 个,鲫鱼 1 条,豆腐 1 块。加佐料煮汤,煮至汤呈乳白色,食用。

4. 瘰疬痰核。魔芋 9~15g,加水煮 3 小时以上,去渣取汁服用。

【临床应用】

1. **糖尿病** 魔芋粉 15g,每日 3 次,餐前 20 分钟调糊食用。

2. **高血压、高脂血症** 魔芋和冬笋各适量,切丝,加入调味品炒食,每日 1 剂。或魔芋 2 个,鸭子 1 只,加佐料炖食。

3. **流行性腮腺炎** 魔芋适量,洗净,捣烂,每日 2 次,敷于患处。

【现代研究】

1. 魔芋含有丰富的膳食纤维,能加强肠道蠕动,促使排便,加快体内有害毒素的排泄,预防和减少肠道疾病的发生。

2. 魔芋葡甘聚糖是一种可食用植物纤维,不易被消化。其热量低,吸水性强,黏度大,膨胀率高,令人产生饱腹感,具有减肥的作用。

3. 魔芋水制剂对白喉杆菌、伤寒杆菌及溶血性链球菌皆有较好的抑制作用,并可明显抑制炎性水肿的形成。

4. 魔芋水制剂可使兔耳血管明显扩张。蛙心灌流试验显示,本品可显著抑制心肌收缩功能,其强度与剂量之间呈线性相关。本品扩张外周血管,抑制心肌收缩力,从而具有降压的作用。

5. 魔芋精粉可抑制肺腺癌的发生和减少腺瘤恶变的百分率。

【使用注意】不宜生服,内服不宜过量。误食生品及过量服用炮制品,易产生舌及咽喉灼热、痒痛、肿大等中毒症状。

【文献摘要】

《蜀都赋》:以灰汁煮即成冻,以苦酒淹食,蜀人珍之。

《开宝本草》:"主痈肿风毒,摩傅肿上。捣碎,以灰汁煮成饼,五味调和为茹食,性冷,主消渴。"

《本草汇言》:"敷痈肿风毒,治瘰疬。"

《医林纂要·药性》:"去肺寒。治痰嗽。"

《草木便方》:"化食,消陈积,癥聚,久疟。"

选用技巧

①以圆润,饱满,肥厚,圆粗,质重,外皮没有损伤,断面有黏液者为佳。②若断面干燥,表面有明显损伤或伤疤,则是存放时间过长或劣质的魔芋,不宜选用。

二十三、竹笋《本草纲目拾遗》

为禾本科植物毛竹的幼苗。分布于长江流域及南方各地。12月下旬至次年4月上旬采割。

【别称】毛笋、春笋、冬笋、生笋、竹萌、竹芽。

【性味归经】甘,微寒。归胃、肺、大肠经。

【功效】清热化痰、和中消食、解毒透疹。

【适应证】

1. 痰热咳嗽。竹笋100g,同肉煮食。

2. 胃热嘈杂。竹笋200g,水煎服,每日1~2次。

3. 小儿麻疹,疹出不畅。鲜嫩竹笋与鲫鱼炖汤,令小儿饮服。

4. 湿热水肿。竹笋,陈蒲瓜各60g,或加冬瓜30g,水煎服用。

5. 便秘。竹笋250g,粳米250g,煮粥常食。

【临床应用】

1. **高胆固醇血症**　竹笋300g,荠菜150g,加佐料炒食。

2. **肢体乏力,视力下降**　青笋150g,枸杞子100g,猪瘦肉250g,调料适量,炒熟即可。

【现代研究】

1. 竹笋汁能明显降低四氧嘧啶糖尿病模型大鼠血浆高血糖、高血脂、高过氧化脂质含量,升高超氧化物歧化酶活性及肝糖原和高密度脂蛋白含量,发挥显著的抗糖尿病作用,从而预防心血管病的发生。

2. 竹笋提取液能够刺激造血,扩充血容量,对失血性贫血的恢复有一定的作用。

【使用注意】脾胃虚寒者不宜食用。

【文献摘要】

《食物宜忌》:消痰,滑肠,透毒,解醒,发痘疹。

《纲目拾遗》:利九窍,通血脉,化痰涎,消食胀。

《食物本草》:治小儿痘疹不出,煮粥食之,解毒。

选用技巧

①以颜色稍黄,笋肉柔软,竹皮紧贴,外表平滑,底部切口洁白者为佳。②若底部切口呈深黄色,或黄中泛青,口感较差;如壳松,根头发空,根部上一节有疤斑,则是受黄褐虫所蛀。③春笋宜选粗短,紫皮带茸,肉白色,如鞭子形者。毛笋宜选个大粗壮,皮黄灰色,肉色黄白,单个重量在1kg以上者。冬笋宜选大小适中,枣核形者。

二十四、洋葱《药材学》

为百合科植物洋葱的鳞茎。主要产于山东、甘肃、内蒙古、新疆等地。每年6月采收。

【别称】圆葱、玉葱、葱头、球葱、荷兰葱。

【性味归经】辛,温。归脾、胃、肺经。

【功效】解表散寒、健脾理气、解毒杀虫。

【适应证】

1. 风寒感冒。洋葱 100~150g,水煎服。鼻塞者,以洋葱 3~4 个,切碎,水煎,熏洗鼻部。

2. 脘痞胸闷,咳嗽痰稠。洋葱洗净,切碎炒食或煮熟食用。

3. 肺痨咳嗽,咯血。瘦猪肉 200g,紫皮洋葱 4 个,清水 600ml,煮熟食用。

【临床应用】

1. **百日咳,气喘** 洋葱 30g,猪小肠 1 节,黄酒适量,炒香后,服用。

2. **高血糖** 洋葱(黄色洋葱效更佳)洗净,切成块,加水,大火煮开,再用小火煮 15 分钟,早晚空腹各服一次。

3. **高脂血症,动脉粥样硬化** 洋葱 60g,素炒,每日食用。

【现代研究】

1. 洋葱含有硫化丙烯,具有杀菌作用,能杀灭金黄色葡萄球菌,白喉杆菌等。亦可治疗滴虫性阴道炎。

2. 洋葱含有二烯丙基二硫化物及硫氨基酸和前列腺素 A 等物质,具有降血脂、降血压、抗动脉粥样硬化和预防心肌梗死的功能。

【使用注意】热病后、表虚多汗者不宜食用。

【文献摘要】

《全国中草药汇编》:"主治便秘。"

《福建药物志》:"祛湿消肿。"

《药材学》:"新鲜洋葱捣成的泥剂,应用于治疗创伤、溃疡及妇女滴虫性阴道炎。"

选用技巧

①洋葱表皮有橘黄色和紫色两种,前者每层果肉较多,水分较多,口感较脆。②春夏季节的洋葱,表皮较薄,水分较多,辣味较小。秋冬季洋葱皮大,水分较少,辣味较大。③选购洋葱,以表皮干,带有茶色的纹理,包卷紧密者为佳。④洋葱宜存放在避光、低温、干燥、通风处。

二十五、大蒜《本草经集注》

为百合科多年生草本植物大蒜的鳞茎。全国各地均有栽培。春夏采收。

【别称】蒜、蒜头、独蒜、胡蒜。

【性味归经】辛,温。归脾、胃、肺、大肠经。

【功效】温中行气、解毒杀虫、行滞消积。

【适应证】

1. 风寒感冒。大蒜,茶叶各 9g,开水泡服。

2. 脘腹冷痛,虚寒泻痢。陈年醋浸大蒜,食数瓣,经常服用。

3. 痢疾。取生大蒜头 10g,捣烂开水送服;或用 10% 的大蒜浸液 100ml,保留灌肠,每日 1 次,连用 6 日。

4. 肠毒下血。独头蒜 1 枚捣碎,黄连粉 3g,制成药丸,以米汤送服。

5. 痈肿疔毒。独蒜头 3~4 枚,捣烂,加入麻油调匀,贴于肿处,干后即换,反复多次。

【临床应用】

1. **胃炎** 紫皮大蒜 50g,鲢鱼 500g,加佐料,烧熟食用。

2. **急性乳腺炎** 大蒜 100g,芒硝 50g,将大蒜洗净,捣烂,加入芒硝搅拌成糊状,平铺于纱布上,面积以超出红肿面积 1cm 即可,敷于患处,胶布固定。每日更换 1 次。

3. **小儿百日咳** 大蒜 15g,红糖 6g,生姜少许,水煎服,每日少量频服。

4. **口腔溃疡** 取大蒜 1 枚,去皮洗净,捣成泥状,加食盐和食醋少许,调成糊状,滴入芝麻油适量。放置 15 分钟,即可食用,每日 1~2 次。

5. **蛲虫病** 大蒜 10g,去皮捣汁,加温开水 50ml,直肠灌注。每晚 1 次。

6. **灰指(趾)甲** 将生大蒜瓣切开,取其一半,涂擦在灰指(趾)甲的甲板上,每日 4~6 次,每次 2~3 分钟,7 天一疗程。

【现代研究】

1. 大蒜含有蒜氨酸,当它进入血液时便成为大蒜素,大蒜素能杀死伤寒杆菌,痢疾杆菌,流感病毒等。

2. 大蒜中蒜氨酸具有改善心肌细胞线粒体功能及抗氧化功能,起到抗心肌缺血和抗心肌梗死作用。

3. 大蒜辣素能抑制高脂血症大鼠胆固醇的合成,降低胆固醇水平,有助于预防和治疗高血压、高脂血症、高胆固醇血症。

4. 大蒜素具有消除自由基的作用,可降低胃内亚硝酸盐含量,诱导肿瘤细胞凋亡,预防胃癌。还能有效刺激体内抗肿瘤干扰素的产生,起到抗肿瘤作用。

【使用注意】阴虚火旺者,有目、口喉、舌诸疾者慎用,消化性溃疡、慢性胃炎者忌食。

【文献摘要】

《名医别录》:散痈肿䘌疮,除风邪,杀毒气。

《本草拾遗》:初食不利目,多食却明。久食令人血清,使毛发白。

《食疗本草》:除风杀虫。

《随息居饮食谱》:生者辛热,熟者甘温,除寒湿,辟阴邪,下气暖中,消谷化肉,破恶血,攻冷积。治暴泻腹痛,通关格便秘,辟秽解毒,消痞杀虫。外灸痈疽,行水止衄。

选用技巧

①大蒜分为紫皮蒜和白皮蒜。紫皮蒜辣味浓郁,白皮蒜辣味较淡。②宜选新鲜个大,瓣少且大,整齐坚实,蒜皮完整而不开裂,蒜瓣饱满,蒜身干爽无泥,不带须根,蒜瓣不发芽,无臭味,干燥者。③大蒜宜在低温,低湿,通风环境中贮藏。

二十六、百合《神农本草经》

为百合科多年生草本植物百合、细叶百合、麝香百合及其同属多种植物的肉质鳞茎。全国各地均有栽培。秋、冬季采挖,洗净,剥取鳞片,沸水烫或略蒸,干燥备用。

【别称】百合蒜、夜合花。

【性味归经】甘、微苦,寒。归心、肺经。

【功效】养阴润肺、清心安神。

【适应证】

1. 肺虚久咳,痰中带血。将适量百合煮烂,加适量冰糖、川贝粉,调匀,长期服用。

2. 心烦失眠。百合 15g,酸枣仁 15g,远志 9g,水煎服,每日 2 次。

3. 百合病。百合 60g,生地黄 30g。加水煎汤服。

【临床应用】

1. **燥热咳嗽,咽喉干痛** 鲜百合 120g,和蜜蒸软,时时含数片食之。或以新鲜百合数个,捣汁,冲以温开水饮服。

2. **消渴之阴虚燥热,肝肾亏虚** 百合 120g,枸杞 50g,粳米 200g,红枣 5 枚,煮粥食用。

3. **天疱疮,湿疹** 鲜百合榨汁,涂于患处;也可用野百合捣烂后外敷。

4. **哮喘** 百合 500g,枸杞 120g,共研细末,炼白蜜为丸,如梧桐子大,每日 9g,温开水送下。

【现代研究】

1. 百合水提取液有镇咳、平喘、祛痰的作用,实验研究结果显示百合能对抗组织胺引起的蟾蜍哮喘。此外,还有抗应激性损伤的作用。

2. 百合多糖能促进细胞凋亡,发挥抗肿瘤作用。百合鳞茎含秋水仙碱等多种生物碱,能抑制癌细胞的增殖。

3. 百合多糖具有提高细胞免疫功能,有耐缺氧能力和抗氧化功能。

4. 百合多糖可修复胰岛 β 细胞,增强胰岛素分泌作用,能降低血糖。

5. 百合多糖具有提高机体特异性体液免疫功能和细胞免疫功能,有较好的免疫兴奋作用。

【使用注意】 脾虚便溏,风寒咳嗽,虚寒出血者忌食。

【文献摘要】

《本经逢原》:百合,能补土清金,止咳,利小便,仲景百合病,兼地黄用之,取其能消瘀血也。《本经》主邪气腹胀心痛,亦是散积蓄之邪。其曰利大小便者,性专降泄耳。其曰补中益气者,邪热去而脾胃安矣。

《日华子本草》:定心,定胆,益志,养五脏。治癫邪啼泣,狂叫,惊悸,杀蛊毒气,火㿔乳痈,发背及疮肿,并治产后狂运。

《医林纂要》:百合,以敛为用,内不足而虚热,虚嗽,虚肿者宜之,与姜之用,正相反也。

选用技巧

①宜挑选个大、色白、瓣匀、肉质厚、底部凹处泥土少者。②干百合以干燥、无杂质、肉厚且晶莹剔透者为佳。食用百合以家种、味不苦、鳞片阔而薄者为优。药用百合则以野生、味较苦、瓣片小而厚者为佳。

二十七、藕《本草经集注》

为睡莲科植物莲的肥大根茎。山东、河南、河北等地均有种植。每年 11 月采摘。

【别称】 莲藕、光旁。

【性味归经】 甘,寒。归心、脾、胃经。

【功效】凉血散瘀、清热生津、补脾止泻。

【适应证】

1. 肺胃出血。藕250g,侧柏叶60g,榨汁,口服或凉开水冲服。

2. 咯血,衄血,产后出血。鲜藕60g,鲜白茅根60g,水煎服。或口服鲜藕汁,每次服100ml。

3. 消渴,口干,心中烦热。生藕汁和生地黄汁各150ml,调和温服,每日3次。

4. 小便热淋。生藕汁、生地黄汁、葡萄汁各等份。每日150ml,加入蜂蜜温服。

5. 上焦痰热。藕汁、梨汁各100ml,调和,口服。

6. 脾虚泄泻。鲜藕120g,煮烂熟,粳米500g,蒸熟,与藕泥拌匀制糕,撒白糖少许,服用。

【临床应用】

1. **鼻息肉**　连须生藕节60g新瓦上焙焦,乌梅肉30g新瓦上焙焦,白矾15g,冰片3g,共研细末,取少许药末,吹患侧孔,每小时吹一次,5天1个疗程。

2. **乳腺增生**　藕节60g,加水800ml,煮至600ml,每日三餐后口服。

【现代研究】

1. 藕含有大量的丹宁酸,具有收缩血管作用,可用来止血。

2. 藕中含有黏液蛋白和膳食纤维,能与人体内胆酸盐,食物中的胆固醇及甘油三酯结合,使其从粪便排出,从而减少脂类的吸收。

3. 藕含有鞣质,具有一定的健脾止泻作用。

【使用注意】脾胃虚寒者不宜生食。煮藕时宜用砂锅,忌铁器。

【文献摘要】

《本草经集注》:藕汁,解射罔毒,蟹毒。

《别录》:主热渴,散血,生肌。

《本草拾遗》:消食止泄,除烦,解酒毒,压食及病后热渴。

《日华子本草》:破产后血闷,生研服亦不妨;捣罨金疮并伤折,止暴痛;蒸煮食,大开胃。

《日用本草》:清热除烦,凡呕血,吐血,瘀血,败血,一切血症宜食之。

《滇南本草》:多服润肠肺,生津液。

选用技巧

①以藕节短、藕身粗、间距长、外形饱满、外皮光滑、呈黄褐色者为佳。②切开的莲藕,通气孔大的汁比较多。③从藕尖数起第二节藕最佳。

二十八、猴头菇《全国中草药汇编》

为猴头菌科植物猴头菇的干燥子实体。主要产于河北、山西、内蒙古、黑龙江、吉林、浙江、河南、湖南等地。夏、秋季采收。人工培育的子实体待菌龄至3个月左右长成时取下。

【别称】猴头菌、猴头蘑、刺猬菌、猬菌。

【性味归经】甘,平。归脾、胃、心经。

【功效】健脾、养胃、安神。

【适应证】

1. 脾胃气虚,消化不良。猴头菇 60g,水浸软后,切成薄片,水煎服,每日 2 次,黄酒为引。

2. 神经衰弱,失眠乏力。干品猴头菇 150g,切片后与鸡共煮食用,每日 1 次(或用鸡汤煮食)。

【临床应用】

1. **慢性乙型肝炎**　鲜猴头菇 75g,煮水,每日两次,渣水并服,连服 45~60 天。

2. **胃癌,食管癌,肝癌**　猴头菇 60g,藤梨根 60g,白花蛇舌草 60g,水煎服。

【现代研究】

1. 猴头菇多糖作为一种生物反应调节剂,能促进细胞和体液免疫反应,达到抑制和消灭肿瘤细胞的效果。

2. 猴头菇所含的不饱和脂肪酸,有利于血液循环,能降低血液中的胆固醇含量。

【使用注意】霉烂变质的猴头菇不可食用,以防中毒。

选用技巧

①以个头均匀、头大柄短、颜色艳黄、色泽鲜亮自然、质嫩肉厚、须刺完整、菌刺(绒毛)长、干燥无虫蛀、无杂质者为佳。②新鲜猴头菇呈白色,干制后呈褐色或金黄色。若菇体呈浅黄色偏红,或菇体灰暗偏黄,表面有细小的粉状,分量明显较轻,则品质差。

二十九、木耳《神农本草经》

为木耳科植物木耳的子实体。全国各地均有栽培。夏秋季采收,晒干或烘干。

【别称】黑木耳、光木耳、树耳、黑菜、树鸡。

【性味归经】甘,平。归肺、脾、胃、大肠经。

【功效】凉血止血、补气养血、润肺止咳。

【适应证】

1. 血痢不止。木耳 30g,加水 1 000ml,煮熟,用盐醋调服,饮其汁,每日 2 次。

2. 大便干燥,痔疮出血。木耳 10g,柿饼 30g,煮烂,调味食用。或木耳 10g,水煎调味食用。

3. 妇女崩中漏下,或内有瘀血者。木耳 60g,炒至见烟为度,加血余炭 10g,共研细末(木耳散)。每次服 6~10g,温开水或淡醋送下。

4. 贫血。木耳 30g,红枣 30 枚,煮熟服食,加红糖调味。

5. 咳嗽。木耳、冰糖各 15g,加水适量煮烂食用,长期食用。

【临床应用】

1. **高血压,眼底出血**　木耳 3~6g,冰糖 5g,加清水适量,慢火炖汤,于睡前 1 次顿服,每日 1 剂,10 天为一疗程。

2. **皮肤溃疡**　黑木耳在温盐水中泡发后取出,用消毒棉球擦水分,按伤口大小剪块,再用 75% 的酒精消毒后备用。伤口经消毒后,撒上少量白糖,将备好的木耳片平贴于肉芽组织上,再用消毒纱布包扎即可,隔日换 1 次。

3. **糖尿病足溃疡**　木耳 500g,红糖 500g,用蜂蜜混合搅拌成膏,胰岛素注射液和生理盐水配成 1/1 000 浓度外敷液。每 2~4 小时用无菌纱布把胰岛素外敷液湿敷于已清创干净糖尿病足皮肤溃疡面。待 1~2 小时胰岛素外敷液纱布已干燥后,再将木耳红糖膏敷于糖尿病足皮肤溃疡面。每天如此交替换药。

4. **血虚便秘** 木耳 30g,海参 20~30g,猪大肠 150g,(洗净切段),加水适量同煮,用食盐调味食用。

5. **皮肤色斑** 冬瓜、丝瓜适量切块,白菊花 5g,黑木耳 5g,共煮汤,经常服用。

【现代研究】

1. 木耳多糖能延长部分凝血活酶时间,提高血浆抗凝血酶Ⅲ活性,具有明显的抗凝血作用。

2. 木耳多糖可明显延长特异性血栓及纤维蛋白血栓的形成时间,缩短血栓长度,减轻血栓湿重和干重,减少血小板数,降低血小板黏附率和血液黏度,降低血浆纤维蛋白原含量,有明显的抗血栓作用。

3. 木耳多糖能降低甘油三酯和胆固醇含量,提高血清高密度脂蛋白胆固醇与总胆固醇比值,有降胆固醇、减轻动脉粥样硬化的作用。

4. 木耳多糖还有抗炎、抗辐射、抗溃疡、降血糖、抗生育、抗癌、抗突变和抗菌等作用。

【使用注意】虚寒溏泻者、过敏体质者均应慎服。新鲜黑木耳不宜食用。

【文献摘要】

《神农本草经》:益气不饥,轻身强志。

《饮膳正要》:利五脏,宽肠胃,排毒气,不可多食。

《日用本草》:治肠癖下血,又凉血。

《本草纲目》:治痔。

《随息居饮食谱》:补气耐饥,活血。治跌仆伤,凡崩淋血痢,痔患肠风,常食可瘳。

选用技巧

①以深黑色,耳瓣略展,朵面乌黑有光泽,耳背呈暗灰色,朵大肉厚,膨胀率大,肉层坚韧,无泥沙虫蛀,无卷耳者为佳。②具体而言,凡朵大适度,耳瓣略展,朵面乌黑有无光泽,朵背略呈灰白色的为上品;朵稍小或大小适度,耳瓣略卷,朵面黑但无光泽的属中等;朵形小而碎,耳瓣卷而粗厚或有僵块,朵灰色或褐色的最次。

三十、香蕈《随息居饮食谱》

为侧耳科植物香蕈的子实体。主要产于浙江、江西、安徽、广西、广东等地。春、秋、冬季均可收采。

【别称】香菇、冬菇、台菇、石蕈、菊花菇。

【性味归经】甘,平。归胃、肠经。

【功效】健脾益气、解毒透疹。

【适应证】

1. 脾胃气虚,食欲不振。香蕈 20g,粳米 50g。将香蕈洗净,去蒂,切碎,和粳米一起放入砂锅中,加水适量,文火煎成粥,温服,每日 1~2 次。

2. 荨麻疹。香蕈 15g,酒酌量,炖服。

3. 盗汗。香蕈 15g,酒酌量,炖后加白糖调服。

【临床应用】

1. 急慢性肝炎 鲜香蕈水煎或做菜,长期食用。

2. 胃癌,子宫颈癌 取鲜香蕈 30g(干品减半),每日煮食一次,日期不限,持续服用,可防止各种癌症手术后转移。

3. 增强体质,预防感冒 新鲜香蕈 100g,山药 300g,胡萝卜 100g,红枣 50g,加佐料炒熟,长期食用。

【现代研究】

1. 香菇多糖有提高机体免疫,抗病毒和修复肝损伤等作用。

2. 香菇多糖通过刺激机体的杀伤性 T 细胞,活化巨噬细胞,自然杀伤细胞和机体依赖性巨噬细胞的细胞毒作用而起抗肿瘤作用。

【使用注意】脾胃寒湿气滞,顽固性皮肤瘙痒,痘疹,痛风患者忌食。

【文献摘要】

《日用本草》:主益气,不饥,治风破血。

《本草求真》:大能益胃助食及理小便不禁。

选用技巧

①一般以体圆、柄短、朵小、肉厚、整齐、开头如伞、伞顶上有白色裂纹、色褐黄、光润、气味芳香者为佳。②各品种质量又有差别,开头如伞,菇伞顶上有似菊花一样白色裂纹,色泽褐黄光润,身干,朵小柄短,质嫩肉厚,有芳香气味,为质好的香菇,又称为花菇。开头如伞,顶面无花纹,呈褐色并有光泽,质嫩,肉厚,朵稍大,质量较次,称为厚菇。朵大肉薄,色浅褐,平顶,味不浓则更次,称为薄菇或平菇。

三十一、银耳《中国药学大词典》

为银耳科植物银耳的子实体。主产四川、贵州、云南、陕西、江苏、浙江、福建、台湾、湖北、广西等地。4~9 月间采收。

【别称】白木耳、雪耳、银耳子、桑鹅、五鼎芝。

【性味归经】甘,平。归肺、胃、肾经。

【功效】益胃生津、润肺止咳、止血。

【适应证】

1. 肺胃阴虚之咽干口渴。银耳 10g,芦根 15g,小环草 10g,水煎,滤去药渣,饮汤,并服银耳,每日 1 剂。

2. 阴虚肺燥之干咳无痰或痰中带血。银耳 10g,南沙参 15g,粳米 100g,白糖适量。先将粳米淘净,置于砂锅中,加清水 1 000ml,武火烧开后,再将银耳、南沙参洗净切碎放入,转用文火慢煮成粥,加白糖,调匀。分 1~2 次空腹服。

3. 肺肾阴虚之虚劳发热、咯血、便血、月经不调。干银耳 6g,糯米 100g,冰糖 10g,加水煮粥食用。

【临床应用】

1. **贫血** 取哈密瓜 300g,去皮、籽、洗净切块;银耳 10g,泡发后撕分成小瓣,将两者放进炖盅,加 300ml 清水及适量冰糖,隔水蒸 40 分钟即可。早晚服用,隔日 1 次,连服 3 周。

2. **皮肤溃疡,久不收口** 银耳适量,蓖麻 50g,银耳用温水洗净,晾干,蓖麻去皮,共同捣成泥状,常规消毒疮面,将银耳泥敷于患处,用胶布固定,隔日换药一次。

3. **滋润肌肤** 银耳 15g,枸杞子 25g,同入锅内加水适量,文火煎成浓汁后,加入蜂蜜适量,再煎 5 分钟后,温开水兑服,隔日 1 次。

【现代研究】

1. 银耳孢糖能显著提高网状内皮细胞的吞噬能力,提高外周血淋巴细胞数量,提高免疫球蛋白、血清总补体的作用。可用于支原体肺炎的治疗。

2. 银耳多糖可以中和胃酸,降低消化液对溃疡面的刺激,并在黏膜上形成凝胶样保护层,直接增强黏膜屏障防御和修复机制,并催化胃肠黏膜合成前列腺素,促进黏膜血流增加,保护黏膜细胞,增强防御和修复功能。

3. 银耳多糖能降低血浆糖化蛋白含量,增加血清胰岛素分泌,具有明显的降低血糖作用。

4. 银耳孢糖能使体内谷丙转氨酶下降,调整机体免疫功能,具有一定的抗乙肝病毒作用。

【使用注意】风寒咳嗽者及湿热酿痰致咳者禁用。外感风寒、出血症、糖尿病患者慎用。

【文献摘要】

《本草问答》:治口干肺痿,痰郁逆咳。

《本草再新》:润肺滋阴。

《饮片新参》:清补肺阴,滋液,治痨咳。

《增订伪药条辨》:治肺热肺燥,干咳痰嗽,衄血,咯血,痰中带血。

《本草诗解药注》:白耳有麦冬之润而无其寒,有玉竹之甘而无其腻,诚润肺滋阴之要品,为人参、鹿茸、燕窝所不及。

选用技巧

①以朵圆,色白而微黄,根部颜色略深,有光泽,朵耳大而松散、耳肉厚、朵耳形状完整,蒂头无杂质,摸起来干硬,气味清香无酸味,无杂质者为佳。②耳片色黄或焦黄,颜色不鲜亮,朵形不一,僵结不疏松,肉薄,蒂头不净,甚至有黑点及渍水样的斑点,有烂耳、杂质,有酸味或霉味者,不宜选用。

三十二、紫菜《本草经集注》

为红毛菜科植物甘紫菜的叶状体。分布于黄海和渤海海岸。冬春季节采收,晒干,但不宜久晒,以免变红走味。

【别称】紫英、索菜、子菜、膜菜、紫瑛。

【性味归经】甘、咸,寒。归肺、脾、膀胱经。

【功效】软坚散结、清热化痰、利咽止咳、利水消肿。

【适应证】

1. 瘿瘤、瘰疬。紫菜 15g,加水煎汤服;或用猪肉与紫菜煮汤,略加油、盐调味食用。

2. 肺坏疽之咳吐臭痰。紫菜研末,每服 6g,日 3 次,温水冲服,或干品嚼食。

3. 咳嗽。紫菜 16g,远志 16g,牡蛎 30g,煎服,连服数周。

4. 水肿。紫菜 30g,益母草 15g,玉米须 15g。煎服。

【临床应用】

1. **淋巴结核** 用紫菜做汤,每日佐食,连服 1~2 月。

2. **甲状腺肿大** 紫菜 50g,萝卜 250g,陈皮 3g,水煎服,每日 1 次。

3. **高血压** 紫菜 16g,芹菜 20g,决明子 15g,水煎服,每日 1 次。

4. **胃溃疡** 紫菜 15g,南瓜 100g,大米 200g,加水,煮粥,早晚 2 次食用。

5. **便秘** 紫菜 10g,香油 5ml,酱油数滴,味精适量。每天晚饭前 30 分钟,用开水冲泡,温服。

【现代研究】

1. 紫菜提取液具有降血脂功能,能防止动脉粥样硬化。

2. 紫菜中的硫酸酯多糖具有激活巨噬细胞的功能,增强机体的免疫功能,可提高肿瘤坏死因子的量,具有抗肿瘤作用。

3. 紫菜多糖能促进人淋巴细胞 DNA 和 RNA 的生物合成和增殖转化,可增强小鼠腹腔巨噬细胞的吞噬功能,具有增强免疫作用。

【使用注意】脾胃虚寒、腹痛便溏及甲状腺功能亢进者忌食。

【文献摘要】

《本草纲目》:紫菜,闽越(粤)海边悉有之,大叶而薄,彼人捞成饼状,晒干货之,其色正紫,亦石花属也。

《随息居饮食谱》:和血养心,清烦涤热,治不寐,利咽喉,除脚气瘿瘤,主时行泻痢,析醒开胃。

《食疗本草》:下热气。若热气塞咽喉者,汁饮之。

《本经逢原》:以之调补虚劳,咳吐红痰。

选用技巧

①以深紫色,薄而有光泽,柔软干燥,无明显的小洞与缺角为佳。②紫菜容易还潮变质,故宜密封干燥储存。

三十三、海带《吴普本草》

为海带科(昆布科)植物昆布及翅藻科植物昆布裙带菜的叶状体。主要产于辽宁、山东沿海。夏、秋采收,由海中捞出,晒干。

【别称】海草、海马蔺、昆布、海草。

【性味归经】咸,寒。归肺、肾经。

【功效】软坚化痰、利水消肿。

【适应证】

1. 瘿瘤,瘰疬等。海带 60g,每日煮食。

2. 咳嗽咳痰。海带 500g,生姜 50g,红糖适量,加水炼成 400ml 的浓糖浆,每日 3 次,每次 15ml,10 天为 1 个疗程。

3. 水肿。海带 60g,切丝,绿豆 150g,同煮汤,加适量红糖调味食用。

【临床应用】

1. **静脉炎**　选择肉质肥厚的海带置于冷水中浸泡 30 分钟,清洗,撕去表皮膜后,放入保鲜袋内,置 0~4℃的冰箱内,冷藏 30~60 分钟备用。根据静脉炎发生的部位和面积,选择适当大小冷海带,将该部位完全覆盖,每 30~60 分钟更换 1 次,保持海带湿润新鲜,至患处不适感完全消失。

2. **高血压**　海带 50g,决明子 15~30g,水煎,吃海带饮汤。可连服数日;或海带制干研末,每次服 3~4g,每日 3 次,连服 1~3 个月。

3. **高血脂**　海带切丝,加醋,浸泡 3~5 天后食用。

4. **糖尿病**　冬瓜 250g,海带结 50g,将冬瓜去皮洗净切块,解开海带结,用水浸泡洗净;加入水及佐料,煮汤食用。

5. **慢性气管炎**　海带根 500g,生姜 75g,红糖适量,加水煎制成 450ml 浓液,每次 15ml,三餐后服,10 天为 1 个疗程。

6. **咽炎**　生海带 250g,冷水泡开,洗净切丝,在开水中烫过捞出,加白糖 100g,与海带丝拌匀,腌制 3 天后食用。每天空腹服用,连续食用 15 天即可。

7. **睾丸肿痛**　海带、海藻各 12g,小茴香 6g,水煎服。

【现代研究】

1. 海带含碘及碘化物,能纠正由缺碘而引起的甲状腺功能不足,同时也可以暂时抑制甲状腺功能亢进的新陈代谢率而减轻症状。

2. 海带中的碘可促使卵巢滤泡黄体化,使内分泌失调得到调整,降低女性患乳腺增生的风险。碘可以刺激垂体,使女性体内雌激素水平降低,恢复卵巢的正常功能,纠正内分泌失调,消除乳腺增生的隐患。

3. 海带多糖能明显地抑制血清总胆固醇、甘油三酯含量的上升,并能减少主动脉内膜粥样斑块的形成及发展。海带多糖在体内外均有抗凝血作用,能纠正高脂血症脂蛋白-胆固醇代谢紊乱,并能减少动脉内膜粥样硬化斑块面积,对动脉粥样硬化具有防治作用。

4. 海带多糖能提高糖耐量,增加血清钙和胰岛的量,对胰岛细胞具有保护作用。

5. 海带多糖能增加体内巨噬细胞数量,促进巨噬细胞的细胞毒活性,抑制肿瘤细胞的生长、转移和增殖,促进肿瘤细胞凋亡。

【使用注意】素体脾胃虚寒者忌食。

【文献摘要】

《本草纲目》:病瘿瘤,脚气者,宜食之。

《随息居饮食谱》:和血养心,清烦涤热。治不寐,利咽喉,除脚气瘿瘤,主时行泻痢,析醒开胃。

《玉楸药解》:清热软坚,化痰利水。

选用技巧

①以质地厚实、形状宽长、体身干燥、色浓黑褐或深绿,表面有白霜,边缘无碎裂或黄化现象者为佳。盐渍海带以壁厚、颜色翠绿者为佳。②海带不宜长时间贮存。

(叶 然 姚 新)

第三节 果 品 类

ER 1203

视频:怎样
吃水果

果品是水果和干果的统称。其中,水果是指多汁且有甜味的植物果实,如苹果、橘子、西瓜等;干果是指成熟时果皮成干燥状态的果子,如核桃、松仁、腰果等。另外,晒干了的水果也为干果,或称果干。

水果大多味甘而酸,性偏寒凉,多具有生津止渴、清热除烦、润燥化痰、利小便等功能,适用于津伤烦渴、肠燥便秘等。干果性多温和,多具有补虚、健脑、润肠通便的功能。

一、荔枝《食疗本草》

为无患子科植物荔枝的果实。主要产于中国台湾、广东、福建、广西、四川、云南等地。夏季采收,剥去外壳鲜用,或将果实干燥后用。

【别称】离支、丽枝、丹荔、火山荔。

【性味归经】甘、酸,温。归肝、脾经。

【功效】健脾养血、生津止渴、理气止痛。

【适应证】

1. 脾虚久泻,五更泻,血虚之头晕,失眠健忘等。治泻用荔枝干 15 枚,山药 10g,莲子 15g,水煎取汁,加大米 50g 煮粥,每日食用 2 次,连服 3~5 天。治血虚用荔枝干、大枣各 7 枚,水煎服,每日 1 次。

2. 胃阴不足,烦渴口干。鲜食,或作果羹服。

3. 胃脘胀痛,气滞呃逆不止。荔枝 7 个,连皮核烧炭研成末,白汤调服。

【临床应用】

1. **老年阳痿** 荔枝肉 1 000g,人参(切片)50g,烧酒 2 500ml,浸泡 3 日,每日早晚饮 30ml。

2. **女性白带过多** 荔枝干 20 个,莲子 60g,放入碗中加水,蒸熟食之。

3. **糖尿病神经源性膀胱** 荔枝核 15~30g,橘核 15~30g,沉香粉 1~3g,用水冲服。

【现代研究】

1. 荔枝核是乙肝病毒的高效抑制剂。荔枝核水提液,促进肿瘤细胞凋亡,抗肿瘤细胞生长,具有抗肝癌作用。

2. 荔枝核总黄酮(TFL)对胆汁淤积性肝纤维化大鼠有较好的抗纤维化作用。

【使用注意】不可多食,多食易上火,阴虚火旺者慎食,糖尿病患者慎食。

【文献摘要】

《海药本草》:主烦渴,头重,心躁,背膊劳闷。

《日用本草》:生津,散无形质之滞气。

《本草纲目》:治瘰疬,疔肿,发小儿痘疮。

《泉州本草》:壮阳益气,补中清肺,生津止渴,利咽喉。治产后水肿,脾虚下血,咽喉肿痛,呕逆等症。

《本草从新》:解烦渴,止呃逆。

选用技巧

①以体大,色紫红略带绿色,外壳龟裂平坦、缝合线明显,表面硬而有弹性,微有刺手感,剥开果皮,果肉晶莹剔透呈白色,果肉厚且有弹性,果汁清香,酸甜可口者为佳。②如果荔枝头部比较尖,表皮上的"钉"密集程度比较高,说明荔枝不够成熟。③保存荔枝时,可在上面喷上点水,装入塑料保鲜袋中存入冰箱。

二、龙眼《开宝本草》

为无患子科植物龙眼的果实。主要产于广东、广西、福建和台湾等地。初秋果熟,呈黄褐色时采摘。

【别称】益智、桂圆、龙目、圆眼。

【性味归经】甘,温。入心、脾经。

【功效】补益心脾、养血安神。

【适应证】

1. 思虑过度,劳伤心脾所致心悸怔忡,失眠健忘。龙眼250g,浸泡于1 500ml白酒中,1个月后开封,每日少量饮用。或用龙眼肉60g,白糖3g,盛竹筒式瓷碗内,碗口罩一层丝绵,每日于饭锅上蒸数次,每次以开水冲服一匙。

2. 脾虚泄泻,产后水肿,气虚水肿。龙眼干、生姜、大枣适量,煎汤服用。

【临床应用】

1. **神经衰弱** 龙眼肉15g,炒枣仁30g,加清水适量,文火煎煮30分钟,弃渣取汁,调以白糖适量,每晚睡前服食。

2. **皮肤瘙痒症及荨麻疹** 龙眼壳30g,加水1 000ml,浸泡2小时,大火煮沸,改文火继续煎20分钟,放凉后用药汁擦洗患处,每日2次,连用7天。

3. **乳糜尿** 龙眼肉20g,山茱萸10g,大米50g,盐适量,煮粥,早晨服用,下午加泡龙眼肉20g当茶饮,连续服食1~3个月,期间忌食油。

【现代研究】

1. 龙眼肉提取液有明显的抗应激作用,能促进生长发育,有增强体质的作用。

2. 龙眼多糖有清除活性氧自由基的作用,还具有明显的抗焦虑活性。

3. 龙眼花提取物具有抑制直肠结肠癌发展的作用。

【使用注意】气壅胀满、阴虚火旺、湿滞饮停者忌食。

【文献摘要】

《本草纲目》:食品以荔枝为贵,而资益则龙眼为良,盖荔枝性热,而龙眼性和平也。

《济生方》:治思虑劳伤心脾有归脾汤,取甘味归脾,能益人智之义。

《滇南本草》:养血安神,长智敛汗,开胃益脾。

《得配本草》:益脾胃,葆心血,润五脏,治怔忡。

选用技巧

①新鲜龙眼以颗粒较大,壳面光洁,壳色黄褐或土黄,壳薄而脆,手感饱满硬实、摇动不响、果肉透明、质脆柔糯、无薄膜,无汁液溢出,味浓甜者为佳。②龙眼干以颗粒圆整,大小均匀,壳硬而脆,壳色黄,肉质厚实黄亮,手触果肉不黏者为佳。③龙眼宜在4~6℃的环境下,以网状保鲜袋保存。

三、大枣《神农本草经》

为鼠李科植物枣的成熟果实。主要产于河北、河南、山东、山西、陕西等地。秋季果实成熟时采收。晒干或生用。

【别称】壶、木蜜、红枣、干枣、枣子、美枣、良枣。

【性味归经】甘,温。归心、脾、胃经。

【功效】补中益气、养血安神、缓和药性。

【适应证】

1. 脾胃虚弱致倦怠乏力,食少便溏,面色萎黄等。大枣 10~20 枚,水煎,常常服之。也可用人参打粉 3g,大枣 10 枚,粳米 100g,煮粥,酌加适量冰糖,调匀服用,每日 2~3 次。

2. 血虚,脏躁等。甘麦大枣汤(大枣 10 枚,炙甘草 9g,淮小麦 30g,水煎服),不拘量饮之,每日 2 次。

3. 药物毒性。以大枣缓解甘遂、大戟、芫花的峻下作用及毒性,保护脾胃。

【临床应用】

1. **过敏性紫癜** 大枣 150g,甘草 20g,水煎服,每日 1 剂,吃枣饮汤,7 天为 1 个疗程。

2. **抑郁证** 甘草 30g,淮小麦 20g,大枣 10 枚,合欢皮 15g,水煎煮至 200ml,早晚各服 100ml。

3. **胸腔积液** 大枣 12 枚,葶苈子 15g,每日 1 剂,水煎 2 次分服。

4. **表虚自汗** 大枣、黄芪各 30g,山楂 6g,水煎服,每日 2 次。

【现代研究】

1. 大枣多糖能通过升高血清粒细胞巨噬细胞集落刺激因子,而促进骨髓造血;可清除活性氧自由基,抗衰老;可使谷丙转氨酶和谷草转氨酶活力水平明显降低,能改善肝脏组织病理变化,增强免疫,纠正肝脏代谢紊乱;能明显提高体内肌糖原和肝糖原的储备量,以及运动后乳酸脱氢酶活力,有明显增强肌力的作用。

2. 大枣所含多种黄酮类化合物具有镇静、降压作用。

3. 大枣的乙醇提取物对 IgE 抗体的产生有特异性的抑制作用,可辅助治疗支气管哮喘。

【使用注意】湿盛苔腻、脘腹胀满、内热盛者应慎服。糖尿病患者忌多食。

【文献摘要】

《本经》：主心腹邪气，安中养脾，助十二经。平胃气，通九窍，补少气、少津液，身中不足，大惊，四肢重，和百药。

《本草经集注》：煞乌头毒。

《别录》：补中益气，强力，除烦闷，疗心下悬，肠澼澼。

《本草再新》：补中益气，滋肾暖胃，治阴虚。

选用技巧

①皮色紫红，颗粒大而均匀、果形短壮圆整，皱纹少，痕迹浅，皮薄核小，肉质厚而细实者为佳。②用手捏时，松软粗糙，质量差；湿软而黏手者，表明枣身较潮，不耐久贮，易于霉烂变质；蒂端有穿孔或粘有咖啡色或深褐色的粉末，表明枣已被虫蛀，不宜选用。

四、核桃《本草纲目》

为胡桃科植物核桃的果实。主要产于河北、山东、山西、陕西等地。白露前后果实成熟时采收。

【别称】胡桃、羌桃、合桃。

【性味归经】甘，温。归肾、肺、大肠经。

【功效】补肾益精、温肺定喘、润肠通便。

【适应证】

1. 肾虚耳鸣、遗精、腰痛、阳痿等。核桃仁 3 枚，五味子 7 粒，蜂蜜适量，于睡前嚼服。

2. 肺肾不足之气喘。核桃肉、人参各 6g，水煎服。

3. 肠燥便秘。核桃仁 4~5 枚，拌少许蜂蜜，睡前服用。

【临床应用】

1. **失眠** 核桃仁 6 个，牛奶 1 杯，煮熟后，睡前服用。

2. **腹泻** 核桃(带壳)1~3 个，置火上烧透，研末，用温开水冲服，1 天 2 次，连服 3 天。

3. **肾阴虚型老年骨质疏松症** 核桃仁 250g，黑芝麻 250g，白砂糖 50g，核桃仁与黑芝麻同研为细末，加入白糖，每日 2 次，每次 25g，温开水调服。

【现代研究】核桃中含丰富的多不饱和脂肪酸和单不饱和脂肪酸、生育酚、植物甾醇类，可以降低血浆中氧化低密度脂蛋白浓度，防止血管发生粥样硬化。

【使用注意】痰火积热、阴虚火旺以及大便溏泄者禁服。

【文献摘要】

《本草纲目》：补气养血，润燥化痰，益命门，利三焦，温肺润肠。治虚寒喘嗽，腰脚重痛，心腹疝痛，血痢肠风；散肿毒，发痘疮，制铜毒。

《医林纂·药性》：补肾，润命门，固精，润大肠，通热秘，止寒泻虚泻。

《本草经疏》：肺家有痰热，命门火炽，阴虚吐衄等症，皆不得施。

①个大圆整、缝合线紧密、壳薄、纹细、光洁、果仁饱满、仁衣色黄者为佳。②把核桃放于蒸屉内蒸 3~5 分钟,取出即放入冷水浸泡 3 分钟,再捞出来用锤子在核桃四周轻轻敲打,破壳后能取出完整核桃仁。

五、栗子《千金要方·食治》

为壳斗科乔木植物栗的成熟种仁。产于辽宁、北京、河北、山东、河南等地,尤以河北迁西板栗为佳。秋季果实成熟时采收,晒干,去壳取仁用。

【别称】板栗、栗实、栗果、毛栗、风栗。

【性味归经】甘,温。归脾、胃、肾经。

【功效】补肾强筋、补脾益胃、活血止血。

【适应证】

1. 肾虚腰膝酸软、小儿筋骨不健。单用,生食,或配以猪肾煮粥食。

2. 脾胃虚弱之纳少、反胃、泄泻等。煮熟服用。或与山药、莲子、芡实、茯苓,各适量,共煮粥。或将栗子磨粉,煮成糊状,加白糖适量服用,此方法尤其适用于小儿腹泻。

3. 吐血、便血等。生食。

【临床应用】

1. **咳嗽气喘**　栗子 50g,与瘦猪肉 200g 同煮。

2. **消化不良**　取栗子肉 30g,淮山药 20g,炒扁豆 10g,莲子肉 10g,大米 100g,同煮粥。

3. **跌打损伤,筋骨肿痛**　生栗子捣烂如泥,敷于患处。

【使用注意】食积停滞、脘腹胀满痞闷者禁服。

【文献摘要】

《别录》:主益气,厚肠胃,补肾气,令人忍饥。

《千金·食治》:生食之,甚治腰脚不遂。

《唐本草》:嚼生者涂病上,疗筋骨断碎、疼痛、肿瘀。

《玉楸药解》:栗子,补中助气,充虚益馁,培土实脾,诸物莫逮。但多食则气滞难消,少啖则气达易克耳。

①以个大、味甜、肉色白黄、粉性强者为佳。②新鲜栗子可摊在阴凉通风处晾 2~3 天,然后装入布袋,吊放在阴凉通风处,每天摇动 1~2 次,上述方法一般可使板栗存放四个月。③也可将栗子用盐水浸泡 3~5 分钟,再用凉开水冲洗干净,晾晒 1~2 天,再用塑料袋装好,扎紧袋口,放进冰箱冷藏,上述方法可使栗子肉质甜而脆,存放一个多月。

六、槟榔《名医别录》

为棕榈科植物槟榔的成熟种子。主要产于海南岛、福建、云南等地,冬春两季果实成熟时采集。

【别称】大腹子、海南子。

【性味归经】辛、苦,温。归胃、大肠经。

【功效】杀虫消积、利水消肿、抗疟。

【适应证】

1. 肠寄生虫病。本品可驱杀绦虫、蛔虫、钩虫、姜片虫、蛲虫、血吸虫等,尤其对绦虫有较强的驱虫作用。可晨间空腹食用生南瓜子 90~100g,30 分钟后再服用槟榔 100~120g 煎汁 300ml,1~1.5 小时后再给予硫酸镁 20g 导泻,然后饮水 1 000~1 500ml。单用煎服有效,也可槟榔 30g、南瓜子 30g 水煎服。

2. 水肿、脚气肿痛。槟榔 10g 煎水服用。

3. 疟疾。在疟疾发作之前 2~3 小时,以槟榔 10g 煎水代茶饮。

【临床应用】幽门螺杆菌感染。取新鲜干槟榔果(海南产)8g,用清水 150ml 浸泡 1 小时,再用文火煎至 50~70ml,上午空腹饮用,每天 1 次,2 周为 1 个疗程。

【现代研究】

1. 槟榔碱能够麻痹虫体神经系统,将猪绦虫、牛绦虫、曼氏血吸虫、肝吸虫、蛲虫等驱除至体外;具有拟胆碱作用,可兴奋胆碱 M 受体,兴奋子宫平滑肌和小肠平滑肌,增强胃肠蠕动,还能兴奋 N 胆碱受体,兴奋骨骼肌和神经节;能有效延缓动脉粥样硬化的发展。

2. 槟榔具有提神作用。嚼食槟榔能使人产生舒服感,欣快感,并能提高人的耐力。

3. 槟榔中的酚类物质具有抗弹性蛋白酶和抗透明质酸酶的作用,能明显抑制皮肤组织的老化。

4. 槟榔的乙醇提取物具有降低胆固醇的作用。

5. 槟榔的甲醇提取物具有抗氧化作用。

6. 槟榔的二氯甲烷提取物具有抗抑郁作用。

7. 槟榔提取物对 α- 葡萄糖苷酶活性具有一定的抑制作用;槟榔还具有抗细菌、真菌和病毒作用。

【使用注意】不宜多食,脾虚便溏或气虚下陷者忌用;孕妇慎用。槟榔含可致癌生物碱,嚼食过多可增加口腔癌的发病率。

【文献摘要】

《名医别录》:主消谷逐水,除痰癖,杀三虫伏尸,疗寸白。

《本草纲目》:治泻痢后重,心腹诸痛,大小便气秘,痰气喘急,疗诸疟,御瘴疠。

《药性论》:宜利五脏六腑壅滞,破坚满气,下水肿,治心痛,风血积聚。

选用技巧

①新鲜的槟榔呈青色,形似鸭蛋而略短,挑选新鲜槟榔时应选择大小适中,软硬适度,表面光洁无痕,闻起来有香味者。②经过加工的优质槟榔,色黑发亮,肉厚耐咀嚼,嚼后留渣少。③加工后的槟榔易受潮霉变,如一次性购买大量槟榔需放冰箱保存。

七、杨梅《本草拾遗》

为杨梅科杨梅属植物杨梅的果实。分布于我国东南各省。夏季成熟时采,鲜用、干用或盐渍备用。

【别称】圣生梅、白帝梅、树梅。

【性味归经】甘、酸,温。归肺、胃经。

【功效】生津止渴、和胃止呕、涩肠止泻、醒酒。

【适应证】

1. 津伤烦渴、口干。本品生食,或以盐、糖腌制后含服。

2. 胃失调和所致的呕吐、食少等。杨梅15g,橘皮10g,煎汤同服。

3. 腹泻不止。可将洗净的杨梅浸泡在白酒中,10~15天后,取出杨梅50g熬浓汤喝下或直接服用酒浸过的杨梅2~3粒,每天3次。也可取杨梅研末,米汤送服,每次6g,每天2次。

4. 饮酒过量。头胀目赤、脸红、恶心欲吐者,可服用本品3~10粒。

【现代研究】

1. 杨梅多酚对血细胞和造血组织损伤具有保护作用。

2. 杨梅果肉中含有一定的抗癌物质,对肿瘤细胞的生长有抑制作用。

3. 杨梅果肉中所含物质具有抗衰老和抗氧化作用。

4. 杨梅果肉中所含物质可抑制糖向脂肪的转化,有助于减肥。

【使用注意】多食伤害牙齿、助湿生痰。

【文献摘要】

《本草拾遗》:止渴。

《日华子本草》:疗呕逆吐酒。

《开宝本草》:主去痰,止呕哕,消食下酒。

《玉楸药解》:酸涩降敛,治心肺烦郁,疗痢疾损伤,止血衄。

选用技巧

①优质的杨梅颜色鲜红、果面干燥,外表面有很明显的乳头状突起,有果香味,果肉软硬适度,鲜甜多汁,吃完后口中没有余渣。②过于成熟、存放时间过长的杨梅颜色过暗,有少许酒味,果肉酥烂。③未成熟的杨梅为青色或青红色,果肉硬。④杨梅的成熟期正是梅雨多湿季节,果肉极易腐烂变质,应即买即吃。若需较长时间储存可将杨梅分装在透气的小篮内,放入冰箱冷藏。⑤清洗杨梅时,可先将其放在低浓度的盐水中浸泡数分钟,再用水冲洗即可,或将其放在加入面粉的水中轻轻搅动后,再用水冲洗干净。

八、桃《日用本草》

为蔷薇科植物桃的果实。分布于我国大部分地区,夏季采收。鲜用或腌制成果脯食用。

【别称】桃实。

【性味归经】甘、酸,温。入肺、大肠经。

【功效】生津润肠、益气养阴。

【适应证】

1. 口中干渴,大便干结不利。鲜桃 2 个生食。

2. 气血不足之咳喘、阴虚盗汗。鲜桃 3 个,去皮,加冰糖 30g,蒸烂后去核,服用,每天一次。

【现代研究】桃果实中的酚类物质具有抗氧化、预防肥胖及心血管疾病、抗癌等多种生物活性。

【使用注意】不宜多食,容易使人生内热。

【文献摘要】

《滇南本草》:通月经,润大肠,消心下积。

《随息居饮食谱》:补心,活血,生津涤热。

《滇南本草图说》:多食动脾助热,令人膨胀,发疮疖。

选用技巧

①优质的桃个大、形正、色鲜,桃的表面触摸起来有细毛、有刺痛感。②不宜选择表皮有硬斑、破皮或虫蛀者。③桃肉与空气接触后会氧化变成褐色,所以桃去皮后应及时食用或烹制。④桃易腐烂,最好适量购买,储存桃时不宜将桃包裹太紧,室温下可保存 3~4 天,放入冰箱可稍延长。⑤清洗桃时可在清水中放入少许食用碱,将桃浸泡数分钟后进行搅动,待桃表面的细毛自动上浮,用清水冲洗干净即可。

九、杏《本草图经》

为蔷薇科植物杏的果实。多产于辽宁、山东、山西、宁夏、江苏等地。夏季果实成熟时采收,鲜用或腌制成果脯食用。

【别称】杏子、杏实。

【性味归经】甘、酸,温。入肺、胃经。

【功效】止咳定喘、生津止渴。

【适应证】

1. 伤风感冒所致咳嗽、痰多、气喘等。取鲜杏 15~20g,桑白皮 15g,猪肺 250g,加清水适量炖服。

2. 胃阴不足所致口渴咽干。鲜品 50g,生食,或果脯含咽。

【现代研究】

1. 未成熟的果实含类黄酮较多,类黄酮具有预防心脏病和减少心肌梗死的作用。

2. 杏中含有丰富的维生素 B_{17},维生素 B_{17} 是极有效的抗癌物质,对癌细胞有杀灭作用。

3. 杏的维生素 C 含量很高,有助于身体吸收铁,可促进胶原蛋白合成,治疗维生素 C 缺乏病,预防动脉硬化,具有抗氧化的作用。

4. 杏肉所含的杏肉多酚具有一定抗氧化活性。

【使用注意】不宜多食,多食易上火,生痈疖。

【文献摘要】

《滇南本草》:治心中冷热,止咳定喘。

《随息居饮食食谱》:润肺生津。

《食物考》:暖脾去冷,止渴益心。

选用技巧

①杏以果大、核小、色泽美、纤维少,无病虫害者为佳。过生的杏酸味浓、甜味不足;过甜的杏则肉质酥软、缺乏水分。②杏的皮薄,应轻拿轻放。③若买回的杏未完全成熟,可找些椿树的叶子铺到存放杏的纸箱里,杏会很快成熟且不变质。④保存杏时,可置于篮中放在干燥通风处。也可将杏放在保鲜袋中,冷藏于冰箱中。

十、葡萄《神农本草经》

为葡萄科植物葡萄的果实。主产于长江流域以北地区,新疆吐鲁番市所产的葡萄中外闻名。夏末初秋时采收,鲜用或干燥备用。

【**别称**】草龙珠、蒲桃。

【**性味归经**】甘、酸,平。归脾、肺、肾经。

【**功效**】补益气血、生津除烦、滋补肝肾、强筋骨、利小便。

【**适应证**】

1. 气血不足之神疲、盗汗、心悸失眠等。葡萄干 50g,桂圆 30g,水煎服。

2. 热病烦渴、声嘶、咽干等。鲜品 100g 生食或鲜品取汁加蜂蜜后,水煎服。

3. 肝肾不足之腰膝酸软无力。葡萄干 100g,人参 100g,放在 1 000ml 白酒中,浸泡 1 个月后服用。

4. 热淋之小便短赤涩痛。葡萄汁、藕汁、生地黄汁、蜂蜜各 100ml,和匀后,煎为稀汤,每次饭前服用 40ml。

【**临床应用**】

1. **寻常疣** 葡萄果长至豌豆大小未成熟时,冰箱冷藏备用,治疗时用锐器刺破表皮,破皮处对准疣体,一边挤压一边涂擦,一次 2 粒,3~4 次 / 日。

2. **烫伤** 鲜品洗净去籽,捣浆,敷于患处,药干即换。也可用干葡萄皮研末,茶水调敷。

【**现代研究**】

1. 葡萄酒、葡萄汁、葡萄皮提取物具有改善心脑血管循环的作用。

2. 葡萄中所含有葡萄多酚,是天然、安全的抗氧化剂。

3. 葡萄及其相关产品具有抗病毒、保肝的作用。

4. 葡萄果肉、葡萄皮、葡萄籽、葡萄干水提物具有抗癌的作用。

5. 葡萄籽与葡萄果肉混合物的甘油提取物可以杀灭细菌、真菌、病毒。

选用技巧

①新鲜的葡萄有果香味,表面有一层白霜,果梗较硬,果梗与果实之间连接紧密。②采摘后存放时间过长的葡萄有酒味。③储存葡萄时可用纸包好,放入冰箱中冷藏。④清洗葡萄时,可在水中加入面粉,将面粉混匀后,用手拎着葡萄的柄,在水中轻轻摆动,或将每粒葡萄连枝剪下,放入面粉水中,数分钟后,将葡萄取出,用清水冲洗干净。

十一、无花果《救荒本草》

为桑科植物无花果的果实。主产于我国新疆、山东、江苏、浙江等地。8~11月采摘,鲜用或干燥备用。

【别称】品仙果、奶酱果、天生子、温仙果、密果。

【性味归经】甘、凉。归肺、大肠经。

【功效】清热解毒利咽、健胃清肠、催乳。

【适应证】

1. 肺热声嘶,咽喉肿痛。无花果干果15g,水煎煮后调冰糖服或无花果鲜品两枚,去皮切片,调入白糖、蜂蜜或冰糖,每日口服3次。

2. 腹痛、腹泻、下利赤白脓血。无花果5~7枚,水煎服。

3. 大便秘结、痔疮。服鲜品数枚或干果捣碎煎汤,加生蜂蜜适量,空腹时温服。或取干果10个炖猪大肠,每周服用2~3次。若为外痔,可鲜品水煎后,清洗患处。

4. 产后乳汁不下。无花果鲜品或干果,炖猪蹄服用;或加瘦肉、红枣,加水煮烂后服用。

【临床应用】

1. **慢性高血压** 取干果10g,开水500ml冲泡后饮用,每日1次。

2. **寻常疣** 用无花果果汁或叶柄折断处的白汁涂擦疣体及周围皮肤,每日2次,每次2分钟,2周为一疗程。

【现代研究】

1. 经体外癌细胞抑瘤率活性测试表明,无花果果实及叶的提取物对皮肤癌、膀胱癌、肝癌具有治疗作用。

2. 无花果成熟果实的水提物具有增强细胞免疫的功能;还具有明显的抗单纯疱疹病毒作用。

3. 无花果所含化学物质具有镇痛作用。

4. 无花果中所含的无花果多糖具有较好的清除自由基和增强抗氧化酶活性的作用。

5. 无花果乙醇提取物对真菌的抑制效果良好,对金黄色葡萄球菌、大肠埃希菌、产气肠杆菌、酿酒酵母、沙门菌、溶血性链球菌、志贺菌等均具有一定抑制作用。

【使用注意】大便溏薄者不宜生食。

【文献摘要】

《滇南本草》:敷一切无名肿毒,痈疽疥癞癣疮,黄水疮,鱼口便毒,乳结,痘疮破烂;调芝麻油搽之。

《食物本草》:开胃,止泄痢。

《本草纲目》:治五痔,咽喉痛。

《随息居饮食谱》:清热,润肠。

选用技巧

①成熟的无花果颜色较暗,质地软,味甜。②尾部开口较小的无花果,保存时间相对较长。③新鲜的无花果可放入塑料袋中平铺密封,放入冰箱冷藏。

十二、白果《本草纲目》

为银杏科植物银杏的种子。主产于四川、云南、湖北、江西等地。秋末果实成熟时采收，除去肉质的外种皮，洗净晒干，去壳生用，或煮(蒸)熟后用。

【别称】银杏、鸭脚子、灵眼、白眼、佛指甲。

【性味归经】甘、苦、涩，平，小毒。入肺、肾经。

【功效】敛肺平喘、止带、缩尿。

【适应证】

1. 咳喘痰多。白果 30g 去壳后加入 500ml 水中，加入冰糖 15g，水煎煮至果仁熟透后，连渣服。每日 1~2 次。

2. 赤白带下，下元虚惫等。取白果、莲肉、梗米各 10g，胡椒 3g，乌鸡 1 只，去除内脏，装入药食，煮烂后，佐餐或空腹食用。

3. 遗尿。将白果炒香，5~10 岁儿童每次 5~7 枚，成人每次 8~10 枚，1 日 2 次，嚼服。

【临床应用】

1. **老年人尿频**　白果 30g、大枣 10 枚，每日 1 剂水煎服，3 日为一疗程。

2. **酒刺**　每晚睡前用温水将患部洗净，将去掉外壳的白果种仁，用刀片切出平面，频搓患部，边搓边削去用过部分，每次用果仁 1~2 粒，用药 7~14 次，酒刺即见消失。

【现代研究】

1. 白果中的有效成分能明显对抗组胺、乙酰胆碱，具有兴奋气管平滑肌作用。

2. 白果的提取物具有耐缺氧、抗疲劳和延缓衰老的作用。

3. 白果含有数种抗菌成分，对多种革兰氏阳性和革兰氏阴性细菌均有抑制作用，对葡萄球菌、链球菌、白喉杆菌等均有不同程度的抑制作用，对结核杆菌的抑制作用不受加热影响，对常见的致病性皮肤真菌亦有不同程度的抑制作用。

4. 白果中的银杏黄酮具有促进脂肪代谢、恢复肝脏脂代谢功能；并具有保护心脑血管系统、提高机体免疫力；抗氧化；诱导癌细胞凋亡、抑制慢性粒细胞白血病成瘤；对抗大鼠心肌缺血再灌注损伤，改善缺血性心律失常的作用。

【使用注意】生食或炒食过量可致中毒，小儿误服中毒尤为常见。

【文献摘要】

《本草品汇精要》：煨熟食之，止小便频数。

《本草纲目》：熟食温肺益气，定喘嗽，缩小便，止白浊；生食降痰，消毒杀虫。

《本草便读》：上敛肺金除咳逆，下行湿浊化痰涎。

《本草从新》：补气养心，益肾滋阴，止咳除烦，生肌长肉，排脓拔毒，消疮疥疽瘤。

选用技巧

①新鲜优质的白果外壳光滑洁白、无霉斑；摇晃白果，如果仁有晃动感，说明白果存放时间过长。②白果买回后要放在通风阴凉处晾干，或剥掉外壳将果仁放在冰箱内冷冻。

十三、柠檬《岭南采药录》

为芸香科植物黎檬或洋柠檬的新鲜成熟果实。我国南部有栽培。榨汁饮或生食。

【别称】黎檬子、柠果。

【性味归经】甘、酸,凉。归胃、肺经。

【功效】生津解暑、和胃安胎、祛斑养颜。

【适应证】

1. 暑热伤津烦渴。鲜柠檬汁、加盐少许,温开水送服或红茶 2g,柠檬半个开水冲泡,加蜂蜜适量饮用。

2. 脘腹气滞,嗳气少食。柠檬 10g,香附 10g,厚朴 10g,水煎服。

3. 妊娠呕吐。鲜柠檬 500g 去皮、核,切小块,放入锅中加 250g 白糖浸渍 24 小时,再用小火煨熬至汁液耗尽,冷却后拌入少许白糖即可食用。每日 1 剂,每日 2 次。还可把新鲜的柠檬放在床旁,晨起嗅之,可缓解孕妇晨吐剧烈的症状。

4. 雀斑、黄褐斑。柠檬 4 个去皮切片,苹果 1 个去心切片,用米酒 1 瓶浸 3 个月以后饮用。也可用柠檬洗净切片后,放入凉开水中 3~5 分钟,取出敷于患处。

【临床应用】

1. **先兆流产便秘** 每天新鲜柠檬 1 个清洗后泡水饮用。

2. **艾滋病** 治疗鹅口疮,20 天为一疗程,前 10 天可将鲜柠檬榨汁 20ml 加入 10ml 水稀释,取一半的液体漱口(在嘴里停留时间为 5 分钟)后将另一半液体含在口中与病灶长时间接触,连续使用 10 天。后 10 天,用纯柠檬汁 2~3 滴涂抹患处,每日 3 次。

3. **糖尿病** 柠檬 30~50g 加鸡肉 100~200g 炖熟后,喝汤或吃肉,每天 1~2 次将其吃完或用鲜柠檬每天 30~50 g 榨汁或泡水饮,每日 3 次,10~15 天为一疗程。相隔 10~15 天后按病情和血糖增高情况再进行第 2 疗程辅助治疗。

4. **血液透析患者皮肤瘙痒** 取新鲜柠檬 1 个,切成 4~5 片,放在 200ml 温开水中浸泡 20 分钟,取消毒纱布 1 块,放入柠檬水中,取出拧至半干,于透析开始时轻轻反复涂抹于瘙痒部位。

【现代研究】

1. 柠檬提取物有抑菌和杀病毒的作用。抑制临床主要的耐药菌,对环境中富集的病毒有消除作用。

2. 柠檬中含有丰富的柠檬酸,能预防尿结石的发生。

3. 柠檬中所含的橙皮苷,具有消炎、抗高血压的作用。

4. 柠檬中所含的圣草枸橼苷具有抗氧化性、降血脂作用。

5. 柠檬提取物中的柠檬苦素、香豆素、类黄酮、单萜类等活性物质具有抗癌的功效。

【使用注意】胃酸过多者忌食。

【文献摘要】

《食物考》:浆饮渴瘳,能辟暑。孕妇宜食,能安胎。

《粤语》:以盐腌,岁久色黑,可治伤寒痰火。

《本草纲目拾遗》:腌食,下气和胃。

选用技巧

①新鲜优质的柠檬果皮光滑、颜色均匀,两端的果蒂是绿色的。②分量重的柠檬水分比较充足。③完整的柠檬在常温下可以保存一个月左右,也可用保鲜纸包好后放入冰箱储存。④柠檬汁可盛放在容器中,把口封紧后放入冰箱冷藏,也可将柠檬汁倒入冰格中放入冰箱冷冻。

十四、苹果《滇南本草》

为蔷薇科植物苹果的果实,我国东北、华北、华东等地广为栽培。9~10 月间,果实成熟时采摘。

【别称】蔡子、频婆、频果、天然子、柰子。

【性味归经】甘、酸,凉。归脾、胃、心经。

【功效】润肺生津、除烦醒酒、开胃止泻。

【适应证】

1. 肺燥干咳、热病津伤、咽干口渴、夏季外感发热等。鲜品数只生食,或冰糖炖服,或捣汁服用。

2. 饮酒过多。生食或捣汁服用。

3. 病后胃纳不佳或食后脘胀不舒。饭后生食。

4. 慢性腹泻。苹果 1 个,切片后煎汤服用。

【临床应用】婴幼儿腹泻。先煮好白粥待用,取新鲜苹果洗净,去皮,去核,切碎后放入热白粥煮 5~10 分钟,用苹果粥代替普通婴幼儿饮食,婴幼儿每天苹果的用量为:1 岁以内 100~150g,1~2 岁以上 150~250g,2 岁以上 250~350g。

【现代研究】

1. 苹果皮和苹果果肉中所含的多酚类物质具有以下作用对血管紧张肽转化酶抑制活性高,具有防治心血管疾病的作用;抑制幽门螺杆菌,保护胃黏膜,有效改善由幽门螺杆菌引起的慢性肠胃感染;抑制龋齿菌转葡萄糖基酶的作用,可防止牙垢的形成,抑制甲硫醇产生,具有良好的抑制口臭作用;增强肌力,减少内脏脂肪,抑制葡萄糖的运输,可有效控制体重,有助减肥;在水产加工中加入苹果中的苹果多酚,鱼腥味会受到抑制。

2. 苹果中所含的锌是构成与记忆力息息相关的核酸和蛋白质不可少的元素。

3. 苹果中含有镁元素,对儿童性腺、脑下垂体的发育起着重要作用。

4. 苹果果肉中的提取物具有抗辐射作用。

5. 苹果皮的提取物具有降血糖和降血脂的作用。

6. 苹果皮中所含的三萜成分熊果酸在体外试验中对癌细胞生长有很强的抑制性。

7. 苹果中的果胶纤维素具有很强的吸附作用,能够吸附和除掉胃肠内的细菌、细菌毒素和其他有毒物质,如铅、汞等。

【使用注意】不宜多食,多食令人腹胀。

【文献摘要】

《滇南本草》:炖膏食之生津。

《食疗本草》:主补中焦诸不足气,和脾,卒患食后气不通,生捣汁服之。

《随息居饮食谱》:润肺悦心,生津开胃,醒酒。

选用技巧

①新鲜优质的苹果有天然清新的果香味,表皮光洁无痕,色泽鲜艳,软硬适中,水分含量高,质脆多汁,苹果蒂为浅绿色。②存放时间过长的苹果,无果香味或果香味较淡,苹果蒂为枯黄色或黑色。③清洗苹果时,可将苹果表面浸湿后,涂抹盐或牙膏,来回搓数分钟后,用清水冲洗干净即可。④保存苹果要注意干燥、低温。苹果买回后,可将苹果浸泡在盐水中,取出用毛巾擦干后放进保鲜袋,再放入冰箱内冷藏。

十五、橘《神农本草经》

为芸香科植物橘及其栽培变种的成熟果实。产于福建、安徽、湖北、四川等地。秋、冬季采收,去皮取瓤用。

【别称】橘子、橘实、黄橘。

【性味归经】甘、酸,平。归胃、肺经。

【功效】理气和中、生津润肺。

【适应证】

1. 胸腹胀闷、脾胃气滞、呕逆食少等。用橘鲜品去皮、核,生食。若伤食生冷,泄泻不止,可用鲜橘以蜜糖浸渍成橘饼,取橘饼1个,切成薄片,用沸水泡出汁,饮汤食饼。

2. 肺胃阴伤、口中干渴。橘子去皮取汁,加等量凉开水稀释,加入白糖适量饮用。

3. 咳嗽。①取鲜橘2 000g,去皮核绞汁,加热熬至浓稠状,加入蜂蜜1 000g搅匀,熬至膏状,冷却装瓶。每次20ml,每日2次,连服数日。②川贝15g,橘子2个,用水浸泡半小时后文火煮20分钟,加冰糖或蜂蜜适量,喝汤食橘瓣,每日三次,每次吃橘子两个,喝汤200ml。

【临床应用】

1. **糖尿病** 橘络晒干磨细后加入适量膳食纤维,充分混合后加水调匀后服用,每天3次,每次5g,30天为一疗程。

2. **婴幼儿由于食积、外感风寒所引起的咳嗽** 取一个橘子在有凹陷的一面用刀挖洞,滴香油少许,用手轻捏,使香油均匀地进入橘瓣中,用文火烤,烤到油发出咝咝声,橘子下部1/3的皮变得焦黑后将橘取出,稍凉一会儿把皮剥开,趁热服用。

3. **乳腺增生** 橘核15g、橘络1~3g开水冲泡后服用,可缓解疼痛等症状。

【现代研究】

1. 橘果肉中所含的维生素 B$_1$ 和维生素 P 具有降血脂和抗动脉硬化的作用。

2. 橘子所含的橘皮苷,可以降低血压、扩张心脏的冠状动脉。

3. 橘子中含有丰富的维生素 C,可以增加人体中抗体的活跃性,提升免疫力。

4. 橘络中所含的芦丁,能使血管保持正常弹性和密度,减少血管壁的脆性和渗透性,预防毛细血管渗血,预防高血压患者发生脑出血及糖尿病患者发生视网膜出血。

5. 橘核中含有的柠檬苦素具有镇痛作用,此外,柠檬苦素具有显著的抗肿瘤作用,能够抑制肺癌、肝癌、乳腺癌、结肠癌、胃癌等多种肿瘤的生长。

【使用注意】不宜过量食用,阴虚燥咳及咯血、吐血者慎用。

【文献摘要】

《日华子本草》:止消渴,开胃,除胸中膈气。

《医林纂要》:除烦,醒酒。

《饮膳正要》:止呕下气,利水道,去胸中痰热。

选用技巧

①优质的橘皮薄、透过橘皮能闻到果香味,果皮光滑、没有突起的斑点、没有伤痕。橘底部捏起来质软有弹性,橘子蒂为绿色。②未成熟的橘,皮厚、质硬、味酸。③保存橘时,可在水中加入小苏打,把橘放在此溶液中清洗后,捞出放在通风处晾干,再放入保鲜袋密封保存。也可加水熬大蒜汁晾凉后,把橘放在里面浸泡数分钟,取出风干即可。

十六、梨《新修本草》

为蔷薇科植物白梨、沙梨、秋子梨等栽培品种的果实。产于全国大部分地区。秋季果实成熟时采收。鲜用或切片晒干用。

【别称】果宗、快果、蜜父、玉乳、杜梨、甘棠。

【性味归经】甘、微酸,凉。归肺、胃经。

【功效】清肺化痰、清热生津、除烦醒酒。

【适应证】

1. 热咳或燥咳、久咳不止。可用本品配川贝母、冰糖同蒸,将梨与汁服。

2. 热病津伤口渴。生梨切碎,捣取汁饮服,或熬成雪梨膏服用,或选用《温病条辨》五汁饮,取梨汁、荸荠汁、芦根汁、鲜藕汁,麦冬汁各等份和匀,凉服或温服。

3. 酒后烦渴。鲜梨取汁饮。

【临床应用】

1. **中老年慢性支气管炎**　优质冬梨 1 个,冰糖 20~30g,土蜂蜜 20g,川椒 5g,白矾 1~3g,熟猪油 15~20g。将冬梨洗净后去皮,然后将梨尾部下 2~3cm 处横切,去除梨核,使梨成为空心状,放入冰糖、土蜂蜜、川椒、白矾及熟猪油,合上梨尾,置梨于碗内,文火蒸煮 30~50 分钟,煮好后稍凉即可食用,每次 1 梨,每天 1 次,连服 1~2 个月。服药梨期间禁食刺激性食物,禁吸烟,避风寒。

2. **预防便秘**　150~180ml 鲜梨汁每天 2 次,餐后服用,连续服用 14~30 天。

【现代研究】

1. 梨所含的配糖体及鞣酸等成分,能祛痰止咳。

2. 梨所含的化合物具有一定的抗炎活性。

3. 梨中的果胶含量很高,有助于消化、可通利大便。

4. 梨中含有丰富的多酚类物质,具有良好的抗氧化、抗溃疡作用。

5. 梨中的提取物具有抗癌作用。

【使用注意】过食伤脾胃、助阴湿,故脾虚便溏、呕吐清水、寒嗽者忌服。

【文献摘要】

《滇南本草》:治心中冷热,止渴定喘,解瘟疫。

《随息居饮食谱》:润肺生津。

《食物考》:曝脯去冷,止渴益心。

选用技巧

①优质梨成熟适度,新鲜饱满,大小均匀适中,果形端正,因品种不同而呈青、黄、月白颜色,带有果柄,肉质细腻,质地脆而鲜嫩,汁多,味甜或酸甜,无霉烂、冻伤、病灾害或机械伤。②清洗梨时,应先把梨放在苏打水中浸泡20分钟左右,再用清水洗净。③贮藏梨的适宜温度为 −1~2℃,温度过低会使梨发生冻伤。在冰箱中保存梨,适宜温度为 0~5℃。

十七、柿子《滇南本草图说》

为柿子科植物柿的果实。主产于河南、山东等地。秋、冬季采收,经脱涩红熟后用或柿子整个晒干之后可以制成柿饼用。

【别称】米果、猴枣、柿。

【性味归经】鲜品:甘、涩,凉。柿饼:甘、平,微温。归肺、胃、大肠经。

【功效】鲜品:清热润燥、生津止渴。柿饼:和胃、涩肠、止血。

【适应证】

1. 燥热咳嗽、咯血。柿子鲜品 1~2 个,去皮生食。或用柿饼三个焙焦研末,冲开水服下。

2. 胃热伤阴,烦渴口干。用未成熟的鲜柿 250g,切片捣碎后取汁,用开水分两次冲服。

3. 恶心、呕吐。柿饼 1~2 个,捣成泥状,每次 10g,开水送服,或蒸熟连食数日。

4. 体虚吐血,干咳咯血,久痢便血,小便带血,痔疮下血等。柿饼 2~3 个去蒂切小块,大米 100g,加入水适量煮粥服用。

【临床应用】

1. **烧、烫伤**　可用柿鲜品捣成泥,敷患处或柿皮烧成炭,磨成粉,用植物油调和,敷患处。

2. **皮肤化脓性感染**　将秋季熟软的柿采收后,去皮、子制成糊状,加入少量防腐剂山梨酸钾分装几瓶,高温处理后用蜡封口备用。伤口经常规消毒清创后将柿子糊均匀涂抹,盖上无菌纱布用胶布固定,每日换药 1 次。

3. **过敏性紫癜**　柿鲜品 30g 水煎服,每天 1 次。

4. **带状疱疹**　取色青味涩的柿鲜品,用石臼捣烂,绞汁,去渣,盛于干净容器中。用消毒棉签蘸汁涂抹患处,每天 3~4 次,于皮损结痂、症状消失时停用。

5. **地方性甲状腺肿**　柿未成熟时,捣取汁冲服,连服 5~7 周。

6. **血尿**　灯芯草 6g,柿饼 2 个,水 300ml,煎煮至 100ml 后加白糖适量温服,柿饼食之,每日两次。

【现代研究】

1. 去糖的柿子果汁有很强的杀菌作用。

2. 柿中的活性物质能直接作用于血管,有短暂的收缩血管作用。

3. 现代研究发现 100g 新鲜柿子含碘 50mg,碘是人体内合成甲状腺激素的重要原料,食用柿子可以补碘。

4. 柿果肉中含有大量的可溶性膳食纤维、类胡萝卜素和多酚类物质,因此柿子具有降血脂和抗氧化的特性,可抗动脉硬化,预防心血管疾病。

5. 柿子中的提取物具有抗肿瘤、抗老化的作用。

【使用注意】食柿子不宜过量,不宜空腹或与酸性药物同吃。缺铁性贫血的患者不宜食柿,不可与螃蟹同食。

【文献摘要】

《名医别录》:软熟柿解酒热毒,止口干,压胃间热。

《日华子本草》:润心肺,止渴,涩肠,疗肺痿,心热,嗽,消痰,开胃。亦治吐血。

《随息居饮食谱》:鲜柿,甘寒养肺胃之阴,宜于火燥津枯之体。柿霜乃柿之精液,甘凉清肺。治吐血,咯血,劳嗽,上消,咽喉、口舌诸病甚良。

选用技巧

①优质柿子个大、无斑点、无裂痕。②若想买了就吃,可选择软柿,优质的软柿表皮橙红,无破损,整体同等柔软。③若准备放一段时间再食用,可选择生柿子,优质的生柿子表皮青,手感硬实。④保存柿子时,若为软柿,应当即买即吃。若为硬柿,可放在通风阴凉处。

十八、香蕉《本草纲目拾遗》

为芭蕉科植物大蕉和香蕉的果实。主产于我国台湾、广东、广西、云南、福建、四川等地。秋季采收。

【别称】甘蕉、蕉子、蕉果。

【性味归经】甘,寒。归脾、胃、肺、大肠经。

【功效】清热滑肠、润肺止咳。

【适应证】

1. 痔疮出血、大便干结。香蕉两个,不去皮,炖熟,连皮食之。

2. 肺燥咳嗽日久。香蕉 1~2 个,冰糖炖服,每日 1~2 次,连服数日。

【临床应用】

1. **持久性腹泻** 青香蕉煮熟后食之。

2. **胃溃疡** 香蕉鲜品适量服用。

3. **抑郁症** 香蕉鲜品适量服用。

4. **咽喉病痛** 取去皮香蕉两根,百合 12g,冰糖适量,加水炖服。

【现代研究】

1. 香蕉含钾量高,可使人体维持电解质平衡及酸碱代谢平衡,具有维持血压稳定和预防心血管疾病的作用。

2. 香蕉含镁量高,镁是细胞液中重要的阳离子,可以激活人体生理活动的众多酶系,还可以缓解骨质疏松。

3. 香蕉中含有能防治消化溃疡的化学物质,能刺激胃肠道黏膜细胞的生长繁殖,从而修复各种溃疡病损。

4. 香蕉中含有 5- 羟色胺及合成 5- 羟色胺的物质,具有抗抑郁的作用。

5. 香蕉中的果胶和纤维素能吸附肠道中的毒素、重金属、细菌使之随粪便排出,同时还可增加肠道蠕动和吸附水分。

6. 香蕉具有增加白细胞,改善免疫系统的功能。

7. 香蕉皮中含有蕉皮素,有抑菌的作用。

【使用注意】不宜空腹食用,脾胃虚寒者慎用。

【文献摘要】

《日用本草》:生食破血,合金疮,解酒毒。

《本草求原》:止渴润肺解酒,清脾滑肠。

《本草纲目》:除小儿客热,压丹石毒。

选用技巧

①成熟的香蕉,果皮鲜黄光亮,两端带青色。果皮全为青色的为过生果,果皮为黑色的为过熟果。②优质香蕉口感甜香、柔软糯滑,果皮光滑,无病斑、无创伤、果皮易剥离,两指轻捏果身有弹性。③用化学物质催熟的香蕉没有果香味,甚至有异味,易腐坏。④香蕉宜放在室内阴凉、干燥、通风处存放,悬空挂起来保存时间更长。冬天贮藏时,环境温度不能低于 11℃,易发生冻伤,可用报纸包住存放。不可将香蕉放入冰箱冷藏。

十九、枇杷《名医别录》

为蔷薇科常绿小乔木植物枇杷的果实。产于全国各地。果实按色泽分为红砂枇杷和白砂枇杷两类,每年 4~5 月果实成熟时采收。

【别称】金丸、琵琶果。

【性味归经】甘、酸,凉。归肺、脾、胃经。

【功效】润肺止咳、降逆止呕。

【适应证】

1. 肺痿咳嗽吐血,暑热声音嘶哑、口渴,肺热咳嗽。鲜品生食或鲜枇杷果肉 60g,冰糖 30g。水煎服。

2. 胃气上逆之呕吐呃逆。鲜枇杷 100g,去皮,将果肉与核一同入水煎汤,顿服或分两次服用,连服 1~3 天。

【临床应用】

1. **顽固性咳嗽**　鲜枇杷果洗净晾干,放入容器内加蜂蜜浸泡,密封后放于凉暗处,泡至枇杷完全脱色后即可。用时取泡好的枇杷蜂蜜 1 汤匙,含于咽部慢慢咽下,服后短时间内不要进食,让药液尽量黏附于咽部,每日 3 次。

2. **祛暑热**　枇杷鲜品、百合、银耳煎煮后饮用。

【现代研究】

1. 枇杷中含有苦杏仁苷,其含量仅次于在杏仁中的含量。经内服后,在肠道菌丛 β- 葡萄糖苷酶的作用下,苦杏仁苷被水解成氢氰酸和苯甲醛,氢氰酸可使呼吸运动趋于安静而达到镇咳平喘的作用,苯甲醛可进一步转化为类似阿司匹林、苯甲酸的物质,具有镇痛的作用。苦杏仁苷具有辅助性抗肿瘤作用,将其作用于晚期癌症患者,可以改善症状及延长存活期。

2. 枇杷中所含的枇杷苷具有良好的抗炎、止咳作用。

3. 枇杷中所含有机酸,可以刺激消化腺分泌,增进食欲、助消化吸收及止渴解暑。

4. 枇杷果皮、果肉和核仁的乙醇提取物和水提取物都具有很强的抗氧化作用。

5. 枇杷提取物在体外对大肠埃希菌、金黄色葡萄球菌及白色念珠菌的抑制作用。

6. 枇杷中所含的有机酸,能刺激消化腺分泌,增进食欲、帮助消化吸收、止渴解暑。

【使用注意】多食助湿生痰,脾虚者忌用。

【文献摘要】

《食疗本草》:利五脏。

《本草元命苞》:除肺热在上焦,止吐逆于胸膈。

《滇南本草》:治肺痨痨伤吐血,咳嗽吐痰,哮吼。又治小儿惊风发热。

选用技巧

①成熟的枇杷果皮金黄,底部有五星状凹陷,未成熟或缺乏光照的枇杷果皮为淡黄色或青黄色。②优质枇杷表皮茸毛完整,存放时间过长的枇杷表皮茸毛脱落。③枇杷应存放在干燥通风处,不宜放入冰箱贮存。

二十、猕猴桃《开宝本草》

为猕猴桃科植物猕猴桃的果实。产于河南、江苏、安徽、浙江、湖南、湖北、四川、云南等地。8~10月果实成熟时采摘。

【别称】羊桃、阳桃、猕猴梨、藤梨、木子、猴子梨、毛梨、金梨、奇异果。

【性味归经】甘、酸,寒。归肾、胃、膀胱经。

【功效】清热生津、健胃、通淋。

【适应证】

1. 消渴、烦热。猕猴桃果60g,天花粉30g,水煎服。

2. 食欲不振,消化不良。取猕猴桃干果100g,水煎服。若伴呕逆者,可鲜品绞汁,加生姜汁服用。

3. 石淋。鲜品生服或绞汁后服用。

【临床应用】鼻咽癌、肺癌、乳腺癌等。方法1:将猕猴桃鲜果浸泡于温开水中,反复洗净,剥开猕猴桃外皮即可食用。每日3次,每次2个,缓缓细嚼,徐徐食用;方法2:猕猴桃500g洗净,去皮切丁放入锅中,加水适量,小火煮至八成熟时,加入蜂蜜100ml,再煮至熟透收汁,待冷后装瓶备用;方法3:将150g猕猴桃洗净去皮,包入纱布内挤汁备用,在锅中加水适量,放入白糖25g,水烧开后,放入备好猕猴桃汁,待水再次烧开后,用湿淀粉勾芡,出锅晾凉即成猕猴桃羹,每日服2次。

【现代研究】

1. 猕猴桃含有丰富的维生素C,每100g猕猴桃鲜果中VC含量相当于苹果20~84倍,维生素C可保护细胞,提高人体免疫力的作用。

2. 猕猴桃中含有大量的多酚类成分,具有明显的抗氧化活性。

3. 猕猴桃含有丰富的抗坏血酸物质对癌变具有抑制作用。研究表明中华猕猴桃汁可以阻断大鼠和健康人体内 N- 亚硝基脯氨酸的合成,从而达到防癌、治癌的目的。

4. 猕猴桃富含维生素 E,维生素 E 可保持血管清洁状态,具有调节血脂的作用,可抑制人体脂褐素的沉积,起到延缓细胞衰老的作用。

5. 猕猴桃中含有大量的叶酸,孕妇服用可预防胎儿神经管畸形。

6. 猕猴桃多糖具有抗轮状病毒感染的作用,是一种有效的免疫调节剂。

7. 中华猕猴桃中的蛋白酶在 20mg/kg 剂量下能显著抑制角叉菜所致炎性肿胀,具有抗炎的作用。

8. 猕猴桃富含的粗纤维具有解毒功能,人体内毒素可附着在纤维素上随大便排出体外,具有润肠通便的作用。

【使用注意】脾胃虚寒者慎用。

【文献摘要】

《开宝本草》:止暴泻,解烦热。

《食疗本草》:去烦热,止消渴。

《全国中草药汇编》:调中理气,生津润燥,解热除烦。治消化不良,食欲不振,吐,烧烫伤。

选用技巧

①优质猕猴桃为椭圆形,果皮为绿色、颜色均匀,果毛细而不易脱落,果脐小而圆并且向内收缩。②成熟的猕猴桃软硬适中,切开后果心翠绿。③在猕猴桃成熟的过程中,若过多使用膨大剂,猕猴桃可呈直桶状,果身变粗,尖端肥大。④保存猕猴桃时可将猕猴桃放在纸盒或纸袋中,置于阴凉处,不宜存放在通风处,易造成水分流失。

二十一、桑葚《新修本草》

为桑科落叶乔木桑树的成熟果穗。全国大部分地区均产,以南方育蚕区产量较大。4~6 月果穗红熟时采收。洗净,捻去杂质,晒干。生用,或加密熬膏用。

【别称】葚、桑果、桑实、桑粒、乌椹、黑椹、桑枣。

【性味归经】甘、酸,寒。归肝、肾经。

【功效】补益肝肾、滋阴养血、乌须润肠。

【适应证】

肝肾不足所致耳鸣失聪,视物昏花,须发早白等。将本品 5 000g 捣汁煎汤,将大米 3 000g 煮半熟,沥干后与桑葚汁搅拌均匀,蒸熟后放入酒曲适量搅匀,装入瓦坛保温发酵后,即成桑葚酒,加开水冲服或加水煮热后服用,每次服用 30~50ml。或桑葚鲜品适量服用。

【临床应用】

1. **老年便秘及睡眠障碍** 取相当桑葚干品 50g 的水提浸膏配成糖水剂 250ml,每天 1 次,5 天为一疗程。

2. **咽炎** 采用成熟果实,每次 20~25 粒,半小时内服完,不饮水,每天 2 次,3 天为一疗程。

【现代研究】

1. 桑葚中含硒较为丰富。硒可参与酶的合成,保护细胞膜的结构与功能,具有抗氧化作用。硒还具有较好的抗癌、防癌作用,可提高学习记忆力。

2. 桑葚中含有多种氨基酸,包括7种必需氨基酸和12种非必需氨基酸,氨基酸种类较全。

3. 桑葚中所含的黄酮类物质物有降血脂、抗动脉粥样硬化等的作用。

4. 桑葚中所含的桑葚多糖MFP50和MFP90可以降低血糖,调节血脂,改善胰岛素抵抗。

5. 从桑葚中提取的花青素-3-葡萄糖苷具有抗氧化、清除自由基、抗炎和抗肿瘤等作用,对癫痫模型小鼠具有一定的保护作用。

6. 桑葚中的桑葚花色苷能抑制癌细胞的转移。

7. 桑葚水煎液能增强小鼠的免疫功能。

【使用注意】 脾胃虚寒、大便溏薄者忌用。

【文献摘要】

《新修本草》:单食,主消渴。

《滇南本草》:益肾脏而固精,久服黑发明目。

《随息居饮食谱》:滋肝肾,充血液,祛风湿,健步履,息虚风,清虚火。

选用技巧

①优质桑葚色紫黑,果肉饱满、厚实,质油润,没有渗液。若桑葚颜色较深,味道较甜,而桑葚内部并未成熟,则可能是经过染色的桑葚。②桑葚表皮较薄,应轻拿轻放。清洗桑葚时可先用自来水连续冲洗几分钟,再浸泡于加入少许盐的淘米水中15分钟左右,用清水洗净后即可食用。③桑葚含水量在80%以上,为较难贮藏的果蔬之一,故桑葚应即买即吃,若需长时间保存可进行腌制或熬成果酱。

二十二、西瓜《日用本草》

为葫芦科植物西瓜的果实。产于全国各地。每年夏季果实成熟时采收,鲜用。

【别称】 寒瓜、夏瓜、水瓜、天生白虎汤。

【性味归经】 甘,寒。归心、胃、膀胱经。

【功效】 清热解暑、利尿除烦。

【适应证】

1. 暑热、热病伤津烦渴。西瓜鲜品榨汁后饮用,每次150~300ml。

2. 心火上炎之心烦、口疮、舌赤以及湿热蕴结下焦之小便短赤、小便频数等。西瓜鲜品榨汁后饮用,每次150~300ml。

【现代研究】

1. 西瓜瓤和西瓜皮醇提取的混合物对链佐星诱导的大鼠具有降低血糖、增高胰岛素水平,从而产生抗糖尿病的作用。

2. 西瓜提取物具有抗氧化性,可以清除自由基,从而起保护细胞的作用。

3. 西瓜含有丰富的番茄红素,番茄红素可以降低前列腺癌、胃癌、皮肤癌、乳腺癌等癌症的发生率。

4. 西瓜中含有大量瓜氨酸,瓜氨酸进入人体后可增加流入阴茎海绵体的血液量,从而促进男子性功能。

【使用注意】多食能积寒助湿,凡中寒湿盛者慎用。

【文献摘要】

《日用本草》:消暑热,解烦渴,宽中下气,利小水,治血痢。

《饮膳正要》:主消渴,治心烦,解酒毒。

《本经逢原》:西瓜,能引心包之热,从小肠、膀胱下泄。能解太阳、阳明中热及热病大渴,故有天生白虎汤称。

选用技巧

①优质西瓜瓜形端正,脐部和瓜蒂凹陷较深,瓜皮坚硬饱满,表面花纹清晰整齐。②未成熟的西瓜水分含量多,分量较重;成熟的西瓜,因瓜肉细脆,分量相对轻一些。③正常成熟的西瓜有果香味,汁多味甜、口感好、西瓜子黑,可以保存一周以上;用激素催熟的西瓜不仅没有果香味,还有异味,汁少,几乎没有甜味,西瓜子瘪白,仅可保存两天。④保存西瓜时,若为完整未切开的西瓜,可将瓜的表面用清水洗净晾干,然后用软布蘸酒精涂拭瓜皮表面,以瓜自然生长的姿势置于阴凉通风处;若为切开的西瓜,最好尽快吃完,若吃不完可用保鲜膜包好放进冰箱冷藏。

二十三、花生《滇南本草图说》

花生为豆科植物落花的种子。全国各地均有栽培。秋末挖取果实,剥去果壳,取种子晒干。

【别称】落花生、落花参、番豆、土露子、长生果、落地松、地果。

【性味归经】甘、平。归脾、肺经。

【功效】健脾养胃、润肺化痰、催乳。

【适应证】

1. 脾虚少食,消瘦乏力。煮食或与赤小豆、大枣同食。

2. 久咳、秋燥,小儿百日咳。花生(去嘴尖),文火煎汤调服。

3. 缺乳。花生米150g,猪前蹄1条共炖服。

【临床应用】

1. **各种出血症** 花生衣18g,红枣10枚,水煎,每日1剂。

2. **治疗慢性气管炎** 花生衣100g,加水煎约10小时以上,过滤,浓缩到100ml,加糖。每日2次分服,10日为一疗程。

3. **产后气血不足、乳汁少** 花生米100g,猪前蹄1条共炖服。

【现代研究】

1. 花生红衣中的白藜芦醇,具有保护缺氧心脏、预防动脉粥样硬化、扩张血管、改善微循环的作用;从花生红衣中提取出的原花青素具有良好的抗氧化、抑菌、抗肿瘤、降血脂、降血糖等多种生理学功能。

2. 花生内皮含有抗纤溶酶,可防治各种外伤出血、肝病出血、血友病等。花生衣的95%乙醇总提物对正常小鼠及凝血障碍小鼠均有明显的止血作用。

3. 花生糊对大鼠应激性溃疡胃黏膜有明显的保护作用。其主要活性成分花生多肽可降低血管紧张素Ⅱ的水平,增加胃黏膜血流量。

4. 花生籽仁中谷氨酸和天冬氨酸含量较高,对促进脑细胞的发育和增强记忆力有良好的作用。

【使用注意】体寒湿滞及肠滑便泄者不宜服。发霉的花生含有黄曲霉菌,不能食用。

【文献摘要】

《滇南本草》:盐水煮食治肺痨,炒用燥火行血,治一切腹内冷积肚疼。

《滇南本草图说》:补中益气,盐水煮食养肺。

《本草备要》:补脾润肺。

《医林纂要》:和脾,醒酒,托痘毒。

选用技巧

①花生以色泽分布均匀,颗粒饱满、形态完整,肥厚而有光泽者为佳,鲜花生还有一种特有的气味。②鲜花生应在干燥、低温和密闭环境下保存。若受潮变霉,可产生致癌性很强的黄曲霉菌毒素。

二十四、荸荠《日用本草》

荸荠为莎草科植物荸荠的球茎。产于我国南方各地。秋季、冬初采收。洗净鲜用或风干备用。

【别称】马蹄、凫茈、乌芋、地粟。

【性味归经】甘,寒。归肺、胃经。

【功效】清热生津、消积化痰。

【适应证】

1. 热病津伤口渴。单用绞汁服,或配梨汁、藕汁、芦根汁、麦冬汁同用,增强其生津止渴之功。

2. 阴虚肺热,咳嗽痰多,食积不消。鲜荸荠10g,鲜萝卜250g,捣烂后取汁液,加入麦冬15g煎服。

3. 湿热黄疸,小便不利。荸荠120g,打碎,煎汤代茶。

【临床应用】

1. **高血压,眩晕耳鸣,头痛面赤**　荸荠20个,洗净,去皮切片。绿豆50g洗净,加水400ml,先用大火烧开后,加入红糖,转用小火煮至绿豆酥烂。分1~2次食用。

2. **慢性支气管炎,咳嗽咽干**　荸荠100g,去皮洗净捣烂,百合20g洗净,雪梨去皮核,洗净切碎,加水500ml,大火烧开后,加入冰糖,转用小火再煮10分钟,分1~2次食用。

【现代研究】

1. 荸荠含有一种不耐热的抑菌成分——荸荠英,荸荠英对金黄色葡萄球菌、大肠埃希菌及产气杆菌均有抑制作用。

2. 荸荠皮粗提物对大肠埃希菌、金黄葡萄球菌、枯草芽孢杆菌具有较强的抗菌活力,且具有较好的热稳定性。

3. 荸荠皮提取物能阻断亚硝胺合成,清除亚硝酸盐,具有一定程度的防癌作用。

【使用注意】脾胃虚寒及血虚者慎用。荸荠生食时应洗净,以沸水烫过,削皮再吃,以防止感染姜片虫。

【文献摘要】

《日用本草》:下五淋,泻胃热。

《名医别录》:主消渴,痹热,热中,益气。

《滇南本草》:治腹中热痰,大肠下血。

《本草求真》:盖以味甘性寒,则于在胸实热可除,而诸实胀满可消;力善下行,而诸血痢血毒可祛。是以冷气勿食,食则令人每患脚气。

选用技巧

①荸荠以个大、肥嫩者为佳。宜选用颜色红,捏上去较硬,表面没有破损的荸荠。②荸荠背面中心处最易腐烂,如有明显的裂开状黑洞,则不宜选用。③荸荠放在锅里煮10~15分钟,皮很容易剥落。④鲜荸荠不用水洗,放在通风处保存,或放在冰箱里保存。

二十五、莲子《本草经集注》

莲子为睡莲科植物莲的成熟种子。生于水泽、池塘、湖沼或水田内,野生或栽培,我国大部地区有分布,主产于湖南、湖北、福建、江苏等地。9~10月采收成熟莲子,去皮,鲜用或晒干备用。

【别称】藕实、水芝丹、莲实、泽芝、莲蓬子、莲肉。

【性味归经】甘、涩,平。归脾、肾、心经。

【功效】补脾止泻、益肾固精、养心安神。

【适应证】

1. 久痢不止。老莲子100g(去心),研末,每服5g,陈米汤调下。

2. 病后脾弱,不消水谷。莲肉、粳米各炒200g,茯苓100g,共为末,砂糖调和。每用50g,白汤送下。

3. 心经虚热,小便赤浊。莲肉(连心)300g,炙甘草50g,研为细末。每服10g,灯芯草煎汤调下。

【临床应用】

1. **高血压,目赤昏花** 莲子心1.5g,菊花6g,开水泡,代茶饮。

2. **肾虚遗精,失眠多梦** 莲子9g,山药15g,银耳6g,加水适量,煎汤至软烂,打入鸡蛋1~2个,加砂糖适量调味后服用。

【现代研究】

1. 莲子多糖可提高免疫抑制小鼠腹腔巨噬细胞和脾细胞分泌的白细胞介素1α、白细胞介素Ⅱ活性,降低血清可溶性白细胞介素Ⅱ受体水平,具有较好的增强免疫效果。

2. 莲子心有一定的降低血糖及调节血脂作用。

3. 莲子心提取物具有一定的对抗实验性心律失常的作用。

4. 莲子乙醇提取物有明显的抗抑郁作用,其发挥抗抑郁作用的成分主要为莲心碱、甲基莲心碱、异莲心碱。

【使用注意】中满痞胀及大便燥结者,忌服。

【文献摘要】

《神龙本草经》:主补中、养神、益气力。

《本草纲目》:交心肾,厚肠胃,固精气,强筋骨,补虚损,利耳目,除寒湿,止脾泄久痢,赤白浊,女人带下崩中诸血病。

《本草备要》:清心除烦,开胃进食,专治噤口痢、淋浊诸证。

《随息居饮食谱》:镇逆止呕,固下焦,愈二便不禁。

选用技巧

①优质的莲子呈自然白色,颗粒圆整饱满、干爽,表面有一点皱皮或未处理干净的红皮,经水蒸会发生膨胀,散发出清香。②添加了化学制剂的莲子过白,几乎不膨胀,且有一种碱味。③莲子应存于干爽处,忌受潮受热,受潮容易虫蛀,受热莲芯的苦味会渗入莲肉。

二十六、芡实《本草纲目》

芡实为睡莲科植物芡的成熟种仁。分布于东北、华北、华东、华中及西南等地。9~10月间分批采收,去掉硬壳,取出种仁,晒干备用。

【别称】卵菱、鸡头实、鸡头苞、刺莲蓬实。

【性味归经】甘、涩,平。归脾、肾经。

【功效】补脾止泻、固肾摄精。

【适应证】

1. 脾虚泄泻。芡实、莲子米各 500g,分别炒黄,研为细末,加藕粉 250g,拌匀,每次取 30g,加白糖适量调匀,煮成糊状,每日 3 次。

2. 肾虚遗精。芡实 30g 炒黄,研成粉,另加牡蛎 30g,煎汤送服,每日早晚各 1 次。

【临床应用】

1. **小便频数** 芡实 30g,米酒 30g,加水煎,睡前服,每晚 1 次。

2. **大便溏泄,脱肛** 猪大肠 1 付,芡实、黄芪各 30g。诸味洗净,煲汤佐膳。

【现代研究】

1. 芡实提取物能降低小鼠胃黏膜中丙二醛(MAD)的含量,增加超氧化物歧化酶(SOD)的活性,提高前列腺素 E_2(PGE$_2$)的含量,从而达到对胃黏膜的保护作用。

2. 芡实多糖能明显提高小鼠的运动能力和心肌的抗氧化能力;具有抗氧化及抑制 DNA 氧化损伤的能力。

3. 芡实提取物能抑制神经细胞凋亡,有延缓脑衰老的功效。

4. 芡实提取物能够改善心肌细胞缺血情况,提高心室的功能并减小梗死面积,可能与芡实中含有的活性成分糖脂类化合物有关。

5. 芡实醇提物具有降低糖尿病肾病大鼠尿蛋白的作用,该作用可能与其抗氧化能力有关。

【使用注意】大小便不利者禁服;食滞不化者慎服。

【文献摘要】

《本草纲目》:止渴益肾。治小便不禁,遗精,白浊,带下。

《神农本草经》:主湿痹腰脊膝痛,补中除暴疾,益精气,强志,令耳目聪明。

《日用本草》:止烦渴,治泻痢,止白浊。

《本草从新》:补脾固肾,助气涩精。治梦遗滑精,解暑热酒毒,疗带浊泄泻,小便不禁。

选用技巧

①芡实以颗粒完整,饱满均匀,断面色白,粉性足,无破碎,干燥无杂质,无虫蛀,无霉味、酸臭、硫黄味者为佳。②干芡实比较坚硬,使用前宜先用水浸泡 30~60 分钟,煮前把芡实打碎,使之易于吸收,也可以直接打成粉末,熬粥或冲服。③芡实应用密封袋包装,置干燥、通风处贮存,防止虫蛀。

二十七、甘蔗《名医别录》

甘蔗为禾本科植物甘蔗的茎秆。产于温带及热带地区,我国南方各省均有栽培。秋季采收,洗净鲜用。

【别称】薯蔗、干蔗、竿蔗、糖梗。

【性味归经】甘,寒。归肺、脾、胃经。

【功效】润燥止咳、清热生津、和胃降逆、透疹解毒。

【适应证】

1. 阴虚肺燥咳嗽。甘蔗汁、萝卜汁各半杯,野百合 60g,在百合煮烂后加入煎汁,于临睡前服食。

2. 暑热伤阴之发热、口渴。甘蔗 500g 切片,同菊花 50g,煎水代茶饮,或以甘蔗汁、西瓜汁混合饮服。

3. 反胃呕吐。蔗汁一杯,生姜汁 8 滴,混合后服用。

4. 痘疹不出或闷痘不发,毒盛胀满者。饮蔗汁,可促使痘疹透发。

【临床应用】

1. **饮酒过度** 甘蔗 120g,鲜萝卜 120g,切碎,加水煮至萝卜烂熟,去渣取汁服用。

2. **妊娠水肿** 鲜甘蔗杆 90g,鲜白茅根 15g,水煎服用。

【现代研究】

1. 甘蔗中所含的多糖类对小鼠艾氏癌和肉瘤 180 有抑制作用。

2. 甘蔗汁能抑制酒精诱导脂质过氧化反应对肝组织的损伤,对酒精性肝损伤有明显的保护作用。

3. 甘蔗皮中含丰富的木糖醇和膳食纤维,可以改善肝功能、防龋齿、降血糖,预防由冠状动脉硬化引起的心脏病及长时间便秘而引起的痔疮及下肢静脉曲张,增强人体抗癌能力,治疗肠炎。

【使用注意】脾胃虚寒、痰湿咳嗽者慎用;发霉、变酸、有酒味、发黄及生虫的甘蔗不可食,以免中毒;食用甘蔗勿过量,过食易致高渗性昏迷;吃甘蔗时注意卫生,防止蛔虫感染。

【文献摘要】

《本草纲目》:蔗,脾之果也。其浆甘寒,能泻火热……蔗浆消渴解酒,自古称之,而孟诜乃谓共酒食发痰者,岂不知其有解酒除热之功耶。

《玉楸药解》:蔗浆,解酒清肺,土燥者最宜。阳衰湿旺者服之,亦能寒中下利。

《随息居饮食谱》:甘蔗,榨浆名为天生复脉汤……利咽喉,强筋骨,息风养血,大补脾阴。

《滇南本草》:治百毒诸疮,痈疽发背,捣烂敷之;汁:治心神恍惚,神魂不定,中风失音,冲开水下。又熬伤食,和胃更佳。

选用技巧

①甘蔗以粗细均匀,皮泽光亮,挂有白霜者为佳。②新鲜甘蔗质地坚硬,瓤部呈乳白色,有清香味。③霉变的甘蔗质地较软,瓤部颜色略深、呈淡褐色,闻之无味或略有酒槽味。

二十八、柚《本草经集注》

柚为芸香科植物柚的果实,冬季果实成熟时采摘。主要产于我国台湾、广东、福建等地。

【别称】雷柚、柚子、胡柑、文旦、臭柚等。

【性味归经】甘,酸,寒。归肺、脾、胃经。

【功效】健脾消食、化痰止咳、醒酒。

【适应证】

1. 饮食停滞。柚子1只,洗净后削去外表皮,切成条状,用白糖腌浸1周,每次15g,每日2~3次,连用1~3天。

2. 痰气咳嗽。柚去核切块,置于砂罐内,浸酒,封固1夜,煮烂,蜜拌匀,时时含咽。

3. 饮酒过度。柚子生食。

【临床应用】

1. **慢性咳嗽、痰多气喘** 取柚子1只,去内层白囊,切碎,放于有盖碗中,加适量饴糖(或蜂蜜),隔水蒸至烂熟,每日早晚各1汤匙。冲入少许热黄酒内服。

2. **黄疸** 以柚子2只,烧灰研细末,每日饭后服6~9g,每日3次。

【现代研究】

1. 柚提取物具有较好的止咳、化痰和平喘的作用。

2. 柚肉多糖有显著降脂效果,对动脉粥样硬化有一定的预防作用。

3. 柚总黄酮可显著降低小鼠二甲苯所致的耳肿胀度和大鼠角叉菜胶所致足肿胀,对急性炎症有抑制作用;对慢性炎症也有拮抗作用。

4. 柚皮提取液能降低高脂昆明种小白鼠血脂;对荷瘤 S_{180} 小鼠的肿瘤生长有抑制作用,且能增强机体的免疫功能。

【使用注意】胃寒冷痛者慎食。

【文献摘要】

《日华子本草》:治妊孕人食少并口淡,去胃中恶气。消食,去肠胃气。解酒毒,治饮酒人口气。

《本草纲目》:消食,解酒毒,治饮酒人口气,去肠胃中恶气。

①选购柚子时,以扁圆形、颈短,分量重,表皮薄而光润,色泽呈淡绿或淡黄,皮下海绵瓤较薄,不易按下,囊肉柔软多汁者为佳。②颈长的柚子,囊肉小,皮多;个体大而分量轻的,则皮厚肉少。③柚子应存放于通风处,温度不宜过低。

二十九、草莓《台湾药用植物志》

草莓为蔷薇科植物草莓的果实。我国很多地方均有种植,每年 6~7 月间果实成熟时采摘,鲜用。

【别称】凤梨草莓、荷南草莓。

【性味归经】甘、微酸,凉。归脾、胃经。

【功效】清凉止渴、健胃消食。

【适应证】

1. 干咳日久不愈,咽喉不利。新鲜草莓 100g,川贝母 9g,冰糖 50g,隔水炖烂,分 3 次服完,连服 3~5 天。

2. 食欲不振,脘腹胀满。新鲜草莓 25g,洗净绞汁,早晚各服一半,连饮数日。

【临床应用】

1. **热淋** 鲜草莓 100g,洗净捣烂,用冷开水调和取汁,每日饮 3 次。

2. **便秘** 草莓 50g,麻油适量,将草莓捣烂与麻油混合调匀,空腹口服。

3. **醉酒** 草莓 100g,洗净后,一次服食。

【现代研究】

1. 草莓果肉渣及草莓叶的乙醇提取物,再经乙酸乙酯萃取的有效组分对脂肪酸合酶(FAS)具有强抑制作用;也可有效抑制 3T3-L1 前脂肪细胞中脂滴积累。

2. 五叶草莓乙醇提取物能显著提高小鼠热板实验中小鼠的痛阈,减少扭体次数;对小鼠耳肿胀,大鼠蛋清性足肿胀及棉球性肉芽肿均有抑制作用,具有显著的镇痛及抗炎作用。

3. 从草莓中分离的没食子酸可以抑制 N- 亚硝胺,黄曲霉素等致癌物质。

4. 草莓中含有一种胺类物质,对治疗白血病和再生障碍性贫血有一定功效。

【使用注意】痰湿内盛者忌食。

【文献摘要】

《台湾药用植物志》:清凉止渴,滋养。

①正常生长的草莓一般呈比较规则的圆锥形,颜色均匀,以色泽红亮、结实、手感较硬者为佳。②若个头偏大、畸形,颜色不均匀、光泽度差,则可能为激素草莓,应慎选。③清洗草莓时,不要摘掉草莓蒂,先用自来水冲洗,避免农药渗入果实中。再用淡盐水或淘米水浸泡 5 分钟,淡盐水可以杀灭草莓表面残留的有害微生物,淘米水呈碱性,可促进呈酸性的农药降解。

三十、山楂《本草衍义补遗》

山楂为蔷薇科植物山里红或山楂的干燥成熟果实。秋季果实成熟时采收,切片,干燥。

【别称】胭脂果、山里红果、酸枣、映山红果、酸梅子、山梨等。

【性味归经】酸、甘,微温。入脾、胃、肝经。

【功效】消食健胃、行气消滞、活血止痛。

【适应证】

1. 食肉不消。山楂肉 120g,加水煮食,并饮其汁,饭后服用。

2. 气滞血瘀所致疼痛。山楂适量煎汤,空腹饮用。

【临床应用】

1. **急性细菌性痢疾** 用 20% 山楂煎剂加糖调味,每服 200ml(小儿酌减),每日 3 次,7~10 天为一疗程。

2. **原发性痛经** 取炒山楂 50g,水煎后分两次服,1 次 / 天,每次月经前 1 周开始服用,连用 1 周。

3. **慢性涎腺炎** 将鲜山楂洗净,加水煮烂,加白糖少许备用。每餐饭后取 5~10 枚含化,同时轻摩挤压受累腺体,3 周为 1 个疗程。每个疗程结束后,症状未消失者,停用 3 天,开始下 1 个疗程。

4. **冠心病、高脂血症** 山楂 20g,先煎,去渣取汁,入粳米 100g,煮粥,早、晚食用。

5. **产后恶露不尽或产后血瘀腹痛** 山楂 60g,打碎,加水煎汤,用少许红糖调味,空腹温服。

【现代研究】

1. 山楂原液可以抑制白色念珠菌、金黄色葡萄球菌和大肠埃希菌。

2. 山楂的乙醇提取物有较为明显的中枢降压作用。

3. 山楂水煎剂可明显降低高脂饮食大鼠空腹血清胰岛素水平,增强机体抗脂质氧化作用;山楂果提取物能促进 2 型糖尿病小鼠肝脏腺苷酸活化蛋白激酶磷酸化,减少磷酸烯醇式丙酮酸羧激酶表达和葡萄糖生成,达到降糖目的。

4. 山楂提取液对受刺激实验动物离体胃肠平滑肌的收缩有明显的抑制作用。

5. 山楂中的黄酮类物质可以抑制肿瘤细胞 DNA 的合成,阻止肿瘤细胞的分裂和增殖;可降低肝组织中超氧化物歧化酶、丙二醛及肿瘤坏死因子水平,通过抗氧化及减少细胞死亡达到保护肝脏作用,对酒精性脂肪肝具有预治作用。

【使用注意】不宜多食,否则伤齿;忌与人参、西洋参同食;忌用铁、铜器煮食;胃炎泛酸、脾胃虚弱者忌食;孕妇慎服。

【文献摘要】

《本草图经》:治痢疾及腰疼。

《日用本草》:化食积,行结气,健胃宽膈,消血痞气块。

《滇南本草》:消肉积滞,下气;治吞酸,积块。

《随息居饮食谱》:多食耗气,损齿,易饥,空腹及羸弱人或虚病后忌之。

选用技巧

①优质山楂果形整齐端正,无畸形,果实个大而均匀,果皮呈鲜艳的红色,有光泽、不皱缩、没有干疤虫眼和外伤,口味清新酸甜。②劣质山楂个头参差不齐、畸形、干缩或腐烂,虫果多,果面不完整,果肉风干或变软,有异味。③山楂宜置于阴凉通风处储存,新鲜山楂可切片泡在蜂蜜里,存放于冰箱中,也可切片晒干,冰箱冷藏。

三十一、椰子《海药本草》

椰子为棕榈科植物椰子的种子、瓤或胚乳中的浆汁、壳。我国台湾、广东、海南、广西及云南等地均有栽培。

【别称】胥余、胥耶、越王头、椰粟。

【性味归经】种子:微甘,平;瓤:甘,平;浆:甘,凉。入心、脾经。

【功效】补脾益肾、消疳驱虫、生津利尿、祛风止痛。

【适应证】

1. 脾胃虚弱,食欲减退。清汤 150ml,下精盐、味精、白糖、椰果汁,调味后烧开,加入鸡块 500g 和椰肉块 250g,小火焖至酥烂,出锅时配梨块 100g,芒果粒 25g,拌匀,单食或佐餐。

2. 小儿疳积,感染绦虫等。取椰子 1/2~1 个,先服椰汁,再吃椰肉,每日清晨空腹 1 次食完,3 小时后方可进食,不需另服泻剂。

3. 暑热烦渴,小便短赤。椰子 1 个,破壳取汁饮用,每日 3 次。

4. 杨梅疮,筋骨痛。椰子壳烧存性,临时炒热,以滚酒泡服 6~9g,加盖衣被取汗。

【临床应用】

1. **神经性皮炎** 纯椰子油(浓度为 100%),用已消毒好的棉签涂擦患部,每日一次。

2. **年老体弱,未老先衰** 椰肉 500g,切成小块,装于大口瓶中,加入白糖,以盖过果肉为度,腌渍 15 天。每日早晚各服 2~3 块。

3. **病后体弱,食欲不振** 椰子 1 个,糯米 200g,先将椰子去外皮,锯开顶端倒出椰汁,然后将椰肉切成 1cm 见方的小块备用,将糯米洗净,加入椰肉块和适量清水,以小火煮成粥,待温食用,每日 2 次。

【现代研究】

1. 椰子油中多酚类物质具有抗氧化、抗癌、降血脂、杀菌等多种保健功能。

2. 椰子汁能明显升高 HDL-C 水平,降低动脉硬化指数和肝脏总胆固醇含量(LTC),对主动脉粥样硬化的形成具有非常显著的抑制作用。

【使用注意】不宜过量服用,多食动气。

【文献摘要】

《开宝本草》:益气,祛风。

《本草求原》:消疳积白虫,小儿青瘦。合蜜食。

《海药本草》:主消渴,吐血,水肿,祛风热。

　　①选择椰子时,以外皮完整,个大,肉厚,汁液多,味道甜香者为佳。②新鲜椰汁呈乳白色,汁液浓稠,油脂丰富,香味四溢。变坏的椰汁,有强烈酸味,汁液中呈凝固状,不宜食用。③椰子宜置阴凉干燥处,防虫。

三十二、橄榄《日华子本草》

　　橄榄为橄榄科植物橄榄的果实。主产于我国台湾、广东、广西、福建、四川等地。9~10月果实成熟后采摘,晒干或阴干,或用盐水浸渍后晒干。

【别称】青果、青子、青橄榄、橄榄子、橄楝、忠果、白榄。

【性味归经】甘、酸、平。归脾、胃、肺经。

【功效】清肺利咽、醒酒除烦、解毒化鲠。

【适应证】

1. 肺胃热盛,咽喉肿痛。鲜橄榄与鲜萝卜煎汤服。

2. 酒伤昏闷。取橄榄肉 10 个,煎汤饮。

3. 食河豚、鳖中毒,诸鱼骨鲠。以鲜橄榄捣汁或煎浓汁饮服。

【临床应用】

1. **急性细菌性痢疾**　取鲜橄榄连核 100g 加水 200ml,放入砂锅内用文火煎 2~3 小时,煮取 100ml 过滤。成人日服 3~4 次,每次 25~30ml,连续服至大便恢复正常,一般疗程为 5 天。如大便性状未见改善,培养阳性者,则取煎液 50ml,加水 50ml,行保留灌肠,每日 1~2 次,连续 3 天。

2. **皮肤病**　取生橄榄 1 000g 捣烂,加水 1 000ml,用文火煎成药液 1 000ml,静置 30 分钟,去渣,用纱布浸药液湿敷,每日 3 次,溃疡早期应冷敷,炎症稳定后可改用热敷,溶液温度 40~50℃,湿敷后创面盖以凡士林纱布。

【现代研究】

1. 橄榄总黄酮对金黄色葡萄球菌、枯草杆菌、大肠埃希菌、变形杆菌、痢疾杆菌、黑曲霉和青霉皆有抑制作用;对抗酒精中毒引起的肝脏脂质过氧化损伤。

2. 橄榄水提取物具有抗 HBsAg/HBeAg 作用;

3. 橄榄多酚可显著增加卵巢切除大鼠股骨密度及骨钙含量。

【使用注意】一次食用不宜过多;胃溃疡病者慎食。

【文献摘要】

《日华子本草》:开胃、下气、止泻。

《本草纲目》:生津液、止烦渴,治咽喉疼,咀嚼咽汁,能解一切鱼蟹毒。

《滇南本草》:治一切喉火上炎,大头瘟症。能解湿热、春温,生津止渴,利痰,解鱼毒、酒、积滞。

选用技巧

①鲜橄榄以个大、肉厚、色青绿、味先涩后甜者为佳；干橄榄以个大、肉厚,色灰绿、无乌黑斑、味甜者为佳,酸涩味较差。②生食前宜用盐水泡洗。③青橄榄可"蜜渍"或"盐藏",先把生橄榄洗净晾干,稍为捶扁,再用适量糖和蜜腌渍,或用盐腌后密封十天半月便可食用。

（钱凤娥　周慧芳）

第四节　肉食、蛋奶类

肉食、蛋奶类是以动物的肉,身体其他可供食用部位如心、肝、肺、肾、胃、血等,以及蛋、奶类供食用或药用者。

肉食类可分为禽、兽两类,所谓"两足而羽谓之禽""四足而毛谓之兽"。禽是鸟类的总称,分为家禽,如鸡、鸭、鹅等;野禽,如野鸡、野鸭、麻雀等。兽也分为家畜,如猪、牛、羊等;野兽,如野猪、野兔等。

视频：吃肉的学问

肉食类食物性能大多性温,如羊肉、狗肉;少数性质偏凉,如水牛肉。家畜的内脏,食性与其肉的食性相同或相似,如狗肉性温,内脏亦性温;唯有羊肝性凉,与羊肉有异。牛奶性微寒,而羊奶性温。多数肉类具有益气养血、补脾肾的作用。家畜内脏都有补益之功,其中性温者,补阳益气;性凉者,滋阴养血。蛋奶类亦为补益之品。

一、猪肉《本草经集注》

为猪科动物猪的肉,全国各地均有饲养。宰杀后,刮除猪毛,取肉鲜用或冷藏备用。

【别称】猪、豕、豨、豚、彘。

【性味归经】甘、咸,微寒。归脾、胃、肾经。

【功效】补肾滋阴、养血润燥、益气消肿。

【适应证】

1. 温热病火热已衰,津液亏虚。猪肉 500g(半肥瘦),切小块,急火煮汤,吹净浮油,分次饮用。

2. 津枯血夺,火灼燥渴,干嗽便秘。猪肉适量煮汤,去油饮用。

【临床应用】

1. **贫血、头晕眼花**　猪瘦肉 500g(切块),当归 30g,加水适量,以小火煎煮。可稍加食盐调味,除去药渣,饮汤食肉。可分作 2~3 次服。

2. **气血两虚,身体瘦弱,贫血及病毒性心肌炎**　瘦猪肉片 250g,黄芪 30g,红枣 10 枚去核,清水 1 000ml,烧开后加姜片和精盐,炖至猪瘦肉酥烂。分 2 次趁热食肉、枣,喝汤。

【现代研究】

1. 猪肉蛋白与人体氨基酸组成比例最为接近,消化率高,适合人类生长发育的需求。

2. 猪肉中含有丰富的磷、钾、铁、镁等元素,这四种矿物质是构成肌肉细胞的基本元素,且以辅酶或(和)辅基形式,参与肌细胞内外几乎一切重要的物质和能量代谢。

【使用注意】湿热、痰滞内蕴者慎食。

【文献摘要】

《本草备要》:猪肉,其味隽永,食之润肠胃,生精液,丰肌体,泽皮肤,固其所也,惟多食则助热生痰,动风作湿,伤风寒及病初愈人为大忌耳。

《随息居饮食谱》:猪肉,补肾液,充胃汁,滋肝阴,润肌肤,利二便,止消渴,起尪羸。

《千金·食治》:宜肾,补肾气虚竭。

选用技巧

①新鲜猪肉肉皮呈乳白色,脂肪洁白有光泽。瘦肉部分呈均匀红色,表面微干或稍湿,不粘手,弹性好,具有猪肉固有的鲜香味。②正常冻肉具有坚实感,解冻后肌肉色泽、气味、含水量等均正常,无异味。③注水肉呈灰白色或淡灰色,表面有水渗出,冻猪肉解冻后有大量淡红色血水流出。④死猪肉呈紫红色,脂肪灰红,血管有黑色凝块,有异味。

二、猪心《名医别录》

为猪科动物猪的心脏,宰杀后,剖腹取心,洗净鲜用或冷藏。

【性味归经】甘、咸,平。归心经。

【功效】补血养心、镇惊安神。

【适应证】

1. 心虚不寐。猪心1个,带血破开,用人参、当归各10g,装入猪心中煮熟,去药渣,食猪心。或服用《食医心鉴》所载豆豉猪心(猪心1个,淡豆豉15g,炖煮)。

2. 产后中风,血气惊邪,忧悸气逆。猪心1个,煮熟切片,以葱、盐调和,做羹食之。

【临床应用】中心性浆液性视网膜脉络膜炎。菊花30g,猪心1个,将菊花塞入猪心内,加水适量,不用佐料,文火慢煲,熟透为宜,去渣吃肉喝汤,每3天1次。

【现代研究】

1. 从猪心房可提取的心钠素有选择性舒张血管、降低血压、利钠及利尿等作用。

2. 猪心中提取的辅酶Q_{10}能改善心脏的物质代谢和能量代谢,增加心排血量,对心肌有保护作用;还能有效地抑制维生素A醇诱发家兔红细胞的迅速溶血作用及增强早产红细胞的抗溶血作用。

3. 从猪心中纯化的组织纤溶酶原激活物(t-PA)能降解血纤维蛋白,使血块溶解而发挥溶栓作用。

【使用注意】忌吴茱萸;高胆固醇血症者应忌食。

【文献摘要】

《名医别录》:主惊邪忧患。

《千金·食治》:主虚悸气逆,妇人产后中风,聚血气惊恐。

《本草图经》:主血不足,补虚劣。

选用技巧

①优质的猪心颜色鲜红或淡红,脂肪为乳白色或微带红色,心肌结实而有弹性,无异味者为佳。②变质的猪心为红褐色,脂肪微绿有味,心肌无弹性,组织松软,有结节、肿块或斑点。③猪心最好现做现吃,也可放在冰箱中保存,但时间不宜过长。

三、猪肝《千金·食治》

为猪科动物猪的肝脏。宰杀后,剖腹取肝,鲜用或冷藏。

【**性味归经**】甘、苦,温。归脾、胃、肝经。

【**功效**】养肝明目、补气健脾。

【**适应证**】

1. 头晕眼花,视物模糊,夜盲。猪肝一具,去筋膜,切细碎,葱白数根去须,切成段,鸡蛋3个,放入豉汁中煮成羹,临熟时打入鸡蛋食之。

2. 脾虚呕吐。猪肝500g,薄切晒干,研末,煮白粥取米汤和为丸,如梧桐子大。空腹服用,每次50丸,1日5次。

【**临床应用**】

1. **急性黄疸型肝炎**　将新鲜猪肝1 000g洗净备用,龙胆草、车前子各50g,共为细末,把猪肝用刀切数条深沟,纳入药末,放入锅中蒸熟。每次吃猪肝150g,每日2次,连用7日。

2. **营养不良、贫血**　猪肝100g,洗净切片,加麻油和盐拌匀,腌制入味;胡萝卜150g,洗净切片,加水400ml,烧开后加入猪肝片、姜丝、盐,小火煮熟,调味,分1~2次食用。

【**现代研究**】

1. 从乳猪肝制取的肝细胞生长因子(HGF),具有刺激肝细胞生长和促进肝细胞DNA合成的作用;能显著降低重症肝炎和慢性活动性肝炎患者血清和外周血单核细胞肿瘤坏死因子(TNF)的活性,发挥肝细胞保护作用;HGF对实验性大鼠早期肝硬化有一定疗效,一定程度上可阻止肝纤维化的进展。

2. 从猪肝制取的核糖核酸(RNA)对动物肝癌细胞在体外有抑制生长的作用,能促进人体肝癌细胞的蛋白质合成,促进癌细胞向正常细胞表型递转。

【**使用注意**】高血脂、高血压、动脉粥样硬化的患者,尽量少吃猪肝;猪肝中的有毒物质较多,应先反复冲洗,用清水浸泡30分钟后再进行烹调,使其熟透,不食用半生半熟的猪肝。

【**文献摘要**】

《千金·食治》:主明目。

《本草拾遗》:主脚气。空心,切作生,以姜醋进之,当微泄。若先痢,即勿服。

《食医心镜》:治水气胀满、水肿。

《本经逢原》:治脱肛。

《本草再新》:治肝风。

①质优新鲜的猪肝为褐红色或淡棕色,干净、润滑、无异味、无胆汁、无水泡。②病猪肝表面呈褐黑色、蓝紫色、灰褐色、淡黄色,或有黄白肿块、散在红点、白色水泡、丝状花纹等,有臭味,易破碎。

四、猪肺《千金·食治》

为猪科动物猪的肺,宰杀后,取出肺,洗净,鲜用或冷藏。

【性味归经】甘,平。归肺经。

【功效】补肺止咳、止血。

【适应证】

1. 肺虚咳嗽。猪肺一具,切片,麻油炒熟,同粥食。

2. 肺损嗽血。薏苡仁研细末,煮猪肺,蘸食之。

【临床应用】

1. **慢性支气管炎**　猪肺 500g,大米 100g,薏苡仁 50g,料酒、葱、姜、食盐、味精各适量。将猪肺制净,加水适量,放入料酒,煮七成熟,捞出,切成丁,同淘净的大米、薏苡仁一起入锅内,并放入葱、姜、食盐、料酒,置大火烧沸,小火煨熬成粥,加味精即可。

2. **老年慢性支气管炎,久咳不愈,肠燥便秘**　猪肺 250g,洗净切块,北杏仁 10~15g,共煮汤,将熟时冲入生姜汁 1~2 汤匙,食盐少许调味食用。

【现代研究】

1. 从猪肺灌洗液中可制取肺表面活性物质(PS),对呼吸窘迫综合征有显著疗效;而且对机体有防御保护作用。

2. 猪肺中提取的两种生物活性多肽,均可使麻醉犬周身血管扩张,血压下降。

【使用注意】猪肺内隐藏大量细菌,必须清洗干净且选择新鲜的肺来煮食。

【文献摘要】

《本草图经》:补肺。

《本草纲目》:疗肺虚咳嗽、嗽血。

《随息居饮食谱》:治肺痿咳血、上消诸症。

①优质猪肺表面呈粉红色,有光泽,色泽均匀,富有弹性。②劣质猪肺表面呈褐绿或灰白色,有异味,或肺上有水肿、气块、结节以及脓样块节。③清洗时将猪肺气管对着水龙头灌水,待肺膨胀后用手使劲挤,将灌进去的水通过小气管挤出来,重复几次,再将猪肺切片,放少许面粉和水,用手反复揉搓将猪肺的附着物搓掉,用清水冲洗,然后倒清水淹过猪肺片,加适量白醋浸泡 15 分钟,以辟腥杀菌,最后烧开水,放入猪肺片煮 5 分钟,将肺内脏物逼出。

五、猪肾《名医别录》

为猪科动物猪的肾脏,宰杀后,取出肾脏,洗净,鲜用,或冷藏。

【性味归经】咸,平。归肝、肾经。

【功效】补肾滋阴、利水。

【适应证】

1. 肾虚腰痛。猪肾 1 个,切片,以椒盐淹去腥水,入杜仲末 15g,荷叶包煨,与酒同食。

2. 突然颜面、身体肿满。猪肾 1 个,分为 7 块,甘遂粉 0.3g,火炙令熟,每日服 1 次,勿食盐。

【临床应用】

1. **肾虚耳鸣** 猪肾 1 个切片,骨碎补 20g,研末,一起拌匀后,煨熟食之,每日 3 次,连服 1 个月为 1 个疗程。

2. **妊娠恶阻** 灶心土 500g,加水 200ml,泡半日,用此水与猪肾 1 个、盐少许煎煮,分数次服下,并食猪肾。

【现代研究】

1. 从猪肾制取的猪肾谷酰胺酶有很强的抗癌作用,与天冬酰胺酶合用,能抑制癌细胞对氨甲喋呤的抗药性,且使其毒性降低。

2. 猪肾也可作为制取磷酸二酯酶的原料,给猫静注此酶可引起血压下降。

【使用注意】不可久食。

【文献摘要】

《名医别录》:和理肾气,通利膀胱。

《本草纲目》:猪肾性寒,不能补命门精气,方药所用,借其引导而已。

《日华子本草》:补水脏,治耳聋。

选用技巧

①猪肾以颜色浅红,无血点,表面柔润,有光泽,有弹性者为佳。②使用时首先用水冲洗猪腰,再用手撕去黏附在猪腰表面的油脂,然后将猪腰平放在砧板上,沿猪腰的空隙处,采用拉刀批的方法将猪腰批成两片,撕去表面膜,用刀片去除猪腰臊,最后将猪腰放入水盆中清洗干净。

六、猪血《名医别录》

为猪科动物猪的血液。宰杀猪时,取流出的血液,鲜用。

【别称】血豆腐

【性味归经】平,咸。归心、肝经。

【功效】补血养心、息风镇惊、下气。

【适应证】

1. 血虚,心病邪热。炖猪血。或用猪心血 1 个,猪心不用水洗,用刀剖开心腔,取出心腔内的血,青黛 1 匙,朱砂末 30g,同研,制成梧桐子大丸,每次 20 丸,酒送服。

2. 中满腹胀,旦食不能暮食。猪血漉去水,晒干为末,酒送服。

【临床应用】

1. **预防矽肺** 猪血、黄豆芽各 250g,煮汤食之。

2. **白血病** 鲜猪血 100ml,白糖少许,二味拌匀,再冲入沸水适量饮服,每日 1 剂。

【现代研究】

1. 从猪血中分离活性多肽 pep4,具有明显抗高血压作用。

2. 猪血纤维连接蛋白能缩短Ⅲ度烧伤小鼠的皮肤创面愈合时间及脱痂时间,改善创面皮肤的病理形态,有显著促进愈合作用。

3. 从猪血制取的无蛋白血清能增强酶活性,增强网状内皮系统功能,加强细胞对氧吸收和利用能力,改善微循环,改善营养,从而加快创伤愈合,促进组织恢复与再生。

【使用注意】不可过量食用,以防铁中毒、影响其他矿物质的吸收。高胆固醇血症、肝病、高血压、冠心病患者应少食。

【文献摘要】

《名医别录》:主奔豚暴气,中风头眩,淋沥。

《日华子本草》:生血,疗奔豚气。

《本草纲目》:清油炒食,治嘈杂有虫。

《医林纂要》:利大肠。

选用技巧

①真猪血呈深红色,较硬,用手碰时容易破碎,切面粗糙,有不规则小孔,闻起来有股淡淡的腥味。②假猪血颜色非常鲜艳,比较柔韧,切时不会碎,切面光滑平整,看不到有气孔,闻不到一点腥味。

七、猪蹄《千金·食治》

为猪科动物猪的蹄。宰杀后,刮去猪毛,剁下脚爪,洗净,鲜用。

【别称】猪四足。

【性味归经】甘、咸,平。归胃经。

【功效】补血通乳、托毒。

【适应证】

1. 产后缺乳。母猪蹄 1 只,粗切,通草 50g(或花生,或黄豆),加水 12 000ml,煮熟得 3 500ml 左右汁饮用。

2. 痈疽发背或乳痈初起微赤。母猪蹄 2 只,通草 12g。以绵裹,和煮做羹食之。

【临床应用】病后体虚,气血不足,肢体乏力,下肢痿弱。猪蹄 2 只,黄芪 30g,当归 15g,大枣 5 枚。猪脚刮毛洗净,切块,放入滚水中焯水,再用清水洗净;与当归、黄芪、大枣一起放入砂锅中,武火煮沸后,转文火煲 3 个小时,加入适量盐即可。

【现代研究】

1. 猪蹄能在机体缺乳状况下对催乳素(PRL)进行调节,从而促进乳汁的分泌,对乳腺组织结构有保护作用。

2. 猪蹄中富含胶原蛋白,可以改善全身的微循环,有利于组织细胞正常生理功能的恢复,加速新陈代谢,延缓机体衰老。

3. 猪蹄甲碱提取物能对抗组胺所致的毛细血管通透性亢进而发挥抗炎作用,对小鼠实验性腹膜炎渗出液有明显的对抗作用,能抑制大鼠蛋清性足跖肿胀及棉球性肉芽增生。

【使用注意】胃肠消化功能减弱者、胆囊炎,胆结石,动脉硬化和高血压患者慎食。

【文献摘要】

《名医别录》:主伤挞诸败疮,下乳汁。

《本草纲目》:煮清汁,洗痈疽,渍热毒,消毒气,去恶肉。

《本草图经》:行妇人乳脉,滑肌肤,去寒热。

《随息居饮食谱》:填肾精而健腰脚,滋胃液以滑皮肤,长肌肉可愈漏疡,助血脉能充乳汁,较肉尤补。

选用技巧

①宜选用接近肉色,有新鲜肉味的猪蹄,不买过白、发黑、颜色不正,经过化学物质处理或腐烂变质的猪蹄。②最好挑选有筋的猪蹄,不但好吃,而且含有丰富的胶原蛋白。

八、牛肉《名医别录》

牛肉为牛科动物牛的肉,是人们获得优质蛋白的重要途径。黄牛各地均有饲养;水牛以南方水稻产区为多。

【别称】黄牛肉、水牛肉、西冷、T 骨、牛柳、肉眼。

【性味归经】黄牛肉甘,温。水牛肉甘,凉。归脾、胃经。

【功效】补脾健胃、益气养血。

【适应证】

1. 脾胃气虚,食少。单用本品煮汤饮,牛肉 500g,清水 800ml,姜片适量,分 2~3 次,趁热食肉喝汤。

2. 虚劳自汗,乏力懒言。用牛肉 500g,党参 50g,去核红枣 10 枚,清水 800ml,和适量姜片、黄酒、精盐,炖汤,分 2~3 次,趁热服。

3. 脾胃虚寒,腹痛、便溏。用牛肉 200g,砂仁 20g,陈皮 15g,生姜 10g,桂皮 5g,适量水、食盐,煮熟,趁热饮汤食肉。

【临床应用】

1. **胃痛** 取牛肉 500g,葱头、胡萝卜各 150g,白菜 250g,土豆 200g,大米 100g,香叶 2 片,干辣椒 1g,胡椒粉、胡椒粒、食盐各适量,煮粥,少量多次服用。

2. **小儿腹泻** 采用山药粥(山药 10g,白扁豆 10g,红枣 15g,粳米 15g)和牛肉粥(牛肉 30g,陈皮 5g,粳米 15g)治疗。每日取一方煮粥,热服,可作正餐或点心。

3. **贫血** 牛肉 500g,加适量番茄,炖汤。汤肉同服。

【现代研究】

1. 用牛肉粗提物灌胃,能使小鼠睾丸、前列腺及贮精囊重量有所增加,使小鼠血浆中睾酮含量显著增加。

2. 通过不同烹制方法的牛肉及牛肉汤氨基酸含量对比发现,用特制慢煨法慢炖 11 小时、12 小时、13 小时的牛肉汤中氨基酸含量高于普通炖煮法牛肉汤,且便于去除肉类中的脂肪;食用方法上,消化功能弱者可弃肉喝汤,消化功能正常者可肉汤同食用。

【使用注意】牛自死、病死者,禁食其肉。

【文献摘要】

《本草纲目》:主治消渴,止吐泄,安中益气,养脾胃,补虚强健,强筋骨,消水肿,除湿气。

《日华子本草》:水牛肉,冷;黄牛肉,温。

《名医别录》:主消渴,止泄,安中益气,养脾胃。

《本草拾遗》:消水肿,除湿气,补虚,令人强筋骨、壮健。

《滇南本草》:水牛肉,能安胎补血。

《韩氏医通》:黄牛肉,补气,与绵黄芪同功。

选用技巧

①优质牛肉,瘦肉色泽淡红或深红,切面有光泽,有韧性,质地坚实,纤维较细,眼观断面有颗粒感;用手按压牛肉产生的凹陷会很快恢复。不新鲜的牛肉,瘦肉呈暗红色,光泽暗淡,肥肉颜色呈灰暗甚至发绿。②新鲜的牛肉有种天然的膻味,劣质的牛肉闻起来有酸味,刺鼻,变质的牛肉有腐烂的臭味。③在炖牛肉时,加适量番茄,能让牛肉更快变烂,同时有利于牛肉中的铁元素被人体吸收。④牛肉存放宜冷藏。

九、牛奶《本草经集注》

牛奶为牛科动物黄牛的乳汁。在我国各地均产,以内蒙、新疆等以畜牧业为主的地区多产。其营养丰富,可作为老年人和体弱多病者的营养保健食品。

【别称】牛乳、牛奶子。

【性味归经】甘,平。归心、肺、胃经。

【功效】益胃健脾、生津润燥、补宜虚损。

【适应证】

1. 脾胃虚弱,噎膈反胃,小儿呕哕。用牛奶 500ml,粳米 50g,煮粥。呕吐者用牛乳 250ml,生姜汁 100ml,和匀温服,小儿需分多次少量服用。

2. 肺虚咳嗽。用《太平圣惠方》所载杏仁奶,甜杏仁 21 枚,牛奶 250g,白糖适量,不拘量服。

3. 年老虚损。牛乳 250ml。先将白米作粥,煮半熟,去少汤,入牛乳,待煮熟盛碗,再加砂糖 1 匙服之。

【临床应用】神经性皮炎。牛奶 250ml,倒入 100g 菜子油,拌匀后加入有温水的浴盆中,每周浴疗一次,每次 15 分钟。

【现代研究】

1. 牛乳铁蛋白对因无乳链球菌、停乳链球菌、金黄色葡萄球菌、大肠埃希菌引起的细菌性乳腺炎均有治疗作用。

2. 牛奶对儿茶素体外模拟消化和 Caco-2 细胞单层转运均产生影响。

【使用注意】脾胃虚寒腹泻,内有痰湿积饮者慎用。不宜与酸性食物同时服用。老年人及高血压患者宜选用脱脂牛奶。

【文献摘要】

《本草纲目》:治反胃热哕,补益劳损,润大肠,治气痢,除疸黄,老人煮粥甚宜。

《千金要方》:牛乳性平,补血脉,益心长肌肉,令人身体康强润泽,面目光锐,志气不衰。

《本草拾遗》:生乳与酸物相反,令人腹中症结,患冷气忌之。合生鱼食作瘕。

《日华子本草》:润皮肤,养心肺,解热毒。

选用技巧

①优质牛奶色泽乳白,性状如水略显黏稠,口感滑润,味淡。劣质牛奶色泽黄白,性状或稠或稀,口感较差,有酸腐味。②牛奶应煮熟后饮用,奶粉在保质期内充水食用。③新鲜牛奶易于变质,一般 4℃ 冷藏。

十、羊肉《本草经集注》

羊肉为牛科动物山羊或绵羊的肉。羊在全国各地均有饲养,绵羊以北方较多,山羊以南方较多。羊肉营养丰富,少数地区作为主食。杀羊取肉,洗净,鲜用。

【别称】山羊肉、绵羊肉、羖肉、羝肉、羯肉。

【性味归经】甘,温。归脾、胃、肾经。

【功效】温肾助阳、益气健脾、和胃降逆。

【适应证】

1. 肾阳不足。羊肉 250g,肉苁蓉 30g,姜、葱适量,炖汤服。

2. 脾胃虚弱,产后血虚身寒,寒疝腹痛等。用《金匮要略》所载当归生姜羊肉汤,当归 20g,生姜 30g,羊肉 500g,黄酒、食盐适量。

3. 反胃,朝食暮吐,暮食朝吐。羊肉 250g,去脂膜,作脯,蘸蒜汁,空腹多次食之。

【临床应用】

1. **婴幼儿生理性腹泻** 羊肉 200g,生姜 15g。两味以文火共煨 1 小时,到汤浓肉烂为度,喂养母乳者可由其母直接喝汤吃肉后再以母乳喂养即可,已添加辅食的患儿则将汤上油腻物捞尽后以汤汁喂患儿,每天 3~5 次,每次 30~100ml。每日 1 剂,可连续食用至病情恢复后 3~5 天停止。

2. **产后巨幼细胞贫血** 当归 90g、生姜 25g、羊肉 500g,加水 2 500ml,煮至肉熟。食肉饮汤,5 日服完,持续 1 个月。

3. **雷诺病** 当归 15g,附片 30g,生姜 50g,羊肉 250g,煎汤去肉,服汤,分三次服完,21 天为 1 个疗程。

【现代研究】

1. 羊肉热量比牛肉高,冬天吃羊肉可促进血液循环,以增温御寒。

2. 羊肉中微量元素铁的含量远胜于其他常见的肉类,具有补血的功效。

3. 有实验研究发现,小鼠在持续灌服羊肉后,机体 NO 含量增加,导致机体脂质氧化程度加剧,抗氧化能力降低,可能存在潜在的致癌危险。故不建议每日大量摄入牛羊肉等红肉类食物。

【使用注意】羊肉因性温偏热,故外感温热时邪或阴虚内热或有宿热者禁食,孕妇不宜多食羊肉,暑天不宜多食。

【文献摘要】

《本草纲目》:羊肉补中益气,性甘,大热。……开胃健身,益肾气,养胆明目,治虚劳寒冷,五劳七伤。

《脾胃论》:羊肉甘热,能补血之虚,有形之物也,能补有形肌肉之气。

选用技巧

①优质的羊肉瘦肉肉色成均匀红色,脂肪为白色或淡黄色。手指按压其表面有弹性。有微干的肉膜,不黏手,有羊肉固有的膻味。劣质的羊肉肉色暗红,表面水分较大,按之粘手,有酸腐味。②羊肉以肥瘦相间为上品,可涮、炒、煮。③羊肉存放宜冷藏。

十一、狗肉《名医别录》

狗肉为犬科动物狗的肉。狗在所有家养动物中历史最早,是从狼驯化而来,其肉我国各地均产,是一种常见肉类食物。

【别称】犬肉、黄耳、地羊、香肉。

【性味归经】咸,温。归脾、胃、肾经。

【功效】补中益气、温肾助阳、理气行水。

【适应证】

1. 脾胃虚弱。狗肉 500g,以米、盐等煮粥,每日服 2 次。

2. 阳痿,早泄。狗肉 250g,熟附子 12g,生姜 100g,炖汤,饮汤食肉,每日服 1 次。

3. 肾虚水肿,腰痛,耳聋,耳鸣。狗肉 250g,黑豆 50g,陈皮 3g,共煮,不拘量服。

【临床应用】老年体弱,腰膝冷痛。狗肉 250g、粳米(或糯米)适量,生姜少许,煮粥,加入胡椒粉、大蒜、葱节、食盐、味精、香菜等调味即可食用。

【现代研究】

1. 狗肉中的不饱和脂肪酸以油酸为主;具有降低血栓形成和血小板凝聚作用,可防止动脉硬化,抗衰老。

2. 狗肉氨基酸提取物可防病抗癌,促进机体代谢。

【使用注意】狗肉性温,热病后忌服。狗肉滋补强,食后会促使血压升高,脑血管病人不宜多吃;忌食疯狗肉;忌吃半生不熟狗肉,以防寄生虫感染。

【文献摘要】

《日华子本草》:补胃气,壮阳,暖腰膝,补虚劳,益气力。

《医林纂要》:补肺气,固肾气,壮营卫,强腰膝。

《周礼·天官·食医》:豕宜稷,犬宜粱,雁宜麦。

《本草纲目》:狗肉能滋补血气,专走脾肾二经而瞬时暖胃祛寒,补肾壮阳,服之能使气血溢沛,百脉沸腾。……九月勿食犬,伤神。

《本草经疏》:发热动火,生痰发渴,凡病人阴虚内热,多痰多火者慎勿食之,天行病后尤为大忌,治痢亦非所宜。

选用技巧

①优质狗肉色泽鲜红发亮,脂肪为灰白色,肉色呈深红色或砖红色,水分充足,其肉质柔软细腻,肌肉纤维略比猪肉粗,有弹性。②劣质狗肉颜色发黑、肌肉中藏有血块、肌肉间血液不凝固,此类多为毒死狗或病狗肉。③狗肉存放应冷藏。

十二、鸡肉《神农本草经》

鸡肉为雉科动物家鸡的肉,全国各地均有饲养,肉味以草鸡为佳,入药尤以乌骨鸡为上品。

【**别称**】家鸡肉、草鸡肉、母鸡肉。

【**性味归经**】甘,温。归脾、胃、肾经。

【**功效**】温中益气、强筋壮骨。

【**适应证**】

1. 中气虚弱、老年体弱、内脏下垂。鸡肉 500g,黄芪 60g,党参 80g。隔水蒸熟,去黄芪,加适量调味料,分数次食用,服用数剂。

2. 肾虚水肿,腰膝酸软。乌骨鸡 1 只,党参 60g,炖汤服用。

【**临床应用**】妊娠恶阻。生姜(带皮切片)60g,伏龙肝 60g(煎取澄清液备用),童鸡(雌雄均可)一只。将童鸡去毛洗净,剖去内脏,纳生姜于腹中,置瓷钵内,然后加入伏龙肝澄清液适量,食盐少许,盖密炖烂,取汤徐徐饮之,鸡肉同食。每日或隔日服一剂。

【**现代研究**】

1. 鸡肉中花生四烯酸及其代谢物在细胞内可发挥第二信使作用并具有很强的生物活性,可参与造血和免疫调节。

2. 鸡肉油脂中不饱和脂肪酸含量高达 71%,可有效控制心脑血管疾病的发生。

3. 鸡肉中赖氨酸的含量比猪肉高 13%,对以谷物为主食者来说可有效补充赖氨酸。

【**使用注意**】鸡肉性温,故高热、胃热嘈杂者慎食;鸡肉中磷的含量较高,服用铁剂时暂不要食用。禁忌食用鸡屁股、多龄鸡头。

【**文献摘要**】

《千金要方》:黄雌鸡肉……主伤中消渴,小便数而不禁,肠澼泄利,补益五藏绝伤五劳,益气力。

《本草纲目》:黑雌鸡肉,作羹食,治风寒湿痹,五缓六急,安胎。安心定志,除邪辟恶气,治血邪,破心中宿血,治痈疽,排脓补新血。及产后虚羸,益色助气。治反胃及腹痛,折骨痛,乳痈。

选用技巧

①优质鸡肉其屠宰刀口不平整,放血良好,无残血;肉色有光泽,有弹性,不黏手,不腻滑。②不宜购买体型过大的鸡肉,此类很可能是注水鸡。③鸡肉宜冷藏存放。

附:公鸡肉《神农本草经》

【别称】家鸡肉、草鸡肉、烛夜。

【性味归经】甘,温,归脾、胃、肾经。

【功效】益髓填精、补脾利水。

【适应证】

1. 尿频、尿急、少腹冷痛。小公鸡1只,虾仁15g,海马10g,生姜、大葱少许。隔水蒸熟,拣去生姜、大葱,加适量食盐、味精服用。连食2~3剂。

2. 阳痿、早泄、崩漏、带下。小公鸡1只,首乌45g,熟地30g,紫河车15g,大枣10g,龟鹿补肾丸2丸。将药物放入鸡的体内隔水炖2小时,晚上睡前将鸡和药一起服用,每日服用1剂,一般连吃4天。如服用后自觉燥热,可停药2日再服用。

3. 肾虚耳聋。雄乌鸡一只,洁净,加酒3 000ml,煮熟,趁热食之。

4. 水肿。雄白鸡1只,赤小豆500g。加水煮熟,分数次饮汤汁,服用数剂。

【文献摘要】

《千金要方》:丹雄鸡肉……主女人崩中漏下赤白沃,补虚温中,能愈久伤乏疮不肯瘥者,通神杀恶毒。

《食疗本草》:取乌雄鸡,以五味煮极烂,或五味腌炙食,用来补虚扶弱。

《饮膳正要》:乌雄鸡1只,切块,加入陈皮10g,胡椒3g,高良姜、草果各6g,用盐、酱油及醋少许调味,以小火煨炖至烂熟,空腹食。

十三、鸡蛋《神农本草经》

鸡蛋为雉科动物家鸡的卵。全国各地均产,被誉为"理想的营养库",是一种营养丰富的常用食品。

【别称】鸡卵、鸡子。

【性味归经】甘,平,微寒。归肺、脾、胃经。

【功效】益气养血、滋阴润燥、安胎止呕。

【适应证】

1. 体虚,贫血,崩漏。鸡蛋2枚,黑木耳20g,红枣20枚,清水500ml,煮至蛋熟去壳,将蛋和红糖放入,小火煮至糖溶。分2次趁热食蛋、枣和木耳,喝汤。

2. 咽干音哑,肺燥咳嗽。甜面汤,不拘时服。具体方法如下:面粉100g,加适量水,搅拌成稀面糊,鸡蛋打碎,搅拌均匀,在沸水中缓慢倒入面糊,快速搅拌均匀,烧开,再倒入鸡蛋,反复搅拌均匀即可。

3. 胎动不安。阿胶30g烊化,入鸡蛋1枚,盐3g和之,煮熟后分作3次服用。

4. 干呕不止。破鸡子去白,以开水冲服,吞服数次。

【临床应用】

1. **习惯性流产** 将鲜鸡蛋2个,艾叶12g放入砂锅内,用文火煮,蛋熟后去壳再煮20分钟。怀孕1个月者每日服食一次,可连服一周。怀孕2个月者,每10天服食一次,怀孕3个月者每15天服食一次,怀孕4个月以上者每月服食一次,直至妊娠足月。

2. **小儿营养性缺铁性贫血** 服高铁鸡蛋,蒸、炒、煮均可,最好煮吃。1~3岁每日一枚,

3~4 岁每日 2 枚。

3. 复发性口腔溃 将鸡蛋内膜用清水冲洗去腥味,用以贴敷患处,每日 3~5 次,最多用 14 天。

【**现代研究**】

1. 鸡蛋蛋白为参考蛋白,卵白蛋白和卵球蛋白满足婴幼儿成长需求。

2. 鸡蛋的蛋氨酸可促进肝细胞的再生,有利于保护肝脏,预防肝癌。

3. 鸡蛋中的卵磷脂可以使胆固醇和脂肪乳化为极细的颗粒,不会增加血浆胆固醇的浓度;还可以在胃黏膜表面形成一层很薄的疏水层,对胃黏膜具有很强的保护作用,能抵抗有害因子入侵。

4. 蛋黄中含丰富的卵磷脂和胆碱,这两种物质在人体内能变成乙酰胆碱,它能传递神经细胞间的信息,因而蛋黄具有增强记忆力的效果。

5. 研究显示每周适量食用 3~6 个鸡蛋的人群具有最低的心血管疾病及总死亡风险。

【**使用注意**】吃鸡蛋应以煮、蒸为好。肾功能异常患者不宜食鸡蛋。皮肤生疮化脓者不宜多吃鸡蛋。脾胃虚弱者不宜多食鸡蛋,多食则令人闷满。生鸡蛋不能食用,因生鸡蛋中含有沙门菌,抵抗力差者易感染生病。

【**文献摘要**】

《本草拾遗》:鸡子白,解热烦。

《本草纲目》:卵白,其气清,其性微寒;卵黄,其气浑,其性温;卵则兼黄白而用之,其性平。精不足者,补之以气,故卵白能清气,治伏热、目赤、咽痛诸疾。形不足者,补之以味,故卵黄能补血,治下痢,胎产诸疾。鸡蛋白能:润肺利咽,清热解毒,适宜咽痛音哑、目赤,热毒肿痛者食用。

《千金要方》:鸡子黄微寒,主除热火灼烂疮痓,可作处魄神物,卵白汁微寒,主目热赤痛,除心下伏热,止烦满咳逆,小儿泄利,妇人产难,胞衣不出。

《食疗本草》:动心气,不宜多食。鸡蛋黄能滋阴润燥,养血患风,适宜虚劳吐血、热病惊厥、心烦不得眠、胎漏下血者食用。

选用技巧

①新鲜鸡蛋蛋壳较为粗糙,上面有一层霜状粉末,将鸡蛋向阳,则鸡蛋呈微红色,半透明状,蛋黄轮廓清晰。切不宜购买蛋壳光滑发亮,摇晃有声的鸡蛋,多为劣质鸡蛋。②忌食陈蛋、裂纹蛋、散黄蛋、搭壳蛋、霉蛋等。③鸡蛋存放时间不宜过长,低温下也易变质。

十四、麻雀《名医别录》

麻雀为鸟纲、雀形目、文鸟科动物麻雀的肉或全体。世界共有 19 种,广泛分布于欧亚大陆,欧洲、中东、东南亚、东亚均可见到本物种。中国全境均有本物种分布,共 5 种,其中树麻雀为常见品种。2001 年 8 月,中国麻雀已被列为国家保护的有益或有经济、研究价值的陆生野生动物。任何捕杀、出售、食用麻雀的行为,均属违法。

【**别名**】壮阳鸟、树麻雀、霍雀、嘉宾、瓦雀、琉雀、家雀、老家子、老家贼、照夜、麻谷、南麻雀、禾雀、宾雀、厝鸟、屋角鸟、屋檐鸟。

【性味归经】甘,温。归肾、膀胱经。

【功效】补肾壮阳、益髓填精、固肾止咳。

【适应证】

1. 阳痿、早泄、畏寒、腰膝酸软。麻雀3~5只,切碎,炒熟,与大米煮粥,加盐和葱调味,空腹服食;或用麻雀肉,食油炸熟蘸盐食。

2. 小便频数、夜尿增多。麻雀两只,去毛及内脏,放入菟丝子、枸杞子各25g,共煮熟去药食肉饮汤。

3. 阳虚眩晕。麻雀两只,去毛及内脏,天麻15g切片,共放于碗内,加水蒸熟食用。

4. 百日咳。麻雀肉1只,冰糖9g,炖熟,每服一只。

【临床应用】哮喘之寒哮。麻雀2只、冰糖20g。麻雀去毛去内脏,洗净,放糖置碗中隔水蒸熟或麻雀肉与粳米同煮成粥,连服数日。

【现代研究】

1. 麻雀属晚成鸟,其肉提取物有较好的壮阳效果,对女性阴冷亦有一定疗效。

2. 麻雀富含钙、磷、铁、锌及维生素 B_1、维生素 B_2,有较好的调节机体微量环境的作用,可改善水液代谢,缓解呼吸循环压力。

【使用注意】阴虚火旺或阳盛阳强易举等症忌用。忌与白术及李子同用或同食。孕妇慎用。

【文献摘要】

《本草纲目》:主下气,男子阴痿不起,强之令热,多精有子。

选用技巧

①麻雀肉少脂嫩,一般以新鲜刚宰杀者肉质为佳,不宜食冷藏之品。②不可食用病死或死因不明的雀肉。

十五、鸭肉《名医别录》

鸭肉为鸭科动物家鸭的肉。家鸭由野鸭驯养而成,全国各地均有饲养,以北京鸭、南京鸭、鲁昂鸭著称,其色泽各异,但功效基本相似。四季均可宰杀,秋冬更为适宜。

【别称】鹜肉、家凫肉、扁嘴娘肉、白鸭肉。

【性味归经】甘、咸,平。归脾、胃、肺、肾经。

【功效】健脾补虚、滋阴养胃、利水消肿。

【适应证】

1. 脾胃虚弱。鸭肉和粳米各适量,煮粥。

2. 阴虚劳损。老鸭1只,冬虫夏草5~10g,炖汤。

3. 水肿。雄鸭一只,加水1 000ml煮至200ml,少量多次引用。

【临床应用】

1. **黄疸**　老鸭一只宰杀干净,茵陈30g置于鸭腹内,加水适量、食盐4g、料酒10ml、姜5片、葱10g、鸡精3g炖至熟烂,食肉饮汤。

2. **早期肝硬化腹水** 老鸭1只,剁成3cm大小的块,白茅根洗净。砂锅上火,入适量水,放入鸭块、白茅根(用纱布包住)、啤酒,开锅后撇去浮沫,加锅盖,小火炖至鸭肉熟烂时,将锅离火即成。

【现代研究】

1. 鸭肉中所含B族维生素和维生素E较其他肉类多,能有效抵抗脚气病,神经炎和多种炎症,还能抗衰老。

2. 鸭肉中含有较为丰富的烟酸,它是构成人体两种重要辅酶的成分之一,对心肌梗死等心脏疾患有保护作用。

【使用注意】腹泻滑肠者不宜食用;外感邪毒未清者忌食用。

【文献摘要】

《滇南本草》:老鸭同猪蹄煮食,补气而肥体;同鸡煮食,治血晕头痛。

《本草纲目》:治水利小便,宜用青头雄鸭。治虚劳热毒,宜用乌骨白鸭。

《本草汇》:滋阴除蒸,化虚痰,止咳嗽。

《随息居饮食谱》:鸭肉能滋五脏之阴,清虚劳之热,补血行水,养胃生津。

选用技巧

①优质鸭肉色泽光亮,表皮清洁,呈白色或乳白色,肉呈玫瑰红色。其腹腔内壁干燥。②劣质鸭肉过于鲜亮、腹腔湿润有霉点,此类多为注水鸭。

十六、鸭蛋《本草经集注》

鸭蛋为鸭科动物家鸭的卵。鸭蛋一般比鸡蛋略大些,颜色多带些淡天蓝色,其营养成分与鸡蛋相近,在我国各地均产。

【别称】鸭卵、鸭子、鹜实、鹜元。

【性味归经】甘,凉。归肺、肝、脾经。

【功效】滋阴、清肺、止咳、平肝、止痢。

【适应证】

1. 肺阴不足,口燥咽干,肺气上逆,咳声无力。鸭蛋2枚,冰糖50g。将冰糖捶成屑,放入大碗内,加沸水溶化,待冷后打入鸭蛋,调匀,上笼用武火蒸15~20分钟即成,趁温服食。

2. 鼻出血、头胀头痛。青壳鸭蛋10枚,马兰头250g,共煮至蛋熟,敲碎剥壳,再续煮至蛋白呈乌青色,吃蛋喝汤。

3. 妇人胎前产后赤白痢。适量生姜取汁,鸭蛋1枚打碎,入姜汁内搅匀。共煎至八分,入蒲黄9g,煎五、七沸,空腹温服。

4. 腹痛、腹泻、肠鸣。鸭蛋1~2枚,食醋250ml,共同煮熟,吃蛋喝醋。

【临床应用】

1. **过敏性哮喘** 将香油50g放入锅内加热至沸,然后将芦荟30g切成细片,放入热油中,炒至微黑,将秋季产出的鸭蛋1枚打碎,倒入锅中炒熟。一次性吃完,每天1次,30天为1个疗程。

2. **寻常疣** 鸭蛋7枚,食醋适量,将鸭蛋洗净,放入干净容器内,倒食醋至淹没鸭蛋,浸泡24小时,至蛋壳化尽,只剩蛋膜,取出,入笼屉内蒸熟,再换食醋浸泡6小时后服用,当天服完,可顿服,也可分多次服。服食当天忌食盐、味精、茶叶、大蒜、葱、酱油。未效者,20天后再服。

【现代研究】

1. 鸭蛋的营养价值与鸡蛋相当,属于全价蛋白,必需氨基酸含量符合联合国粮食和农业组织和世界卫生组织提出的理想模式,可以作为补益的常用食物。

2. 由鸭蛋蛋清水解而成的蛋清肽具有抗氧化作用。

【使用注意】脾阳不足,寒湿下痢,以及食后气滞痞闷者不宜食。

【文献摘要】

《本草纲目》:主治腹胸膈热。

《本草从新》:除心腹膈热多食损人。

《医林纂要》:补心清肺,止热嗽,治喉痛。百沸汤冲食,清肺火,解阳明结热。

《本草备要》:能滋阴。

选用技巧

①宜选择蛋壳结实洁净,青色,无污染,对光呈现微红色、半透明状,摇晃无声的鸭蛋。②不宜购买蛋壳灰暗、有白色或黑色斑点的鸭蛋,此多为劣质蛋。

十七、鹅肉《名医别录》

为鸭科动物鹅的肉。我国以华东、华南、东北地区饲养较多。

【别称】舒雁、家雁。

【性味归经】甘,平。归脾、肝、肺经。

【功效】补虚益气、益胃生津。

【适应证】

1. 脾肾阳虚,形寒肢冷,贫血,腰膝冷痛,五更泄泻。鹅1只,黄芪、党参、淮山药各80g,共煮熟后食之。或用鹅肉200~500g,50g鱼鳔,共煮,饮汤食肉。或用鹅1只,黄酱25g,杜仲20g,丁香、砂仁、八角茴香各3g,甘草2g,清水600ml,植物油、精盐、冰糖各适量,炖煮,将鹅肉取出切块,单食或佐餐。

2. 气阴不足,口干思饮,乏力,气短,咳嗽,纳少。鹅肉250g,瘦猪肉250g,淮山药30g,北沙参15g,玉竹15g,共煮食用。

【临床应用】

1. **消化道肿瘤** 鹅肉250g,鸡内金20g,山楂50g,陈皮10g,佛手10g,将鹅肉洗净切丁,与鸡内金、山楂、陈皮、佛手一同放入锅内,加水适量炖煮至鹅肉熟烂,用生姜、胡椒、精盐、大蒜、味精、葱花调味食用。

2. **肺结核胸痛,干咳痰少,手足心热** 鹅肉1 000g,百合、黄精各30g,调料适量。将鹅肉洗净,切块,诸药洗净,与鹅肉同放锅中,煮至鹅肉熟后,调味服食。

【现代研究】

1. 鹅肉属完全蛋白质,其中含有十多种氨基酸,可有效促进人体生长发育的作用。

2. 鹅肉中富含维生素 E,具有抗氧化作用,对女性有着美容养颜的效果。

【使用注意】湿热内蕴,皮肤疮毒者勿食。

【文献摘要】

《本草拾遗》:主消渴,煮鹅汁饮之。

《本草纲目》:利五脏,解五脏热,服丹石人宜之,煮汁,止消渴。

《随息居饮食谱》:补虚益气,暖胃生津。性与葛根相似,能解铅毒。

《名医别录》:鹅肉平补五脏,主消渴。

选用技巧

①挑选鹅肉时,应选肉色呈新鲜红色、血水不会渗出太多的新鲜肉质,如果肉色已呈暗红,已不新鲜。②以翼下肉厚、尾部肉多而柔软、表皮光泽的白鹅肉为佳。

十八、鸽肉《嘉祐本草》

鸽肉为鸠鸽科动物原鸽、家鸽、岩鸽的肉。我国有石岐鸽、公斤鸽和桃安鸽等。鸽肉营养价值较高,民间有"一鸽胜九鸡"之说。

【别称】鹁鸽、白凤、飞奴。

【性味归经】咸,平。归肝、肾经。

【功效】滋肾益气、祛风解毒、调经止痛。

【适应证】

1. 大病初愈,体质虚弱,头晕眼花,四肢无力等。鸽 1 只,党参、红枣、山药、枸杞各 15g,清水 1 000ml,姜片、黄酒和精盐适量,炖至酥烂,趁热食鸽肉喝汤,分 2 次服完。阴虚消渴者,可用白鸽 1 只,枸杞子 20g,黄精 30g,共炖或蒸煮食用。

2. 女子闭经,月经不调,痛经。白鸽 1 只,血竭 30g,纳入鸽腹中,放入砂锅内,加入白酒 1 000ml,小火煮 30 分钟后,取出鸽肉,药酒待凉后装瓶备用。鸽肉分两次食完,药酒每日饮 2 次,每次 15~20ml。

【临床应用】中耳炎。鸽 1 只,雌雄均可,处死鸽子时鸽血不要放出,将可食用的内脏留在其腹腔中,加少量盐,再隔水炖,约 1 小时,肉烂后,食用,1 次吃完。3 个月后,再炖服 1 只,以巩固疗效。

【现代研究】

1. 乳鸽含有丰富的软骨素,可用于预防关节痛、关节炎以及肩胛关节痛、神经痛等;能促进骨质代谢及骨的愈合与修复。

2. 鸽肉中含有丰富的泛酸,对脱发、白发有很好的疗效。

3. 鸽血富含血红蛋白,可调补气血、增强人体抗病能力。

【使用注意】湿热内蕴者忌用。

【文献摘要】

《本经逢原》:久患虚羸者,食之有益。

《本草再新》:治肝风肝火,滋肾益阴。

《四川中药志》:治妇女干血劳,月经闭止,截疟,疗肠风下血。

《本草纲目》:鸽羽色众多,唯白色入药。

①宜选用体积偏小,柔嫩色白的鸽肉,鸽肉毛剔除干净。若生鸽肉应选无味或略腥者。②若发现鸽肉体积较大,应注意与其他禽类的区分。

十九、鸽蛋《本草纲目》

鸽蛋为鸠鸽科动物原鸽或家鸽的卵。世界上最早的食谱出现于 2 700 多年前的中国,其中就有"鸽蛋汤"的记载。目前市面上常见的鸽蛋分为光蛋(无精蛋)、鲜鸽蛋、种鸽蛋。

【别称】鸽卵、鸽卵子。

【性味归经】甘,咸,平。归心、肝、肾经。

【功效】补肾益气、养血安神、解毒疗疮。

【适应证】

1. 肾气虚证。鸽蛋、桂圆肉、枸杞适量,加冰糖适量煮熟后,小吃或佐餐。

2. 气血不足,夜卧不宁,肾虚目暗。龙眼肉、枸杞各 10g,鸽蛋 2 枚,煮熟剥去壳。龙眼肉、枸杞洗净,加水 250ml,烧开后,加入鸽蛋和冰糖,再煮 10 分钟。每日服 1 次,连服 5~7 日。

3. 预防麻疹。鸽蛋煮食,麻疹流行期,每日 2 次,每次一个,连服 6~10 日。亦常以鸽蛋 5 枚,桂圆肉 10g,枸杞 10g,加冰糖 30g,炖食。

【现代研究】

1. 鸽蛋含有维生素 A、维生素 B_1、维生素 B_2、维生素 D 和铁、钙等矿物质,其所含的钙和铁均高于鸡蛋,历来被视为补益之珍品。

2. 鸽蛋中还含有丰富的卵磷脂,最适用于儿童、青少年、老年人、孕妇、体虚者及脑力劳动者。

【使用注重】脾胃虚弱,痰湿积饮者不宜多食。

【文献摘要】

《随息居饮食谱》:甘,平,清热,解毒,补肾益身。

《本草逢原》:久患虚羸者,食之有益。

《童氏食规》:煨鸽蛋,法如煨鸡肾同。

①宜选用外形匀称,表面光洁、细腻、白里透粉的鸽蛋。不宜选用色泽暗黄,蛋壳变软的鸽蛋。②鸽蛋与鹌鹑蛋的区别是鸽蛋煮熟后,蛋白是半透明的,而鹌鹑蛋煮熟后的蛋白跟鸡蛋是一样的;鸽子蛋在阳光下面是透亮的,而鹌鹑蛋则完全没有光泽;鸽蛋一般也要比鹌鹑蛋大一些。

二十、鹌鹑《齐民要术》

鹌鹑为雉科动物鹌鹑的肉或全体。我国各地均产。中国食用鹌鹑历史已久,用鹌鹑做的佳肴始见"五味脯"。

【别称】鹑鸟、罗鹑、红面鹌鹑、宛鹑、秃尾巴鸡。

【性味归经】甘,平。归肺、脾、肝、肾经。

【功效】润肺止咳、补中益气、健脾利湿、滋补肝肾。

【适应证】

1. 百日咳。鹌鹑烧焦,每服 13.5g,日服两次。

2. 咳嗽日久,气短乏力。鹌鹑 1 只,红糖、黄酒适量,同煮至肉熟,早晚空腹温服。

3. 脾胃虚弱,食欲不振,小儿疳积。鹌鹑 2 只,粳米 100g,清水 1 000ml,煮粥,分 2 次空腹服。或用鹌鹑 1 只,加少量油盐,蒸熟食用。

4. 腹泻、痢疾。鹌鹑 1 只,赤小豆 15g,生姜 3 片,水煎服,日服 2 次。

5. 肝肾阴虚,腰膝酸痛。鹌鹑 1 只,枸杞 30g,杜仲 9g,水煎,食肉渴汤。

【临床应用】

1. **结核病** 选用适量鹌鹑肉、牛奶、白糖。牛奶中加入适量白糖,牛奶即将煮沸前,打入鹌鹑蛋数个,煮沸即离火,此时鹌鹑蛋蛋白已凝固,蛋黄尚未完全凝固,肉蛋同食。

2. **五心烦热,盗汗失眠** 虫草 8g,鹌鹑 8 只,调味品适量。将鹌鹑去毛,由背部剖开,清洗干净,沥水,放入沸水锅中。1 分钟后,取出放凉备用。每只鹌鹑腹中放入虫草 1g,用线扎紧,放入碗中,加入佐料,上笼蒸 40 分钟。

【现代研究】

1. 鹌鹑肉是典型的高蛋白、低脂肪、低胆固醇食物,特别适合中老年人以及肥胖症患者食用。

2. 鹌鹑肉中含有维生素 PP 及芦丁等成分,有防治高血压、动脉硬化的功效。常食对体弱多病者有补益强壮的作用。对治疗过敏症也有一定的效果。

【使用注意】外感、痰热未清时不可食。

【文献摘要】

《嘉祐本草》:和小豆、生姜煮食,止泄痢。

《本草纲目》:主治,补五脏,益中续气,实筋骨,耐寒暑,消结热。和小豆,生姜煮食,止泄痢。酥煎食,令人下焦肥。小儿患疳,及下痢五色,旦旦食之,有效,主治诸疮阴癣,煮食去热。

《隐息居饮食谱》:和胃消结热,利水化湿止疳痢,除膨胀。

选用技巧

①以鲜肉最为味美,不宜吃冻肉。②野生鹌鹑体积较小,脚爪强壮;家养鹌鹑体积较大,脚爪较为瘦小。

二十一、鹌鹑蛋《山东药用动物》

鹌鹑蛋为雉科动物鹌鹑的卵。全国过各地均产。其营养丰富,与鸡蛋相似,药用价值高。有"卵中佳品"之称。

【别称】鹑鸟蛋、鹌鹑卵。

【性味归经】甘,平。归肺、脾、胃经。

【功效】润肺止咳、补中益气、强筋健脑。

【适应证】

1. 肺阴虚,潮热,盗汗,咯血。鹌鹑蛋 1 只,适量白及研末,共搅匀,每早用沸水冲服,连续服用。

2. 小儿喘嗽。鹌鹑蛋 30 枚煮熟,用五味子 30g 煎水,浸泡鹌鹑蛋,一周后取出煮食。每日服食 1 只,连续食完。

3. 颜面、四肢水肿,小儿疳积,厌食。鹌鹑蛋 1 枚,打入米汤或牛奶内,煮熟,每日早晚服 1 次,连用三个月至半年。

4. 血虚健忘、思维迟钝。鹌鹑蛋 150g,桂圆 50g,白砂糖 10g,炖煮,每日食用 1 次。

【临床应用】

1. **慢性胃炎** 牛奶 200ml 煮沸,每日清晨冲服鹌鹑蛋 2 枚,连食半年。

2. **白细胞减少症** 每天早晨,用鹌鹑蛋 5 枚,开水冲服或煮熟服用,连续 1~3 个月。

3. **轻度老年痴呆,记忆力下降** 生鹌鹑蛋 6 枚去皮,莲子肉 12 个搅碎,加 3 汤匙水,搅匀蒸熟,晨起顿服,服用 1 周为 1 个疗程,每隔 3 个月服用 1 个疗程。

【现代研究】

1. 鹌鹑蛋中蛋白质的必需氨基酸结构优于鸡蛋,其酪氨酸、亮氨酸含量较多,对合成甲状腺素、肾上腺素、组织蛋白和胰腺都有影响。

2. 鹌鹑蛋富含卵磷脂、多种激素、芦丁和胆碱等成分,其中脑卵磷脂是高级神经活动不可缺少的营养物质,有较好的补脑效果。

【使用注意】凡外感未清,脾胃虚弱、痰湿积聚者不宜多食。

【文献摘要】

《家常食物巧治病》:具有补五脏,益中续气,强筋壮骨的作用。

《食品的营养与食疗》:能补益气血。

选用技巧

①新鲜的鹌鹑蛋蛋壳外有层天然的保护层,壳硬,外壳为灰白色,还有红褐色和紫褐色的斑纹。蛋黄呈深黄色,蛋白黏稠。②生鹌鹑蛋常温下可以存放 45 天,熟鹌鹑蛋常温下可存放 2~3 天。

二十二、燕窝《本草逢原》

燕窝为雨燕科动物金丝燕及多种同属燕子用唾液或唾液与绒羽等混合凝结所筑成的巢窝。我国只有海南岛和福建沿海有少量出产,大部分要靠进口。燕窝通常分为三种:白燕窝(官燕)、毛燕窝、血燕窝。

【别称】燕菜、燕窝菜、燕根、白燕子、官燕、毛燕、血燕。

【性味归经】甘,平。归心、肺、肾经。

【功效】养阴润肺、滋阴补肾、补中益气、生精养血。

【适应证】

1. 阴虚潮热,盗汗,干咳,咯血等。燕窝 3g,西洋参 3g,燕窝温水泡发,择去毛,与西洋参一起加滚开水,放于炖盅内加盖,隔水炖3小时。或燕窝6g,银耳9g,冰糖适量,将燕窝、银耳用热水泡发,择洗干净,放入冰糖,隔水炖熟。早晚各1次,连服10~15日。

2. 老年痰喘。秋白梨1个,去心,入燕窝3g,先用开水泡,再入冰糖5g,蒸熟,每日早晨服,连续数日。

3. 肾虚遗精、气短无力。泡发燕窝3g,红参1g,大枣3枚。灵芝1.5g,冰糖30g,放入有水的碗中,隔水炖至燕窝起丝为度,食之;或燕窝、莲子、熟地黄各10g,芡实1g,黄精15g,共炖熟,加白糖适量服用。

4. 反胃呕吐、胃热噫嗝。燕窝6g,水泡发,隔水炖熟,牛奶250ml,共服;或燕窝15g,糯米100g,燕窝泡发,撕碎,与米共煮成粥,食之。

【临床应用】慢性支气管炎。燕窝泥12g,海浮石、海蛤壳、海螵蛸各10g。上药共为细末,过细筛后压制片剂。每片0.5g,每日3次,每次饭后服6片。

【现代研究】

1. 燕窝中含有表皮生长因子(EGF),能促进细胞分化,可使皮肤光滑有弹性,加速手术创口愈合和放射性皮炎愈合,促进人体T淋巴细胞和B淋巴细胞分裂,提高人体的免疫功能。

2. 从燕窝水提物中得到的黏病毒血凝反应抑制剂,有抗病毒作用。

3. 燕窝唾液酸有抗炎作用,可调节肠道菌群,还可抗急性脑缺血。

4. 燕窝所含蛋白质有大量生物活性蛋白分子和微量元素等,对人体有滋补强壮作用。

5. 燕窝提取物预防胰岛素抵抗、抗氧化、抗H5N1禽流感病毒、可提高记忆力、降血压、促进子宫修复。

【使用注意】寒湿停滞者忌食。湿痰停滞及有表邪者慎服。

【文献摘要】

《本草纲目》:燕窝甘淡平,大养肺阴,化痰止咳,补而能清,为调理虚劳之圣药,一切病之由于肺虚,而不能肃清下行者,用此皆可治之。

《本草逢原》:能使金水相生,肾气上滋于肺。

《本草从新》:大养肺阴,化痰止嗽,补而能清,为调理虚损痨瘵之圣药……开胃气,已劳痢,益小儿痘疹。

《本草求真》:入肺生气,入肾滋水,入胃补中,俾其补不致燥,润不致滞,而为药中至平至美之味者也。

选用技巧

①燕窝颜色像生丝,细小、坚固、紧密,直径4cm左右,为丝状结构。②优质的燕窝无论在浸透后或在灯光下观看,都呈半透明状。有特殊的馨香,但不刺鼻。③劣质燕窝其闻到刺鼻,取一小块以水浸泡至松软后取丝条拉扯,弹性差,一拉即断。④血燕和黄燕浸泡后变色的是假货。点燃干燕窝片,若是假燕窝会产生噼啪作响的火花。⑤燕窝一般风干保存,需发泡后方可食用。

二十三、蛇《本草纲目》

蛇是无足的爬行动物的总称,属于爬行纲有鳞目蛇亚目的总称。全国各地均产,且许多地方都有吃蛇肉的习惯。蛇不仅是美味佳肴,而且还是颇为珍贵的中药材。

【别名】 蚺蛇肉、长虫肉,蟒肉。

【性味归经】 甘,温。归肺、肾、肝经。

【功效】 祛风杀虫、止痉止痛。

【适应证】

1. 诸风瘫痪、筋挛骨痛、痹木瘙痒及疬风疥癣恶疮。蛇肉 500g,羌活 30g(绢袋盛之),用糯米二斗蒸熟安曲于缸底,置蛇于曲上,乃下饭,密盖,待熟取酒,以蛇焙研和药,其酒每随量温饮数杯,忌风及欲事,亦可袋盛浸酒饮。

2. 狂犬咬伤。蛇脯 1 枚,炙,去头,捣末,每服 1.5g,日三次。

【临床应用】

1. **皮肤瘙痒**　乌蛇肉 150g,加水 500ml 煎至 300ml,每次口服 50ml,一日三次。

2. **喘咳、胸闷气促**　以蛇胆汁、川贝母、杏仁为主要原料制成的"蛇胆川贝液",是目前临床使用方便、疗效显著的止咳祛痰良药。

【现代研究】

1. 蝮蛇、蟒蛇等含人体必需的多种氨基酸,其中有增强脑细胞活力的谷氨酸,解除人体疲劳的天门冬氨酸。

2. 蕲蛇水提液及蕲蛇胶原蛋白提取物对胶原诱导性关节炎大鼠有一定的治疗作用,其治疗机制可能是通过主动免疫抑制降低机体亢进的免疫应答实现的。

3. 蛇肉脂肪中含有亚油酸等成分,胆固醇含量低于猪肝、鸡蛋等,对防治血管硬化等有一定作用。

【使用注意】 夏季应忌食温性蛇肉。蛇肉不宜与大蒜同时食用,同食刺激肠胃黏膜。阴虚内热,脾胃湿热者应慎食或禁食。

【文献摘要】

《本草拾遗》:主喉中有物,吞吐不得出者,作脍食之。

《本草纲目》:除手足风痛,杀三虫,去死肌,皮肤风毒疬风,疥癣恶疮。

《本草纲目》:乌蛇肉,味甘,平,无毒,主治诸风顽痹,皮肤不仁,风骚隐疹,疥癣。

选用技巧

①蛇肉种类较多,一般以无毒蛇肉为选择对象。我国主要以乌蛇营养价值最高。②选择蛇肉时,以鲜蛇为主。不要用水浸泡,以免影响蛇肉口感。

(周慧芳　鹿竞文)

视频:怎样吃水产

第五节　水　产　类

凡可以食用的大部分河、海动植物类食物,均可称为水产品,也称海鲜品。水产类食物分动物和植物,其中植物类食物如紫菜、海带、海草等已在蔬菜中介绍,本节主要介绍动物类水产食物,包括鳞类和贝壳类。鳞类包括各种鱼类及虾、海参等;贝壳类包括蟹、龟、鳖、蚌、蛤等。

水产类食物多具有补益作用,能健脾补肾,益气养血;有的水产品还具有滋阴清热的功效,如龟、鳖等;有的水产品亦具有利水消肿的功效,如鲤鱼、鲫鱼等,常用于病后、产后、素体虚弱所致的疲乏无力及因虚所致的水肿、腹水等。由于本类食物多属发物,食用后可引起疾病复发,如疮疖痈肿、体质过敏、疥癣、湿疹、痘疹已发、皮肤病等患者不宜食用。

一、鳝鱼《雷公炮炙论》

为鳝科动物黄鳝的肉或全体。我国除西北外,各地江河、湖塘、稻田均有分布,春末夏初是食用鳝鱼最好的时节,尤以小满前后一个月的夏鳝最能补养身体,民间有"小暑黄鳝赛人参"之说。

【别称】黄鳝、海蛇、长鱼。

【性味归经】甘,温。归肝、肾、脾经。

【功效】补益气血、强壮筋骨、止血、祛除风湿。

【适应证】

1. 气血不足,虚羸瘦弱,体倦乏力。鳝鱼50g切丝,黄芪30g(用纱布包好),共加水煮熟,取出药包,加食盐、生姜调味,喝汤吃肉。

2. 小儿疳积。鳝鱼3条,切碎,香薷9g,炖服。

3. 内痔出血。鳝鱼一条,去除肚杂,加水适量,煮至熟烂,喝汤吃肉。

4. 久痢虚证,大便脓血。鳝鱼1条,炒红糖9g。将鳝鱼肚杂去除,放于新瓦上加热焙干,和红糖研末,100ml温水冲服。

5. 风寒湿痹。鳝鱼一条,去除肚杂,加酒炖至熟烂,喝汤吃肉。

【临床应用】

1. **面神经麻痹** 取活鳝鱼剪去头部,缓慢将鳝鱼血均匀涂于面部,从额正中向耳前依次涂抹。在眼角、嘴角处尽量多涂,于次日将鳝鱼血洗去即可。

2. **化疗期间白细胞降低** 取500g鳝鱼熬成汤,饭后服下,每日2次,连服3~5日;在清洗时不可将鳝鱼骨髓洗太干净,保留血丝,煮汤时不用葱、姜去腥。

【现代研究】

1. 从鳝鱼中分离出的"鳝鱼素A"和"鳝鱼素B"具有显著的降血糖和恢复正常调节血糖生理功能的作用。

2. 鳝鱼中含有丰富的二十二碳六烯酸和二十碳五烯酸,具有抑制心血管疾病和抗癌、消炎的作用。

3. 鳝鱼血中含大量抗凝成分及神经生长因子,有利于改善局部微循环,消除水肿。

4. 鳝鱼皮肤黏液和肌肉组织中含有抗菌肽(蛋白)及溶血毒素,具有抗凝血活性和丝氨酸蛋白酶抑制剂活性,对嗜水气单胞菌有一定的抑菌效果。

【使用注意】外感病、虚热证、腹胀、痢疾、湿疹不宜食用。不宜与狗肉、狗血及含鞣酸较多食物如山楂、石榴、柿子、南瓜等同食。

【文献摘要】

《随息居饮食谱》:鳝甘热,补助虚力。善祛风寒湿痹,通血脉,利筋骨。

《本草拾遗》:主湿痹气,补虚损,妇人产后淋沥,血气不调,羸瘦,止血,除腹中冷气肠鸣。

《政和本草》:鳝鱼,补五脏,逐十二风邪。

《名医别录》:时行病起,食之多复。

《世医得救方》:治口眼歪斜,大鳝鱼一条,用针刺头上血,左斜涂右,右斜涂左。

选用技巧

①宜选择深色鳝鱼。②宜选择鲜活的鳝鱼,新鲜宰杀的鳝鱼口感最好,营养也最充分。③不宜选择一抓即着、柔软无力、两端下垂将死的鳝鱼。④鳝鱼头不宜食用。⑤鳝鱼须烹制熟透后方可食用,因鳝鱼血清有毒,加热能破坏毒素。

二、鲤鱼《神农本草经》

为鲤科动物鲤鱼的肉或全体。除西藏外,各省市、自治区的江河、湖泊均有分布。

【别称】赤鲤鱼、赪鲤、鲤子。

【性味归经】甘,平。归脾、胃、肾经。

【功效】补脾健胃、利水消肿、通乳安胎。

【适应证】

1. 脾胃虚弱之食欲不振。可用于病后或产后。单用鲤鱼一条,煮汤,喝汤吃肉。若脾胃虚寒者,可加适量胡椒、生姜共用。

2. 脾虚水肿、小便不利、妊娠水肿。本品既可补脾,又可利尿。鲤鱼500g,赤小豆50g,两者共煮熟烂,不加任何调料,去渣饮汁。也可单用,不加盐,煮熟后服食。病轻者每日1剂,病重者每日可服2剂。

3. 产后乳汁不足。鲤鱼一条,加当归15g、黄芪50g,煮汤内服,每日1剂。也可单用煮汤,喝汤吃肉。

【临床应用】

1. **妊娠水肿** 鲤鱼1条500g,白术、黄芪各30g,生姜、茯苓、猪苓各15g,陈皮10g,冬瓜250g。所有药物第1煎加水500ml,煎20分钟,第2煎加水300ml,煎10分钟,两次煎液混合,分3~4次温服。每日1剂,连服10天为1个疗程。

2. **肾病综合征水肿** 可食用黄芪鲤鱼汤。鲤鱼500g去鳞、腮及内脏洗净,与用纱布包裹的药材生黄芪30g、赤小豆30g、茯苓30g、冬瓜皮30g、陈皮10g、砂仁10g共煮,加生姜5片、大葱白1根,不放盐,加水1 500ml,文火煮40分钟,鱼汤浓缩至150~200ml。每周服用2次或3次,喝汤吃鱼。3周为一疗程。

3. **妊娠呕吐** 鲤鱼1条500g,放于沸水中,隔水蒸15~20分钟,喝汤吃鱼。

【现代研究】

1. 含有丰富的EPA和DHA,能够降血压,降血脂,抗血栓,降低血液黏度,对抗二磷酸腺苷诱导的血小板聚集。

2. 降低尿蛋白,缓解肾脏纤维化及肾小球细胞外基质蓄积。

【使用注意】本品系发物,素体阳亢、疮疡患者慎食;支气管哮喘患者忌食。

【文献摘要】

《本草纲目》:煮食,下水气,利小便;烧末能发汗,定气喘咳嗽,下乳汁,消肿,止反胃及恶风入腹。

《食疗本草》:鲤鱼,可去背上两筋及黑血,毒故也。

《本草拾遗》:主安胎,胎动、怀妊身肿,为汤食之;破冷气痃癖气块,横关伏梁。

《随息居饮食谱》:涤饮,治妊娠子肿,敷痈肿,骨疽。

选用技巧

①应选择扁平苗条的鲤鱼,其鱼肉较为紧实。②鲤鱼两侧正中皮内各有一条夹脊白筋,煮食前应去除,因该筋腥臊为发物,可诱发疾病。

三、鲫鱼《新修本草》

为鲤科动物鲫鱼的肉或全体。除西部高原外,各省市、自治区的江河、湖泊均有分布。

【别称】鲋、鲫瓜子。

【性味归经】甘,平。归脾、胃、肾经。

【功效】补脾健胃、利水消肿、通乳。

【适应证】

1. 脾胃虚弱所致食少纳呆。鲫鱼1条,紫蔻3粒研末放入鱼肚内,加生姜、陈皮、胡椒等煮熟食用。

2. 脾虚水肿,小便不利。鲫鱼1条250g去鳞、腮及内脏,连皮冬瓜250g切块,再放入大葱一根,生姜2片,放少许盐,加水熬汤煮至烂,喝汤吃肉。

3. 产后气血不足,乳汁减少。新鲜鲫鱼一条,去除肚杂,猪前蹄1只,加水炖至熟烂,喝汤吃肉。

【临床应用】原发性肾病综合征。赤小豆50g,鲫鱼1条约250g,一起加水炖烂,不加盐,隔日1次,连服1个月。

【现代研究】

1. 可升高大鼠血白蛋白,降低白介素-17、白介素-23、趋化因子受体(CXCR2)表达,保护肾脏。

2. 能够显著降低阿霉素肾病大鼠的尿蛋白、血肌酐和尿素氮。

【使用注意】不宜与鸡肉、狗肉、绵羊肉、鹿肉、芥菜,中药厚朴、天冬、麦冬,西药异烟肼同食。

【文献摘要】

《医方心》:作鲙食之,断暴痢。其子,调中益肝气。

《政和本草》:鲫鱼,平胃气。调中,益五脏,和莼作羹食良。

《滇南本草》:和五脏,通血脉,消积。

《随息居饮食谱》:开胃,调气,生津,运食,和营,息风,清热,杀虫解热,散肿愈疮,止痢,消疳,消积。

宜选择鳃片粉红或鲜红、眼睛稍微外凸、表皮清洁光滑,反应灵敏的活鱼。

四、黄鱼《本草述》

为石首鱼科动物大黄鱼或小黄鱼的肉。我国东海、南海、浙江舟山群岛分布最多。夏天食用黄鱼,味道最为鲜美。

【别称】黄花鱼、石首鱼、石头鱼、黄瓜鱼。

【性味归经】甘,平。归脾、胃、肾经。

【功效】补脾益气、益肾补精、止痢。

【适应证】

1. 体虚食少。黄鱼 1 条,去除肚杂,大米 100g,同煮粥食用。

2. 肾虚滑精、腰膝酸软、头晕耳鸣。将黄鱼鱼鳔与沙苑子、菟丝子、五味子各 5-15g 同煮食用。

3. 脾虚下痢。黄鱼 1 条,生姜 5 片,生葱 5 根,同煮食用,连食数日。

【现代研究】黄鱼含有丰富的胶原蛋白和硒元素,可延缓衰老、美容养颜、预防癌症。

【使用注意】黄鱼乃发物,体质过敏、痰疾、疮疡者不宜食用。

【文献摘要】

《随息居饮食谱》:多食发疮助热。

《崔氏食经》:主下利,明目,安心神。

《本草汇言》:动风发气,起痰助毒。

宜选择鱼身略白色、肚皮略显黄色,手感湿润,带有淡淡海水咸味的黄鱼,不宜选择有掉色现象、具有浓郁腥臭味的黄鱼。

五、鲍鱼《本草经集注》

为鲍科动物九孔鲍的肉。主要分布于广东、福建沿海潮间带及低潮线附近。以春末夏初最为肥满。

【别称】鳆鱼、石决明肉、明目鱼。

【性味归经】温,咸。归肝、肾经。

【功效】养血柔肝、滋阴清热、益精明目。

【适应证】

1. 血枯经闭、乳汁不足或月经不调。鲍鱼 60~120g,加水适量煮汤,放食盐少许调味,分2 次服食。

2. 痨瘵虚损。鲍鱼 60~120g,加适量清水煮汤服食,加入适量黄芪尤佳。

3. 青盲内障、视物不清。鲍鱼壳和鲍鱼肉各 30g,加水 500ml,煮至熟烂。

【现代研究】

1. 提高免疫,抑制肿瘤生长。鲍鱼酶解提取物(EEA)可提高免疫力,对细胞免疫的作用大于体液免疫;鲍鱼内脏蛋白多糖可提高 T 淋巴细胞增殖作用、NK 细胞的活性、巨噬细胞的吞噬功能及血清肿瘤坏死因子(TNF-α),IL-1 和干扰素(IFN-γ)含量;鲍素可有效杀死癌细胞。

2. 抗疲劳、抗氧化。鲍鱼性腺多糖(CAGP)具有一定的体外溶栓作用和明显的抗疲劳作用,鲍鱼内脏蛋白肽可以降低衰老老鼠血清和肝脏中的超氧化物歧化酶(SOD)、丙二醛(MDA),达到良好的抗氧化作用。

3. 鲍鱼含有大量的球蛋白,具有平肝固肾、养血调经作用。

【使用注意】体坚难化,脾弱者饮汁为宜。

【文献摘要】

《随息居饮食谱》:补肝肾,益精明目,开胃养营。已带浊崩淋,愈骨蒸潮热。

《医林纂要》:补心缓肝,滋阴明目。又可治骨蒸劳热,解妄热,疗痈疽,通五淋,治黄疸。

选用技巧

①以七孔或九孔鲍鱼为佳。②优质的干鲍鱼表现为厚实饱满、呈浅棕色或米黄色、椭圆形,干爽不粘手。食用前于冷水中浸泡 2 天后,放沸水中浸泡 8 小时,涨发后再食用。③可用塑料袋、报纸等将干鲍鱼裹严,放于冰箱冷冻层,保存 6~12 个月。

六、鳖《名医别录》

为鳖科动物中华鳖或山瑞鳖的肉。多生活于湖泊、小河及池塘旁的泥沙里,除新疆、宁夏、青海、西藏等地外,广泛分布于全国各地,以湖北、安徽两省产量最大。具有"美食五味肉"之美称,春天和秋天食用最美味,民间有"西风起,甲鱼肥"之说,在桂花飘香时节甲鱼最肥。

【别称】甲鱼、团鱼、水鱼、圆鱼。

【性味归经】甘,平。归肝、肾经。

【功效】滋阴补肾、清退虚热。

【适应证】

1. 阴虚诸损。鳖一只,去肝、肠,加适量冰糖和 500ml 清水,炖至熟烂,喝汤吃肉。

2. 久疟不愈。鳖一只,去肝、肠,加适量猪油和 500ml 清水,炖至熟烂,入盐少许服食。

【临床应用】肝炎肝硬化。口服炙鳖甲粉,3g 每日,疗程 1 年,能改善肝炎、肝硬化患者症状、舌象、脉象、增加血清白蛋白,缩小脾脏。

【现代研究】

1. 补血。每日灌胃鳖甲胶(20%)0.5ml/ 只,连续 11 日,可明显提高小鼠血红蛋白含量。

2. 抗肿瘤。口服鳖甲粉 280mg/kg,可抑制小鼠移植实质性癌 MH$_{134}$,缩小肿瘤直径,减轻肿瘤重量;每日口服鳖甲粉 800mg/kg,连续 35 日,对接种人肠癌细胞裸鼠的抑瘤率为 92.15%,肿瘤坏死面积达 67%,且不引起裸鼠白细胞数下降,不良反应轻。

3. 鳖肉中含丰富的不饱和脂肪酸,可降低胆固醇。

4. 鳖肉中含有丰富的 B 族维生素,能治疗足癣。

5. 抗纤维化。鳖甲细粉提取物可以抑制转化生长因子 -β（TGF-β）诱导的大鼠肝星状细胞 HSC-T6 的活化增殖,减少细胞外基质,生成,促进其降解而发挥抗肝纤维化的作用。

6. 抗疲劳,提高免疫力。鳖甲提取物可以降低小鼠运动后血清尿素氮水平,提高其腹腔巨噬细胞的吞噬功能。

【使用注意】 脾胃阳虚、痰湿壅盛、孕妇忌服。不宜食用死鳖,因死鳖体内含有毒素组胺。

【文献摘要】

《随息居饮食谱》:滋肝肾之阴,清虚劳之热,主脱肛,崩带,瘰疬,症瘕。

《本草备要》:凉血补阴,亦治疟、痢。

《日华子本草》:益气调中,妇人带久,治血瘕腰痛。

《纲目》:作食,治久痢;作丸服,治虚劳,疟癖,脚气。

选用技巧

①鳖有河鳖和沙鳖之分,河鳖质量较好,其背为青色。②鳖的裙边营养价值最高。③食用方法以炖汤最为适宜。

七、龟《名医别录》

为龟科动物乌龟的肉。生活于河流、池塘,全国各地均有分布。全年均可捕捉,以秋冬为多。

【别称】 元绪、金龟。

【性味归经】 甘、咸,平。归肺、肾经。

【功效】 滋阴补血、止血。

【适应证】

1. 阴虚之骨蒸痨瘵、久嗽、咯血等。龟肉、山药、枸杞子共文火炖食,或者与冬虫夏草、沙参共炖服。

2. 血热之血痢、肠风痔血。乌龟 1 只,加适量砂糖水拌匀,椒和,炙煮食。

【现代研究】

1. 抗氧化损伤。龟板醇提物具有抗氧化损伤的作用。

2. 龟板有效成分可促进骨髓间充质干细胞的增殖,促进骨髓间充质干细胞中分化抑制蛋白 1 的表达。

3. 提高免疫。每日每只灌胃 20% 龟甲胶液 0.5ml,可明显提高小鼠白细胞数量;每日每只腹腔注射龟甲提取液 85mg,连续 7 日,可提高小鼠腹腔巨噬细胞数量;每日给予甲亢型大鼠灌胃 100% 龟甲煎液(10ml/kg),可促使其萎缩的胸腺恢复生长,提高血清 IgG 含量。

4. 益肾健骨,促进生长发育。龟甲提取物可促进骨髓间充质干细胞(MSC)的增殖,并促使其向神经方向和成骨方向转化,体外试验显示龟甲提取物能增加 MSC 中视黄酸受体 R 及维生素 D 受体的表达水平,且呈剂量依赖。

【使用注意】 胃有寒湿者忌服。

【文献摘要】

《本草纲目》:治筋骨疼痛及一、二十年寒嗽,止泻血、血痢。

《医林纂要》:治骨蒸劳热,吐血,衄血,肠风血痔,阴虚血热之症。

《日用本草》:大补阴虚,作羹,截久疟不愈。

《名医别录》:肉作羹,大补。

选用技巧

①将龟翻过来,若能很快翻过身即为健康的龟。②龟的腹甲为龟板,是滋阴补肾、养血补心的要药。龟板熬成胶,效果更强。

八、河蚌《食疗本草》

为蚌科动物三角帆蚌、褶纹冠蚌和背角无齿蚌等的肉。全国大部分地区均有分布,生活在江、河、湖沼中。江苏一带有"吃了蛤蜊肉,百味都失灵"的说法。

【**别称**】河歪、河蛤蜊。

【**性味归经**】甘、咸,微寒。归肝、肾经。

【**功效**】清热解毒、滋阴明目。

【**适应证**】

1. 热毒所致痔瘘。鲜蚌肉半碗,洗净,油炒,放入调味料,加水煮烂,顿服,隔日早、晚各空腹服1次。

2. 小儿胎毒、湿疹。鲜河蚌一个,烧存性,研细后用香油调涂患处。

3. 肝肾不足之目昏眼干、眩晕。鲜蚌肉60g,蝉花9g炖汤服。

【**临床应用**】

1. **高血压** 活河蚌一只约200g,洗净后将50g食糖塞入蚌壳内,放于锅内蒸至蚌肉化为水,取出服用。隔日一次,10次1个疗程,连服2个疗程。

2. **冻疮** 取河蚌壳锻后研末敷于患处。

3. **小儿痈疖** 河蚌壳用瓦片煅成灰粉,与陈旧麻油拌匀,治疗时用棉签蘸灰粉液,涂在痈疖处,每日3次,痈疖破溃后将脓液轻轻挤净,每日仍涂药,治疗2~5日即可痊愈。

【**现代研究**】

1. 珠蚌多糖可增强B淋巴细胞的转化增殖作用和降低血浆环磷酸腺苷(cAMP)/环磷酸鸟苷(cGMP)水平,促进机体的免疫功能。

2. 河蚌肉提取物能增加小鼠巨噬细胞吞噬指数,提高小鼠血清溶血素水平,抑制迟发型超敏反应;还可提高小鼠耐缺氧能力,具有明显的镇痛作用。

3. 河蚌多糖可明显减轻肿瘤小鼠的瘤重,且无明显的毒性反应。

4. 治疗膝骨关节炎。体外添加河蚌葡聚糖可促进软骨细胞增殖作用,还可通过抑制Wnt通路上Wnt-3a,β-catenin和MMP-13基因及蛋白的表达,同时提高Sox-9蛋白表达,从而延缓软骨细胞Ⅱ型胶原的降解。

【**使用注意**】脾胃虚寒者忌服。

【**文献摘要**】

《日华子本草》:明目,止消渴,除烦解热毒,补妇人虚劳、下血,并痔瘘、血崩、带下。

《随息居饮食谱》:清热滋阴,养肝凉血,息风解酒,明目定狂。

《食疗本草》:主大热,解酒毒,止渴,去眼赤。

①宜选用蚌壳关闭紧密,不易用手掰开,闻之无腥臭味的新鲜河蚌。②也可双手各拿一个河蚌进行对击,若发出"嗒嗒"饱满声即为新鲜的,若发出"砰砰"的空音者说明其含大量泥沙。③清洗时,可在水里放少量食盐,或几滴植物油,或剪刀、铁钉等铁制品使其吐沙。④可于清水中放一小勺食盐,置于冰箱冷藏室保鲜3天。

九、牡蛎《本草拾遗》

为牡蛎科动物近江牡蛎、大连湾牡蛎、长牡蛎、密鳞牡蛎等的肉。我国沿海均有分布,山东、福建、广东沿海已有人工养殖。其味道鲜美、营养价值高,有"海底牛奶"之美称。"冬至到清明,蚝肉肥晶晶",冬至到来年清明是吃牡蛎的最佳时期。

【别称】蛎黄、蚝子肉、生蚝、蚝仔。

【性味归经】甘、咸,平。归心、肝经。

【功效】养血安神、软坚消肿。

【适应证】

1. 烦热失眠、心神不安。牡蛎肉 25g 洗净煎服,早晚各 1 次。

2. 瘰疬。牡蛎肉捣烂外敷,或与海带同煮食。

【现代研究】

1. 牡蛎提取物可使血液 IL-2 和补体 C3 的浓度显著升高、可溶性 IL-2 受体水平下降,维持运动员免疫系统功能的相对稳定,增强大运动量训练期间运动员的免疫功能。

2. 牡蛎多糖能增强小鼠细胞免疫、体液免疫功能,并有一定的抗肿瘤、抗氧化、抗乙肝病毒作用;还可明显抑制狗肾细胞培养流感病毒的增殖,对利巴韦林抗流感病毒具有相加效应。

3. 牡蛎肉水提液能够预防去卵巢大鼠的骨质疏松。

4. 牡蛎提取物可降低动脉粥样硬化鹌鹑血浆总胆固醇、甘油三酯、低密度脂蛋白胆固醇和载脂蛋白 B 的含量,延缓动脉粥样硬化斑块的形成,达到抗动脉粥样硬化的作用。

5. 牡蛎提取物可以延缓高血糖小鼠血糖升高的幅度,增加小鼠免疫器官的重量,表明其对血糖升高具有保护作用。

【使用注意】脾虚精滑者忌服。

【文献摘要】

《本草拾遗》:煮食,主虚损,妇人血气,调中,解丹毒。于姜醋中生食之,主丹毒,酒后烦热,止渴。

《医林纂要》:清肺补心,滋阴养血。

①宜选择外壳紧闭、个头大的牡蛎,此为上品。②清洗牡蛎时,可往牡蛎肉中滴几滴植物油再放进清水中洗,可轻松去除混杂在牡蛎壳中的碎屑及其他杂质。③牡蛎最适合煮和蒸。

十、泥鳅《滇南本草》

为鳅科动物泥鳅、大鳞泥鳅、花鳅的肉或全体。除青藏高原外,广泛分布于我国各地河川、湖泊、池塘、水田、沟渠等天然淡水、浅水水域中。

【别称】鳅、鳅鱼、鰡。

【性味归经】甘,平。归肝、脾、肾经。

【功效】补脾益肾、利水祛湿退黄。

【适应证】

1. 肾虚阳痿、早泄。泥鳅250g,生虾肉150g武火煮熟,放入调味料,于临睡前喝汤吃肉;或泥鳅250g,剖腹去肠,洗净,加适量水煮至熟烂,做成泥鳅羹服食。

2. 水肿、小便不利。泥鳅90g,大蒜2头,武火炖食,不放盐。

3. 湿热黄疸。食用泥鳅炖豆腐。

【临床应用】

1. **小儿盗汗** 泥鳅150~200g,温水中洗去黏液,去除内脏,油煎至焦黄色,加一碗半水,煮汤至大半碗,加少许食盐,喝汤吃肉,每日1次,连服3日。

2. **老年人皮肤瘙痒症** 泥鳅500g,剖腹去内脏洗净备用,核桃、粳米各50g。将粳米煮成稀粥后,放入捣烂的核桃仁及泥鳅,文火煮到稠度适宜、泥鳅熟透后,加入适量盐、味精,食用即可。

3. **阳痿** 山楂25~30g,韭菜籽20g,泥鳅2条。先将山楂、韭菜籽煎沸3分钟后,速放入活泥鳅,注意不要放血,加盖煮2分钟后,取泥鳅去内脏,再用文火煎10~15分钟后,加入适量食盐,饮汤食泥鳅,复煎按上述操作只加入泥鳅即可。每天1剂,早晚各1次,7天为1个疗程。

【现代研究】

1. 泥鳅多糖能明显降低化学性肝损伤小鼠的血清转氨酶、肝肿胀、血清黄疸指数,对化学性肝损伤有显著的保护作用。

2. 泥鳅素可诱导巨噬细胞介导的肿瘤细胞自溶。

3. 泥鳅含有超氧化物歧化酶,可清除超氧阴离子自由基、防御氧的毒性、抗辐射损伤以及预防衰老。

4. 泥鳅含有丰富的牛磺酸,具有消炎、镇痛、促进大脑发育、增强视力、提高机体免疫活性、延缓衰老等作用。

【文献摘要】

《本草纲目》:暖中益气,醒酒,解消渴,调中收痔。

《随息居饮食谱》:暖胃,壮阳,杀虫,收痔。

《食物考》:兴阳事,止痢疾。

《滇南本草》:健胃补脾,主治五劳、五热、小儿脾胃虚热、疮癣。通血脉而大补阴分。

选用技巧

①宜选个头匀称、头部较圆、尾部扁平、表皮光滑者。②在烹饪前可在水盆中撒盐,或者把泥鳅放于干沙中,可彻底去除泥鳅表面的黏液。

十一、河虾《名医别录》

为长臂虾科动物青虾等多种淡水虾的肉或全体。广泛分布于我国南北各地淡水湖沼、河流中,以白洋淀、太湖地区的河虾最负盛名。

【别称】青虾、虾米、虾子。

【性味归经】甘,温。归肝、肾经。

【功效】补肾壮阳、通乳、托毒。

【适应证】

1. 阳痿遗精、腰膝酸软。活河虾 60g,洗净,将虾放入半杯热黄酒中,待熟后吃虾喝酒,每日 1 次,7 日为一疗程;或将活河虾与韭菜,加油、盐,炒熟吃。

2. 产后无乳或乳少。河虾适量,微炒,用适量黄酒煮食。每日一次。

3. 阴疽、恶核、寒性脓疡致流脓、流水,久不收口者。活河虾 7~10 只,生黄芪 9g,加 500ml 清水,煮至熟烂,喝汤吃肉。

4. 痘疹不出。活虾 100g,加 500ml 清水,煮至熟烂,喝汤吃肉。

【现代研究】河虾体内含有丰富的镁,可有效保护心血管并降低血液中的胆固醇。

【使用注意】湿热泻痢、痈肿热痛、疥癞瘙痒者慎服。体质过敏、过敏性鼻炎、哮喘者忌食。

【文献摘要】

《本草纲目》:作羹,治鳖瘕,托痘疮,下乳汁,法制壮阳道,煮汁吐风痰,捣膏敷虫疽。

《随息居饮食谱》:通督壮阳,补胃气,敷丹毒。

选用技巧

①宜选择青蓝色、半透明、富有光泽、虾头和胡须不易折断、尾节屈伸度好的活虾。②烹饪前,应去除虾头部的一根黑色虾肠。③保存河虾的方法有三种,一是放冰箱冷藏室,保存 1~2 天;二是放冰箱冷冻室,可保存 1 周,若在碎冰中加盐可保存 2 周;三是将河虾开水烫后放冰箱冷冻室,可保存 1 个月。

十二、螃蟹《神农本草经》

为方蟹科动物中华绒螯蟹和日本绒螯蟹的肉或全体。分布于我国渤海、东海、黄海、长江流域自崇明岛到湖北沿江各地,以天津、河北地区的螃蟹最负盛名。俗称"九团十尖",即阴历九月吃雌蟹,十月吃雄蟹最好。

【别称】河蟹、毛蟹、大闸蟹、湖蟹、梭子蟹、青蟹、螯蟹、横行介士、无肠公子。

【性味归经】咸,寒。归肝、胃经。

【功效】活血散瘀、续筋接骨、清热利湿。

【适应证】

1. 难产或产后瘀血腹痛,胎衣不下。蟹爪 30~60g,黄酒或米醋适量,加适量清水,煮至熟烂,喝汤吃肉。

2. 跌打骨折筋断,瘀血肿痛。本品味咸而走血分,性善活血化瘀。螃蟹 1 只,焙干研末,每次 10~12g 适量黄酒送服。

3. 湿热黄疸。蟹烧存性研末,酒糊丸如桐子大,每日服 50 丸,白汤下,日服 2 次。

【临床应用】关节扭伤。取鲜三疣梭子蟹烤箱烤干后碾成细粉过筛,用黄酒调制调成黏稠状,直接敷于患处,以 3~5mm 为宜,范围适中,用塑料膜覆盖保湿,每次 1 次,直至肿消。

【现代研究】螃蟹壳中的甲壳质可提炼出一种称为 ACOS-6 的物质,它具有低毒性免疫激活性质,该物质可抑制癌细胞的增殖和转移。

【使用注意】脾胃虚寒者慎服;中风、面瘫忌服;不可与柿子和荆芥同食。

【文献摘要】

《日华子本草》:治产后肚痛血不下,并酒服。

《本草纲目》:治疟及黄疸;捣膏涂疥疮癣疮;捣汁滴耳聋;盐蟹汁,治喉风肿痛,满含细咽即消。

《随息居饮食谱》:补骨髓,利肢节,续绝伤,滋肝阴,充胃液,养筋活血;治疟愈疮。

《食疗本草》:主散诸热,治胃气,理筋脉,消食。醋食之,利肢节,主五脏中烦闷气。

选用技巧

①不可食用死蟹。②宜选眼睛反应迅速、关节腿脚饱满、富有弹性的螃蟹。③烹饪前应放盐水中浸泡 0.5~1 小时,让其吐干净腮内的脏物。④可放入 5~10℃ 的冰箱冷藏室中保存;或放入水桶中保存,水仅可没过螃蟹身体一半。

十三、海参《食物本草》

为刺参科动物刺参、花刺参、绿刺参的全体。分布于渤海、黄海、东海、南海各地,春秋两季捕捞。

【别称】刺参、海鼠、海男子。

【性味归经】甘、咸,温。归心、肾经。

【功效】补肾益精、养血润燥、止血。

【适应证】

1. 阳痿、小便频数。与羊肉共煮,加入调味料服食。

2. 腰痛乏力、遗精。与当归、巴戟天、龟板、枸杞、杜仲同煮食。

3. 肠燥便秘。与木耳、猪大肠同煮食。

4. 血虚经闭。与猪瘦肉同炖服。

5. 肺虚咯血。将海参 500g,白及 250g,龟板 120g 炙酥,共研末服用。

6. 肠风便血。将海参烧存性,研细末,每次 1.5g,加阿胶 6g,放入半杯水中炖至溶化,空腹米汤冲服,每日 2 次。

7. 外伤出血。将鲜海参倒悬,将其口中流出的白色线状黏液敷于患处。

【临床应用】男性性功能低下。海参(水发)150g,羊肉 120g,煮汤服食,每周 1 次。

【现代研究】

1. 海参多糖具有增强免疫力、抗凝血、促进纤溶、抗血栓、抗病毒的作用。

2. 海参皂苷具有较强的抗真菌活性,可保护氧化损伤的血管内皮细胞,抑制肿瘤细胞的生长与转移,镇痛解痉。

3. 海参肽具有降压、降脂、抗动脉粥样硬化、抗疲劳、延缓衰老和抗氧化等生理功能。

4. 海参脂类具有促进细胞分化生长、诱发神经轴突生长等作用。

5. 海参提取物可降低网球运动后血乳酸上升幅度及剩余碱、碳酸氢根的下降幅度,延缓运动性疲劳。

6. 液体海参可降低 2 型糖尿病患者舒张压;降低空腹胰岛素水平,提高胰岛素敏感性;增大 2 型糖尿病患者球结膜微血管管径,促进微循环血流速度。

【使用注意】脾虚便溏、痰湿内盛者忌服。

【文献摘要】

《本草从新》:补肾益精,壮阳疗痿。

《萃金裘本草述录》:治阴虚劳瘦,喉燥咳血,肠风下血。息风清热,和胃养阴。

《随息居饮食谱》:滋阴,补血,健阳,润燥,调经,养胎,利产。凡产后、病后衰老尫羸,宜同火腿或猪羊肉煨食之。

选用技巧

宜选择身材匀称,肉质结实,刺尖完整,摸起来较硬,不易弯曲,没有异味的海参。

十四、海蜇《食物本草汇纂》

为海蜇科动物海蜇和黄斑海蜇的口腕部。

【别称】水母、石镜。

【性味归经】咸,平。归肺、脾、胃、肠经。

【功效】清热化痰、消积化滞、润肠通便。

【适应证】

1. 肺热咳嗽、痰热哮喘。海蜇 120g,开水洗净,荸荠 120g,加清水 500ml,煮至熟烂,频频饮服。

2. 阴虚久咳。海蜇 30~50g,加入适量蜂蜜或冰糖,蒸至熟烂,服食。

3. 食积痞胀、小儿积滞。海蜇 60g,去皮荸荠 100g,加水同煮,待水煮干,去海蜇食荸荠。

4. 阴虚肠燥、大便秘结。海蜇 50g,荸荠 4 枚,加清水 500ml,煎汤食。

【现代研究】

1. 海蜇刺胞素具有降血压和降心率作用。

2. 海蜇胶原蛋白肽具有辅助降脂和增强抗氧化功能的作用,表现为能显著降低高脂血症小鼠血清总胆固醇、低密度脂蛋白和动脉硬化指数水平,升高高密度脂蛋白和抗动脉粥样硬化因子;能提高肝组织超氧化物歧化酶、谷胱甘肽过氧化物酶的活力,并能减低丙二醛的含量。

3. 海蜇糖胺聚糖可降低高脂血症小鼠血清总胆固醇、甘油三酯水平。

【使用注意】不可过量生食;脾胃寒弱者忌食。用时忌一切辛热发物。本品消痰食而不伤正,滋阴血而不留邪,为治痰热积滞、阴虚之妙物。

【文献摘要】

《随息居饮食谱》:清热消痰,行瘀化积,杀虫止痛,开胃润肠,治哮喘,疳黄,癥瘕,泻痢,崩中带浊,丹毒,癫痫,痞胀,脚气。

《本草拾遗》:主生气及妇人劳损,积血,带下;小儿风疾,丹毒;汤火伤。

《医林纂要》:补心益肺,滋阴化痰,去结核,行邪湿,解渴醒酒,止嗽除烦。

选用技巧

①新鲜的海蜇含有毒液,需加工后方可食用。②宜选择片大、肉厚、韧性强、平整、厚薄均匀,呈白色或淡黄色、有光泽、无斑点者。③烹饪前先将海蜇皮切丝,放入比例为 1:1 的浓盐水中浸泡,用力揉搓,洗净泥沙、杂质,反复清洗两至三次,最后放入沸水焯一下,即可食用。④海蜇皮适合凉拌,食用时可加入少量食醋,以去除腥气。

(邓丽金)

第六节 造 酿 类

造酿类食物是指在加工制作食品时常用的一些添加品。

根据食物来源、加工方法和功效等的不同,分为糖料类,如冰糖、白砂糖、赤砂糖、蜂蜜等;饮料类,如茶叶、酒、咖啡等;调料类,如食盐、醋、酱油等;油料类,如麻油等;作料类,如生姜、葱、花椒、胡椒等。

ER 1206

视频:怎样用佐料之盐和糖

造酿类食物因种类不同,其性味、功效各异。一般而言,糖料类味甘,多有补中润燥之效;饮料类味苦,多有消食提神之功;调料类多能开胃消食,主要是使食物更加可口;油料类富含油脂,有润滑、润燥、润泽的作用;作料类辛温,多能温中散寒、开胃消食。

造酿类食物加入菜肴之中,主要是为了塑造食品的色、香、味、形,增强其感官诱惑性。应根据个人身体状况,选择使用。另外,要注意把握好用量,切忌过量使用。

一、冰糖《本草纲目》

为禾本科植物甘蔗茎中的液汁,制成白砂糖后再煎炼而成的冰块状结晶。常年可制。

【性味归经】甘、平。入肺、脾经。

【功效】补中益气,和胃润肺。

【适应证】

1. 噤口痢。指患痢疾而见饮食不进,食入即吐,或呕不能食者。取冰糖15~30g,乌梅1个,浓煎频饮。

2. 小儿咳嗽。取冰糖100g,放至锅中煮至完全溶化,枇杷20枚,洗净去皮去核,加入冰糖水中煮至浓稠膏状,密封冷藏。每次 1 勺,每日 3 次,七天为 1 个疗程。

3. 冰糖的 5% 溶液为等渗液,用于各种急性中毒,大剂量灌服,以促进毒物排泄;10%~50% 为高浓度,小剂量服用,可用于低血糖症、营养不良,或用于心力衰竭、脑水肿、肺水肿等的治疗。

【临床应用】

1. **虚火牙痛** 取冰糖 100g,加清水约 400ml,煎至 200ml,顿服,每天 2 次。

2. **肺热咳嗽** 无花果 30g,冰糖适量,共煮,每日 1 次,连服 3~5 天。

【现代研究】能够补充体内水分和糖分,具有补充体液、供给能量、提升血糖、强心利尿、解毒等作用。

【使用注意】不宜过量食用;高血压、动脉硬化、冠心病患者,以及孕妇、儿童宜少食;糖尿病患者忌食。

【文献摘要】

《本草纲目》:润心肺,除燥热,治嗽消痰,解酒和中,助脾气,缓肝气。

《本草易读》:消痰止嗽,缓肝助脾,解渴生津,明目解酒。除心腹热胀,润心肺燥热。

《随息居饮食谱》:小儿未能谷食,久疟不瘥,浓煎冰糖汤服。

《本草害利》:甘能满中,中满者勿服。多食助热损齿……

选用技巧

①宜选颜色清白或黄,半透明,有结晶体光泽,质地均匀、松散,糖粒不粘手,纯甜清香、无怪异气味者。②易吸水受潮,应置于阴凉通风处保存。

二、白砂糖《本草纲目》

为禾本科植物甘蔗茎中的液汁,经精制而成的乳白色结晶体。常年可制。

【别称】石蜜、白糖、糖霜、白霜糖。

【性味归经】甘,平。归脾、肺经。

【功效】和中缓急、生津润燥。

【适应证】

1. 脾胃虚弱之胃脘痛。取白砂糖适量,煎浓汤饮用。

2. 肺燥咳嗽。取柿霜、白砂糖各等量,同放锅中,加水少许,文火炼至挑起呈丝状,不粘手,稍冷后倒入涂有熟菜油的瓷盘中压平,切块,随时含咽。

【临床应用】

1. **口腔溃疡** 先用生理盐水漱口,然后将适量白砂糖均匀涂抹在口腔溃疡表面上,每 3~4 小时涂抹 1 次。

2. **腹泻** 取白砂糖 100g(成人量),放入碗内,连碗放锅内蒸 20~30 分钟,不加水,用蒸锅中的水使糖溶化,当白糖化成黏稠糖糊时,取出待稍凉,趁热服下。空腹时效果最佳,半小时后可饮水。

3. **皮肤溃疡** 常规清洁消毒创面后,将经过紫外线消毒的白砂糖撒于创面,盖上敷料。第 1 周每日换药 1 次,以后根据局部分泌物情况可隔日 1 次。

【现代研究】

1. 富含葡萄糖和果糖,并含有多种氨基酸、钙、磷、铁和维生素 B 等成分,能补充人体活动所需的能量。

2. 为高渗糖,可使细菌脱水变性坏死,高糖使 pH 值下降,酸性环境可抑制细菌生长,高渗环境也可使肉芽水肿得以消除,从而改善局部血液循环,促进炎症吸收和收敛。

3. 有助于提高机体对钙的吸收。

【使用注意】 湿重中满者慎服;小儿不宜多食;糖尿病、高血糖患者禁食或少食。

【文献摘要】

《本草经疏》:石蜜,其味甘,其气寒,其用在脾,故主心腹热胀。甘寒能除热生津液,故止口干渴及咳嗽生痰也。多食亦能害脾,以其味大甘耳。

《唐本草》:主心腹热胀,口干渴。

《随息居饮食谱》:润肺,和中,缓肝,生液,化痰止咳,解渴析醒,杀鱼蟹腥,制猪肉毒,辟韭蒜臭,降浊怡神。

《本草从新》:中满者勿服。

选用技巧

①宜选色泽洁白明亮,颗粒大如砂粒,晶粒均匀整齐,糖质坚硬,晶面明显,无碎末、杂质,气味、甜味纯正者。②易吸水受潮,应密闭、避光保存。

三、红糖《随息居饮食谱》

为禾本科植物甘蔗茎中的液汁,经精制而成的赤色结晶体。常年可制。

【别称】 赤砂糖、紫砂糖、黑砂糖、黄糖、片黄糖。

【性味归经】 甘,温。归肝、脾、胃经。

【功效】 益气补血、健脾缓肝、暖中止痛、活血散瘀。

【适应证】

1. 瘀血内阻之恶露不尽、腹痛或月经不调、痛经等证。本品性温而入血分,有活血化瘀止痛之功。若用于产后恶露不尽、腹痛,可配茶叶少许,用热黄酒冲服;若用于痛经,取白酒40g,入瓷缸中,火炭上烧开,入红糖25g,煎熬,待红糖溶解后,趁热口服,1 日 2 次,早晚炖服,连服 2~3 天。行经期间用更好。

2. 血虚诸证。本品有良好的补血养肝之功。若用于妇人血虚,月经量少,可配鸡蛋 2 个,水煎加入红糖,月经后服食,产后更佳。

【临床应用】

1. **产后尿潴留** 产后立即口服 40℃左右 10% 红糖水 500ml,5~10 分钟内服完;2 小时内小便未解、无尿意且膀胱不胀者,重复口服 1 次。

2. **蛔虫性肠梗阻** 取红糖150g,食盐 5~10g,加水 500ml,煮沸即可。5 岁以下儿童每次 300ml,5 岁以上每次 300~500ml,约 30 分钟喝完,每日 1~2 次。

【现代研究】

1. 红糖主要成分是蔗糖,并含有铁质、核黄素、胡萝卜和烟酸等微量元素,可为人体活动提供必要的能量和营养。

2. 红糖含铬量较高(1g 含 0.24~0.35μg),对家兔实验性高脂血症和动脉粥样硬化症具有防治作用。

3. 红糖中所含的"糖蜜"具有较强的抗氧化功效,对于抗衰老有明显作用。

【使用注意】湿热中满者及儿童慎服;老年人、阴虚内热者不宜多食;糖尿病患者忌食。

【文献摘要】

《随息居饮食谱》:暖胃缓肝,散寒活血,舒筋止痛。

《日华子本草》:润心肺,杀虫,解酒毒。

《本草纲目》:砂糖性温,殊于蔗浆,故不宜多食。但其性能和脾缓肝,故治脾胃及泻肝药用为先导。《本草》言其性寒,苏恭谓其冷利,皆昧此理。

《本经逢原》:助湿热,不可多食。

选用技巧

①红糖有红褐、青褐、黄褐、赤红、金黄、淡黄、枣红等多种颜色。宜选呈晶粒或粉末状,干燥松散,水溶液清晰透明,具有甘蔗的特殊清香味,入口浓甜、微有糖蜜味者。②易受潮结块,应密闭置于干燥通风处保存。

四、蜂蜜《神农本草经》

为蜜蜂科昆虫中华蜜蜂或意大利蜜蜂从开花植物的花中采得的花蜜在蜂巢中经过充分发酵而成的黄白色黏稠液体,气味清香浓郁,味道纯真甜美。全国大部分地区均产。春至秋季采收,过滤后供用。

【别称】石蜜、石饴、食蜜、蜜、白蜜、白沙蜜、蜜糖、沙蜜、蜂糖。

【性味归经】甘,平。归肺、脾、大肠经。

【功效】补中、润燥、止痛、解毒。

【适应证】

1. 脾气虚弱,脘腹挛急疼痛。蜂蜜 20~40g,温开水冲服,每日 2 次。或与白芍、甘草等补中缓急止痛之品配伍应用。

2. 阴虚肺燥,久咳咽干。大白梨 1 个,挖去核,填入蜂蜜 50g,蒸熟。每日早晚各吃 1 个,连吃数日。

3. 肠燥便秘。蜂蜜 30g,温开水冲服,每日 2 次。亦可将本品制成栓剂,纳入肛门,以通导大便。

4. 马蜂蜇伤,疼痛不止。仙人掌捣烂绞汁,以蜂蜜调涂患处。数次后即可肿退痛止。

5. 解乌头类药毒。将本品与乌头类药物同煎,可降低其毒性。服乌头类药物中毒者,大剂量服用蜂蜜有一定解毒作用。

6. 酒精中毒。取蜂蜜 40g,温开水冲服,有一定效果。

【临床应用】

1. **脚皲裂** 每晚用热水浸洗患处后,涂上少许蜂蜜,用干净塑料袋套在脚上,1 小时后去掉。7 天为 1 个疗程。

2. **口腔溃疡**　取蜂蜜少许,置于患处部位,尽量让蜂蜜在口腔中存留时间长些,每天2~3次,一般2天即可见效。

3. **青光眼**　急性患者,可服用蜂蜜80ml,每日3次;慢性患者眼压持续偏高者,可服用蜂蜜50ml,每天3次。

【现代研究】

1. 蜂蜜的高渗透压、黏稠性、酸度等物理特性使其具有较强的抗菌作用,葡萄糖氧化酶分解蜂蜜中的葡萄糖产生的过氧化氢具有天然的抑菌活性,蜂蜜中所含的酚类化合物、黄酮类、香豆素类和挥发性物质等非过氧化物对微生物亦具有一定的抑制作用。

2. 蜂蜜具有清除DPPH自由基与超氧阴离子自由基的能力,其抗氧化作用与酚酸类、黄酮类、氨基酸以及美拉德产物的含量有关。

3. 蜂蜜可通过提供创面营养、控制创面感染、抗炎、清除坏死组织、调节创面愈合相关细胞因子等途径促进创面愈合。

4. 蜂蜜富含果糖,具有调节胃肠功能、改善便秘等作用。

5. 蜂蜜是一种高渗剂,口服后能使血液渗透压增高,具有吸收眼内水分、降低眼压的作用。

【使用注意】　湿阻中焦的脘腹胀满、苔厚腻者慎用。未满周岁的婴儿不宜食用。

【文献摘要】

《神农本草经》:益气补中,止痛,解毒……和百药。

《本草纲目》:生则性凉,故能清热;熟则性温,故能补中。甘而和平,故能解毒;柔而濡泽,故能润燥。缓可以去急,故能止心腹、肌肉、疮疡之痛。

《本经逢原》:凡滋补药俱用炼白蜜丸,取其和脾润肺也。赤蜜味酸,食之令人心烦,惟降火药用之。

《得配本草》:忌与生葱同食。

选用技巧

①蜂蜜颜色为白色、淡黄色至琥珀色。宜选透光性强,均匀一致,表面气泡较少,弹性好,可拉成丝状,香味浓而持久者。②蜂蜜属弱酸性液体,能与金属起化学反应,宜采用非金属容器如陶瓷、玻璃瓶等贮存。③应密封置于干燥、低温、避光处保存。

五、茶叶《本草便读》

为山茶科植物茶的嫩叶或嫩芽,别名茶、槚(jiǎ),茗,荈(chuǎn),泛指可用于泡茶的常绿灌木茶树的叶子,在中国文学中亦称雷芽。以清明前后枝端初发嫩叶时,采摘其嫩芽最佳。采摘时间越迟,品质越次。鲜叶采集后,经过杀青、揉捻、干燥、精制等加工过程,则为成品绿茶。若鲜叶经过萎雕、揉捻、发酵、干燥、精制等加工过程,则为成品红茶。

【别称】苦茶、茶、腊茶、茶芽、芽茶、细茶、槚、茗、荈、蔎等。

【性味归经】苦、甘,凉。归心、肺、胃、肝、脾、肾经。

【功效】清头目、除烦渴、消食、化痰、利尿、解毒。

【适应证】

1. 头晕目赤。茶叶、白菊花各 3~6g,泡水饮服。

2. 痢疾发热口渴。细茶、乌梅各 30g,共为细末,生蜜捣作丸,如弹子大,每次 1 丸,冷水送服。

3. 咳嗽痰多,胃呆腹胀。绿茶 5g,橘红 25g 切碎,开水冲泡饮用。

4. 小便不通,脐下满闷。海金沙 30g,腊茶 15g,共为细末,每次 6~9g,煎生姜、甘草汤调下,不拘时,未通再服。

5. 肿毒。茶叶适量,捣烂敷于患处。

【临床应用】

1. **急性肠炎** 取绿茶 100g,加水 1 500ml,放入陶瓷罐中以文火煎至 1 000ml,滤汁备用。成人每次 50ml,每 4 小时 1 次,口服或保留灌肠。

2. **压疮** 用碘伏消毒创面,必要时清除局部坏死组织和脓性分泌物。取 40℃左右浓茶叶水 200ml,以无菌纱布浸湿反复湿热敷创面,然后用红外线烤灯照射创面 20 分钟,距离 30cm,Ⅱ～Ⅲ期压疮每日处置 1 次,Ⅳ期压疮每日处置 2 次。

3. **新生儿红臀** 取绿茶适量,文火焙干,研末备用。将患儿皮损处用温水洗净,以干净软毛巾将水吸干,然后在皮损处撒上茶叶末。患儿大小便后均重复上述操作。

4. **脚气** 将茶叶煮成浓汁洗脚,每晚 1 次,日久可愈。

【现代研究】

1. 茶叶中的儿茶素类具抗氧化、抗突然异变、抗肿瘤、降低血液中胆固醇及低密度脂蛋白含量、抑制血压上升、抑制血小板凝集、抗菌、抗产物过敏等功效。

2. 茶叶中丰富的多酚类物质可通过调节血脂代谢、抗凝促纤溶及抑制血小板聚集等多种机制发挥抗动脉粥样硬化作用。

3. 茶多酚通过对血管紧张素转换酶的抑制,可有效降低血压。

4. 茶多酚对脂质过氧化有明显的抑制作用。

5. 茶多糖、茶多酚、茶色素等物质均有一定的降糖作用。

6. 茶多糖能够增强体液免疫,促进单核巨噬细胞系统吞噬功能,增强机体自我保护能力。

【使用注意】脾胃虚寒者慎用;失眠者忌服。

【文献摘要】

《汤液本草》:茗,苦茶、腊茶是也。治阴证汤药内用此去格拒之寒,及治伏阳,大意相似。茶苦,《经》云:苦以泄之。其体下行,所以能清头目。

《日用本草》:除烦止渴,解腻清神。炒煎饮,治热毒赤白痢;同芎藭、葱白煎饮,止头痛。

《随息居饮食谱》:茶以春采色青,炒焙得法,收藏不泄气者良。色红者,已经蒸庵,失其清涤之性,不能解渴,易成停饮也。

《本草纲目》:服威灵仙、土茯苓者忌饮茶。

选用技巧

①宜选外形匀整,不含杂物,干燥,具有清香或不同品种茶叶的香味,干嚼鲜爽浓醇,茶汤微苦带甘,饮后喉头甘润者。②易氧化变质,应置于干燥、低温、避光处保存。

六、酒《名医别录》

以高粱、大麦、米、甘薯、玉米、葡萄等为原料酿制而成的饮料。常年可制。因原料、酿造、加工、贮藏等条件的不同,酒的名色极多,其成分亦差异甚大。在制法上,酒可分为蒸馏酒(如高粱酒、烧酒)与非蒸馏酒(如绍兴酒、葡萄酒)两大类。凡酒类均含乙醇。

【性味归经】辛、甘、苦,温,有毒。归心、肝、肺、胃经。

【功效】通血脉、御寒气、行药势。

【适应证】

1. 胸阳不振,气滞痰阻之胸痹。取瓜蒌实24g,薤白12g,白酒适量。上3味同煮,煎取200ml,分2次温服。

2. 寒痰咳嗽。取陈皮30g,洗净晾干,放入白酒500ml中,密封浸泡5天。每次15~30ml,每日1~2次。

3. 行药势。本品性善走窜,温热而升,有导引他药直达病所之功,为临床常用之导引药。药物中性沉降者得之则升,如酒制黄芪;呆滞者得之则行,如酒制白芍等。

【临床应用】

1. **婴幼儿腹泻** 取20~30度白酒20ml,加热至40℃左右。患儿平卧,将浸透白酒的棉球放置患儿脐部,操作者手掌轻轻着力于体表,掌心对准脐部,按顺时针方向持续按摩100次左右,然后将棉球留置脐部,以毛巾覆盖,再用60~70℃热水袋暖30分钟。每日早晚各1次。

2. **顽固性呃逆** 取白酒2~5ml,口服。体弱或不经常饮酒者可分2~3次服下。

【现代研究】

1. 乙醇对大脑有一定的刺激作用,可使中枢神经产生兴奋,促进血液循环。

2. 1g乙醇可产生约7kcal热量,被人体吸收后可补充热能,增强御寒能力。

3. 饮乙醇含量较低(10%左右)的酒类可增加胃液和胃酸分泌,20%以上可抑制胃液分泌、减弱胃蛋白酶活性,40%以上则对胃黏膜有强烈刺激作用。

4. 乙醇局部涂擦可使皮肤血管扩张而有散热作用。

5. 乙醇是一种原生质毒物,具有一定的杀菌作用,而以75%者作用最强。

【使用注意】阴虚、失血及湿热甚者忌服;肝病患者、溃疡病患者慎用。

【文献摘要】

《名医别录》:主行药势,杀百邪恶毒气。

《医林纂要》:散水,和血,行气,助肾兴阳,发汗。

《随息居饮食谱》:烧酒,性烈火热,遇火即燃。消冷积,御风寒,辟阴湿之邪,解鱼腥之气。阴虚火体,切勿沾唇;孕妇饮之,能消胎气。

《本草纲目》:酒之清者曰酿,浊者曰盎;厚曰醇,薄曰醨,重酿曰酎,宿曰醴,美曰醑,未榨曰醅;红曰醍,绿曰醽,白曰醝。痛饮则伤神耗血,损胃亡精,生痰动火。

　　①白酒宜选无色透明,无悬浮物和沉淀物,气味清香,味道醇香者;②葡萄酒宜选澄清透明,有光泽,酒香浓郁悦人,滋味柔和、回味绵长者。

七、咖啡《广西中药志》

　　为茜草科植物小果咖啡、中果咖啡及大果咖啡的种子。原产热带非洲,我国华南、西南有引种栽培。果皮开始变红即可采收。其加工方法有两种:一是干制法,即将鲜果晒干或烘干后,用脱壳机脱去果皮和种皮,筛去杂质;二是湿制法,即将鲜果用脱皮机脱皮,分开豆粒与果皮,再将脱去皮的豆粒在水中浸泡脱胶,洗净,干燥,再脱去种皮。

　　【别称】咖啡豆、咖啡果。

　　【性味归经】微苦、涩,平。

　　【功效】醒神、利尿、健胃。

　　【适应证】

　　精神倦怠、食欲不振、水肿。取咖啡适量,研末、煎汤饮服。

　　【现代研究】

　　1. 咖啡主要有效成分咖啡因和其结构类似物茶碱有很强的中枢兴奋作用。

　　2. 咖啡因、茶碱等甲基黄嘌呤类化合物可舒张各种平滑肌,尤其是气管平滑肌。

　　3. 咖啡因能促进胆囊收缩,从而预防胆结石在胆囊中形成。

　　4. 甲基黄嘌呤类化合物,特别是茶碱有利尿作用。

　　5. 咖啡因有增强人骨骼肌工作能力的作用。

　　6. 在治疗剂量下,咖啡因和茶碱均可提高膈肌的收缩力,减轻膈肌疲劳。

　　【使用注意】不宜空腹饮用;失眠、心脏病患者慎用;孕妇、哺乳期妇女、儿童慎用。

　　【文献摘要】

　　《广西中药志》:芳香,味苦。有兴奋利尿作用,经炒焙过的咖啡可助消化。

　　①宜选新鲜、未受潮,香气较浓,颜色、大小、形状均匀一致者。②易吸湿受潮,应置于干燥、阴凉处保存。

八、食盐《名医别录》

　　为海水或盐井、盐池、盐泉中的盐水经煎、晒而成的结晶,主要成分为氯化钠。海盐产于我国台湾、辽宁、河北、山东、江苏、浙江、福建、广东、广西等地,池盐产于山西、陕西、甘肃、宁夏、青海、新疆等地,井盐产于云南、四川。

　　【别称】盐、青盐、咸鹾。

　　【性味归经】咸,寒。归胃、肾、大肠、小肠经。

　　【功效】涌吐、清火、凉血、解毒。

【适应证】

1. 贪食,食多不消,心腹坚满痛。取细盐 200g,加入 600ml 水中,煮令盐消,冷却后分 3 次服,吐出食物即可。

2. 胃火牙痛。香蕉 3 个去皮,抹盐少许食用,每日 2 次。同时以淡盐水漱口,每日 5~6 次。

3. 鼻衄。用药棉浸盐水,塞入鼻孔中,同时饮淡盐水 200ml。

4. 蚊虫叮咬或蜈蚣、蝎子蜇伤。取细盐约 10g,用热水调敷患处。

【临床应用】

1. **慢性咽炎** 每天早上饮 1 杯淡温盐水,或每天用淡温盐水含漱咽部 3~4 次。

2. **口疮** 直接在溃疡处放置少许食盐,以覆盖溃疡面为度,用干净手指末端或棉签按压溃疡处,患者忍耐 30 秒左右的剧烈疼痛,疼痛开始减轻,持续按压 2~3 分钟,洗漱口腔,此时可见红白相间的软结节,疼痛逐渐消失,2~3 天溃疡面即消失。

3. **腋臭** 取粗盐适量,炒热,布包后擦腋下;或取细盐 150g,菊花 100g,加入浴水中,每月浸泡 2 次。

4. **尿潴留** 食盐 500g,细葱 250g,将葱切碎,和盐入锅内炒热,用布包好,温度适宜时,熨脐周围及小腹,冷则易之。

【现代研究】

1. 食盐的主要成分为氯化钠,氯化钠注射液可补充血容量和钠离子。

2. 维持细胞外液的渗透压,参与体内酸碱平衡的调节。

3. 具有渗透性,可提高细菌外围介质的渗透压,使细菌脱水陷于质膜分离的状态而停止生长活动。此外,钠离子本身对微生物亦具有毒性作用。

4. 能够促进全身皮肤的新陈代谢,防治某些皮肤病。

5. 可去除角质、黑斑、痘痕,控制 T 区油脂分泌等,具有美容作用。

【使用注意】 咳嗽、消渴患者慎用;水肿患者忌服;高血压、肾脏病、心血管疾病患者应限制摄入量。

【文献摘要】

《本草衍义》:《素问》曰,咸走血,故东方食鱼盐之人多黑色,走血之验,故可知矣。齿缝中多血出,常以盐汤漱,即已,益齿走血之验也。

《本草纲目》:盐为百病之主,百病无不用之。故服补肾药用盐汤者,咸归肾,引药气入本脏也;补心药用炒盐者,心苦虚以咸补之也;补脾药用炒盐者,虚则补其母,脾乃心之子也;治积聚结核用之者,盐能软坚也;诸痈疽眼目及血病用之者,咸走血也;诸风热病用之者,寒胜热也;大小便病用之者,咸能润下也;骨病齿病用之者,肾主骨,咸入骨也;虫伤用之者,取其解毒也。

《重庆堂随笔》:盐味最咸,味过咸即渴者,干液之征也,既能干液,则咸味属火无疑。但味虽属火而性下行,虚火上炎者,饮淡盐汤即降,故为引火归元之妙品。吐衄不止者,盐卤浸足愈。

《蜀本草》:多食令人失色肤黑,损筋力。

选用技巧

①宜选色白透明,结晶整齐,坚硬光滑,干燥,无杂质,咸味正常、无苦涩味者。②可根据个人不同情况和需求选择强化营养盐,如加锌盐、加钙盐、加铁盐、加硒盐、低钠盐、核黄素盐等。③易吸湿受潮,发生电化学腐蚀,应置于干燥陶瓷或玻璃容器中密封保存。

九、醋《名医别录》

用高粱、米、大麦、小米、玉米或低度白酒为原料酿制而成的含有乙酸的液体。亦有用食用冰醋酸加水和着色料配成,不加着色料即成白醋。

【别称】醯、酢、苦酒、原香醋、糖醋、白醋、酒醋、熏醋、米醋、食醋。

【性味归经】酸、苦,温。归肝、胃经。

【功效】散瘀、消积、止血、解毒、杀虫。

【适应证】

1. 癥瘕。鳖甲、诃子皮、干姜各等分,共研为末,以醋糊丸,如黄豆大小,每次 30 丸,空腹服用。

2. 食积。食醋 5~10ml,口服,可缓解伤食引起的腹胀嗳气。

3. 鼻衄。用棉签蘸白醋少许,塞入鼻孔,涂抹在鼻腔黏膜上。

4. 肿毒。大黄适量,研末,醋调后涂于患处。

5. 蛲虫病。生百部 30g,陈醋 100ml,煎取 30ml 左右。患者夜间肛门瘙痒时,注入直肠即可。

【临床应用】

1. **流行性感冒** 取适量食醋加热蒸熏,每次 20 分钟,每日 1 次;紫外线照射,每次 30~40 分钟,每日 1 次。

2. **口腔溃疡** 取食醋 10ml,于饭后半小时刷牙后漱口,每日 3 次。一般 3~5 次即可见效。

3. **高脂血症、肥胖病** 取食醋 1 000g,黄豆 500g,炒熟(不能炒焦),冷后浸入盛醋的容器中,密封 10 天以上。早晚各服 5~6 粒醋黄豆,坚持经常服用。

【现代研究】

1. 所含的多酚、黄酮类化合物、蛋白黑素和川芎嗪等成分具有较强的抗氧化活性。

2. 所含的黄酮和多酚类化合物通过抗氧化作用,可抑制胆固醇及不饱和脂肪酸氧化,减少胆固醇及其氧化物在动脉壁上沉积,促进不饱和脂肪酸对胆固醇的转运和清除,从而抑制动脉硬化形成。

3. 对金黄色葡萄球菌等 15 种常见病原菌有抑制作用,其最低抑菌浓度为 1:20~1:80,即 pH 值为 4.42~5.38。

4. 富含 18 种氨基酸和多种微量元素,有提高肾脏功能、解毒及促进新陈代谢的作用。

5. 含有氨基酸、醋酸、乳酸、苹果酸、琥珀酸、维生素等肝脏所需的营养物质,对肝组织损伤有修复作用。

【使用注意】脾胃湿甚、痿痹、筋脉拘挛及外感初起忌服;胃酸过多患者和服用磺胺类药物、碱性药物、部分抗生素时不宜使用。

【文献摘要】

《本草备要》:散瘀,解毒,下气消食,开胃气。

《医林纂要》:泻肝,收心。治卒昏,醒睡梦;补肺,发音声;杀鱼虫诸毒,伏蛔。

《本草再新》:生用可以消诸毒,行湿气;制用可宣阳,可平肝,敛气镇风,散邪发汗。

《随息居饮食谱》:风寒咳嗽,外感疟痢初病皆忌

选用技巧

①宜选总酸含量较高(≥3.5g/100ml)的酿制醋。②以颜色棕红或呈琥珀色,体态澄清、有光泽,浓度适当,无悬浮物或沉淀,气味醇香,酸味柔和、回味绵长者为佳。③铜可与醋酸发生化学反应,产生醋酸铜等物质,故不宜用铜器盛放。

十、酱油《名医别录》

以大豆、小麦、麸皮等为主要原料,经微生物发酵等程序酿制而成的一种含有多种成分的液态调味品。全国各地均产,常年可制。

【别称】豉油、豉汁、酱汁、酱料、秋油。

【性味归经】咸,寒。归肾、脾、胃经。

【功效】解毒、止痛。

【适应证】

1. 毒虫或蜂蜇伤。以酱油涂之有效。

2. 胃痛。酱油30ml,茶叶9g。茶叶用水150ml煮开,加酱油再煮,每日3次,顿服。

3. 手指肿痛。酱油加适量蜂蜜,混合加温后,将患指浸入。

【现代研究】

1. 酱油的主要原料是大豆,富含硒等矿物质而有防癌功效;所含的异黄酮可降低人体的胆固醇,减少患心脑血管疾病的危险。

2. 含有丰富的天然抗氧化成分,可减少自由基对人体的损害,延缓人体衰老。

【使用注意】高血压、心脏病患者宜少食;胃酸过多者慎食。

【文献摘要】

《山家清供》:韭叶嫩者,用姜丝、酱油、滴醋拌食,能利小水,治淋闭。

《本草纲目拾遗》:味咸性冷,杀一切鱼肉菜蔬蕈毒,涂汤火伤,多食发嗽作渴。解食作胀,以陈年酱油饮少许,即消。中轻粉毒,以三年陈酱油化水频漱之。

《滇南本草》:……闽中食荔枝过度,有用其壳浸水饮者,有以壳烧存性浸水饮者,有酱油一杯饮者。

《急救便方》:轻则心中发燥,急用活鸭血或鹅血灌之,或酱油或凉水多灌之,吐出鸦片烟即愈。

选用技巧

①宜选氨基酸态氮含量高的酿造酱油。②以颜色红褐,摇动之后泡沫多、且不易散去,酱香味浓烈者为佳。③易被产膜性酵母菌污染发霉,应密封后置于阴凉干燥处保存。

十一、麻油《本草经集注》

为脂麻科植物脂麻的成熟种子用压榨法得到的脂肪油。全国各地均产。

【别称】胡麻油、乌麻油、脂麻油、芝麻油、香油、生油、清油。

【性味归经】甘,凉。归大肠经。

【功效】润燥通便、解毒、生肌。

【适应证】

1. 便秘。麻油 10~20ml,口服,每日 1 次,连服 2~3 次。

2. 食物中毒。麻油约 150ml,灌服,吐出毒物即可。

3. 肿毒初起。麻油适量,煎葱至黑色,温涂患处。

【临床应用】

1. **气管炎** 取麻油 5ml,口服,每天早晚各 1 次。可有效减轻气管炎引起的咳嗽。

2. **慢性单纯性鼻炎** 取麻油适量,文火加温至沸腾,冷后装瓶。初次每侧鼻孔 2~3 滴,以后渐增至 5~6 滴,每日 3 次。

3. **蛔虫性肠梗阻** 取麻油 50~100ml,一次口服或胃管注入,用后如在 4~8 小时症状不见缓解,可重复给药 1 次,以梗阻解除为度。

4. **小儿红臀** 用温水洗净臀部,柔软纱布擦干,用棉签蘸麻油涂搽患处,每天 3 次,直至臀部皮损消退。

【现代研究】

1. 麻油中含有木脂素、芝麻酚和生育酚,具有较强的抗氧化活性,可以消除自由基,延缓机体衰老。

2. 麻油中含有大量的不饱和脂肪酸,具有降低血脂、血压等作用。

3. 芝麻木酚素具有促进乙醇代谢以及加强肝脏解毒活性的作用,可防治过量乙醇导致的肝功能障碍。

4. 芝麻素对多种细菌具有抑制或杀灭作用,对 H_{22} 肝癌荷瘤小鼠和 S_{180} 荷瘤小鼠癌细胞的生长有一定抑制作用。

【使用注意】脾虚便泄者忌服。

【文献摘要】

《证类本草》:陈藏器云:胡麻油,大寒,主天行热秘,肠内结热。服一合,取利为度。

《本草纲目》:胡麻油,用以煎炼食物,尤能动火生痰,陈氏谓之大寒,珍意不然;但生用之,有润燥、解毒、止痛、消肿之功,似乎寒耳。

《本草经疏》:麻油,甘寒而滑利,故主胞衣不下及利大肠;生者气更寒,能解毒。凉血,故摩疮肿,生秃发也。

《古今医统大全》：香麻油总能解一切饮食诸毒，不可不知……但犯一切饮食毒者，随用香麻油一杯或二杯饮之，得吐即毒便释，而无不愈者。

选用技巧

①宜选颜色淡红或橙红，清澈透明，用力振摇不起或只起少量泡沫，香味醇厚、浓郁，口感滑爽，无异味者。②易酸败、失香，应盛放在陶瓷或玻璃容器中，密封后置于阴凉、避光、干燥、低温处保存。

十二、生姜《本草经集注》

为姜科植物姜的新鲜根茎。全国大部分地区有栽培。秋、冬二季采挖，除去茎叶及须根，洗净泥土，切片，生用。

【**别称**】姜、姜根、鲜生姜。

【**性味归经**】辛，温。归肺、脾、胃经。

【**功效**】解表散寒、温中止呕、温肺止咳。

【**适应证**】

1. 风寒感冒。生姜 5 片，紫苏叶 30g，水煎服；或配葱白、红糖煎服。

2. 胃寒呕吐。生姜 2 片，外敷双侧内关穴，每日更换 1 次；或配伍高良姜、白豆蔻等温胃止呕药煎服。

3. 肺寒咳嗽。生姜 15g，核桃 15g，杏仁 10g，共研为碎末。每次 10g，每晚临睡前以温开水送服。

【**临床应用**】

1. **晕动病**　出行前局部洗净，取生姜切薄片，贴于内关、神阙穴，然后将止痛膏贴于姜片上（止痛膏须大于姜片）。对止痛膏过敏者，可用碘伏涂搽皮肤，晾干后贴敷。

2. **脱发**　将生姜切成薄片，揉搽脱发部位，每次 20 分钟，每日 1~2 次，7 天为 1 个疗程。

3. **甲癣**　生姜 50g，捣烂，加入 75% 酒精或白酒 150ml，密封浸泡 2 天。将病甲用刀片刮薄，取生姜酊外搽患处，每次 2 分钟，间隔 6~12 小时搽 1 次，至病损消退为度。一般用药 1 周后可见病甲变黑，连续用药 2~3 周后可痊愈。

【**现代研究**】

1. 生姜挥发油具有明显的抗炎、镇痛、抗过敏、调节中枢、调节免疫和抗氧化等作用，其挥发油的单萜醛类中，紫苏醛、橙花醛和香味醛具有很强的抗真菌活性。

2. 姜酚是生姜中的主要活性成分，具有抗氧化、清除自由基、抑制前列腺素合成、抗凝血、抑制血栓形成、防治心血管疾病、抗肿瘤、抗炎、抗溃疡等生物活性。

3. 生姜中的二苯庚烷类化合物、生姜黄酮都具有较强的抗氧化作用。

【**使用注意**】阴虚内热及实热证者忌服。

【**文献摘要**】

《药性论》：主痰水气满，下气；生与干并治嗽，疗时疾，止呕吐不下食。

《医学启源》：温中去湿。制厚朴、半夏毒。

《日用本草》：治伤寒、伤风、头痛、九窍不利。入肺开胃，去腹中寒气，解臭秽。解菌蕈诸物毒。

《药品化义》：生姜辛窜，药用善豁痰利窍，止寒呕，去秽气，通神明。

选用技巧

①宜选外表粗糙，颜色淡黄，较干，肉质坚挺、不酥软，瓣开时里面丝状物白亮，辛辣味浓者。②易发霉变质、冻伤或腐烂，或失去水分而变干变硬，应掌握好存放环境的温度和湿度。

十三、葱《神农本草经》

为百合科植物葱近根部的鳞茎，亦可全草入药。全国各地均有种植。全草四季可采，洗净鲜用。

【别称】大葱、四季葱、和事草、芤、菜伯。

【性味归经】辛，温。归肺、胃经。

【功效】发汗解表、通阳、利尿。

【适应证】

1. 风寒感冒。连须葱白 7 根，白胡椒 7 粒，辛夷 10g，加水 500ml，急火煮沸 15~20 分钟后倒入茶杯内，熏鼻。凉后再加温，每次 40 分钟，每日 2~3 次。

2. 阴盛格阳。常以本品配伍附子、干姜同用，有通阳回厥之效。

3. 寒凝气阻、膀胱气化不行所致小便不通。单用本品捣烂，外敷脐部，再施热熨之法。

【临床应用】

1. **鼻炎** 取葱白适量，洗净捣烂，将药棉浸入葱汁备用。先用棉签蘸取生理盐水清洁鼻孔，然后将浸透葱汁的棉团塞入鼻孔内，保持数分钟，再换新棉团。每次塞 30 分钟至 1 小时，每天 2~3 次。

2. **慢性腹泻** 取连须葱白 2 寸，洗净，捣泥外敷脐部。以塑料纸覆盖，再外覆纱布，以胶布固定。每日换药 1 次，用药 3~5 次，大便次数可明显减少，可继续外敷至症状消失。

3. **脊髓损伤性尿潴留** 取葱叶 200g 左右，洗净捣碎，取汁 15ml 左右口服；渣敷神阙穴，渣上覆塑料薄膜，如天冷可于薄膜上置热水袋。持续 4 小时，如未排尿，重复操作 1 次。

4. **鼻衄** 取鲜嫩葱叶 1 根，剖开，用干净棉球放于葱叶内膜上蘸葱汁，或用棉球反复摩擦葱叶内膜，使葱汁渗湿棉球，然后塞入出血鼻孔，即可止血。

【现代研究】

1. 葱白挥发性成分对白喉杆菌、结核杆菌、痢疾杆菌、葡萄球菌及链球菌等有抑制作用，其水浸剂对多种皮肤真菌有抑制作用。

2. 25% 的葱滤液对阴道滴虫有杀灭作用。

3. 葱乙醇提取物具有显著调节小鼠免疫功能的作用。

4. 葱白汁具有增加雄性小鼠的交尾、血浆睾酮含量和包皮腺、前列腺重量的作用。

【使用注意】表虚多汗者忌服。

【文献摘要】

《神农本草经》：主伤寒，寒热，出汗，中风，面目肿。

《日用本草》:能达表和里,安胎止血。

《本草纲目》:除风湿,身痛麻痹,虫积心痛,止大人阳脱,阴毒腹痛,小儿盘肠内钓,妇人妊娠溺血,通奶汁,散乳痈。

《本草经疏》:病人表虚易汗者勿食,病已得汗勿再进。

选用技巧

①宜选新鲜青绿,无枯叶,葱株粗壮匀称、硬实,无折断,葱白长、管状叶短,根部不腐烂者。②保存时,大葱应晾晒至七成干,扎成捆,根朝下置于阴凉通风处保存。③葱怕动不怕冻,天冷受冻后不要动,以免外力挤压使细胞间隙中的冰粒压破细胞外溢,造成腐烂。

十四、花椒《神农本草经》

为芸香科植物青椒或花椒的干燥成熟果皮。我国大部分地区有分布,但以四川产者为佳。秋季采收成熟果实,晒干,去除杂质,与种子分开备用。

【别称】椒、大椒、秦椒、蜀椒、川椒、南椒、巴椒、蓎藙、陆拨、汉椒、点椒。

【性味归经】辛,温。归脾、胃、肾经。

【功效】温中止痛、杀虫止痒。

【适应证】

1. 虚寒腹痛。花椒 10g,研末,以少许花生油略炒后,打入鸡蛋 1 枚,一次食完,每日 3 次。

2. 胆道蛔虫病。花椒 20 粒,食醋 100g,加水 50ml,蔗糖少许,煎沸后取出花椒,一次服用。

3. 湿疹瘙痒。花椒 9g,苦参 15g,地肤子 12g,白矾 9g,煎水熏洗患处。

【临床应用】

1. **痔疮** 肿痛取花椒 100g,加水 1 000ml,浸泡 30 分钟后,水煎 20 分钟。取水煎液,趁药液温度高有大量蒸汽时,先用药液蒸汽熏患处;待药液温度降至 60℃左右,可直接用药液清洗患处;温度过低可重复加热,重复以上操作。连续熏洗 20~30 分钟,每日 1~2 次。

2. **痱子** 取花椒 10g,放入搪瓷缸内,冲入 200ml 开水,小火煮 5 分钟,凉至不烫手时,用药棉蘸花椒水擦患处。12 小时后,将剩余花椒水在小火上温一下,再擦洗患处。

3. 疥疮洗澡后,将 20% 的花椒氯仿提取物(ZTE)自颈部以下全身搓遍,每晚 1 次,连续 5 次。

4. 牙痛花椒 9g,烧酒 30g,浸泡 10 天,滤过去渣,用棉球蘸药酒,塞蛀孔内。

【现代研究】

1. 花椒和青椒的水提液均有镇痛作用,在相同剂量下青椒镇痛作用强于花椒。

2. 花椒对多种革兰阳性菌、肠内致病菌、皮肤癣菌和深部真菌具有抑制或杀灭作用。

3. 花椒黄酮具有较强的抗氧化活性,在清除 DPPH 自由基和抗脂质氧化方面具有良好的作用。

4. 花椒的氯仿提取物对疥螨具有较强的触杀作用。

5. 花椒挥发油有抗嗜铬细胞瘤的活性,可抑制 H_{22} 肝癌细胞增殖并激发细胞凋亡。

【使用注意】阴虚火旺者忌服;孕妇慎服。

【文献摘要】

《神农本草经》：主邪气咳逆，温中，逐骨节皮肤死肌，寒湿痹痛，下气。

《本草纲目》：散寒除湿，解郁结，消宿食，通三焦，温脾胃，补右肾命门，杀蛔虫，止泄泻。

《本经逢原》：秦椒，味辛气烈，其温中去痹，除风邪气，治吐逆疝瘕，下肿湿气，皆取辛烈以散郁热，乃从治之法也。

《随息居饮食谱》：多食动火堕胎。

选用技巧

①宜选干燥而富有油润感、表皮疙瘩多、带有天然香味、麻味纯正者。②红花椒宜选择色红、无梗、皮细、颗粒均匀、口开籽少者；青花椒宜选择色青绿、皮厚实、香气浓者。③易变色、变味，应密封后置于阴凉干燥处保存。

十五、胡椒《新修本草》

为胡椒科植物胡椒的干燥近成熟或成熟果实。我国台湾、福建、广东、海南、广西、云南等地有栽培。秋末至次春果实呈暗绿色时采收，晒干，为黑胡椒；果实变红时采收，水浸，擦去果肉，晒干，为白胡椒。

【别称】浮椒、玉椒、白胡椒、黑胡椒。

【性味归经】辛，热。归胃、大肠经。

【功效】温中散寒、下气消痰。

【适应证】

1. 脾胃虚寒所致的脘腹冷痛。胡椒 1g，研为细末，调入煮熟的米粥中服食。每日 1 次，连服 3~5 天。

2. 痰气郁滞、蒙蔽清窍所致的癫痫。胡椒、荜茇各等分，共研细末。每次 0.6~1.5g，每日 2 次。

【临床应用】

1. 疟疾　取胡椒 10~15 粒，研极细末，置约 10cm×10cm 大的胶布中央，贴大椎穴处，7 天为 1 个疗程。

2. 附睾炎　取胡椒 7~10 粒，研为细末后，以面粉少量加水调成药糊。用时平摊于纱布上，外敷患侧阴囊，胶布固定。每天或隔天 1 次，5 次为 1 疗效。

3. 婴幼儿泄泻　将胡椒粉直接纳入脐窝，填满脐窝为度，以胶布固定。

【现代研究】

1. 胡椒碱有明显的镇静作用，能减少小鼠的自发性活动。

2. 胡椒根醇提取物有较好的抗炎作用，大剂量对小鼠耳肿胀有显著拮抗作用。

3. 胡椒碱具有保肝作用，黑胡椒对于肝解毒系统具有调节作用。

4. 黑胡椒对于 1,2-二甲基肼引起的结肠癌有抑制作用。

5. 从胡椒中分离得到的酚类和酰胺类化合物具有抗菌、杀虫作用。

【使用注意】阴虚有火者忌服。

【文献摘要】

《唐本草》：主下气，温中，去痰，除脏腑中风冷。

《日华子本草》:调五脏,止霍乱,心腹冷痛,壮肾气,主冷痢,杀一切鱼、肉、鳖、草毒。

《本草便读》:胡椒,能宣能散,开豁胸中寒痰冷气,虽辛热燥散之品,而又极能下气,故食之即觉胸膈开爽。又能治上焦浮热,口齿诸病。至于发疮助火之说,亦在用之当与不当耳。

《随息居饮食谱》:多食动火燥液,耗气伤阴,破血堕胎,发疮损目,故孕妇及阴虚内热,血证痔患,或有咽喉口齿目疾者皆忌之。绿豆能制其毒。

选用技巧

①宜选大小均匀,颗粒饱满,辛辣香浓者。白胡椒呈黄灰色或浅黄色,黑胡椒呈黑褐色。②晒干、密封后置于阴凉干燥处保存。

(张留巧)

第十二章
自测题

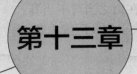

第十三章 常用食疗方

第一节 解 表 类

一、姜糖苏叶饮《本草汇言》

【组成】生姜 6g,紫苏叶 3g,红糖适量。

【功效应用】发汗解表,温中止呕,温肺止咳,解鱼蟹毒。适用于感冒之风寒束表证,症见恶寒发热,头身疼痛,鼻塞,流清涕,咳痰,呕吐,泄泻,腹胀疼痛等。也可用于胃肠型感冒的辅助治疗,亦可用于鱼虾所致的轻微食物中毒。

【制法食法】将生姜切成丝,与捻碎的紫苏叶和红糖一同放入瓷杯中,以沸水冲泡,温浸片刻,趁热服。

【使用注意】热证者忌用。

二、生姜粥《兵部手集方》

【组成】生姜 10g,葱白 10g,粳米 100g。

【功效应用】发汗解表,温胃止呕,温肺止咳。适用于感冒之风寒束表证,症见恶寒发热,头身疼痛,胃寒呕吐,泄泻,咳嗽,咳痰稀薄色白,喜热饮等。可用于上呼吸道感染及胃肠功能紊乱的辅助治疗。亦可用于寒凝型牙痛。

【制法食法】将生姜、葱白择净,切细备用。粳米淘净,放入锅中,加适量清水煮粥,粥将成时加入生姜、葱白,再煮一、二沸即成。每日 1~2 剂,连续 2~3 天。

【使用注意】热证者忌用。

三、防风粥《千金月令》

【组成】防风 10g,葱白 2 根,粳米 100g。

【功效应用】祛风解表,散寒止痛。适用于感冒之风寒束表证,症见恶寒重,发热轻,恶风,头痛,鼻塞,周身酸痛等。可用于上呼吸道感染的辅助治疗,亦可用于预防流行性感冒。

【制法食法】将防风、葱白煎煮去渣取汁备用。粳米煮粥,待粥将成时加入药汁至粥成。趁热服食,服食后以出微汗为宜,每日 2 次,连服 2~3 日。

【使用注意】本品以去外风见长,凡内风者不宜选用。热证者忌用。

四、黄豆芫荽煎《民间方》

【组成】黄豆 10g,芫荽 30g。

【功效应用】辛温解表,健运脾胃。适用于感冒之风寒束表证,症见恶寒、发热,头胀痛,全身关节肌肉酸痛,乏力,纳呆等。可用于流行性感冒。亦可用于幼儿感冒的预防和辅助治疗。

【制法食法】将黄豆加入适量水煎煮,15 分钟后加入芫荽,再煎 15 分钟,去渣。一次服完,每日 1 服。

【使用注意】热证者慎用。

五、葱豉黄酒汤《偏方大全》

【组成】葱 30g,淡豆豉 15g,黄酒 50g。

【功效应用】解表散寒。适用于风寒束表证,症见恶寒重,发热轻,头痛,无汗,肢节酸痛,并伴有呕吐,泄泻等。可用于上呼吸道感染、乳腺炎、小儿湿疹等的辅助治疗。

【制法食法】先将豆豉放砂锅内,加水 50ml,煎煮 10 分钟,再把洗净切段的葱(带须)放入,继续煎煮 5 分钟,然后加黄酒,立即出锅。一日 2 次,每次 15ml。

【使用注意】热证者忌服。

六、生姜红糖茶《饮食辨录》

【组成】生姜 10g,红糖 30g。

【功效应用】发汗解表,温中和胃。适用于感冒之风寒束表证,症见恶寒发热,脘腹冷痛,恶心,呕吐,腹胀等。可用于上呼吸道感染的辅助治疗,亦可用于缓解痛经。

【制法食法】生姜洗净切丝,加入红糖,开水沏泡,趁热顿服;或将处理过的生姜、红糖、水放入锅内,搅拌均匀,煎煮 10 分钟,待冷却后饮用。服后宜卧床盖被出微汗。代茶饮,每日 2 剂。

【使用注意】热证者忌服。

七、神仙粥《惠直堂经验方》

【组成】葱白 7 条(连根、叶),生姜 15g,白糯米 30g,米醋 75ml。

【功效应用】发散风寒。适用于感冒之风寒束表证,症见头疼,恶寒发热,浑身酸痛,鼻塞流涕,咳嗽喷嚏,以及胃寒呕恶,不思饮食等。可用于上呼吸道感染的辅助治疗。

【制法食法】糯米淘净,姜片切末,葱白切成 3cm 长的段。再将糯米、生姜末放进锅中,加水一同煮沸。再放进葱白段继续煮,快熟时,调入米醋稍煮即成。趁热饮,待汗大出而愈。

【使用注意】病人肚内饱胀,不思饮食者,即不用糯米,单以葱、姜煎服。热证者忌服。

八、薄荷糖《简便单方》

【组成】薄荷 30g,白砂糖 500g,水适量。

【功效应用】疏解风热,清咽利喉。适用于感冒之风热犯表证,症见发热,微恶风,头痛,目赤,咽喉肿痛等,为治疗风热诸证的常用方。可用于流行性感冒的辅助治疗和预防,亦可用于荨麻疹等瘙痒性皮肤病的辅助治疗。

【制法食法】白砂糖放入锅中,加少许水,以小火煎煮至较稠厚时,入薄荷细粉,调匀,再继续煎熬至用铲挑起即成丝状,而不粘手时,停火。将糖倒在表面涂过食用油的大搪瓷盘中,待稍冷,将糖分割成条,再分割成 5g/ 块即可。每日 4~6 次,每次 1 块,含服。

【使用注意】该品芳香辛散,发汗耗气,故体虚多汗者,不宜使用。多服久服,令人虚冷,阴虚火旺者不宜。

九、新加香薷饮《温病条辨》

【组成】香薷 6g,鲜扁豆花 10g,银花 10g,连翘 10g,厚朴 10g。

【功效应用】祛暑解表,清热化湿。适用于感冒之暑湿伤表证,症见身热,微恶风,汗少,肢体酸重或疼痛,头昏重,心烦口渴,渴不多饮,胸闷脘痞,腹胀,小便短赤等。可用于夏季感冒、流行性感冒等的辅助治疗。

【制法食法】将上述药材加入适量开水。代茶频饮。

十、菊花粥《慈山粥谱》

【组成】菊花 10g,粳米 100g,冰糖适量。

【功效应用】疏风解热,平肝健脾。适用于感冒之风热犯表证,症见发热,微恶风,面赤,咽燥,鼻塞,流黄浊涕,口干欲饮,目赤肿痛等。可用于流行性感冒的预防与治疗,亦可用于结膜炎、高血压的辅助治疗。久服美容养颜,抗老防衰。

【制法食法】将菊花去蒂,晒干,研成细粉备用。将粳米洗净入锅,加水煮至粥将成时放菊花、冰糖,续煮 10 分钟即成。每日 1 次,温服,也可作早晚餐食用。

【使用注意】脾胃虚寒者慎食。

十一、银花饮《验方新编》

【组成】银花 30g,山楂 10g,蜂蜜 250g。

【功效应用】辛凉解表,清热解毒。适用于感冒之风热犯肺证,症见高热,恶寒,头胀痛,全身关节肌肉酸痛,乏力,纳呆等。可用于上呼吸道感染的辅助治疗,亦可缓解小儿感冒引起的食欲下降。

【制法食法】将银花、山楂放入锅内,加水适量,置武火上烧沸,3 分钟后取药液一次,再加水煎煮一次,将两次药液合并,放入蜂蜜,搅拌均匀即成。每日 3 次,或随时饮用。

【使用注意】素体阳虚或脾虚便溏者忌用。

十二、五神汤《惠直堂经验方》

【组成】荆芥 10g,苏叶 10g,茶叶 6g,生姜 10g,红糖 30g。

【功效应用】发汗解表,祛风散寒。适用于感冒之风寒束表证,症见恶寒重,发热轻,身痛,无汗,肢节酸痛,时流清涕,咳嗽,咳痰稀薄色白等。可用于上呼吸道感染的辅助治疗,亦可用于缓解妊娠呕吐。

【制法食法】将荆芥、苏叶、生姜切成粗末,与茶叶一起用开水冲泡。冲泡一段时间后,趁热倒入装红糖的杯内,与红糖拌和,然后置文火上煮沸即可。汤汁趁热饮下。剩下的汤汁,煮热当茶饮。服后覆被而卧,取微汗出,即可退热。

【使用注意】热证及表虚自汗者忌用。

十三、荆芥粥《养老奉亲书》

【组成】荆芥 10g,薄荷 5g,淡豆豉 10g,粳米 100g。

【功效应用】发汗解表,清利咽喉,退热除烦。适用于感冒,症见发热恶寒,头痛咽痛,心烦失眠等。可用于上呼吸道感染、胃病、便秘、痔疮的辅助治疗。

【制法食法】将荆芥、薄荷、淡豆豉先煎,煮沸后续煮 10 分钟,去渣取汁备用。粳米煮粥,粥将成时兑入药汁,共煮成粥。由于荆芥、薄荷的有效成分均为挥发油,所以煮粥时间不宜过长。每日 1 剂,分 2 次服用,趁热服。

【使用注意】服用本粥不宜复用汗吐之药。

(叶 然)

第二节 泻 下 类

一、桃花面《圣济总录》

【组成】新桃叶 75g 或干桃叶 120g 捣末,白面 250g。

【功效应用】通里泻下。适用于便秘之热秘,症见大便燥结不通,小便短赤,腹内胀痛,口干口臭等。可用于习惯性便秘及黄褐斑的辅助治疗。

【制法食法】上二味,水和匀,薄切,煮熟。早晚餐后食用,每次 50g。

【使用注意】服后三五日内,忌食热毒炙炸之物。

二、枳实粥《本草纲目》

【组成】枳实 10g,粳米 100g。

【功效应用】泻下通腑,散结消痞。适用便秘之热秘或痰饮之脾胃气滞证,症见脘腹满闷,饮食不消,心下坚痞,咳嗽胸痛,热结便秘等。可用于缓解便秘引起的腹胀腹痛等症状。

【制法食法】将枳实择净,放入锅中,加清水适量,浸泡 5~10 分钟后,水煎取汁,加粳米煮为稀粥即成,每日 1 剂,连续 2~3 天。

【使用注意】孕妇不宜选用。

三、苁蓉羊肉粥《本草纲目》

【组成】肉苁蓉 15g,羊肉 100g,粳米 100g,细盐少许,葱白 2 茎,生姜 3 片。

【功效应用】温阳通便。适用于便秘之阳虚秘,症见腰膝冷痛,小便频数,夜间多尿,遗尿,劳倦内伤,恶寒怕冷,四肢欠温,脘腹隐痛等。可用于习惯性便秘的辅助治疗。

【制法食法】先煮肉苁蓉、生姜取汁,加入羊肉、粳米同煮,待肉熟粥成,加葱白、盐调味。

早晚食用。

【使用注意】本品属温热性食疗方,适用于冬季服食,夏季不宜。大便溏薄,不宜服食。

四、郁李仁粥《太平圣惠方》

【组成】郁李仁 15g,粳米 100g,姜汁 10ml,蜂蜜 10g。

【功效应用】润肠通便,利水消肿。适用于水湿内停证,症见大便干燥秘结,小便不利,水肿腹满,四肢水肿等。可用于便秘、水肿及腹水的辅助治疗。

【制法食法】将郁李仁浸泡去皮后研末备用,粳米洗净后置于锅中,加入适量清水熬煮成粥后,加入郁李仁末、姜汁、蜂蜜等调匀略煮即成。以 3~5 天为一疗程,每天分二次温热服食。

【使用注意】孕妇不宜选用。郁李仁有伤阴之弊,不宜久服。内服过量会中毒。

五、麻仁紫苏粥《普济本事方》

【组成】紫苏子 50g,火麻仁 55g,粳米 250g。

【功效应用】益气养阴,润肠通便。适用于便秘之气虚秘,症见虽有便意,临厕努挣乏力,挣则汗出短气,便后疲乏,大便并不干等。可用于产后便秘或习惯性便秘的辅助治疗。

【制法食法】先将紫苏子、火麻仁反复淘洗,除去泥沙,再烘干水气,打成细末,倒入约 200ml 温水,用力将其搅拌均匀,静置待粗粒下沉时,倒出上层药汁待用。粳米下锅内,掺入药汁,如药汁不够可再加清水,置于火上煎煮成粥。分 2 次服用。

【使用注意】反酸、嗳气者勿食。

六、柏子仁粥《粥谱》

【组成】柏子仁 15g,粳米 100g,蜂蜜适量。

【功效应用】润肠通便,养心安神。适用于便秘之虚秘,症见心悸,失眠健忘,盗汗,遗精等。可用于习惯性便秘的辅助治疗。

【制法食法】粳米洗净,用冷水浸泡半小时,捞出,沥干水分,取锅放入冷水、粳米、拍碎的柏子仁,先武火煮沸,再改用文火熬煮至粥成,调入蜂蜜搅匀,再沸即可。每日服 2 次,2~3 天为一疗程。

七、麻仁栗子糕《食物疗法》

【组成】芝麻仁 30g,火麻仁 20g,栗子粉 30g,玉米面 50g,红糖 15g。

【功效应用】补肾润肠通便。适用于便秘之气虚秘,症见腰膝酸软,小便频数,夜间多尿,遗尿,劳倦内伤,脘腹隐痛等。可用于习惯性便秘或产后便秘的辅助治疗。

【制法食法】先将火麻仁打碎,与芝麻仁一起放进玉米面中拌匀,再加入栗子粉、红糖,以水和面蒸糕,做早餐食。

八、黄芪汤《金匮翼方》

【组成】黄芪 15g,陈皮 5g,火麻仁 10g,蜂蜜 100g。

【功效应用】益气润肠通便。适用于便秘之气虚秘,症见大便不干结,但无力排便,便后疲乏,甚至汗出气短,神疲等。可用于产后便秘或习惯性便秘的辅助治疗。

【制法食法】黄芪、陈皮、火麻仁共煎取汁,加蜂蜜,作饮料。一日饮尽。

九、芝麻归杏粥《中医饮食调补学》

【组成】黑芝麻 60g,杏仁 30g,粳米 90g,当归 10g,白糖 5g。

【功效应用】养血润肠通便。适用于便秘之血虚秘,症见大便干结难解,面色无华,唇甲色淡,头晕,心悸,舌淡,脉细等。可用于习惯性便秘或贫血的辅助治疗。

【制法食法】黑芝麻、杏仁、粳米浸水后磨成糊状煮熟,当归、白糖煎水调服。适量服用。

十、百合蜂蜜饮《中医饮食调补学》

【组成】百合 50g,蜂蜜 10g,白糖 10g。

【功效应用】滋阴润肠通便。适用于便秘之阴虚秘,症见大便干结如羊粪,手足心热,咽干口燥,或见颧红,盗汗,低热,腰膝酸软,舌嫩红,苔少,脉细数等。可用习惯性便秘、慢性肺炎的辅助治疗。

【制法食法】将百合入锅,加水煮至熟透,倒进蜂蜜、白糖调匀。常服食。

(叶 然)

第三节　清　热　类

一、鲜李汁《泉州本草》

【组成】新鲜熟李子 1 000g。

【功效应用】清热生津,滋阴润泽。适用于虚劳之肝阴不足证,症见骨蒸,五心烦热等。可用于肺炎恢复期以及肺痨、癌症等消耗性疾病的辅助治疗。

【制法食法】去核,将果肉切碎,以洁净纱布绞汁或用榨汁机榨汁。每日 3 次,每次 30ml。

【使用注意】阳虚者慎用。

二、五汁饮《温病条辨》

【组成】梨 1 000g,鲜藕 500g,鲜芦根 100g,鲜麦冬 50g,荸荠 500g。

【功效应用】清热生津,养阴润燥。适用于肺胃伤津证,症见发热,口渴,吐白沫,黏滞不快,咽干,烦躁等。可用于慢性咽炎、感染性疾病康复期、放射性炎症患者的辅助治疗。

【制法食法】将上述材料洗净去皮、去核、去节、切碎、取汁。代茶频饮。

【使用注意】脾胃虚寒者不宜多服。

三、清络饮《温病条辨》

【组成】西瓜翠衣 6g,扁豆花 6g,银花 6g,丝瓜皮 6g,荷叶 6g,竹叶 6g。

【功效应用】清热解毒,化湿升阳。适用于夏季感冒之暑湿证,症见身热,微恶风,汗少,肢体酸重或酸痛,头昏重胀痛,口中黏腻,渴不多饮,胸闷等。可用于中暑、口腔溃疡的辅助治疗。

【制法食法】将上述原料入锅中加清水 400ml,武火煮沸后改文火续煮,煮取 200ml,去渣取汁。每日 1 剂,每日 2 次,或代茶饮,预防暑病。

四、马齿苋粥《食医心鉴》

【组成】鲜马齿苋 60g 或干马齿苋 30g,粳米 30g。

【功效应用】清热解毒,除湿止痢。适用于湿热下注证,症见下痢赤白脓血,里急后重,小便灼热刺痛,妇女带下色黄等。可用于急慢性细菌性痢疾和肠炎的治疗和预防。

【制法食法】将鲜马齿苋或干马齿苋浸泡后,煎煮取汁,去渣,加粳米煮粥。饭前服,每日 2 次。

【使用注意】脾胃虚寒者慎食。

五、梨粥《太平圣惠方》

【组成】鸭梨 3 个,粳米 100g。

【功效应用】清热除烦,止咳化痰。适用于风热犯肺证,症见咽痛,咳吐黄痰,喘息,胸痛,口渴等。可用于肺炎的辅助治疗。

【制法食法】将鸭梨洗净切碎入锅,加水煮半小时,捞去梨渣。加洗净的粳米,煮至粥成。每日 2 次,饭前服。

【使用注意】寒咳、脾虚便溏者不宜食用。脾胃功能低下、胃酸较多、糖尿病人要注意适量进食。

六、天花粉粥《备急千金要方》

【组成】栝楼根干品 15~20g 或鲜品 30~60g,粳米 60g。

【功效应用】清热生津,润燥止咳。适用于肺热津伤证,症见心烦口渴,呛咳少痰,咽干不利,小便黄赤或热痛,大便干燥等。可用于糖尿病、皮肤感染等的辅助治疗。

【制法食法】栝楼根洗净切片煎煮去渣取汁后,加粳米煮粥即成;或粳米煮粥将成时入栝楼根粉至粥成。每日 2 次,早晚温服。

【使用注意】脾胃虚寒、大便稀溏者忌用。

七、雪羹汤《古方选注》

【组成】海蜇 50g,荸荠 4 枚,食盐适量。

【功效应用】清热化痰,润肠通便。适用于痰热郁肺证,症见咳嗽气息粗促,痰多,痰稠黄,咳吐不爽,咳时引痛,面赤,口干欲饮等。可用于肺炎、慢性阻塞性肺病、慢性支气管炎等疾病的辅助治疗。

【制法食法】海蜇发好,用温水洗净,切块备用。荸荠去皮洗净,切碎。海蜇、荸荠放入锅中,加清水、食盐,武火烧沸后,再改用文火煮约 15 分钟即成。每日 1~2 次,连用 5 天。

【使用注意】虚寒者不宜食用。

八、苦菜姜汁《唐瑶经验方》

【组成】苦菜 500g，生姜 50g，黄酒适量。

【功效应用】清热解毒，消痈散结。适用于热毒蕴结证，症见皮肤局部出现多个脓头，伴有发热恶寒，头痛，食欲不振。可用于皮肤感染的辅助治疗。

【制法食法】苦菜洗净，切碎捣烂，用洁净纱布绞取汁液；生姜洗净切碎捣烂取汁。等量合并，每取 30ml，兑黄酒 10ml。每日 3 次，冲水饮服。渣可外敷。

九、丝瓜花蜜饮《滇南本草》

【组成】干丝瓜花 10g，蜂蜜适量。

【功效应用】清热泻火，化痰止咳。适用于痰热壅肺证，症见咽痛，咳吐黄痰，喘息，胸痛，口渴等。可用于急性咽炎、肺炎的辅助治疗。

【制法食法】丝瓜花放入瓷杯中，以沸水冲泡，温浸 10 分钟，再调入蜂蜜。每日 3 次，趁热顿服。

十、鱼腥草饮《本草经疏》

【组成】鱼腥草 500g 或干品 60g。

【功效应用】清热解毒，消痈排脓，利尿通淋。适用于痰热壅肺证，症见高热，胸痛，咳吐脓血，尿频尿急尿痛，皮疹红肿疼痛，有脓疱等。可用于肺炎、上呼吸道感染、慢性支气管炎、肺脓疡、肺癌、尿路感染、疮疡肿毒等疾病的辅助治疗。

【制法食法】鲜鱼腥草捣汁或干品冷水浸泡半小时后，煎煮一沸，取汁。代茶频饮。

【使用注意】鱼腥草含挥发性成分，不宜久煎。

十一、桑菊薄竹饮《广东凉茶方》

【组成】桑叶 10g，菊花 10g，苦竹叶 30g，白茅根 30g，薄荷 6g。

【功效应用】清热，疏肝，解表。本品为肺、肝有热之常用饮品。适用于风热犯肺证或肝阳上亢证，症见目赤，头痛，发热，咽痛等。可用于预防和治疗感冒、高血压，亦可作为夏季防暑清凉饮料。

【制法食法】上述原料洗净放入茶壶内，以沸水冲泡温浸 30 分钟。代茶频饮。

【使用注意】脾胃虚寒者慎食。

十二、栀子仁粥《太平圣惠方》

【组成】栀子仁 10g，粳米 100g，冰糖适量。

【功效应用】清热降火，凉血解毒。适用于湿热郁结证，症见发热，目赤肿痛，小便短赤，烦闷不安，口渴咽干，吐血，尿血，黄疸等。可用于急性结膜炎、黄疸型肝炎、胆囊炎的辅助治疗。

【制法食法】栀子仁洗净晒干研细末备用，粳米煮粥至八成熟，加 10g 栀子仁粉续煮至粥成，调入冰糖即可。每日 2 次温热食用，3 日一疗程。

【使用注意】脾胃虚寒、食少纳呆者不宜食用。本品偏苦寒，不宜久服多食。

十三、竹叶粥《老老恒言》

【组成】生石膏 45g,鲜竹叶 10g,粳米 100g,白砂糖 5g。

【功效应用】清热泻火,清心利尿。适用于暑热证,症见发热,口渴,心烦,尿赤,口舌生疮等。也可用于皮肤感染、尿路感染的辅助治疗。

【制法食法】竹叶洗净,同石膏一起煎煮,去渣取汁后加入粳米续煮成粥,放入白糖即成。每日分 2~3 次食用,病愈即止。

【使用注意】脾胃虚寒、阴虚发热者不宜服用。

(叶 然)

第四节 祛 湿 类

一、薏苡仁粥《本草纲目》

【组成】薏苡仁、粳米各 50g。

【功效应用】祛风除湿,利水消肿。适用于风寒湿痹之着痹,症见筋脉拘挛,屈伸不利,关节肌肉酸楚重着,疼痛,肿胀散漫等。可用于痛风、扁平疣的辅助治疗和预防。因薏苡仁具有抗肿瘤作用,亦可供多种恶性肿瘤患者食用。

【制法食法】薏苡仁、粳米分别用清水浸泡洗净,放入锅中加水适量,先用大火烧沸后,改小火煮至熟烂稠厚即可。

【使用注意】孕妇慎用。

二、白花蛇酒《本草纲目》

【组成】白花蛇 1 条,羌活 60g,当归身 60g,天麻 60g,秦艽 60g,五加皮 60g,防风 30g,糯米酒 4 000ml。

【功效应用】祛风除湿,通络止痛,强筋壮骨。适用于风寒湿痹之行痹,症见关节屈伸不利,痛处游走不定,肢体麻木拘挛等。可用于风湿性关节炎、类风湿关节炎、强直性脊柱炎、增生性骨关节炎等的辅助治疗。

【制法食法】白花蛇用酒浸透,去骨留肉。各药装袋入酒坛内,将酒坛置于大锅内,隔水煮 1 日,取起埋入地下 7 日即成。将药渣滤出晒干研末,以酒调制成绿豆大小的丸。每日饮药酒 2 杯,药丸 50 粒,以酒送服。

【使用注意】服用期间忌风,忌食鱼、羊、鹅等发物。

三、海桐皮酒《圣济总录》

【组成】海桐皮 30g,薏苡仁 30g,生地 150g,牛膝 15g,川芎 15g,羌活 15g,地骨皮 15g,五加皮 15g,甘草 15g,白酒 3 000ml。

【功效应用】祛风除湿,通络止痛,强筋壮骨。适用于痰瘀痹阻证,症见血行不畅,肢体疼痛,腰膝酸软,筋骨痿弱,关节僵硬变形,屈伸不利,有硬结等。可用于风湿性关节炎、类风湿关节炎、强直性脊柱炎、增生性骨关节炎等的辅助治疗。

【制法食法】以上各药研为粗末,装入布袋扎紧,置于白酒瓶内,瓶口密封,每日振摇酒瓶 1 次,冬季浸泡 14 日,夏季 7 日即成。每日 2~3 次,视酒量而定佐餐饮。

【使用注意】孕妇、高血压者慎用。

四、五加皮醪《本草纲目》

【组成】五加皮 50g,糯米 500g,酒曲适量。

【功效应用】祛风湿,壮筋骨,通经络。适用于各种风湿痿痹,症见关节疼痛,屈伸不利,腰膝酸软,肌肉痿软无力等。可用于风湿性关节炎、类风湿关节炎、强直性脊柱炎、增生性骨关节炎等的辅助治疗。

【制法食法】将五加皮洗净,加水泡透后煎煮,每煎 30 分钟取汁 1 次,共取两次。再将煎液与糯米同煮成干饭,冷后加酒曲拌匀,发酵成酒酿。每日随量佐餐饮服。

【使用注意】阴虚火旺者慎服。

五、固春酒《随息居饮食谱》

【组成】鲜嫩桑叶 120g,大豆黄卷(或黑豆卷)120g,生薏苡仁 120g,功劳子 120g,五加皮 60g,金银花 60g,木瓜 60g,蚕沙 60g,川黄柏 30g,松仁 30g,烧酒 5 000ml,白蜜 120g。

【功效应用】祛风通络,渗水利湿,清热除痹。适用于风湿热痹,症见关节疼痛,活动不利,局部红肿灼热,痛不可触,常伴有发热,口渴,烦躁不安等。可用于风湿性关节炎、类风湿关节炎、强直性脊柱炎、增生性骨关节炎等的辅助治疗。

【制法食法】将上述药物装入布袋中,烧酒、白蜜、药袋同时放坛中密封,隔水文火加热一个半小时后取出,再浸 7 日即可饮用。

六、川乌粥《普济本事方》

【组成】生川乌头 35g,姜汁 3ml,粳米 50g,蜂蜜适量。

【功效应用】燥湿祛寒,通利关节,温经止痛。适用于风寒湿痹之痛痹,症见肢体关节疼痛,痛势较剧,疼痛部位固定不移,遇寒痛甚,得热痛缓,关节屈伸不利等。可用于坐骨神经痛、腰腿痛的辅助治疗。

【制法食法】川乌头研细末备用。粳米煮粥,沸后加川乌末改小火,待粥将成时加入生姜汁、蜂蜜搅匀,续煮至口尝无麻感。温服。

【使用注意】川乌有毒,应久煮。热痹患者疼痛、发热期间,孕妇等忌服。不可与半夏、栝楼、贝母、白及、白蔹等中药同时服用。

七、滑石粥《太平圣惠方》

【组成】滑石 20g,粳米 50g,白糖适量。

【功效应用】清热利湿,通小便。适用于淋证之热淋,症见小便短涩频数,灼热刺痛,少腹拘急等。可用于尿道炎的辅助治疗。

【制法食法】将滑石研细末用布袋扎好,入煲加水 500ml 煎煮 30 分钟取出布袋,放粳米与适量水煮至粥成,调入白糖即可。每日服 2 次,每次 1 碗,温热食。

【使用注意】孕妇、脾胃虚寒、滑精、小便多者忌食。

八、土茯苓猪骨汤《民间方》

【组成】猪脊骨 500g,土茯苓 50~100g。

【功效应用】健脾利湿,补阴益髓。适用于肾阴亏虚证,症见肾虚耳鸣、腰膝酸软、阳痿、遗精、烦热、贫血等。现常用于糖尿病肾阴亏虚者的辅助治疗。

【制法食法】猪脊骨加水适量熬成 150ml。去骨及浮油,入土茯苓,再煎至 100ml 即成。每日 1 服,分 2 次服完。

【使用注意】素体阳亢及实热证者慎用。

九、茯苓酒《饮膳正要》

【组成】茯苓 60g,白酒 500ml。

【功效应用】健脾补中,利水渗湿,养心安神。适用于脾虚湿盛证,症见体弱食少,头晕,四肢沉重,乏力等。可用于失眠、心悸等病的辅助治疗。是老年人长期饮用的理想药酒。

【制法食法】将茯苓加入白酒中浸泡 7 日以上。每日 2 次,每次 15ml。

十、威灵仙酒《中药大辞典》

【组成】威灵仙 500g,白酒 1 500ml。

【功效应用】祛风除湿,通络止痛。适用于风寒湿痹之行痹,症见关节屈伸不利,痛处游走不定,肢体麻木拘挛等。可用于风湿性关节炎、类风湿关节炎、强直性脊柱炎、增生性骨关节炎等的辅助治疗。

【制法食法】威灵仙切碎入白酒,锅内隔水煮半小时,过滤即可。每日 3~4 次,每次 10~20ml。

【使用注意】体质虚弱者慎用。

十一、茵陈粥《粥谱》

【组成】茵陈 30~50g,粳米 100g,冰糖适量。

【功效应用】清热除湿,利胆退黄。适用于黄疸之阳黄热重于湿证,症见身目俱黄,黄色鲜明,发热口渴,小便不利,尿黄如茶,湿疮瘙痒、流黄水等。适用于慢性肝炎恢复期,有助于疾病的根除。

【制法食法】茵陈洗净入煲加水 200ml,煎至 100ml 去渣,放粳米及水续煮至粥成,冰糖调味即可。每日温服 2 次,7~10 日为 1 个疗程。

十二、赤小豆鲤鱼汤《外台秘要》

【组成】鲤鱼 1 条,赤小豆 100g。

【功效应用】清利湿热,利尿消肿。适用于水湿泛溢证,症见小便不利,水肿,脚气等。可用于肝硬化腹水以及慢性肾炎水肿、妊娠水肿等的辅助治疗。

【制法食法】鲤鱼去鳞及内脏,洗净。将赤小豆洗净,加水浸泡半小时。起锅加清水适量,放入赤小豆、鲤鱼。先武火煮沸,改文火煮至熟烂,即可。随量食用或佐餐,分次将鱼、豆、汤吃下,连用 5~7 日。

【使用注意】体型消瘦、津液枯燥者不宜多食。

十三、五白糕《百病中医药膳疗法》

【组成】白扁豆 50g,白莲子 50g,白茯苓 50g,白菊花 15g,白山药 50g,面粉 200g,白糖 100g。

【功效应用】健脾除湿,增白润肤。适用湿热蕴脾证,症见妇女面部黄褐斑,脘腹胀闷,纳呆,口渴不欲饮,大便溏泻不爽,或大便干结,舌质红,苔黄腻,脉濡数等。可用于黄褐斑、高血压等的防治。

【使用注意】将扁豆、莲子、茯苓、白山药、菊花磨成细面,与面粉调匀,加水、鲜酵母和面,令其发酵,发好后揉入白糖,上笼武火蒸 30 分钟,至熟,切块。做主食用。

十四、麦苗汁《备急千金要方》

【组成】生小麦苗 500g。

【功效应用】清热利湿退黄。适用于黄疸热重于湿证,症见发热、口干不欲饮,身目呈橘黄色,小便黄如浓茶汁,尿道有灼热感,食欲减退,脘腹胀闷,舌苔黄腻等。亦可用于肝炎、胆囊炎、高脂血症等的辅助治疗。

【制法食法】将麦苗捣绞取汁。昼夜各服 1 次,每次 15ml。

(鹿竞文)

第五节 温 里 类

一、干姜粥《寿世青编》

【组成】干姜 3g,高良姜 5g,粳米 100g。

【功效应用】温中和胃,祛寒止痛。适用于寒邪客胃证,症见脘腹冷痛,得温痛减,遇寒加重,呕吐呃逆,泛吐清水,肠鸣腹泻等。可用于慢性胃炎、胃肠道溃疡等寒邪客胃者的辅助治疗。

【制法食法】将干姜、高良姜洗净切片先煎,去渣取汁,加入粳米文火煮烂成粥。早、晚温服,秋冬季为佳。

【使用注意】急性热性病、久病阴虚内热者不宜食。

二、当归生姜羊肉汤《金匮要略》

【组成】当归 20g,羊肉 500g,生姜 30g,黄酒、食盐适量。

【功效应用】温经散寒,补血养血。适用于妇女产后腹痛气血两虚证,症见产后小腹隐痛,数月不止,喜按喜揉,恶露量少,色淡红,质稀无块,面色苍白,头晕眼花,心悸怔忡等。该方还可用于病后体虚、月经失调、低血压、各种贫血、痛经等属于血虚寒痛者的辅助治疗。

【制法食法】将羊肉洗净,切块;当归、生姜片洗净。把全部食材一起放入锅内,加清水适量,入黄酒,武火煮沸后,用文火炖至羊肉熟烂即可,加盐调味。每日 1 次,随量食用。

【使用注意】阴虚有热,湿盛中满者不宜用。

三、鲢鱼肉丸汤《药膳汤菜》

【组成】鲢鱼肉 300g,火腿末 5g,火腿片 10g,水发香菇 1 枚,料酒、盐、味精、葱、姜、鸡油、熟猪油适量。

【功效应用】温中益气,滋润补虚。适用于便秘之气阴两虚证。症见年老体弱、久病或病后气血虚衰、脾胃虚冷、营养不良而引起的皮肤粗糙干瘪,枯槁无华,四肢倦怠,头晕眼花等。可用于病后体虚、免疫功能低下者的调养。

【制法食法】将鱼肉洗净斩成肉泥,加水、盐少量,放进钵中,顺同方向搅拌至无黏性时,放置 5 分钟,放入葱末、姜末、火腿末、味精、料酒、熟猪油,拌匀成茸,用手挤成核桃大小的鱼丸约 20 颗,放入锅中煮沸。将盐、味精、鸡油放大汤碗中,加进做鱼丸的原汤,再用漏勺轻轻地将鱼丸盛进汤碗。将火腿片放在鱼丸上面形成三角形,香菇用作鱼丸的原汤焯熟,放在用火腿片摆成的三角形中间,撒上葱段即成。每日 2 次,随量食用。

【使用注意】素体阳亢及实热证者慎用。

四、姜橘椒鱼羹《食医心境》

【组成】生姜 30g,橘皮 10g,胡椒 3g,鲜鲫鱼 1 尾(250g),食盐适量。

【功效应用】温胃散寒,益气补虚。适用于胃痛之寒邪客胃证,症见胃脘疼痛,遇寒加重,得温痛减,虚弱乏力,食欲不振,消化不良等。可用于慢性胃炎、胃肠道溃疡等寒邪客胃者的调养。

【制法食法】将鲜鲫鱼去鳞、鳃,剖腹去内脏,洗净。将生姜洗净,切片,与橘皮、胡椒共装入纱布袋内,包扎好后,填入鱼腹中,加水适量,用小火煨熟即成。食用时,除去鱼腹中的药袋,加食盐少许。

【使用注意】素体阳亢及实热证者慎服。

五、丁香煮酒《千金翼方》

【组成】黄酒 50ml,丁香 2 粒。

【功效应用】温中散寒,降逆止呕。本品为治疗寒性吐泻之常用方。适用于寒邪客胃证,症见脘腹冷痛,泛吐清水,手足不温等。可用于慢性胃炎,胃肠神经官能症,消化不良等寒证者的辅助治疗。

【制法食法】黄酒放瓷杯中,加丁香,将瓷杯放入蒸锅中蒸炖 10 分钟。需要时热饮。

【使用注意】本品辛温,热病、阴虚内热者慎用。

六、羊肾馄饨《太平圣惠方》

【组成】羊肾 50g,肉桂 3g,川椒 2g,川芎 5g,面粉 250g,酱油、精盐适量。

【功效应用】温阳散寒,活血止痛。适用于寒凝血瘀证,症见痛经,小腹冷痛拒按,得热痛减,月经后期经色暗而有瘀块,面色青白,肢冷畏寒等。适用于痛经、腹痛、冻疮等寒凝血瘀者的辅助治疗。

【制法食法】将肉桂、川椒、川芎研末备用。将羊肾去皮漂洗,使腰臊除净,剁成肉茸,加入药末及适量的酱油、精盐拌匀成馅。以常法做成馄饨。温热食用。

七、附子粥《太平圣惠方》

【组成】制附子 3g,姜汁 10 滴,粳米 50g,红糖适量。

【功效应用】回阳散寒,暖肾止痛。适用于脾肾阳虚证,症见脘腹冷痛,畏寒肢冷,纳差食少,胃寒呕吐,腰膝冷痛,小便清长,大便溏薄,风寒湿痹等。可用于关节炎、寒湿痢等脾肾阳虚者的辅助治疗。

【制法食法】将附子、干姜研细末备用。先把制附子放入砂锅中,武火烧开后,文火慢煮30 分钟到 1 个小时,用筷子点汁,至入口无麻感后,放入粳米煮粥,沸后加干姜、红糖同煮至粥成。温服。

【使用注意】阴虚火旺、湿温潮热、里热较重者不宜食用。附子有毒,应久煮。

八、姜汁砂仁粥《老老恒言》

【组成】生姜 10g,砂仁 50g,粳米 100g。

【功效应用】温中健脾,降逆止呕。适用于脾胃虚寒证,症见腹胀纳少,腹满时减,腹痛喜温喜按,口泛清水,大便溏薄,四肢不温,或肢体困重,或周身水肿,小便不利,或白带量多质稀,小腹下坠,腰腹酸沉等。可用于虚寒性呕吐、腹胀、腹痛等的辅助治疗。

【制法食法】将砂仁研末,生姜榨汁,粳米煮粥,米熟后加入砂仁末续煮片刻,放姜汁调匀即可。温服。

九、丁香姜糖《摘元方》

【组成】丁香粉 5g,生姜末 30g,白糖 250g。

【功效应用】温中散寒。适用于冻疮寒凝经络证,症见局部冷痛,肤色紫暗或暗红,肿胀结块,或有水湿发痒,手足清冷,可用于冻疮的预防和治疗。

【制法食法】将白糖放入锅中,加水少许,以文火煎煮至较稠厚时,加姜末及丁香粉调匀;再继续煎熬至用铲挑起即成丝状而不粘手时,停火。将糖倒在涂过食油的大搪瓷盘中,稍冷切条块。

十、醋浸生姜饮《食医心镜》

【组成】生姜适量,醋适量,红糖适量。

【功效应用】温中降逆止呕。适用于脾胃寒凝证,症见脘腹疼痛,喜温喜按,口泛清水,大便溏薄,四肢不温等。可用于慢性胃炎、胆道蛔虫、妊娠恶阻等脾胃寒凝者的辅助治疗。

【制法食法】将生姜洗净,切片,以米醋浸 1 昼夜。用时取 3 片生姜,加红糖,以沸水冲泡,温浸片刻即可。代茶频饮。

十一、姜露《本草纲目拾遗》

【组成】鲜姜 500g,水适量。

【功效应用】温中散寒,降逆除痰。适用于脾胃虚寒证,症见腹胀纳少,腹满时减,腹痛喜温喜按,口泛清水,四肢不温,或肢体困重,或周身水肿,小便不利,或白带量多质稀,小腹下坠,腰腹酸沉等。可作为饮料以预防流感,亦可用于消化不良、呕吐等脾胃虚寒者的辅助治疗。

【制法食法】鲜姜置于蒸馏瓶中,加水适量,依法蒸馏,取得蒸馏液 1 000ml 为止。每日 3 次,每次 50ml,温饮。

十二、吴茱萸粥《食鉴本草》

【组成】吴茱萸 2g,生姜 2 片,葱白 2 根,粳米 50g。

【功效应用】温脾暖肾,温肝散寒,止痛止呕。适用于脾肾阳虚证,症见脘腹冷痛,畏寒肢冷,纳呆,胃寒呕吐,腰膝冷痛,小便清长,大便溏薄,风寒湿痹等。可用于痛经、脾胃虚寒型的慢性胃炎的辅助治疗。

【制法食法】吴茱萸研细末备用,粳米洗净煮粥,待米烂时加吴茱萸末、生姜片、葱白,文火煮至粥成。早、晚温服,3~5 天为 1 个疗程。

【使用注意】本品不宜久服。实热证、阴虚火旺者忌服,孕妇慎服。

(鹿竞文)

第六节 补 虚 类

一、五味枸杞饮《摄生众妙方》

【组成】醋炙五味子 5g,枸杞子 10g,白糖适量。

【功效应用】益气滋阴。适用于气阴不足证,症见素体虚弱,倦怠,乏力,虚汗,腰膝酸软,视力减退,须发早白等。可用于气阴不足者的养生保健。

【制法食法】将五味子与枸杞子放入杯中,以沸水冲泡,温浸片刻,再调入白糖。趁热频饮,随饮随兑入沸水。

二、桂圆参蜜膏《得配本草》

【组成】党参 250g,沙参 125g,桂圆肉 120g,蜂蜜适量。

【功效应用】滋阴益气,润肺止咳。适用于气阴两虚,燥邪伤肺所致的咳喘等,症见体质虚弱,消瘦,烦渴,干咳少痰,声音嘶哑,乏力疲倦等。可用于肺结核、放射性肺炎、慢性咽炎等的辅助治疗。亦可用于慢性虚弱性疾病的调养。

【制法食法】将党参、沙参、桂圆肉以适量水浸泡发透后,加热煎煮,每 20 分钟取煎液 1 次,再加水煎煮,共取 3 次,合并煎液,以小火煎熬浓缩,稠黏如膏时,加蜂蜜 1 倍,至沸停火,待冷装瓶备用。每日 3 次,每次 1 汤勺,以沸水冲化,顿饮。

【使用注意】气滞者忌用。

三、归圆杞菊酒《摄生秘剖》

【组成】当归身(酒制)30g,桂圆肉 240g,枸杞子 120g,菊花 30g,白米酒 3 500ml,烧酒

1 500ml。

【功效应用】滋精补血,益肝补肾,养心安神,悦色驻颜。适用于精血不足证,症见目暗不明,头昏头痛,面色萎黄,心悸失眠,腰膝酸软,须发早白等。可用于阴血不足者的养生保健。亦可用于美容养颜。

【制法食法】将上述药装布袋悬于坛中,加入二酒,密封贮藏 1 月余即可。不拘时,随意饮用。

【使用注意】湿热、痰饮者不宜服用。

四、葡萄藕蜜膏《太平圣惠方》

【组成】生地 200g,葡萄汁 250g,鲜藕汁 250g,蜂蜜 500g。

【功效应用】养阴清热,利尿通淋。适用于阴虚火旺所致的热淋、血淋,症见尿急、尿痛、小便赤热、尿血等。可用于尿路感染的辅助治疗。亦可用于热病烦渴或食欲不振等。

【制法食法】生地洗净加水浸透,煎煮,每煎 20 分钟取液 1 次,加水再煎,共取 3 次。合并煎液浓缩至黏稠时,入葡萄汁和鲜藕汁,再熬至膏状,放蜂蜜,沸后停火,待冷装瓶备用。每日 2 次,每次 15ml,以沸水化开,顿饮。

【使用注意】阳虚体质者忌用,痰湿内盛者慎用。

五、鹿肾粥《养老奉亲书》

【组成】鹿肾 1 具,肉苁蓉 30g,粳米 100g,葱白、胡椒粉、食盐、黄酒各适量。

【功效应用】温肾壮阳,益精填髓。适用于肾阳虚证,症见腰膝酸冷、筋骨痿软,肢体畏寒,宫冷不孕,阳痿早泄,小便清长、余沥不尽、尿少或夜尿频多,听力下降或耳鸣,记忆力减退,嗜睡、多梦,自汗等。可用于男子阳痿早泄、妇女宫冷不孕等的辅助治疗。

【制法食法】鹿肾去筋膜,洗净切碎备用。肉苁蓉用黄酒浸泡 1 夜后,去皱皮切碎备用。粳米洗净入锅加水适量,煮至半熟,加鹿肾、肉苁蓉、葱白、胡椒粉、食盐,再煮至粥成。温服。

【使用注意】阴虚火旺、性功能亢进者不宜食。

六、雀儿药粥《太平圣惠方》

【组成】麻雀 10 只,菟丝子 30g,覆盆子 30g,五味子 30g,枸杞子 30g,粳米 60g,酒 60g,调料适量。

【功效应用】补肝肾,益精血,壮阳气,暖腰膝。适用于肝肾亏虚证,症见腰膝酸冷,头晕眼花,耳鸣耳聋,尿频遗尿,遗精或妇女带下等。可用于男子阳痿早泄、妇女宫冷不孕等的辅助治疗,为年老羸弱者之良方。

【制法食法】菟丝子酒浸 3 日晒干研末,将覆盆子、五味子、枸杞子研成末,药末混合备用;麻雀去毛洗净剁碎,先以酒炒,加水煮沸后,入粳米煮粥至将成时,下药末 10g 搅匀,放调料调味,续煮片刻即可。空腹温热食。

【使用注意】阴虚火旺、性功能亢进者不宜食。

七、燕窝粥《本草纲目拾遗》

【组成】燕窝 10g,糯米 100g,冰糖 10g。

【功效应用】润肺补脾,养阴润燥,延年驻颜。适用于肺脾两虚证,症见面色不华,容颜憔悴,咳嗽痰多,咯血吐血等。可用于体质虚弱,营养不良,久痢久疟,老年咳嗽、支气管扩张、肺气肿等的辅助治疗。

【制法食法】将燕窝入开水中焖泡,洗净后放碗中加水 100ml,上蒸笼 30 分钟后备用;糯米浸泡 24 小时,洗净入锅用武火煮沸,米粒煮开时加燕窝、冰糖,文火煮至烂熟即可。每日 1 次,连食 7~10 日。

【使用注意】肺胃虚寒,湿痰停滞,有表邪者忌食。

八、春盘面《饮膳正要》

【组成】白面粉 3 000g,羊肉 100g,羊肚 500g,鸡蛋 5 个,蘑菇 200g,韭黄 250g,白菜苔 500g,生姜、食盐、胡椒粉、料酒、醋各适量。

【功效应用】补中益气。适用于脾胃气虚证,症见短气,懒言,肢体困倦,身体消瘦等。可用于营养不良所致消瘦、贫血等的辅助治疗。

【制法食法】将羊肉、羊肚洗净,切成 2cm 见方的小块。蘑菇洗净切块,白菜苔洗净切段,韭黄洗净剁碎待用。面粉用水和好,放置 15 分钟,放入韭黄、食盐,揉成面团,擀薄切成面条。将羊肉、羊肚、生姜、蘑菇置于武火上烧熟,然后将面条放入,烧开,放食盐、料酒、醋、胡椒粉调味即成。可作正餐食用。

【使用注意】实热证者慎用。

九、枸杞子酒《太平圣惠方》

【组成】枸杞子 200g,60 度白酒 300ml。

【功效应用】养阴补血,益精明目,悦色驻颜。适用于肝肾虚损所致的目疾,症见目暗,目涩,迎风流泪等。可用于弱视、视网膜干燥症等眼疾的辅助治疗。亦可用于养生保健,美容养颜。

【制法食法】将干枸杞子洗净,剪碎,放入细口瓶中,加白酒密封,置阴凉干燥处,每日摇 1 次,1 周后即可饮用,边饮边添加白酒。每日晚餐前或临睡前饮用 10~20ml。

【使用注意】外感热邪,脾虚湿盛导致泄泻者忌服。

十、对虾酒《本草纲目拾遗》

【组成】新鲜大对虾 1 对,60 度白酒 250ml。

【功效应用】温肾壮阳。适用于肾阳虚衰证,症见神疲乏力,精神不振,易疲劳,畏寒怕冷,四肢发凉,腰膝酸痛,腰背冷痛,筋骨痿软等。可用于性功能减退、阳痿、早泄、前列腺炎等的辅助治疗。

【制法食法】大对虾置于大口瓶中,加入白酒密封浸泡 1 周。每日随量饮用,酒尽时,烹食对虾分顿食用。

【使用注意】阴虚阳亢、哮喘患者及过敏体质者慎用。

十一、桂圆醣《万氏家抄方》

【组成】桂圆肉 200g,60 度白酒 400ml。

【功效应用】补心益脾,安神养血。适用于心脾两虚证,症见体质虚弱,失眠,健忘,心悸,气短,乏力等。可用于失眠、健忘、免疫力低下等的辅助治疗。

【制法食法】将桂圆肉放入细口瓶中,加白酒密封,每日振摇1次,半月后可饮用。每日2次,每次10~20ml。

【使用注意】内有痰火,水湿内停者忌服。

十二、桑葚醪《本草纲目》

【组成】桑葚1 000g,糯米500g,酒曲适量。

【功效应用】养阴益气,滋补肝肾。适用于肝肾阴亏证,症见耳鸣,耳聋,视物不清,迎风流泪,腰膝酸软,关节不利,盗汗,遗精等。可用于各种痈疽肿毒、瘰疬、便秘的辅助治疗。

【制法食法】将桑葚捣汁煮沸,将糯米与桑葚汁拌匀,蒸煮成糯米干饭,待冷却后加酒曲,拌匀,发酵成为酒酿。每日适量佐餐饮服。

十三、五汁蜜膏《经验广集》

【组成】鸭梨1 000g,白萝卜1 000g,生姜250g,炼乳250g,蜂蜜250g。

【功效应用】补虚润燥,温肺止咳。适用于肺阴亏耗证,症见干咳,咳声短促,痰少黏白,口干咽燥,午后潮热,手足心热,盗汗,神疲等。可用于久咳不止、肺结核等的辅助治疗。

【制法食法】鸭梨、白萝卜、生姜洗净,切碎,分别取汁,将梨汁、萝卜汁放锅中,武火煮沸,改文火煎煮至浓缩如膏状时,放入姜汁、炼乳和蜂蜜拌匀,继续加热至沸,停火,待冷却装瓶备用。每日空腹时服2次,每次15ml,用温开水送服。

【使用注意】糖尿病者及脾虚便溏者忌服。

(姜荣荣)

第七节　固　涩　类

一、黄芪粥《冷庐医话》

【组成】黄芪20g,粳米50g。

【功效应用】补中益气,固表止汗。适用于肺卫不固证,症见自汗、盗汗,动则尤甚,恶风怕冷,气短乏力,易于感冒等,以及脾虚食少便溏等。可用于多汗症、反复呼吸道感染等病气虚者的辅助治疗。亦可用于多种病后体虚的调养。

【制法食法】取黄芪20g,加水200ml,煎至100ml,去渣留汁;在药汁中加入粳米50g,水300ml,煮至米花汤稠为度,食时可加糖少许调味,早晚各服1碗,7~10天为1个疗程。

【使用注意】凡感冒发热期间或阴虚火旺者不宜食用。儿童用量酌减。

二、黄芪蒸鸡《随园食单》

【组成】嫩母鸡1只(约1 000g),黄芪30g,姜葱油盐等佐料适量。

【功效应用】益气养血，固表止汗。适用于气虚证，症见动则汗出，易于感冒，短气乏力，纳差便溏等，以及血虚头晕肢麻等。可用于多汗症、反复呼吸道感染等病气虚者的辅助治疗。亦可用于多种病后体虚的调养。

【制法食法】母鸡切块，黄芪、姜葱等佐料用棉纱布包紧，置砂锅中，加入适量水、盐等。上蒸笼，蒸 1~2 小时，调味后食用。

【使用注意】邪盛食滞及阳亢者慎用。

三、浮小麦饮《卫生宝鉴》

【组成】浮小麦 15~30g，大枣 10g。

【功效应用】固表止汗，养血安神。适用于肺卫不固证，症见自汗常作，动则益甚，恶风畏寒，气短倦怠，不耐风寒，易于感冒等，以及心神失养所致的心悸、失眠、头晕等。可用于多汗症的辅助治疗。

【制法食法】取浮小麦、大枣洗净，加水适量，煎煮，去渣留汁，100ml 左右。饮用时可加糖少许调味，早晚各服 1 次，7~10 天为 1 个疗程，可长期服用。本方也可用炒浮小麦研细末，每次 10~20g，用大枣煎汁或米汤冲服。

【使用注意】儿童用量按年龄酌减。

四、腐皮白果粥《家庭食疗手册》

【组成】白果 10g，豆腐皮 30g，粳米 50g，白糖适量。

【功效应用】益气敛肺，止咳平喘。适用于久咳伤肺，肺虚不敛证，症见咳嗽气喘久治不愈，动则加重，纳食不香，短气倦怠等。可用于慢性支气管炎、哮喘、慢性阻塞性肺病等病肺卫虚弱者的辅助治疗。

【制法食法】将白果洗净，去壳、皮、芯，加豆腐皮、粳米煮粥。调味。日 1 次，可连食 2 周。

【使用注意】外感咳嗽新病禁食，咳嗽痰黏稠不利者慎用。白果有毒，生食尤剧，不宜过量。

五、五味子蛋茶《常见药用食物》

【组成】五味子 150g，土鸡蛋 10 个。

【功效应用】敛肺止咳，滋肾平喘。适用于肺虚久咳及肺肾不足之咳喘，症见失治误治致咳喘日久不愈，频咳，无痰或痰少，或自汗盗汗，或咽干，体质虚弱，腰酸腿软等。可用于慢性支气管炎、哮喘、慢性阻塞性肺病等病肺肾不足者的辅助治疗。

【制法食法】将五味子 150g 冲碎，加水 1 000ml，加热至沸腾后，小火煎 10 分钟。待水凉后，放入洗净的生鸡蛋，腌制 7~10 天备用。服用时，用开水 50~70ml，冲蛋花喝，每日 1 个，7~10 天为 1 个疗程。

【使用注意】新病慎用，痰多及有胸闷者慎用。儿童用量酌减。

六、人参诃子茶《奇效良方》

【组成】人参片 3~5g，诃子 5~10g，蜂蜜适量。

【功效应用】敛肺利咽。适用于肺虚久咳及肺肾气虚之咳嗽，症见咳嗽久治不愈，频咳声哑,无痰或痰少,或口干咽痒,或动则多汗,体质虚弱,反复感冒等。可用于慢性咽炎、慢性气管炎、慢性支气管炎等病肺肾气虚者的辅助治疗。

【制法食法】将人参片、诃子稍冲碎,加开水 200ml,冲泡 20 分钟,加蜂蜜适量。如茶呷饮,每日 1 杯,加水 3 次,7 天为 1 个疗程。

【使用注意】新病慎用,痰多色黄、胸闷发热者慎用。人参、诃子的比例按患者虚实程度适当调整,儿童可用黄芪或党参代替人参,用量酌减。

七、赤石脂干姜粥《伤寒论》

【组成】赤石脂 30g,干姜 10g,粳米 60g。

【功效应用】温中健脾,涩肠止痢。适用于慢性肠炎、慢性痢疾之虚寒证,症见久泻不愈,带有白冻,甚者滑脱不禁,或腹部隐痛,食少神疲,四肢不温,腰酸怕冷等。可用于慢性肠炎、慢性痢疾的辅助治疗。

【制法食法】将赤石脂打碎,与干姜入锅,加水 300ml,煎至 100ml,去渣取汁备用。粳米煮为稀粥,加入药汁,煮开 1~2 沸,待食。可加白糖适量。每日早、晚空腹温热服食,7 天为 1 个疗程。

【使用注意】新病慎用,泻下赤白脓血、发热烦躁者慎用。如久泻声低短气,可加适量人参粉。儿童用量酌减。

八、石榴皮茶《食疗本草》

【组成】石榴皮 15~30g,红糖或白糖适量。

【功效应用】涩肠止泻。适用于久泻、久痢之虚证,症见久泻、久痢不止,纳差乏力,身体虚弱等。可用于急、慢性肠炎,痢疾之虚寒证。

【制法食法】将石榴皮入锅,适量加水煎汁,去渣加糖分次服用,每日早、中、晚空腹温热服,或小口频服。

【使用注意】实热积滞忌用。儿童用量酌减。中病即止,不宜过量。

九、乌梅粥《圣济总录》

【组成】乌梅 10~15g,粳米 60g,冰糖适量。

【功效应用】涩肠止泻,生津止渴。适用于各种证型的慢性泄泻及痢疾,症见久泻不愈,甚者滑脱不禁、纳差、乏力等。可用于急、慢性肠炎、痢疾等病的辅助治疗。亦可用于消渴,暑热汗出、口渴多饮等症。

【制法食法】将乌梅洗净,去核。粳米淘洗干净,用冷水浸泡半小时,捞出,沥干水分。锅中加入适量冷水,放入乌梅,煮沸约 15 分钟,去渣留汁。将粳米放入乌梅汁中,先用旺火烧沸,再改用小火煮成粥,酌加入适量冰糖调匀,即可食用。每日 1 次,7 天为 1 个疗程。

【使用注意】新病慎用,反酸明显者慎用。儿童用量酌减。

十、保精汤《不居集》

【组成】芡实 30g,山药 30g,莲子 20g,茯神 15g,炒枣仁 10g,党参 5g,白糖适量。

【功效应用】健脾益肾,涩精止遗。适用于脾肾气虚,精关不固证,症见梦遗滑精,腰膝酸软,纳差,乏力等。可用于性功能障碍有遗精、滑精、早泄表现者的辅助治疗。

【制法食法】诸药加水同煮,将茯神、炒枣仁、党参用纱布包紧,小火炖至莲子熟透发软时,除去纱布药包。加糖调味,吃山药、芡实、莲子,饮汤。本方平和,可常食。

【使用注意】湿热下注、心肝火旺者忌食。

十一、金樱子粥《饮食辨录》

【组成】金樱子 30g,粳米 50g,食盐适量。

【功效应用】收涩固精,止遗固泄。适用于肾虚不固证,症见腰膝酸软,遗精滑精,尿频遗尿,妇女带下,久泻脱肛,神疲乏力等。可用于性功能障碍有遗精、滑精、早泄表现者,及尿道炎、宫颈炎、慢性肠炎等病的辅助治疗。

【制法食法】将金樱子洗净,加水煎煮 10~20 分钟,取汁,去渣,加粳米煮粥。温食,每日 1 次。

【使用注意】凡实证、外感新病者,不宜食用。

十二、山茱萸粥《粥谱》

【组成】山茱萸 15~30g,粳米 60g,白糖适量。

【功效应用】补益肝肾,涩精止遗。适用于肝肾不足证,症见腰膝酸软,头晕耳鸣,遗精滑精,尿频遗尿,崩漏带下,月经过多等。可用于性功能障碍有遗精、滑精、早泄表现者,及遗尿症、功能性子宫出血、宫颈炎等病的辅助治疗。

【制法食法】将山茱萸去核洗净,加粳米煮粥。加白糖适量调味,饭前服,每日 2 次。

【使用注意】外感、实证、新病慎食,久病邪气未尽者慎食。

十三、苎麻粥《圣济总录》

【组成】生苎麻根 30g,炒陈皮 10g,粳米、大麦仁各 50g,盐适量。

【功效应用】凉血固崩,止血安胎。适用于血热妄行证,症见月经过多,妊娠胎动下血,尿血便血等。可用于功能性子宫出血、先兆流产、尿道炎等病血热者的辅助治疗。

【制法食法】先煎苎麻根、陈皮,水煎,去渣取汁,后入粳米及大麦仁煮粥,临熟可放入盐适量调味。分作 2 次食用,每日空腹趁热食。

【使用注意】此粥不宜长期食用。气血虚、脾肾虚的崩漏者慎食。

十四、阿胶糯米粥《食医心鉴》

【组成】阿胶 30g,糯米 100g,红糖适量。

【功效应用】滋阴补血,固崩安胎。适用于血虚证,症见月经过多,咳血,衄血,大便出血,面色萎黄等。可用于功能性子宫出血、先兆流产、牙龈等部位出血的辅助治疗。

【制法食法】先将糯米煮粥,待粥将熟时,放入捣碎的阿胶,边煮边搅匀,稍煮 1~2 沸,加入红糖即可。每日分 1~2 次服,3~5 日为 1 个疗程。

【使用注意】脾胃虚弱者不宜多食。滋腻味重不宜久食。

十五、乌雄鸡粥《太平圣惠方》

【组成】乌雄鸡 1 只,糯米 100g,葱白 3 条,葱、椒、食盐适量。

【功效应用】益气养血,止崩安胎。适用于脾虚血亏证,症见暴崩下血或淋漓不净,经血色淡质薄,面色㿠白或浮肿,身体倦怠,四肢不温,少气懒言等。可用于功能性子宫出血等病脾虚血亏者的辅助治疗。

【制法食法】将鸡去毛洗净,切块煮烂,再入糯米及葱、椒、食盐煮粥。每日1~2次,空腹食。

【使用注意】实热证慎食。

十六、山药山萸粥《经验方》

【组成】山萸肉60g,山药30g,粳米100g,白糖适量。

【功效应用】补肾敛精,调理冲任。适用于肾虚证,症见腰膝酸软,月经过多,头昏耳鸣,五心烦热,失眠盗汗等。可用于功能性子宫出血等病肾虚者的辅助治疗。

【制法食法】将山萸肉、山药煎汁去渣,加入粳米、白糖,煮成稀粥。每日1~2次,早晚温热食。

【使用注意】实热证者慎食。

十七、糖溜白果《民间方》

【组成】白果150g,白糖100g,淀粉30g,碱适量。

【功效应用】止带缩尿,敛肺定喘。适用于多种证型的带下症,症见白带量多,淋漓不断,或黄或清,腰酸腹冷,尿频不爽等。可用于慢性宫颈炎、阴道炎、盆腔炎、内分泌功能失调等病的辅助治疗。

【制法食法】白果加水适量,碱适量,煮沸后刷去膜,去心,装入碗中,加适量水,上笼用武火蒸熟取出。在锅中加清水适量,放入白果仁、白糖,置火上煮沸,撇去浮沫,用淀粉勾芡,略煮后,倒入盘内即可食用。

【使用注意】白果有毒,宜熟食,不宜过量。

十八、山药芡实粥《寿世保元》

【组成】山药50g,芡实50g,粳米50g,油盐适量。

【功效应用】除湿止带,固精止遗。适用于脾肾两虚证,症见腰膝酸软,纳差便溏,女性带下清稀,男性遗精滑泄等。可用于慢性宫颈炎、阴道炎、盆腔炎、遗精病等的辅助治疗。

【制法食法】将山药去皮切块,芡实打碎,粳米洗净,同煮为粥,加油盐调味。每晚食1次。本粥平和可口,可以久食。

【使用注意】湿热致带下、尿频、遗精白浊者慎食。

十九、白果乌鸡汤《经验方》

【组成】乌鸡1只(约500g),干白果30g,莲子肉30g,糯米15g,油盐、胡椒少许。

【功效应用】补益脾肾,固涩止带。适用于脾肾两虚证,症见腰膝酸软,带下量多,形体消瘦,面色萎黄,气短体倦等。可用于慢性宫颈炎、阴道炎、盆腔炎等病的辅助治疗。

【制法食法】将乌鸡活宰,去毛、内脏,洗净;莲子肉、糯米、胡椒洗净。把去壳皮的白果仁、莲子肉、糯米、胡椒装入鸡腹腔内,封口后,放至炖盅内并加盖,隔水用文火炖2~3小时,至鸡熟烂,调味供用(可分 2~3 次食,饮汤,食肉、白果等)。

【使用注意】湿热证者慎食。白果有毒,不宜过量。

(姜荣荣)

第八节 安 神 类

一、大枣粥《太平圣惠方》

【组成】大枣 20g,茯神 20g,小米 100g。

【功效应用】健脾益气,养血安神。适用于心脾两虚证,症见失眠多梦,健忘,心悸怔忡,食少,腹胀,便溏,神疲乏力,精神恍惚等。可用于轻型失眠症的辅助治疗。

【制法食法】将大枣、茯神煎煮取汁,去渣,加小米煮粥。温食。每日 1 次。本方药味平和,可长期食用。

【使用注意】肝郁化火、痰热内扰证者不宜食用。

二、人参枣仁茶《百病饮食自疗》

【组成】人参 5g,茯神 15g,酸枣仁 15g,砂糖 30g。

【功效应用】健脾益气,养心安神。适用于心脾两虚证,症见失眠多梦,健忘,心悸怔忡,纳差乏力,腹胀便溏,精神恍惚,坐卧不安等。可用于久病体虚的失眠症的辅助治疗,对伴有免疫功能低下者尤为适宜。

【制法食法】人参、茯神、酸枣仁水煎取汁,调入砂糖,代茶饮。

【使用注意】实证、阴虚火旺证者不宜食用。

三、桂圆粥《饮食辨录》

【组成】桂圆肉 30g,莲子 20g,粳米 50g,白糖适量。

【功效应用】养心安神,补益心脾。适用于心脾两虚证,症见失眠健忘、心悸怔忡、便溏等。可用于轻型失眠症的辅助治疗。

【制法食法】将莲子洗净用冷水浸泡 10 分钟左右,然后同桂圆肉、粳米共入锅中,加适量的水,熬煮成粥,调入白糖即成。

【使用注意】湿阻中满或有停饮、痰、火者,不宜食用。

四、甘麦大枣粥《金匮要略》

【组成】小麦 50g,大枣 10g,甘草 15g。

【功效应用】益气养心安神。适用于妇女脏躁,症见精神恍惚,时常悲恸欲哭,不能自持,或失眠,潮热盗汗等。可用于围绝经期综合征、癔症及神经衰弱之失眠的辅助治疗。

【制法食法】先煎甘草,去渣取汁,后入小麦及大枣,煮为粥。温食日 2 次。本方甘缓滋补,可长期食用。

【使用注意】湿盛腹胀,痰热咳嗽时慎用。

五、酸枣仁粥《太平圣惠方》

【组成】酸枣仁 15g,粳米 100g。

【功效应用】宁心安神,止汗。适用于心神不宁之虚证,症见心烦失眠、多梦易醒、惊悸不安、自汗盗汗等。可用于神经衰弱症、女性围绝经期综合征等多种失眠症的辅助治疗。

【制法食法】酸枣仁捣碎成末。粳米煮粥,待粥快熟时,加入酸枣仁末,同煮成粥。可加冰糖调味,晚餐温热服。

【使用注意】心肝火旺、痰热内扰等证者慎用。长期服用可能产生耐受性,疗效降低,宜与他方交替食用。

六、养心粥《食疗百味》

【组成】人参 5~10g(或党参 15~30g),红枣 20g,麦冬、茯神各 10g,糯米 100~150g,红糖适量。

【功效应用】益气养血安神。适用于气血两虚证,症见失眠多梦,健忘,心悸怔忡,胸闷气短,面色不华等。可用于多种体质虚弱失眠症的辅助治疗。

【制法食法】将人参、麦冬、红枣、茯神加水共煎,去渣取汁,再与洗净的糯米同煮为粥,红糖调味即可。每日 1~2 次,温热服食。

【使用注意】凡实证、热证者忌用。

七、龙眼酒《万病回春》

【组成】龙眼肉 250g,白酒 1 500ml,红糖适量。

【功效应用】补血安神,健脾益气。适用于心脾两虚证,症见失眠多梦,心悸怔忡,胸闷气短,面色萎黄,头昏眼花,食欲不振,倦怠乏力等。可用于轻型失眠症的辅助治疗。

【制法食法】将龙眼肉置入干净坛内,倒入白酒,加盖密封,避光静置半月,红糖适量调味即可。每晚饮 25~50ml。

【使用注意】凡实证、热证者忌用,新病慎用。不宜长期服用。

八、参归猪心汤《证治要诀》

【组成】人参 6g,当归 12g,猪心 1 个,酱油、姜、葱适量。

【功效应用】益气养血,养心安神。适用于心气虚证,症见失眠多梦,头昏健忘,心悸气短,倦怠乏力,动则多汗,食欲不振等。可用于辅助治疗中老年、久病体虚的失眠症。

【制法食法】将猪心剖开洗净,人参、当归也用清水洗净,一同放入锅内,加入适量清水,文火炖至猪心熟透,食参、肉,饮汤。

【使用注意】实证、热证、阳盛体质者慎用。

九、百合粥《本草纲目》

【组成】干百合 30g(新鲜 60g),糯米 50g,冰糖适量。

【功效应用】养心安神,润肺止咳。适用于心肺阴虚证,症见失眠多梦,虚烦惊悸、肺燥干咳、痰中带血等。可用于辅助治疗热病后期余热未清引起的精神恍惚、心神不安,及抑郁症失眠者。亦可用于辅助治疗肺燥引起的咳嗽,痰中带血等。

【制法食法】百合、粳米洗净,加水适量,文火煮粥,加冰糖调味,每晚温热食用。

【使用注意】百合微寒,清心安神,中寒便溏者慎用。

十、乌灵参炖鸡《民间方》

【组成】鸡1只,乌灵参100g,橘皮、酒、姜、葱、盐各适量。

【功效应用】养心安神,补气健脾。适用于心脾两虚证,症见失眠多梦、忧思烦满、心悸健忘、头晕目眩、肢倦神疲等。可用于多种体质虚弱失眠症的辅助治疗。

【制法食法】将乌灵参用温水浸泡4~8小时,洗净切片,放入鸡腹内。将鸡放入砂锅内,清水淹过鸡体,放入适量橘皮、酒、姜、葱适量,旺火烧开后,改文火清炖,待鸡熟后,加盐少许即成。食鸡肉,饮汤。

【使用注意】实证者慎用。

十一、夜交藤粥《民间方》

【组成】夜交藤60g,粳米50g,大枣10g,白糖适量。

【功效应用】养血安神,祛风通络。适用于血虚证,症见失眠多梦、虚烦不安、头昏耳鸣等。可用于多种失眠症的辅助治疗。

【制法食法】取夜交藤用温水浸泡片刻,加清水500ml,煎取药汁约300ml,加粳米、白糖、大枣,再加水200ml煎至粥稠,盖紧焖5分钟即可。每晚热食,连服10天为1个疗程。

十二、磁石粥《寿亲养老新书》

【组成】磁石60g,猪腰子1个,粳米100g,生姜5g,大葱5g,食盐适量。

【功效应用】潜阳安神,补肾强骨。适用于阴虚阳亢证,症见心悸失眠、头晕目眩、烦躁不宁、耳鸣耳聋、两眼昏花、视物模糊等。可用于辅助治疗自主神经功能紊乱的失眠症。

【制法食法】将磁石捣碎后放入砂锅内,加入适量清水,于砂锅内用武火烧开,文火煎煮1小时后,滤渣留汁备用,将粳米洗净后放入砂锅内,倒入煎煮好的磁石汁。加猪腰子1只,去肉膜,洗净,切细,并加入生姜、葱和适量的清水;用武火煮沸,再用文火熬煮至粥熟即成。可供晚餐,温热服食。

【使用注意】脾胃虚弱者慎用。

十三、珍珠母粥《饮食辨录》

【组成】珍珠母100g,粳米50g,白糖适量。

【功效应用】重镇安神,清热除烦。适用于阴虚阳亢证,症见心烦失眠,头晕目眩,耳鸣耳聋、口干口苦、面目红赤等。可用于辅助治疗自主神经功能紊乱的失眠症。

【制法食法】先用水1 000ml煮珍珠母约1小时,去渣取汁,再用汁煮米做粥。白糖适量调味,或加少许盐调味。晚上热食。可长期食用。

十四、清宫安神茶《慈禧光绪医方选议》

【组成】龙齿 9g,石菖蒲 3g。

【功效应用】镇惊安神,宁心开窍。适用于心胆气虚证,症见多梦易醒,心悸易惊,坐卧不安等。可用于辅助治疗自主神经功能紊乱的失眠症。

【制法食法】龙齿、石菖蒲共研粗末,纱布包装,置保温杯中,冲入沸水适量,盖焖 20~30 分钟后,代茶频饮。失眠患者可在睡前 1 小时冲泡顿服。

【使用注意】感冒发热者忌用。

十五、龙骨粥《千金翼方》

【组成】煅龙骨 30g,糯米 100g,红糖适量。

【功效应用】镇心安神,收敛固涩。适用于阴虚阳亢证,症见心烦失眠,头晕目眩,耳鸣耳聋、口干口苦、面目红赤等。可用于失眠的辅助治疗,亦可用于辅助治疗产后虚汗不止、盗汗、自汗、遗尿、崩漏、带下、遗精等。

【制法食法】将龙骨捣碎,入砂锅内加水 200g,煎 1 小时,去渣取汁,入糯米,再加水 600ml,红糖适量,煮成稀稠粥。晚上热食之,5 天为 1 个疗程。

【使用注意】本粥有收敛作用,湿热之证慎用。

十六、珍珠母茯神汤《煲汤网》

【组成】珍珠母 50g,茯神 30g,石菖蒲 10g,莲子心 5g,竹叶 15g,活龟 1 只(约 200g),红枣 20g,油盐等佐料适量。

【功效应用】镇惊安神,清心豁痰。适用于阴虚火旺,痰热内扰证,症见失眠多梦,神志不宁,时而惊悸,胸闷痰多等。可用于久病体虚之失眠症的辅助治疗。

【制法食法】用沸水烫死乌龟,去肠杂,斩块,龟肉、龟板留用。其他用料洗净,纱布包裹紧,全部用料放入瓦罐内,加水适量,文火煮 1.5~2 小时,调味,晚上食肉饮汤。

【使用注意】实热证者慎用。

(姜荣荣)

第九节　理　气　类

一、姜橘饮《魏氏家藏方》

【组成】生姜 60g,橘皮 30g。

【功效应用】健中理气,除满消胀。适用于痞满的脾胃气滞证,症见脘腹满胀,嘈杂不舒,胸胁胀满等。也可用于消化不良、胃肠功能紊乱、急性胃炎、神经性呕吐的调治。

【制法食法】水煎后代茶饮,饭前温服。

【使用注意】热性病证者不宜食用。

二、薤白粥《食医心境》

【组成】薤白 150g,粳米 100g,食盐适量。

【功效应用】行气导滞,通阳止痢。适用于痢疾的寒湿痢,症见腹痛拘急,痢下赤白黏冻,白多赤少,里急后重,脘腹胀满等。可用于细菌性痢疾、溃疡性结肠炎、细菌性食物中毒等的调治。

【制法食法】薤白洗净,切成碎粒。粳米放入锅中,加清水,略煮后加薤白、食盐,再煮至粥。

【使用注意】气虚及阴虚内热者不宜食用。

三、萝卜生姜汁《食疗本草学》

【组成】白萝卜 250g,生姜 30g。

【功效应用】消食导滞,和胃降逆。适用于呕吐之食滞内停证,症见呕吐酸腐,脘腹胀满,嗳气厌食,吐后反快等。可用于急性胃炎、消化不良、十二指肠壅积症等的辅助治疗。

【制法食法】将白萝卜、生姜洗净,分别榨汁混合即成。

【使用注意】胃阴亏耗者忌食。

四、竹茹芦根茶《千金要方》

【组成】竹茹 30g,芦根 30g,生姜 3 片。

【功效应用】清热养阴,益胃止呃。适用于呃逆之胃阴不足证,症见呃声短促而不得续,口干咽燥,不思饮食,或食后作胀,大便干结。也可用于热病后期哕逆不止。

【制法食法】水煎,代茶饮。

【使用注意】胃阳虚或寒湿伤胃,舌苔白腻者忌用。

五、茉莉花露《本草纲目拾遗》

【组成】鲜茉莉花 250g,水适量。

【功效应用】健脾行气开郁。适用于肝郁气滞证,症见食欲不振,口臭,口黏,胸腹胀闷等症。可用于精神抑郁、心烦易怒者的辅助治疗。

【制法食法】将鲜茉莉花置于蒸馏瓶中,加水蒸馏,取蒸馏液 1 000ml 为止。

【使用注意】《本草纲目拾遗》:止可点茶,不宜久服,令人脑漏。

六、楂核散《清朝宫廷秘方》

【组成】山楂核 200g。

【功效应用】消食理气,通经止痛。适用于气滞血瘀证,症见经络不通之腰部酸胀,疼痛不止,或寒滞肝经引起的疝气胀痛等。可用于肉食引起的食积、疝气的辅助治疗及调护。

【制法食法】将山楂核放入锅内,加热翻炒至外焦黑,待凉,研成细末,过筛,备用。

七、小暴腌肉《食宪鸿秘》

【组成】鲜猪肉 500g,盐、花椒各 50g,香油 250g,小茴香 30g。

【功效应用】滋阴养胃、温中散寒、行气消食、通络止痛。适用于脾胃虚寒证,症见脘腹冷痛,纳差食少,肠鸣矢气。可应用于慢性胃炎、胃十二指肠溃疡病、胃肠功能紊乱的辅助治疗及调护。

【制法食法】将猪肉切成重约 500g 的方块备用,将盐和花椒放入炒锅炒热,制作时将猪肉放入砂锅内,用料酒拌匀猪肉,再搓上花椒盐和小茴香,用盖子盖住砂锅,腌制 48 小时后,将肉翻转加料揉搓,并加香油拌匀至猪肉柔软为度;将肉挂置阴凉处数日,取下切片,蒸笼蒸熟即可。每次取腌肉 50g 蒸熟,佐膳食用。

八、橙膏《食宪鸿秘》

【组成】黄橙 120g,白糖适量。

【功效应用】宽胸理气、解酒醒神。适用于酒毒伤中,胃肠失和证,症见头晕神昏,嗳吐酸腐,恶心厌食,心烦胸闷,肢体酸软等。可用于酒精中毒、呕吐的辅助治疗。

【制法食法】将黄橙用刀切开,锅内添水,把黄橙下锅煮熟,取出去核,与白糖一起捣烂,用纱布绞滤出汁,于火上烧开,然后晾凉,待凝固后切开备用。

九、荞麦面《随息居饮食谱》

【组成】荞麦面 500g,调料适量。

【功效应用】开胃宽肠、下气消积、降脂降糖。适用于用肠胃积滞、噤口痢疾、慢性腹泻证,症见腹泻、下利不食或呕不能食。可用于高脂血症、动脉硬化、高血压、糖尿病的辅助治疗。

【制法食法】将荞麦面加清水和面,擀成面条、面皮、糕饼等面食均可,入沸水中煮熟或蒸熟。

【使用注意】荞麦性偏凉,脾胃虚寒者慎用。

十、暗香汤《饮撰服食谱》

【组成】梅花 30g,炒盐 30g,蜂蜜适量。

【功效应用】舒肝和胃。适用于胁痛、胃痛之肝胃不和证,症见善太息,嗳气,嘈杂吞酸,情绪抑郁或烦躁易怒,食纳减少。可用于妇女更年期综合征、抑郁症等的辅助治疗。

【制法食法】当梅花将开时,摘取半开花头,连花蒂一起放入瓶内,撒上盐(注意不可用手触摸),密封瓶口,放置阴凉干燥处,至第二年春天或夏天,方可启开瓷瓶备用。每次取花 2~3 朵加蜜少许,用开水冲泡,待花开香溢,即可频饮。

十一、玫瑰花茶《本草纲目拾遗》

【组成】干玫瑰花瓣 6~10g。

【功效应用】舒肝解郁、理气止痛。适用于肝气郁结证,症见胁肋胀痛,月经不调,痛经等。可应用于胃十二指肠溃疡、神经性胃痛、乳腺小叶增生症、月经期紧张综合征等的辅助治疗。

【制法食法】将花瓣放入茶盅内,用温水冲泡 1~2 分钟,将水倒掉,然后将沸水冲入玫瑰花内,加盖片刻。

【使用注意】便秘者不适合饮用,在经期月经量过多的人不宜饮用;胃寒、腹泻、常感觉到疲倦、身体虚弱者不宜服用。

十二、橄榄萝卜《调鼎集》

【组成】橄榄 250g、萝卜 500g。

【功效应用】消食行气,化痰止咳。适用于脘腹痞满之食积证,症见嘈杂吞酸、脘腹胀闷,大便臭秽。可用于消化不良患者的辅助治疗。

【制法食法】将橄榄与萝卜同煎汤,代茶,随意饮服。

(任 蓁)

第十节 理 血 类

一、益母草煮鸡蛋《食疗药膳》

【组成】益母草 30~60g,鸡蛋 2 个。

【功效应用】活血调经、利水消肿、益气养血。适用于气滞血郁证,症见月经不调,崩漏,产后恶露不止或不下等。还可用于外伤内损有瘀血者,或尿血、肾炎水肿者的辅助治疗。

【制法食法】将鸡蛋、益母草加水同煮,蛋熟去壳,入药液中复煮片刻。吃蛋饮汤。每天 1 次,5~7 天为 1 个疗程。

【使用注意】脾胃虚弱者不宜多食。

二、白及肺《喉科心法》

【组成】猪肺 250g,白及 30g。

【功效应用】滋阴润肺,补肺止血。适用于咳血之阴虚肺热证,症见咳血反复发作,血色鲜红,口舌干燥,痰少带血丝,颧红盗汗,五心烦热等。可用于肺结核、支气管扩张、肺癌等的调治。

【制法食法】将猪肺去筋膜,洗净,与白及同煮,加酒少许,煮熟。每日 2 次,连服 10 天为 1 个疗程。

三、猪肺粥《证治要诀》

【组成】猪肺 500g,薏苡仁 50g。

【功效应用】补肺止咳止血。适用于肺阴亏耗证,症见干咳少痰或痰中带血丝,口干咽燥,午后潮热,颧红盗汗,日渐消瘦等,可用于慢性支气管炎、支气管扩张症、肺结核、肺癌的调治。

【制法食法】猪肺洗净煮至七成熟捞出,切丁备用。将淘洗干净的薏苡仁,放入猪肺汤中,煮至半熟,加入猪肺丁,熬煮至成粥。

四、三七蒸蛋《同寿录》

【组成】三七末 3g,藕汁 50ml,鸡蛋 1 个。

【功效应用】补气摄血,止血化瘀。适用于气虚血瘀证,症见反复发生肌衄,久病不愈,神疲乏力,头晕目眩,面色萎黄。可用于贫血、神经衰弱、久病体弱,产后血虚等的辅助治疗。

【制法食法】将鸡蛋、三七末、藕汁混匀,隔水蒸熟即可。每日 1~2 次,连服 10 天为 1 个疗程。

五、蕹菜汤《岭南采药录》

【组成】蕹菜(空心菜)250g,冰糖适量。

【功效应用】止血,适用于血热妄行证,症见鼻血、尿血、便血。可用于痔疮、皮肤感染、蛇虫咬伤等的辅助治疗。

【制法食法】蕹菜洗净,切碎,放入锅中,加清水,煮汤,加冰糖进食。

【使用注意】本方偏寒凉,热性出血者宜食。

六、荆芥馄饨《经验方》

【组成】干品荆芥 30g,瘦猪肉 100g,食盐、面粉各适量。

【功效应用】止血,适用于各种证型便血的调治,可用于痔疮、胃肠道炎症、溃疡、肿瘤等的辅助治疗。

【制法食法】荆芥炒炭后研末与面粉、适量食盐调匀,和面。瘦猪肉制馅,包馄饨食。

【使用注意】表虚自汗,阴虚头痛者不宜食用。

七、大小蓟饮《圣济总录》

【组成】干大蓟 10g,干小蓟 10g。

【功效应用】清热凉血解毒,平肝利尿利胆。适用于肝经热盛引起的吐衄血,症见吐血、衄血,血色鲜红,头痛眩晕,面红目赤,口苦口干,急躁易怒,或胁肋灼痛,不寐或噩梦纷纭。可用于疮疡、肝炎、泌尿系感染、高血压的辅助治疗。

【制法食法】大蓟、小蓟同放入杯中,用沸水冲泡,温浸片刻,代茶饮。

八、槐叶茶《食医心境》

【组成】嫩槐叶 500g。

【功效应用】凉血止血。适用于肠道湿热证,症见便血色红,大便不畅或稀溏。可用于便血,痔疮等的辅助治疗。

【制法食法】嫩槐叶,开水煮熟,晒干,备用。每次取 15g,适量开水浸泡,代茶饮用。

【使用注意】脾胃虚寒大便不实者忌用。

九、山楂红糖汤《朱震亨方》

【组成】山楂 10 枚,红糖适量。

【功效应用】活血化瘀。适用于血瘀证,症见产妇产后恶露不尽,腹痛,或经行腹痛,血色暗红,或儿枕痛。可用于产后瘀血腹痛及瘀血痛经的辅助治疗。

【制法食法】山楂洗净,去核捣碎,放入锅中,加水煮约 20 分钟,加入红糖适量。

十、月季花汤《本草纲目》

【组成】月季花 15g,冰糖 30g。

【功效应用】活血化瘀,通经止痛。适用于气滞血瘀证,症见情绪郁闷或急躁易怒,胸胁、脘腹痞胀,或闭经、痛经,舌紫黯或有瘀斑瘀点。可用于血瘀性闭经、痛经,疮疖肿毒以及创伤性肿痛的辅助治疗。

【制法食法】将月季花洗净,加水煎汤,调入冰糖。

十一、鱼鳔膏《中医食疗学》

【组成】黄花鱼鳔 120g。

【功效应用】和胃止血,益肾补虚。适用于气不摄血证,症见紫癜色暗淡,时起时消,反复发作,过劳加重,倦怠乏力,心悸气短。可用于血小板减少性紫癜的辅助治疗。

【制法食法】黄花鱼鳔加水后文火炖 12 小时,并不断搅拌,直至鱼鳔全部溶化。凉后分 8 份,每日服 2 次,每次 1 份,连服 8 日为 1 个疗程。

十二、木耳粥《刘涓子鬼遗方》

【组成】黑木耳 30g,粳米 100g,大枣 5 枚。

【功效应用】养血止血,健脾益气。适用于脾胃虚寒证,症见反复便血,纳少腹胀,畏寒肢冷,神疲乏力,大便溏泻等。可用于心、脑血管疾病,如高血压、血管硬化等疾病的辅助治疗。老年人常服有延年益寿作用。

【制法食法】将黑木耳用温水浸泡 1 小时左右,洗净备用。将粳米、大枣、泡好的木耳、冰糖适量同放入锅中,加水适量,煮至为粥。

【使用注意】风寒感冒咳嗽者忌服。

(任　蓁)

第十一节　平肝潜阳类

一、芹菜粥《本草纲目》

【组成】新鲜芹菜 100g,粳米 100g。

【功效应用】平肝潜阳,清利头目。适用于肝阳上亢证,症见头昏胀痛,两侧为重,心烦易怒,口苦面红,或兼胁痛等。可用于高血压、血管性头痛、紧张性头痛等的调治。

【制法食法】芹菜洗净切碎,与粳米同时放入砂锅内,加水适量,先武火,后文火,煮至米熟烂,即成。空腹食用,每日 2 次。

二、芹菜拌海带《疾病的食疗与验方》

【组成】芹菜 100g,海带 50g,食盐、香油各适量。

【功效应用】平肝潜阳,清利头目。适用于眩晕肝阳上亢证,症见眩晕耳鸣,头目胀痛,口苦失眠,急躁易怒,肢麻震颤等。可用于高血压、脑动脉硬化等的调治。

【制法食法】芹菜洗净切段,海带洗净切丝,然后分别在沸水中焯一下捞起,用少许食盐、香油拌匀即可食用。

【使用注意】甲亢患者不宜食用。

三、芹菜红枣汤《家庭食疗手册》

【组成】芹菜 200~500g,红枣 60~120g。

【功效应用】平肝清肝,养血宁心。适用于肝阳上亢,心血不足证,症见失眠烦躁,惊悸怔忡,食少等。可用于高血压、冠心病等的调治。

【制法食法】将芹菜全株洗净(不去根叶),切成寸许长的段,与洗净的红枣一同放入锅中,加水适量煮汤,分次饮用。

【使用注意】饮食应清淡,忌肥腻、刺激之品。

四、益寿饮《华佗·青襄书》

【组成】罗布麻叶 3g,枸杞子 6g,黄精 9g。

【功效应用】平降肝阳,抗衰老。适用于肝肾阴虚证,症见耳鸣健忘、头晕、潮热、心悸、多梦少寐、心烦口干、手足发热,腰膝酸软。可适用于中老年人饮用,具有延缓衰老作用。

【制法食法】罗布麻叶、枸杞子、黄精同时用沸水冲泡,温浸片刻。

【使用注意】脾胃虚寒者慎用。

五、夏枯草煲猪肉《食物疗法》

【组成】夏枯草 20g,瘦猪肉 50g,食盐、味精各适量。

【功效应用】平肝清热,疏肝解郁。适用于肝阳上亢证,症见头痛、眩晕,目痛,耳鸣,烦躁,痰核等。可用于高血压,肺结核低热的辅助治疗和调护。

【制法食法】猪肉切片后与夏枯草(放入纱布袋内,扎口)放入砂锅中,加水,炖至肉烂,弃夏枯草袋,加食盐、味精调味即可食用。

【使用注意】脾胃虚寒,大便溏薄者慎用。

六、菊花绿茶饮《药膳食谱集锦》

【组成】菊花 3g,槐花 3g,绿茶 3g。

【功效应用】平肝清热,止痛明目。适用于肝阳上亢证,症见头痛目胀,眩晕耳鸣,心中烦热,口苦易怒,小便短黄等症。可用于肝火头痛目赤,醉酒不适患者服用。

【制法食法】将菊花、槐花、绿茶同放入杯中,用沸水冲泡,密闭浸泡片刻,频饮之。

【使用注意】脾胃虚寒,大便溏薄,食少腹胀者慎用。

七、醋泡花生仁《中医食疗学》

【组成】花生仁、陈醋适量。

【功效应用】平肝潜阳,清热镇惊。适用于肝阳上亢证,症见眩晕头痛,面红目赤,烦躁易怒,便秘尿黄等。可用于高血压、高血脂、动脉硬化的辅助治疗。

【制法食法】花生仁用醋浸泡1周后,每晚睡前嚼7~8粒。

【使用注意】胃酸腹胀者慎用。

八、天钩石藕饮《中医内科杂病证治新义》

【组成】天麻9g,钩藤12g,石决明15g,藕粉20g,白糖适量。

【功效应用】平肝潜阳,滋养肝肾。适用于肝阳上亢证,症见眩晕、目胀、口苦,面红目赤,急躁易怒,腰膝酸软,头重脚轻,失眠多梦,舌红少苔等。可用于老年性眩晕患者服用。

【制法食法】将天麻、钩藤、石决明用纱布包好,扎口,放入砂锅内煎水去渣。趁热烫熟藕粉,白糖调味即可。

【使用注意】脾虚便溏者慎用。

九、猪脑天麻粥《中华食物疗法大全》

【组成】猪脑1个,天麻10g,粳米250g。

【功效应用】平肝潜阳,补脑定眩。适用于肝肾不足、风阳上扰证,症见眩晕、耳鸣、健忘,头目胀痛,面红目赤,腰膝酸软,头重脚轻,失眠多梦,舌红少苔等。可用于晕动症、梅尼埃病、高血压等的辅助治疗。

【制法食法】将猪脑洗净,同天麻放入砂锅内,加入粳米,加水适量,煮至稀粥,以猪脑熟为度。

【使用注意】高脂血症者慎用。

十、菊楂决明饮《中国药膳辨证治疗学》

【组成】菊花10g,生山楂片15g,决明子15g,冰糖适量。

【功效应用】平肝潜阳。适用于肝阳上亢证,症见头痛、目眩,急躁易怒,胁肋胀痛,面红目赤等。可用于高血脂、心脑血管疾病的辅助治疗。

【制法食法】将菊花、山楂、决明子同放入杯中,以沸水冲泡,密闭浸泡30分钟后加入适量冰糖。代茶频饮。

【使用注意】脾虚便溏者慎用。

十一、驴头汤《食医心鉴》

【组成】驴头1个,豆豉、葱、姜、花椒、大料、桂皮、酱油、精盐、白糖、料酒各少许。

【功效应用】祛风平肝。适用于肝风内动证,症见头晕目眩,心悸烦热,手足无力,肌肉动摇。可用于高血压、中风等的辅助治疗。

【制法食法】将驴头洗净,去毛,剁开,放入锅中,加水烧开,去血沫,放入以上调料,改用文火煮至驴头熟烂,剔去骨即可。食肉喝汤。

【使用注意】脾胃虚寒,有慢性肠炎、腹泻者忌食驴肉。驴肉不可与金针菇、猪肉同食;食后不宜立即饮茶。

十二、桑芽粥《养生随笔》

【组成】桑叶初生嫩芽 50g,粳米 100g。

【功效应用】平肝明目,疏风清热。适用于外感风热证或肝火上炎证,症见头胀痛,目赤肿痛,头晕耳鸣,咽痛咳嗽等。可应用于高血压头痛、急性传染性结膜炎、急性上呼吸道感染等疾病的辅助治疗。

【制法食法】将桑芽与粳米同放入砂锅,加清水适量,煮至稠粥即可。每日 1 剂,分 2 次空腹食用。

（任　蓁）

第十二节　化痰止咳平喘类

一、杏仁猪肺粥《食鉴本草》

【组成】苦杏仁 15g,川贝 3g,粳米 100g,猪肺 100g。

【功效应用】祛痰降气,润肺平喘。适用于痰涎壅盛证,症见咳嗽气喘,痰多易咳,呼吸不畅,胸膈痞满等;亦适用于肺虚喘咳,甚或肺燥咯血等。也可用于慢性支气管炎辅助治疗和预防。

【制法食法】将川贝清洗后文火煮 30 分钟,取汁备用。取苦杏仁去皮尖,水煮 15 分钟后加入粳米煮至半熟,再放入猪肺、川贝汁同熬为粥,根据个人口味添加食盐等调味剂。早晚温服,每日 2 次。

【使用注意】杏仁有小毒,用量不宜过多。忌烟酒及辛辣、油腻肥甘食物。

二、瓜蒌饼《宣明论方》

【组成】瓜蒌 200g,面粉 750g,白糖 100g。

【功效应用】清肺泻热,化痰止咳,散结宽胸,润肠通便。适用于痰热证,症见咳嗽痰稠胶黏不易咳出、胸闷作痛等;也适用于胸痹病,症见胸膈痞闷或作痛、不得卧等;以及肠燥便秘者。可用于肺部疾病及冠心病引起的胸闷、胸痛的辅助治疗和预防。

【制法食法】将瓜蒌皮洗净,放于锅内,加水少许,加入白糖,以文火煨熬,拌成馅。取面粉加水适量揉成面团,发酵后加面碱,制成面片,把瓜蒌夹在面片中制成面饼,烙熟或蒸熟,佐餐食用。

【使用注意】瓜蒌煎剂有抗癌作用,瓜蒌皮抗癌效果优于瓜蒌仁。瓜蒌反乌头,恶干姜,畏牛膝、干漆。脾胃虚寒,大便不实,有寒痰、湿痰者不宜食用。

三、枇杷叶粥《中国益寿食谱》

【组成】枇杷叶 20g(或鲜品 50g),粳米 60g,冰糖少许。

【功效应用】清热润肺,降气止血。适用于肺热证,症见咳嗽伴咳吐黄色脓痰;或肺燥证,症见干咳痰少、咯血、衄血等。可用于感冒、急性气管炎、大叶性肺炎的辅助治疗。

【制法食法】将枇杷叶布包加水煎煮30分钟,取浓汁,去渣加水入粳米煮成稀粥,待粥成时入冰糖,稍煮待溶化。早晚温服,每日2次。

【使用注意】风寒引起的咳嗽不宜食用。

四、麦冬糯米粥《养生康复粥谱》

【组成】麦门冬10g,高丽参、甘草各2.5g,糯米100g,红枣3粒,蜂蜜适量。

【功效应用】益气养阴,润肺生津。适用于气阴不足证,症见阴虚咳嗽,咽干口渴,心烦不眠,倦怠少气等。可用于感冒、急性气管炎的辅助治疗和预防。

【制法食法】将前三味药先煎,待煮沸后改文火,30分钟后去渣取汁。取糯米、红枣加水煮至半熟,加入药汁,最后加入蜂蜜。早晚温服,每日2次。

【使用注意】脾胃虚寒泄泻,胃有痰饮湿浊及暴感风寒咳嗽者不宜食用。

五、沙参粥《秘传证治要诀》

【组成】沙参15g,大米100g,白糖适量。

【功效应用】清阴润肺,益胃生津。适用于肺胃阴伤证,症见干咳痰少,劳嗽痰血,咽干口渴,胃脘隐痛,纳差食少,大便秘结,小便短黄,舌绛少津等。可用于感冒、急性气管炎及大叶性肺炎的预防及治疗。

【制法食法】将沙参洗净,放入锅中,加清水适量,文火煮30分钟后去渣取汁。再加清水适量,入大米煮粥,待熟时调入白糖,再煮一二沸。随餐食用,每日1次。

【使用注意】煮沙参粥时宜稀薄、不宜稠厚,肺寒痰湿咳嗽不宜食用。

六、贝母粥《本草纲目》

【组成】川贝母10g,大米100g,白糖适量。

【功效应用】化痰止咳,清热散结。适用于肺虚久咳、痰火郁结证,症见哮喘咳嗽、咳痰黄稠,久咳不愈患者。可用于急慢性气管炎、肺气肿等疾病的辅助治疗和预防。

【制法食法】将川贝母择净,放入锅中,加清水适量,浸泡5~10分钟后,水煎取汁,加大米煮粥,待熟时调入白糖,再煮一二沸即可。或将川贝母研粉,每次取药末1~3g,调入粥中食用,每日1~2剂,连续3~5天。

【使用注意】不能与乌头同用;孕妇不宜食用。

七、利痰止嗽茶《中医良药良方》

【组成】车前子10~15g,橘皮8g,蜂蜜20~30g。

【功效应用】止咳祛痰、清热利水。适用于湿痰壅肺证,症见咳嗽,痰多难咳,胸脘痞闷,小便淋痛等。可用于上呼吸道感染、气管炎、尿路感染及百日咳的辅助治疗和预防。

【制法食法】将车前子微炒黄,橘皮切细,用纱布包之,并入保温瓶中,用沸水适量冲泡,盖焖15分钟后去渣取汁,冲入蜂蜜20g,代茶频饮。每日1~2剂。

【使用注意】脾虚肠滑易泄者不宜食用。

八、白芥子粥《本草纲目》

【组成】白芥子 10g，大米 100g。

【功效应用】温肺祛痰，通络止痛。适用于寒痰壅肺证，症见咳嗽气喘，痰多清稀，胸膈满闷等；以及寒痰阻滞经络证，症见肢体关节不利、疼痛麻木等。可用于急性气管炎、大叶性肺炎的辅助治疗和预防。

【制法食法】将白芥子择净，放入锅中，加清水适量，浸泡 5~10 分钟后，水煎取汁，加大米煮粥，佐餐食用，每日 1 次，连续 2~3 天。

【使用注意】阴虚燥咳者不宜食；皮肤过敏者不宜食用。

九、参味苏梗茶《饮膳正要》

【组成】五味子、人参各 4g，苏梗 3g，白砂糖适量。

【功效应用】益气敛肺，止咳平喘。适用于肺气不足证，症见虚咳喘促，痰多色白质黏稠，动则气急，胸闷脘痞，舌苔薄白不腻等。可用于慢性支气管炎、老年慢性咳喘的辅助治疗和预防。

【制法食法】将人参切成薄片，苏梗切碎，与五味子共置保温杯中，用沸水适量冲泡，盖焖 15 分钟，代茶频饮。不时将参片细嚼咽下。每日 1 剂。

【使用注意】肥胖体质、湿痰素盛者，实证、热证而正气不虚者不宜食用。饮用后忌吃萝卜。

十、双花杏蜜茶《百病饮食自疗》

【组成】金银花、菊花、杏仁各 10g，蜂蜜 30g。

【功效应用】疏风散热，宣肺化痰，解毒。适用于肺痈初期，症见咳嗽胸部隐痛，或咳则痛甚，呼吸不利，口干，痰涎黏滞浓浊，恶寒发热，舌质红，苔薄黄，脉浮数等。可用于流感、急慢性扁桃体炎及牙周炎的辅助治疗和预防。

【制法食法】将金银花、菊花、杏仁（捣碎）共煎成药汁，去渣取汁，贮瓶内。饮用时兑入蜂蜜，代茶频频饮之。

【使用注意】杏仁有小毒，用量不宜过大。

十一、二冬茶《张氏医通》

【组成】天门冬、麦门冬各 6~9g，蜂蜜 10~20g。

【功效应用】养阴生津，润肺止咳。适用于肺胃燥热证，症见咽燥干咳，或痰黏滞难以咳出，津伤口渴，发热或潮热，心烦失眠，肠燥便秘，舌红少苔，脉细等。可用于急慢性支气管炎、慢性咽炎、肺结核及糖尿病的辅助治疗和预防。

【制法食法】将天门冬、麦门冬各取 6~9g，剖开去芯，置保温杯中，用沸水冲泡，盖焖 15 分钟，再加蜂蜜 10~20g，代茶频饮。每日 1 剂。

【使用注意】湿痰或风寒咳嗽者不宜食用。

（白建英）

第十三节　消　食　类

一、焦三仙消食汤《慈禧光绪医方选议》

【组成】焦山楂 6g,焦麦芽 6g,焦神曲 6g,炒鸡内金 6g。

【功效应用】消食导滞,健脾开胃,回乳消胀。适用于食滞胃脘证,症见脘腹胀满、疼痛,食积不消,食欲不振,呕吐泄泻等。可用于各种原因引起的消化不良的辅助治疗和预防,对油腻食品所致消化不良症状疗效尤佳;也可用于回乳、痢疾的辅助治疗。

【制法食法】焦山楂、焦麦芽、焦神曲、炒鸡内金洗净,加入 300ml 水浸泡 20 分钟,连水一起倒入砂锅中,武火煮沸,改文火煮 20 分钟即可。佐餐食用。每日 1~2 次,每次 50ml。

【使用注意】脾胃素虚者,孕妇及哺乳期的妇女不宜食用。

二、石斛玉竹粥《证治准绳》

【组成】石斛 12g,玉竹 10g,大枣 5 个,粳米 50g。

【功效应用】益胃生津,滋阴清热。适用于胃热阴虚证,症见胃脘疼痛,不思食欲,口干口渴或呃逆,并见心烦者。可用于慢性胃炎、肺部肿瘤、肝胆疾病及冠心病的辅助治疗和预防。

【制法食法】将石斛、玉竹、大枣、粳米分别浸泡 30 分钟。先将石斛文火煮 20 分钟,加入玉竹再煮 20 分钟,去渣取汁,后加入大枣、粳米、清水适量煮粥。餐前食用,每日 1 次。连服 3~5 日。

【使用注意】内寒痰嗽、脾胃虚寒者不宜食用。

三、红枣益脾糕《中国药膳学》

【组成】红枣 30g,白术、鸡内金粉各 10g,干姜 1g,白糖 300g,面粉 500g,发面 100g,食用碱适量。

【功效应用】健脾益气,开胃消食。适用于脾胃气虚证,症见食欲不振,食后胀满或腹痛,消化不良,泄泻等。可用于慢性肠炎、消化不良和贫血的辅助治疗和预防。

【制法食法】将白术、干姜用纱布包成药包扎紧入锅,下红枣,加水适量,武火煮沸后,改文火煮 20 分钟后取汁。枣肉搅拌成枣泥待用。将白糖加入药汁与鸡内金粉、发面一起揉成面团,可加碱水适量,再将枣泥倒入做成糕坯,上屉蒸 15~20 分钟。也可加盐适量,用菜油文火烙成馅饼。每日 1 次,随餐食用。

【使用注意】阴虚燥渴、气滞胀闷者不宜食用。消化性溃疡伴有出血者不宜食用。

四、干姜肉桂猪肚《医学教育网》

【组成】干姜、胡椒、砂仁各 6g,肉桂、陈皮各 3g,猪肚 1 个,葱姜、蒜、花椒、食盐、醋各适量。

【功效应用】健脾益气,温中和胃,散寒止痛。适用于脾胃虚寒证,症见胃脘隐痛,纳差食少,面色无华。可用于缓解胃肠痉挛引起的疼痛及慢性胃炎的预防和治疗。

【制法食法】将猪肚洗净,诸药布包后纳入猪肚中,扎紧并入锅中,加水同煮至猪肚熟烂后,去渣取汁备用;猪肚取出切片,放入葱、姜、花椒、食盐、蒜、醋等调味。喝汤吃肚片,每周1~2剂。

【使用注意】阴虚火旺者,血热出血者及孕妇不宜食用。

五、天门冬萝卜汤《当代健康报》

【组成】天门冬15g,萝卜300g,火腿(或瘦肉)150g,干香菇3~5个,葱花5g,精盐3g,味精、胡椒粉各1g,鸡汤500ml。

【功效应用】养阴生津,润肺止咳,健脾消食。适用于阴虚肺燥证,症见干咳,津伤口渴,心烦失眠及肠燥便秘、脘腹胀满、神疲乏力等。可用于急慢性胃病引起的消化不良、腹胀、便秘的辅助治疗和预防,也可用于消除疲劳,增强体力以及缺钙病人的辅助治疗。

【制法食法】将天门冬洗净切片,加水500ml左右,以文火煎至250ml左右,去渣取汁,火腿切条,萝卜切丝备用。先将香菇、火腿用鸡汤煮10分钟左右,再放入萝卜丝,加入药汁,煮沸后,改文火煮10~20分钟,加盐再煮片刻即可。食前用葱花、胡椒粉、味精调味。每天1~2次,连服3~5天。

【使用注意】脾胃虚寒者不宜食用,不宜与人参等滋补药品同食。

六、山药百合大枣粥《39健康网》

【组成】山药90g,百合40g,大枣15枚,薏苡仁30g,大米适量。

【功效应用】滋阴养胃,清热润燥。适用于胃阴不足证,症见胃脘隐痛,饥不欲食,口干咽燥,形体消瘦,舌红少苔,脉细等。也适用于脾胃虚弱所致食少体倦,泄泻等。

【制法食法】将山药洗净、去皮、切碎备用。先将百合、大枣、薏苡仁及大米入锅,加水适量,武火烧开,再加入山药文火熬煮30分钟即可。每日1~2次食用。

【使用注意】山药有收涩的作用,大便燥结者不宜食用。

七、豆蔻馒头《中国药膳》

【组成】白豆蔻30g,面粉1 000g,酵母50g。

【功效应用】开胃健脾,理气消胀。适用于食积气滞证,症见食欲不振,胃痛缠绵、胸腹胀满,反胃呕吐等。可用于慢性胃炎、消化性溃疡的辅助治疗和预防。

【制法食法】将白豆蔻压碎成细末,面粉加酵面、温水,揉匀成团,捂约2小时,待面团发酵后,加碱水适量,撒白豆蔻粉末,用力揉面,直至碱液、药粉揉匀后,制成馒头坯子,上笼用武火蒸约15分钟。随意食。

【使用注意】阴虚血燥而无寒湿者禁食。

八、荸荠内金饼《中国食疗学·养生食疗菜谱》

【组成】荸荠600g,鸡内金30g,白糖150g,面粉10g,淀粉40g,玫瑰花20g,糯米粉、菜子油各 100g,熟猪油 60g。

【功效应用】开胃消食,清热止渴。适用于饮食积滞、郁久化热证,症见脘腹痞闷,恶心厌食,纳呆,胸中烦热、口渴等。可用于萎缩性胃炎、胃溃疡引起的消化不良的辅助治疗和预防。

【制法食法】鸡内金研细末,加白糖、玫瑰花、面粉、熟猪油拌匀呈馅,荸荠去皮、剁细,与糯米粉拌匀,入笼蒸熟取出,趁热分成乒乓球大,包玫瑰馅,压成圆饼状,放入油锅内炸成金黄色,起锅后撒上白糖。佐餐酌量食用。

【使用注意】脾胃虚寒和血寒者不可大量食用,服药期间禁食生冷油腻食物。

九、赤小豆内金粥《中国药膳》

【组成】赤小豆 30g,鸡内金 10g,粳米 100g。

【功效应用】清热利湿,健脾消积。适用于小肠湿热证,症见尿频、尿急、尿痛、尿液混浊,小腹胀满,食积不化等。也可用于湿热所致痈疮肿毒和黄疸。可用于尿道炎和尿路结石的辅助治疗和预防。

【制法食法】鸡内金研末,赤小豆、粳米洗净,同煮成粥。可作早餐食用。

【使用注意】阴虚而无湿热者及小便清长者禁食。

十、橘皮粥《保健药膳》

【组成】橘皮 20g(鲜橘皮 30g),粳米 100g。

【功效应用】理气解郁,消积导滞。适用于脾胃气滞证,症见脘腹胀满,食欲不振,恶心呕吐,咳嗽痰多,胸膈满闷等。可用于消化不良、反胃呕吐等症的辅助治疗和预防,对多食油腻而引起的消化不良、不思饮食症,尤为有效。

【制法食法】先将橘皮煎取药汁、去渣,然后加入粳米煮熟。或将橘皮晒干,研为细末,每次用 3~5g 调入已煮沸的稀粥中,再同煮为粥。每日早晚餐温热服食。

【使用注意】陈皮偏于温燥,阴津亏损和内有实热者不宜食用。

十一、苹果山药散《食疗本草学》

【组成】苹果干 50g,山药 30g,白糖适量。

【功效应用】健脾养胃,消食止泻。适用于脾胃虚弱证,症见食欲不振,泄泻,或久泻不止,神疲倦怠等。也适用于肺虚喘咳,肾虚遗精、带下、尿频和虚热消渴等。

【制法食法】苹果干、山药共研为细末。每次 15g,加白糖适量,用温开水送服。

【使用注意】患感冒、大便燥结者及肠胃积滞者不宜食用。

十二、莱菔子粥《寿世青编》

【组成】莱菔子 30g,粳米 50g。

【功效应用】消食除胀,降气化痰。主食积气滞证,症见胸闷腹胀,腹泻,下痢后重,痰壅喘咳等。可用于慢性气管炎和肺气肿的辅助治疗和预防。

【制法食法】将莱菔子炒至香熟,然后研成细末;加粳米煎煮成粥时,每次调入炒莱菔子末 5~7g,稍煮即可。早晚餐,温热食用。

【使用注意】气虚无食积、痰滞者不宜食用。食用期间不宜与人参同食,禁食油腻食物。

十三、雪红汤《百食阁·中医养生网》

【组成】荸荠 300g,山楂糕 60g,白糖适量,甜青梅、花生米及糖腌桂花少许。

【功效应用】开胃消食,清肝化滞。适用于肝火偏盛、饮食积滞证,症见食欲不振,脘腹胀痛,嗳腐吞酸,口苦头晕等。可用于高血压病、动脉硬化和冠心病的辅助治疗和预防。

【制法食法】荸荠洗净,去衣,削皮,切成颗粒状。用小砂锅 1 只,将花生米,荸荠倒入,加水约 1 大碗。中火烧开后,加白糖一匙,再改用小火约烧 10 分钟。再将山楂糕也切成颗粒,倒入荸荠汤内,立即端起砂锅,加甜青梅丁、糖桂花少许,拌匀即可。当点心吃,每日 1~2 次,每次 1 小碗。

【使用注意】虚寒、血虚证者不宜食用;孕妇不宜食用。

十四、曲米粥《多能鄙事》

【组成】神曲 15g,粳米 50g。

【功效应用】消食化积,健脾和胃。适用于饮食积滞证,症见脘腹胀满,食少纳呆,嗳腐吞酸,大便溏泄,肢软乏力等。可用于急慢性胃炎的辅助治疗和预防。

【制法食法】将神曲研为细末,水煎取汁,加粳米煮为稀粥。温服,每日 2 次,连续 3~5 日。

【使用注意】孕妇禁止食用。

十五、萝卜瘦肉饼《清宫食谱》

【组成】白萝卜、面粉各 250g,瘦猪肉 100g,生姜、葱白、精盐、菜油各适量。

【功效应用】消食化滞、开胃健脾,理气化痰。适用于食积气滞证,症见食欲不振,脘腹胀满,恶心呕吐,泛吐酸水,以及咳、痰、喘等。可用于胃炎、慢性痢疾及急慢性支气管炎的辅助治疗和预防。

【制法食法】将萝卜、瘦猪肉切碎,加入姜、葱、菜油和食盐等调味品适量,剁碎细作成馅。与面粉作成馅饼,烙熟,随餐食用。

【使用注意】萝卜性凉,腹泻气虚患者不宜食用。

十六、槟榔粥《本草纲目》

【组成】槟榔 10g,大米 100g。

【功效应用】下气,消积,杀虫。适用于食积气滞证,症见脘腹胀满,大便不爽,泻痢后重,虫积腹痛等。可用于胃及十二指肠溃疡、多种肠道寄生虫病的辅助治疗和预防。

【制法食法】将槟榔择净,加清水适量,浸泡 5~10 分钟后,水煎取汁,加大米煮为稀粥,每日 1 次,连续 2~3 日。

【使用注意】槟榔属耗气之品,不宜久服;素体亏虚,脾胃虚弱者,不宜食用。

(白建英)

第十四节　其　他

本节第一至七食疗方具有减肥功效,第八至十五食疗方具有乌发功效,第十六至二十三食疗方具有明目功效,第二十四至二十八食疗方具有安胎功效,第二十九至四十一食疗方具有催乳功效,第四十二至四十四食疗方具有驱虫功效,第四十五至五十一食疗方具有防治肿瘤的功效。

一、参芪鸡丝冬瓜汤《中医临床药膳食疗学》

【组成】鸡脯肉 200g,党参 6g,黄芪 6g,冬瓜 200g,黄酒、精盐、味精各适量。

【功效应用】健脾补气,轻身减肥。适用于单纯性肥胖脾虚气弱证,症见体倦怠动,嗜睡易疲,食少便溏,或见头面浮肿,四肢虚胖等。也可用于脂肪肝、肾炎水肿等病的辅助治疗。

【制法食法】将鸡脯肉洗净切丝;冬瓜削皮,洗净切片;党参、黄芪洗净。将鸡肉丝、党参、黄芪放入砂锅中,加水 500ml,小火煮至八成熟,再放入冬瓜片,加精盐、黄酒、味精,仍用小火慢炖,待冬瓜炖至熟烂即成。单食或佐餐长期食用。

【使用注意】湿热壅盛者、脾胃虚寒者慎食。

二、荷叶减肥茶《华夏药膳保健顾问》

【组成】荷叶 50g,生山楂 10g,生薏苡仁 10g,橘皮 10g。

【功效应用】理气行水,化食导滞,降脂减肥。适用于肥胖痰湿内蕴证,症见体型肥胖,腹部肥满松软,面部皮肤油脂较多,多汗且黏,胸闷,痰多,面色淡黄而暗,微浮,肢体困倦,身重不爽,喜食肥甘甜黏,舌体胖大,舌苔白腻,大便正常或不实,小便不多或微混。也可用于高脂血症的辅助治疗。

【制法食法】将以上药食洗净晒干,研为细末,混合均匀。将药末放入开水瓶,冲入沸水,加塞,约泡 30 分钟后即可饮用,以此代茶,每日 1 剂,水饮完后可再加开水浸泡。连服 3~4 个月。

【使用注意】肥胖见有阴虚征象者或阳虚较重者禁食。

三、冬瓜粥《药粥疗法》

【组成】新鲜连皮冬瓜 80~100g(冬瓜子亦可,干者 10~15g,鲜者 30g),粳米 100g。

【功效应用】利尿消肿,清热止渴,降脂减肥。适用于单纯性肥胖脾胃湿热证,症见小便不利,水肿肥胖,口干胸闷等。亦可用于治疗急慢性肾炎水肿,缓解暑热烦闷、口干作渴、肺热咳嗽等病证。

【制法食法】将冬瓜洗净,切块,加粳米煮粥。用冬瓜子者则先用冬瓜子煎水,去渣取汁,再以汁加米煮粥,粥成后即可服食。

【使用注意】冬瓜性寒,脾胃虚寒者不宜过食;久病气血不足及阴虚者禁食。

四、鲤鱼汤《备急千金要方》

【组成】鲤鱼1条(约重500g),白术15g,生姜、白芍、当归各9g,茯苓12g。

【功效应用】健脾养血,利水减肥。适用于痰湿内盛证,症见小便不利、头晕、四肢水肿等。亦可用于妊娠下肢水肿、肝硬化腹水等的辅助治疗。

【制法食法】将鲤鱼去鳞、肠,洗净备用;将余下5味切碎煎煮,去渣取汁,以药汁煮鱼,待鱼熟后加入食盐调味即可。食鱼肉喝汤,1日内分3~5次服完。

【使用注意】汤内不要放盐,以免加重水肿。白芍反藜芦,勿与含藜芦的药物同用。

五、赤豆羹《太平圣惠方》

【组成】赤豆100g,桑白皮15g,白术10g,鲤鱼1条(约重1 000g),橘皮、葱白、生姜、醋各适量。

【功效应用】健脾和胃,利水消肿。适用于单纯性肥胖脾虚不运证,症见形体肥胖,少气懒言,四肢水肿,小便短少等。亦可用于慢性肾炎、肝硬化腹水等的辅助治疗。

【制法食法】鲤鱼去鳞、肠,洗净备用;赤豆淘洗干净;将桑白皮和白术装入纱布袋中,扎紧;将鲤鱼、赤豆、药袋一同放入锅中,加水煮,至鱼熟后,去药袋,捞出鱼肉、赤豆,留汤加葱白、生姜、橘皮、醋调味做羹。佐餐,食鱼肉、赤豆,喝汤。

【使用注意】因盐中含不利消除水肿的钠,故本膳忌用食盐调味;阴虚津伤者慎服。

六、茯苓粥《圣济总录》

【组成】白茯苓20g,粳米100g。

【功效应用】健脾和胃,利水消肿。适用于单纯性肥胖脾虚湿困证,症见四肢水肿,嗜睡多卧,倦怠乏力,饭后尤甚,大便溏软,苔薄白,脉虚弱。亦可用于老年性浮肿、慢性腹泻、失眠等的辅助治疗。

【制法食法】茯苓研末备用,粳米淘洗干净后煮粥,半熟时加入茯苓末。待粥熟后空腹食之。

【使用注意】脾肾虚寒、气虚下陷者慎服。

七、茼蒿炒萝卜《中华临床药膳食疗学》

【组成】白萝卜200g,茼蒿100g,菜油100g,花椒、淀粉、盐、香油、味精适量。

【功效应用】健脾和胃,利水消肿。适用于单纯性肥胖痰浊中阻证,症见肢重倦怠,嗜睡,头晕头胀,胸闷腹胀,但食欲旺盛,偏嗜肥甘厚腻之品,喉中有痰,手足麻木,舌体胖大,舌苔黄或白,脉弦滑有力。亦可用于高脂血症、脂肪肝、咳嗽痰多的辅助治疗。

【制法食法】白萝卜洗净后切成条,茼蒿洗净后切成段;炒锅加入适量菜油烧热后放入花椒炸出香味,然后加入白萝卜条煸炒,萝卜七成熟时放入茼蒿,加适量盐和味精翻炒,萝卜和茼蒿熟透后淋淀粉汁勾欠,起锅前加少许香油即成。佐餐服,30天为一个疗程。

【使用注意】萝卜会降低参类中药的补气功效,故服用参类药物时忌食本方。

八、蟠桃果《景岳全书》

【组成】猪腰2只(重约700g),芡实60g,莲子肉(去心)60g,大枣肉30g,熟地30g,胡桃肉 60g,大茴香 10g,盐适量。

【功效应用】补脾滋肾,美颜乌发。适用于须发早白脾肾亏虚证,症见须发早白,腰酸腿软,男子遗精,女子带下等。

【制法食法】将猪腰洗净去筋膜,大茴香为粗末,掺入猪腰内,猪腰与莲子、芡实、枣肉、熟地、胡桃肉同入锅,加水,用大火煮开后改为文火慢炖,至猪腰烂熟为止。加盐及其他调味品食用,饮汤。1 日内食完,连食 7 日。

【使用注意】阳虚气弱者,可加人参、制附子。大小便不利者、腹胀便溏者不宜食用。

九、玉柱杖粥《医便》

【组成】槐子 10g,五加皮 10g,枸杞子 10g,破故纸 10g,熟地黄 10g,胡桃肉 20g,燕麦片 100g,白糖适量。

【功效应用】填精益肾,乌须黑发,延年益寿。适用于须发早白肾虚精亏证,症见毛发枯焦,脱发落发,皮肤干燥,大便干结等。可用于早衰的预防和治疗。

【制法食法】将槐子、破故纸、胡桃肉炒香,研成末;将五加皮、熟地加水煎煮,去渣取汁,再以汁同枸杞子、麦片共熬粥,粥成后,撒入槐子、破故纸、胡桃肉末,可加入适量白糖调味,随量食用。

【使用注意】食欲不振、嗳气泛酸者禁食。

十、芝麻枣糕《太平圣惠方》

【组成】黑芝麻 500g,大枣 500g,白糖适量。

【功效应用】补血润肤,乌发美颜。可用于须发早白肝肾亏虚证,症见须发早白,皮肤干燥,形体消瘦等。亦可用于肠燥便秘的辅助治疗及健康人群的保健食品。

【制法食法】将黑芝麻以文火炒香,研末。大枣去核,切碎,加水煎煮,先以旺火,后以小火浓缩,至稠黏如膏。加入黑芝麻末、白糖至膏内混匀,文火加热至沸,停火,待冷装瓶备用。每日 2 次,每次 1 汤匙,温开水冲服。

【使用注意】脾虚腹泻者禁食。

十一、七宝美髯蛋《本草纲目》卷十八引《积善堂经验方》

【组成】制何首乌 90g,白茯苓 60g,怀牛膝 30g,当归 30g,枸杞子 30g,菟丝子 30g,补骨脂 40g,生鸡蛋 10 个(约 500g),大茴香 6g,茶叶 3g,葱、生姜、食盐、白糖、酱油各适量。

【功效应用】补益肝肾,乌须黑发。适用于须发早白肝肾不足证,症见须发早白,毛发易脱,腰膝酸软,遗精盗汗等。亦可用于早衰、不育症的辅助治疗。

【制法食法】将上述药材一齐放入砂锅内,加适量水,大火煮沸,再改用小火慢煮 10 分钟,取出鸡蛋,剥去蛋壳,再放入锅内用小火炖 20 分钟即可。每日食鸡蛋 2~3 只。

【使用注意】忌食萝卜及动物血、蒜、葱等食物。

十二、煮料豆《增补内经拾遗方论》

【组成】制首乌、枸杞子各 24g,生地、熟地、当归、炒杜仲、牛膝各 12g,菊花、甘草、川芎、陈皮、白术、白芍、丹皮各 3g,黄芪 6g,黑豆 500g,盐 18g。

【功效应用】乌须黑发,固齿明目。适用于精血亏虚证,症见头发枯焦,头晕心悸,面色、口唇、爪甲淡白等。可用于早衰、牙齿松动的辅助治疗。

【制法食法】以上药材同黑豆煮透,晒干。去药,将黑豆当消闲零食食用。每日食30~50g。

十三、蜀椒糕《圣济总录》

【组成】蜀椒 20g,杏仁 20g,熟地黄 20g,糯米粉 500g,黄酒、食盐适量。

【功效应用】健脾养胃,补益阴阳,利肾乌发。适用于须发早白气血不足证,症见须发早白,食欲不振,四肢乏力,头晕目眩,大便溏软等。亦可用于脾胃虚弱消化不良的辅助治疗。

【制法食法】蜀椒炒香后,研为末;用黄酒浸泡熟地黄 1 夜,与杏仁同煮至两者软烂捣成膏;将糯米粉、蜀椒末、杏仁、熟地黄膏、食盐一同放入盆中,加水和面,上笼屉蒸熟,切成 10 小块。每日食用 2~3 块。

【使用注意】阴虚火旺者忌服,孕妇、婴儿慎服。

十四、瓜子芝麻糊《千金翼方》

【组成】甜瓜子、白芷、当归、川芎、炙甘草各 60g,松子仁 30g,糯米 150g,黑芝麻 500g。

【功效应用】活血养血,养发润燥。适用于须发早白精血亏虚证,症见须发早白,体毛稀少,皮肤干燥,容颜早衰等。可用于早衰、贫血、习惯性便秘等的辅助治疗。

【制法食法】将白芷、当归、川芎、炙甘草煎煮取汁;用药汁浸泡糯米、甜瓜子、松子仁,晒干再浸,直至用完药汁;将浸泡过的糯米、瓜子仁、松子仁连同黑芝麻一起炒香,再研为粉末。用沸水冲调成糊状,1 日服用 2 次,每次食用取 30g。

【使用注意】肠虚便溏者不宜服用。

十五、文武膏《素问病机气宜保命集》

【组成】鲜桑葚 4 800g,冰糖 1 980g。

【功效应用】补肝益肾,黑发明目。适用于须发早白肝肾不足证,症见须发早白,耳鸣目花,腰膝酸软等。亦可用于老花眼、结核患者的辅助治疗。

【制法食法】先将鲜桑葚榨汁,再留渣加水煎煮,去渣取汁并滤清;将榨取及煎取的汁合并,加入冰糖后,用中火熬制成膏状即可。温水冲服,1 日 2 次,每次 1~2 匙。

【使用注意】肠虚便溏者不宜食用。

十六、猪肝羹《太平圣惠方》

【组成】猪肝 100g,葱白 15g,鸡蛋 2 个(约 100g),豆豉 5g,盐、酱油、料酒、淀粉各适量。

【功效应用】补养肝血,护睛明目。适用于视力减退肝血不足证,症见视物昏花,双目干涩,或肢体麻木,震颤拘挛,爪甲不荣等。可用于老年人视物昏花,及青少年近视、远视眼的预防和辅助治疗。

【制法食法】猪肝、葱白洗净,切细;猪肝加盐、料酒等调味料,拌匀;鸡蛋打散;将豆豉加水煮烂;再加入事先准备好的猪肝、葱白;待快熟时倒入鸡蛋;待沸即可盛出食用。佐餐食用。

【使用注意】老年人不宜多食蛋黄。

十七、菟丝子茶《本草纲目》

【组成】菟丝子 15g。

【功效应用】补肾固精,养肝明目。适用于视力减退肾气不足证,症见目花,耳鸣,腰痛,小便频数,淋漓不尽,伴见男子阳痿、遗精、早泄、妇女带下。可用于早衰、性功能低下、不育症的辅助治疗,也可作为老年人抗衰老保健品服用。

【制法食法】菟丝子碾碎布包,放入杯中,用沸水冲泡即可。每日 1 剂,代茶频饮。

十八、枸杞叶粥《太平圣惠方》

【组成】枸杞叶 250g,粳米 50g,食盐适量。

【功效应用】益精补肾,祛风明目。适用于视力下降肝肾阴虚证,症见视力模糊、虚劳烦渴、夜盲等。可用于老花眼、近视眼以及糖尿病患者的辅助治疗。

【制法食法】枸杞叶洗净,切碎备用;将粳米淘洗干净后,倒入枸杞叶,加水、食盐同煮。每日作早餐食用。

【使用注意】湿滞便溏者不宜服用。

十九、枸杞子粥《本草纲目》

【组成】枸杞子 30g,粳米 50g,红糖、蜂蜜各适量。

【功效应用】补益肝肾,养血明目。适用于视力减退肝肾不足证,症见腰膝酸软,头晕目眩,久视昏花,男子阳痿遗精等。可用于早衰、老花眼、近视眼、性功能低下的辅助治疗。

【制法食法】将枸杞子煮熟,去渣取汁;用枸杞汁煮粳米做粥,食时加适量红糖及蜂蜜即可。早晚餐服用,四季均可。

【使用注意】脾胃虚弱,腹泻便溏者禁食。

二十、菊花酒《太平圣惠方》

【组成】菊花 250g,生地黄 250g,枸杞根 250g,糯米 1 000g,酒曲适量。

【功效应用】养肝明目。适用于肝阳上亢证,症见视物模糊、头晕目赤,头重脚轻,口苦,急躁易怒,失眠多梦等。可用于老花眼、高血压者的保健服用。

【制法食法】菊花、生地黄、枸杞根煎煮取汁;糯米加入药汁煮成饭;在药汁糯米饭中加入酒曲酿成酒。每日 2 次,每次 30ml。

二十一、地骨爆两样《圣济总录》

【组成】羊肝 1 具,羊肉 250g,地骨皮 10g,陈皮 10g,神曲 10g,淀粉、黄酒、豆豉、素油、葱段、盐、糖各适量。

【功效应用】补益气血,养肝明目。适用于视力减退肝血不足证,症见视物模糊、体虚消瘦,口唇爪甲色淡,头晕头昏等。亦可用于维生素 A 缺乏引起的夜盲症、老花眼等的预防及辅助治疗。

【制法食法】将羊肝、羊肉切丝,加入淀粉汁拌匀,备用;将地骨皮、陈皮、神曲加水煎煮,去渣,取浓汁;锅内倒入适量素油,烧至七分热,倒入羊肉、羊肝,爆炒,再加入药汁、豆豉、葱段、黄酒、盐、糖等调味,收汁即成。佐餐食用。

【使用注意】外感时邪或内有宿热者忌服。

二十二、沙苑蒺藜鱼胶汤《本经逢原》

【组成】沙苑子 12g,鱼胶 30g,花生油、食盐各适量。

【功效应用】补肝明目,益肾固精。适用于视力下降肝肾阴虚证,症见头晕目眩,两目干涩,耳鸣腰酸,形体消瘦,失眠多梦,两颧潮红,五心烦热,舌红少苔,脉细数等。可用于老花眼、遗尿、遗精、早泄等的辅助治疗。

【制法食法】沙苑子洗净后,用纱布包裹扎紧;鱼胶浸透、切碎,与药袋一同放入砂锅内,加水煲汤;加花生油、食盐调味即成。佐餐服用,喝汤食鱼胶。

【使用注意】相火偏旺至遗精,膀胱湿热之淋浊带下禁服沙苑子。

二十三、生炒羊肝《食医心镜》

【组成】羊肝 1 具,鸡蛋清、麻油、酱油、醋、黄酒、葱白、生姜、白糖、食盐各适量。

【功效应用】补肝养血,护精明目。适用于肝血不足证,症见视物模糊,眩晕耳鸣,面白无华,夜寐多梦,可用于治疗夜盲症、青光眼等。亦可用于贫血、肺结核的辅助治疗。

【制法食法】羊肝用热水洗净,切片,加入鸡蛋清、黄酒、酱油、醋、葱白、生姜、食盐、白糖,拌匀备用;麻油倒入锅内烧至七成热,倒入事先调制好的羊肝,略爆炒即可。佐餐食用。

二十四、糯米阿胶粥《食医心鉴》

【组成】阿胶 30g,糯米 100g,红糖适量。

【功效应用】滋阴润燥,养血补血。适用于阴血不足证的胎动不安、胎漏、月经不调、虚劳咳嗽等,症见面白无华,口唇爪甲色淡,头晕眼花,心悸失眠,手足发麻,舌淡苔薄白,脉细无力等。可用于先兆流产、营养不良性贫血、恶性贫血、再生障碍性贫血等疾病的辅助治疗。

【制法食法】将阿胶捣碎备用;糯米淘洗干净,加水入锅煮粥;待粥将熟时,加入阿胶,边煮边搅,2~3 沸后加入红糖搅匀即可。1 日 2 次,空腹食用,3 日 1 个疗程,每个疗程之间有所间断。

【使用注意】脾胃虚弱者不宜多食。

二十五、艾叶炖母鸡《中华养生药膳大典》

【组成】艾叶 9g,老母鸡 1 只,米酒 60ml,葱白、食盐适量。

【功效应用】益气补阳,止血安胎。适用于胎漏、胎动不安阳虚证,症见少腹冷痛,妊娠下血,或有滑胎病史,可用于先兆流产、月经过多、崩漏、便血、痛经等的辅助治疗。

【制法食法】将老母鸡剖洗干净,切块,焯水后倒入砂锅,加入水、艾叶、米酒;煮沸后改小火,加入葱白,食盐调味;煮至鸡肉熟透即成。佐餐食用,喝汤,连食 5~7 天。

【使用注意】阴虚内热者慎服。

二十六、菟丝子粥《粥谱》

【组成】菟丝子 30g,粳米 60g,白糖适量。

【功效应用】补肾益精,安胎止带。适用于肝肾两亏证,症见胎动不安,腰膝酸软,情绪暴躁,失眠多梦,或有滑胎等,可用于先兆流产、不孕症、阳痿、早泄、不育症等的辅助治疗。

【制法食法】将菟丝子洗净后捣碎,加水煎煮,去渣取汁;用药汁煮粥,待粥将成时加入白糖搅匀,即成。1日2次,7~10天为一疗程,每个疗程间隔3~5天。

【使用注意】阴虚火旺、大便燥结者忌服。

二十七、鸡子羹《圣济总录》

【组成】鸡蛋1个(约50g),炒阿胶30g,精盐3g,白酒500ml。

【功效应用】养血止血,滋阴安胎。适用于血虚证,症见妊娠胎动不安,头晕目眩,心悸气短,面色萎黄,口唇色淡,可用于先兆流产、各种原因引起的贫血、妇女月经不调等的辅助治疗。

【制法食法】将鸡蛋打入碗内,加精盐混合均匀。白酒入锅,加炒阿胶用火煎化。阿胶溶液趁热倒入鸡蛋碗内,将鸡蛋冲熟即可。每日1次,连服5~7日。

【使用注意】脾胃虚弱,消化不良者禁食,胎火过旺者慎食。

二十八、糖渍柠檬《本草纲目拾遗》

【组成】鲜柠檬500g,白砂糖500g,水适量。

【功效应用】生津止呕,开胃安胎。可用于妊娠恶阻胃气上逆证,症见食欲不振,恶心呕吐,口干口渴等。亦可用于晕动症的辅助治疗及缓解化疗后胃肠道反应。

【制法食法】将鲜柠檬去皮、核,切块,放在铝锅中加白砂糖,浸1日,再以小火煨熬至汁液耗干,停火待冷,再拌入白砂糖少许即可,装瓶备用。呕吐时吃2汤匙。

【使用注意】糖尿病者慎食。

二十九、猪蹄通乳羹《梅师集验方》

【组成】母猪蹄2只,通草6g,黄酒、食盐、葱白、生姜各适量。

【功效应用】养血补血,通络下乳。适用于产后缺乳血虚证,症见产后乳汁不足,乳房松软无胀感,面色萎黄,头晕目眩等。可用于产后乳汁分泌不足的辅助治疗。

【制法食法】将猪蹄洗净剁块;通草装入纱布袋,扎紧;将猪蹄、药袋同入锅加水,加黄酒、生姜、葱白,小火慢炖;待猪蹄八成熟时,取猪蹄,剔骨;汤汁去渣,倒入处理过的猪蹄及食盐,继续用小火炖至猪蹄熟烂,即成。佐餐食用。

三十、桃仁炖墨鱼《陆川本草》

【组成】墨鱼250g,桃仁20g,食盐适量。

【功效应用】养血通经,润肠通便。适用于产后缺乳血虚证,症见产后乳汁量少,面白无华或萎黄,口唇爪甲色淡,头晕眼花,心悸失眠,手足发麻,大便艰涩难解等。亦可用于月经不调、贫血、习惯性便秘等证属血虚者的辅助治疗。

【制法食法】将墨鱼剖洗干净,备用;桃仁用水浸泡去皮;将墨鱼和桃仁一同倒入砂锅,加水炖煮;待鱼肉将熟时,加入食盐调味即可。

【使用注意】可加入猪蹄1只,加强疗效。

三十一、凉拌莴苣《海上方》

【组成】鲜莴苣 200g,黄酒、麻油、食盐各适量。

【功效应用】产后通乳,通利小便。适用于产后缺乳经脉郁滞证,症见产后乳汁排出量少,乳房肿胀疼痛,或有小便不利等。可用于产后无乳或乳汁分泌不足、尿潴留、糖尿病、缺铁性贫血、高血压等的辅助治疗。

【制法食法】将鲜莴苣去叶及皮,切成细丝,加黄酒、麻油、食盐调拌即成。

【使用注意】寒性体质者,痛风、泌尿系统结石、目疾患者不宜食用。

三十二、虾米酒汤《本草纲目拾遗》

【组成】鲜虾米 100g,米酒、食盐各适量。

【功效应用】产后通乳。适用于产后缺乳肾阳虚证,症见乳质分泌量少,面色㿠白,腰膝酸冷,形寒肢冷,下肢为甚,神疲乏力,或见五更泄泻、完谷不化,或小便清长,周身水肿,舌淡苔白等。亦可用于阳痿、遗精、早泄、不孕症、不育症等的辅助治疗。

【制法食法】将鲜虾米洗净,加适量米酒、清水、食盐,煮熟即可。

【使用注意】患皮肤疮疖者禁食。

三十三、花生炖猪蹄《陆川本草》

【组成】花生米 200g,猪前蹄一个(约 500g),黄酒、葱白、生姜、食盐各适量。

【功效应用】养血通乳。可用于产后缺乳血虚证,症见产后乳少,头晕目眩,胸闷气短,口唇爪甲色淡,面色萎黄等。可用于产后缺乳或贫血等的辅助治疗。

【制法食法】将猪蹄洗净切成两片。放入锅中,加花生米、清水、黄酒、葱白、生姜。大火煮沸,改用小火炖至熟烂,再加入食盐略炖即可。

【使用注意】体寒湿滞、肠滑便泄、痰湿壅盛者慎服。

三十四、八宝饭《方脉正宗》

【组成】芡实、山药、莲子肉、茯苓、党参、白术、薏苡仁、白扁豆各 6g,糯米 150g,冰糖适量。

【功效应用】健脾补气、养生益寿。适用于老年人脾胃虚弱证,症见四肢倦怠,食少乏力,大便溏泻等。可用于早衰、消化不良、慢性腹泻等的辅助治疗。

【制法食法】糯米淘洗干净,备用;将党参、白术、茯苓一同煎煮,去渣取汁;将芡实、山药、莲子肉、白扁豆打制成粗末,与糯米混合;再加入党参、白术、茯苓煎液和冰糖,加水煮熟即可。作为主食食用。

【使用注意】阴虚津枯者不宜久服。

三十五、人参固本茶《张氏医同》

【组成】人参 6g,天门冬 10g,麦门冬 10g,生地黄 10g,熟地黄 10g。

【功效应用】补阴益气,固本扶元。适用于老年人气阴两亏证,症见津血不足,体弱乏力,精气衰弱,面色萎黄。可用于免疫力低下、慢性支气管炎等的辅助治疗,也可作为亚健康人群的保健茶饮。

【制法食法】 将天门冬、麦门冬、生地、熟地一同捣碎,倒入热水瓶内,用适量温水冲泡,焖20分钟;将人参切片,放入保温杯内冲泡,加入热水瓶内的药汁同服。1日1剂,代茶频饮,细嚼人参渣。

【使用注意】 咳喘有火气者不宜服用,忌食萝卜。

三十六、山药茯苓糕《儒门事亲》

【组成】 山药粉100g,茯苓粉100g,白面200g,白糖300g,猪油、青丝、红丝(亦可用果脯)。

【功效应用】 补气健脾,宁心安神。适用于老年人心脾两虚证,症见体质虚弱,气短乏力,心神不宁,食欲不振,大便溏泻等。可用于早衰的预防,亦可作为糖尿病、肝炎、慢性肾炎的辅助治疗。

【制法食法】 将山药粉、茯苓粉倒入大碗中,加入适量水调和成糊状,上锅蒸半个小时,取出用白面和好,发酵制软;将白糖、猪油、青丝、红丝搅匀作馅;制成的馅包入面团内,上笼屉,用大火蒸12~15分钟,待凉后切块食用。每日作早点服用,每次数块。

【使用注意】 阴虚津枯者不宜服用。糖尿病患者服用时不加白糖。

三十七、琼脂膏《医学正传》

【组成】 生地黄2 000g,白蜜250g,酥油250g,鹿角胶200g,生姜15g。

【功效应用】 滋补阴阳,强身健体。适用于老年人肾精亏虚证,症见形体消瘦,腰腿酸软,面色萎黄,失眠多梦等。可用于关节退行性病变、糖尿病等的预防和治疗。

【制法食法】 将生姜捣烂取汁;生地黄切碎,加适量水用小火熬2个小时,去渣取汁,再熬半个小时;地黄汁内加入鹿角胶,待鹿角胶融化后,入酥油、白蜜、姜汁,边熬边搅,熬成黏稠的膏状,装入瓷器内。每日早、晚各一次,每次1~2匙,用温开水冲调服用。

【使用注意】 脾虚湿滞、腹满便溏者不宜服用,阴虚阳亢者忌服。

三十八、补虚正气粥《圣济总录》

【组成】 炙黄芪30g,人参3g(或党参15g),粳米100g,白糖适量。

【功效应用】 培补正气,疗虚补损,健脾益胃。适用于老年人气衰血虚证,症见劳倦内伤,五脏虚衰,年老体弱,久病羸瘦,心慌气短,体虚自汗,慢性泄泻,脾胃久痢,食欲不振,气虚浮肿等。亦可用于病后体虚、免疫功能低下、慢性腹泻、水肿等的辅助治疗。

【制法食法】 将黄芪、人参(或党参)切成薄片,用冷水浸泡半小时,用砂锅煎沸后改用小火炖成浓汁,取汁后,再加水煎取二汁,去渣。将一二煎药液合并,分两份于每日早晚同粳米加水适量煮粥。粥成后,入白糖少许,稍煮即可。人参亦可制成参粉,调入黄芪粥中煎煮。每日服一剂,3~5天为一疗程,间隔2~3天后再服。

【使用注意】 服药期间,忌食萝卜、茶叶。热证、实证者禁食。

三十九、珍珠鹿茸《中医饮食疗法》

【组成】 鹿茸2g,鸡肉100g,肥猪肉50g,油菜100g,熟火腿15g,鸡蛋清50g,绍酒10g,味精2.5g,精盐10g,鸡汤500g。

【功效应用】补气养血,生精益髓,调养五脏,滋补强壮,延年益寿。适用于虚劳气血不足证,症见形体消瘦、腰膝酸软、面色萎黄或产后缺乳等。可用于术后体虚、免疫力低下、早衰、骨关节炎等的辅助治疗。

【制法食法】将鹿茸研为细末;火腿切为薄片;油菜洗净,切为小片,用开水烫片刻,放凉水中过凉备用;鸡肉与肥猪肉均剁成肉泥,加入蛋清、精盐、味精、绍酒、适量鸡汤,调搅均匀,再加入鹿茸粉搅拌和匀。

【使用注意】阴虚火旺,五心烦热,夜热盗汗者禁食。

四十、延年草《养老奉亲书》

【组成】青橘皮120g,甘草60g,小茴香30g,盐75g。

【功效应用】行气导滞,健脾益胃。适用于老年人脾胃虚弱证,症见脘腹胀闷,食少便溏,嗳气频频,形体消瘦,四肢倦怠等,亦可用于脾胃不足消化不良者日常调养。

【制法食法】将甘草研末;盐炒过,加水溶解成浓盐水;再洗浸橘皮,去苦水,微溶。将橘皮、甘草、茴香、盐水混合拌匀,密闭10小时,每小时摇晃一次。然后慢火炒干,不得有炒焦气,去甘草、茴香不用。服食青皮,每日服1~2片。老人小儿皆可服,尤宜老人,清晨食后嚼数片,有养生之效。

【使用注意】阴虚火旺者慎食。

四十一、九仙王道糕《万病回春》

【组成】莲子肉12g,炒麦芽、炒白扁豆、芡实各6g,炒山药、白茯苓、薏苡仁各12g,柿霜3g,白糖60g,粳米100~150g。

【功效应用】健脾益胃,增进饮食,疗虚补损。适用于脾胃虚弱证,症见腹胀纳少,甚则食后胀甚,大便溏泻,或肢体倦怠,形体消瘦,神疲乏力,面色萎黄,或见肥胖、水肿等。可用于消化不良、慢性腹泻、低蛋白性水肿、恶病质等的辅助治疗。

【制法食法】将以上药食研为细末,和匀,蒸制成米糕。酌量服食,连服数周。

四十二、槟榔粥《圣济总录》

【组成】槟榔5枚,酸石榴根皮100g,小米100g。

【功效应用】健脾益气,润燥驱虫。适用于肠虫证,症见脐腹部疼痛,轻重不一,乍作乍止;或不思食,或嗜异食;大便不调,或泄泻,或便秘,或便下蛔虫;面色多黄滞,可见面部白斑,白睛蓝斑,唇内粟状白点,夜寐龁齿。甚者形体消瘦,肚腹胀大,青筋显露,腹部可扪及条索状物,时聚时散。可用于蛔虫病的辅助治疗。

【制法食法】将槟榔、酸石榴根皮捣烂,加水煎煮,去渣取汁;粟米淘洗干净,用药汁煮粥。晨起空腹食用。

【使用注意】脾虚便溏、气虚下陷者忌服。

四十三、绿豆汁《圣济总录》

【组成】绿豆300g,大麻子仁100g,炙羊肉干适量。

【功效应用】清热解毒,利水驱虫。适用于肠虫证,症见脐腹部疼痛,轻重不一,乍作乍止;或不思食,或嗜异食;大便不调,或泄泻,或便秘,或便下蛔虫;面色多黄滞,可见面部白斑,白睛蓝斑,唇内粟状白点,夜寐啮齿。甚者形体消瘦,肚腹胀大,青筋显露,腹部可扪及条索状物,时聚时散。可用于蛔虫病的辅助治疗。

【制法食法】将绿豆加水煎煮,去渣取汁;大麻子仁加水研烂,取汁;取适当大麻子仁汁和绿豆汁,同煮,微温即可。先食用炙羊肉干,吐滓,服药汁。

【使用注意】脾胃虚寒泄泻者慎服。

四十四、苦楝根粥《圣济总录》

【组成】苦楝根 50g,小米 300g,白糖适量。

【功效应用】杀虫驱蛔。适用于肠虫证,症见脐腹部疼痛,轻重不一,乍作乍止;或不思食,或嗜异食;大便不调,或泄泻,或便秘,或便下蛔虫;面色多黄,可见面部白斑,白睛蓝斑,唇内粟状白点,夜寐啮齿。甚者形体消瘦,肚腹胀大,青筋显露,腹部可扪及条索状物,时聚时散。可用于蛔虫病的辅助治疗。

【制法食法】将苦楝根加水煎煮,去渣取汁;小米淘洗干净,倒入药汁,同煮为粥,加入白糖调匀即可。晨起空腹顿食。

【使用注意】孕妇及脾胃虚寒者慎服。

四十五、虫草炖老鸭《本草纲目拾遗》

【组成】雄鸭 1 只,冬虫夏草 5~10 枚,枸杞子 30g,红枣 3~5 枚,葱、姜、食盐各适量。

【功效应用】补肺益肾,补虚损,止喘咳。用于肺癌气阴两虚证,症见久咳虚喘,劳嗽痰血,亦可用于阳痿,遗精,腰膝酸痛,病后体虚等证。亦可用于慢性支气管炎、支气管哮喘、肺结核等病的辅助治疗。

【制法食法】将雄鸭去毛及内脏,洗净后,放在砂锅或铝锅内;再放入冬虫夏草、枸杞子、红枣和食盐、姜、葱等调料,加水,以小火煨炖,熟烂即可(或将冬虫夏草、枸杞子、红枣放入鸭腹内,置瓦锅内,加清水适量,隔水炖熟,调味服食)。近年来,有专家指出,冬虫夏草常温生服具有较好的药用价值。因此,本药膳也可改良为先煮鸭子,再将虫草研粉佐汤食用。

【使用注意】外感表证未解的咳喘不宜使用。

四十六、白术猪肚粥《圣济总录》

【组成】白术 30g,槟榔 10g,生姜 10g,猪肚 1 付,粳米 100g,葱白 3 段(切细丝),食盐适量。

【功效应用】健脾消食,理气导滞。适用于胃肠道肿瘤或放化疗所致的脾胃虚弱证,症见脘腹胀闷,痞满不适,纳差纳呆,泄泻便溏等。亦可用于慢性胃炎、消化不良、慢性结肠炎的辅助治疗。

【制法食法】将白术、槟榔、生姜装入纱布袋内,扎紧袋口,猪肚洗净,将药袋装入猪肚中缝口,加适量水煮熟猪肚,取其汤汁。用猪肚汤汁煮米粥,临起锅前放入葱白丝及食盐调味。空腹食用。3~5 天为一疗程。

【使用注意】本方不宜长期食用,气虚下陷者忌用。

四十七、益脾饼《医学衷中参西录》

【组成】白术 30g,红枣 250g,鸡内金 15g,干姜 6g,面粉 500g,食盐适量。

【功效应用】健脾益气,温中散寒,开胃消食。适用于胃肠道肿瘤或因化疗导致的寒湿困脾证,症见脘腹冷痛,纳食不消,恶心呕吐,脘腹饱胀,大便溏泄,完谷不化等。亦可用于溃疡性结肠炎、消化不良等病的辅助治疗。

【制法食法】将白术、干姜放入纱布袋内、封口,加水 100ml,与红枣同煮,先武火煮沸,后改文火慢炖 1 小时,除去药袋,剔除红枣核,将枣肉捣成泥。鸡内金研粉,与面粉混匀,入枣泥和少许食盐,和成面团,分成面几若干,制成薄饼。平底锅内涂少许素油,放入面饼烙熟即可。空腹食用。

【使用注意】本方偏温,中焦有热或放疗后患者不宜食用。

四十八、洋参雪耳炖燕窝《疾病饮食疗法》

【组成】西洋参片 15g,雪耳(银耳)15g,燕窝 30g。

【功效应用】滋阴润燥。适用于肺癌、鼻咽癌、头颈部肿瘤或因放疗导致的气阴两虚证,症见咳喘少气,干咳少痰,或痰中带血,口燥咽干等。亦可用于肺结核的辅助治疗。

【制法食法】将西洋参洗净;雪耳浸泡开、洗净,摘小朵;燕窝浸泡后,拣去羽毛杂质,洗净。把全部用料一齐放入炖盅内,加入适量开水,炖盅加盖后,以文火隔水慢炖 2 小时,调味即可。随量饮用。

【使用注意】中焦虚寒,湿盛或风寒咳嗽者不宜食用。

四十九、双母蒸甲鱼《妇人良方》

【组成】甲鱼 1 只(500~600g),川贝母 6g,知母 6g,杏仁 6g,前胡 6g,银柴胡 6g,葱、姜、花椒、盐、白糖、黄酒、味精适量。

【功效应用】养阴清热,润肺止咳。适用于乳腺癌、肺癌、鼻咽癌、食管癌、淋巴瘤、甲状腺癌、纵隔肿瘤等,或因胸部放疗导致的气阴两虚证,症见低热不退,骨蒸潮热,咳喘时作,痰黏难咳,腰膝酸软,颧红盗汗,五心烦热等。亦可用于长期低热、慢性咳嗽等的辅助治疗。

【制法食法】将甲鱼宰杀后放血,剥除甲壳,弃内脏及脚爪,洗净后切成大块备用。药材洗净后切碎,放入纱布袋内,扎紧袋口。将甲鱼与药袋一同放入蒸碗内,加入适量水以及葱、姜、花椒、盐、白糖、黄酒等调料,入蒸笼蒸 1 小时,加入少许味精调味即可。分次食用。

【使用注意】中焦虚寒者不宜食用。

五十、十全大补汤《良药佳馔》

【组成】人参、黄芪、白术、茯苓、熟地、白芍各 10g,当归、肉桂各 5g,川芎、甘草各 3g,大枣 12 枚,生姜 20g,墨鱼、肥母鸡、老鸭、净肚、肘子各 250g,排骨 500g,冬笋、蘑菇、花生米、葱各 50g,调料适量。

【功效应用】温补气血。适用于各种恶性肿瘤术后或放、化疗后的气血两虚证,症见面色萎黄,头晕目眩,气短懒言,心悸怔忡,四肢倦怠,饮食减少等。亦可用于失血过多或术后患者的康复治疗。

【制法食法】将药物纳入纱布袋中，扎紧袋口备用。洗净鸡肉、鸭肉、猪肚、排骨洗净，并将排骨剁成小块；生姜用刀拍破；冬笋洗净切块；蘑菇洗净去除杂质。将上述配料放入锅中，加入适量清水，大火烧开转为小火慢炖1小时，再加入黄酒、花椒、盐等调味。待各种肉均熟烂后捞出，切成细条，再放入汤中，去除药袋，煮开后加入少许味精即成。食肉饮汤，早晚各服200~300ml。全料服完后，间隔5日另做再服。

【使用注意】本膳味厚滋腻，故外感未愈、阴虚火旺、湿热偏盛者不宜服用。

五十一、乌鸡白凤汤《中国药膳大全》

【组成】鹿角胶25g，鳖甲12g，牡蛎12g，桑螵蛸10g，人参25g，黄芪10g，当归30g，白芍25g，香附25g，天门冬12g，甘草6g，生地黄50g，熟地黄50g，川芎12g，银柴胡5g，红花5g，山药25g，芡实12g，鹿角霜10g，生姜30g，墨鱼1 000g，乌鸡肉800g。调料适量。

【功效应用】补气养血，调经止带。适用于子宫内膜癌、卵巢癌等妇科肿瘤，以及放化疗、分泌治疗导致的冲任虚损，气血两虚证，症见体虚乏力，少气懒言，腰膝酸软，头晕眼花，月经不调，白带量多，低热虚烦，惊悸怔忡，夜卧不宁等。亦可用于月经不调、先兆流产、产后虚弱、产后乳汁分泌量少等的辅助治疗。

【制法食法】将人参浸软，切片后烘脆，碾成粉末（或用食物料理机将人参打成粉）备用。用温水洗净墨鱼，去骨；乌鸡宰杀后去内脏、翅尖，洗净，剁下鸡爪和翅根、翅中。将除去人参以外的中药用纱布袋装好、扎口，与墨鱼、鸡爪、翅根、翅中一同下锅，加适量清水，武火烧开后文火炖1小时，备用。鸡肉洗净后，以沸水焯去血水，洗净，切成条方块，加入葱段、姜块、食盐、料酒的一半量，加入适量的备用药汁，上笼蒸烂。挑去葱、姜，原汤倒入勺内，再和上原药汁调余下的料酒、食盐、味精，烧开，去上沫，收浓汁，浇于鸡肉上即成。

【使用注意】外感未愈，湿热、痰湿较重者，不宜食用。原方含有丹参25g，因有研究表明丹参可能会诱发肿瘤血行转移，故将原方中的丹参替换成红花5g。

（鹿竞文）

第十三章
自测题

常见病证食疗

附 1-1　内科常见病证食疗

病名定义	讨论范围	证候名称	临床表现	食疗原则	食疗方举例
感冒是感受触冒风邪,邪犯卫表而导致的常见外感疾病,临床表现以鼻塞、流涕、喷嚏、咳嗽、头痛、恶寒、发热、全身不适、脉浮为其特征	普通感冒(伤风)、流行性感冒(时行感冒)及上呼吸道感染等病	风寒束表证	恶寒重,发热轻,无汗,鼻塞声重,时流清涕,头痛,肢节酸痛,咽痒咳嗽,痰稀薄色白,口不渴或渴喜热饮,舌质淡润,苔薄白,脉浮或浮紧	辛温解表	姜糖苏叶饮生姜粥防风粥黄豆芫荽煎葱豉黄酒汤生姜红糖茶神仙粥五神汤
		风热犯表证	发热重,恶寒轻,微恶风,汗出不畅,鼻塞,流黄浊涕,面赤目胀,头胀痛,咳嗽,痰黏色黄,咽燥,口渴欲饮或咽喉红肿疼痛,舌苔薄白微黄,边尖红,脉浮数	辛凉解表	薄荷糖菊花粥银花饮荆芥粥双花杏蜜茶
		暑湿伤表证	身热,微恶风,肢体困重或疼痛,头昏重胀痛,咳嗽痰黏,鼻流浊涕,伴胸闷脘痞,心烦,少汗,口渴不多饮,或口中黏腻泛恶,小便短赤,便溏,舌苔薄黄而腻,脉濡数	清暑祛湿解表	新加香薷饮清络饮
		体虚感冒之气虚感冒证	经常感冒,反复不愈恶寒较甚,发热,无汗,咳嗽,咳痰无力,身楚倦怠,舌苔淡白,脉浮无力	益气解表	黄芪粥黄芪蒸鸡参味苏粳茶
		体虚感冒之阴虚感冒证	身热,微恶风寒,少汗,五心烦热,头昏,口干,干咳少痰,舌红少苔,脉细数	滋阴解表	沙参粥二冬茶

续表

病名定义	讨论范围	证候名称	临床表现	食疗原则	食疗方举例
咳嗽是由外感或内伤而导致肺失宣降,肺气上逆作声,或咳吐痰液的一种病证	以咳嗽为主要表现的急慢性支气管炎、急慢性咽炎、支气管扩张、肺炎等,或其他疾病如肺脓肿、肺结核等兼见咳嗽者	外感咳嗽之风寒袭肺证	咳嗽声重有力,咽痒气急,咳痰稀薄色白,常伴鼻塞,流清涕,头痛,肢体酸楚,或见恶寒发热,无汗等表证,舌苔薄白,脉浮或浮紧	疏风散寒,宣肺止咳	白芥子粥 姜糖苏叶饮 杏仁猪肺粥
		外感咳嗽之风热袭肺证	咳嗽频剧,声重气粗或咳声嘶哑,喉燥咽痛,痰黏色白或黄稠,咳吐不爽,常伴鼻流黄涕,口微渴,头痛汗出,肢楚,或有发热,恶风等表证,舌质红,苔薄黄,脉浮数或浮滑	疏风清热,宣肺止咳	丝瓜花蜜饮 桑芽粥 双花杏蜜茶 枇杷叶粥
		外感咳嗽之风燥伤肺证	干咳,连声作呛,无痰,或痰少而黏难咳,或痰中夹有血丝,伴咽干喉痒,唇鼻干燥,口干,初起或伴鼻塞,头痛,身热等症,舌质干红而少津,苔薄白或薄黄,脉浮数	疏风清肺,润燥止咳	梨粥 二冬茶 沙参粥 百合粥 百合蜂蜜饮
		内伤咳嗽之痰湿蕴肺证	咳嗽反复发作,咳声重浊,痰多易咳,黏腻或稠厚成块或稀薄,色白或带灰色,晨间或食后咳痰甚,进肥甘食物加重,因痰而嗽,痰出咳平,伴胸闷,脘痞,呕恶,纳差,腹胀,乏力,大便时溏,舌苔白腻,脉濡滑	健脾燥湿,化痰止咳	利痰止嗽茶 山药百合大枣粥
		内伤咳嗽之痰热郁肺证	咳嗽气粗,或喉中有痰声,痰多质黏或稠黄,咳吐不爽,或有热腥味,或咳血痰,伴胸胁胀满,咳时引痛,面赤,或有身热,口干而黏欲饮,舌质红,苔薄黄腻,脉滑数	清热化痰,肃肺止咳	鱼腥草饮 贝母粥 瓜蒌饼
		内伤咳嗽之肝火犯肺证	气逆咳嗽阵作,咳时面红目赤,烦热咽干,咳引胸痛,可随情绪波动增减,常感痰滞咽喉,量少质黏难咳,或痰如絮条,口干口苦,胸胁胀痛,舌红或舌边红,苔薄黄少津,脉弦数	清肺泻肝,顺气降火	菊花绿茶饮 桑芽饮
		内伤咳嗽之肺阴亏耗证	干咳,咳声短促,痰少黏白,或痰中夹血丝,或声音逐渐嘶哑,伴口干咽燥,或午后潮热,颧红,手足心热,夜寐盗汗,神疲乏力,日渐消瘦,舌红少苔,脉细数	养阴清热,润肺止咳	燕窝粥 麦冬糯米粥 五汁蜜膏 双母蒸甲鱼 沙参粥 二冬茶 百合粥 百合蜂蜜饮

病名定义	讨论范围	证候名称	临床表现	食疗原则	食疗方举例
哮证是一种发作性的痰鸣气喘病证，发作时以喉中哮鸣有声，呼吸气促困难，甚则喘息不能平卧为主要表现	支气管哮喘、喘息性支气管炎、嗜酸性细胞增多症或其他急性肺部过敏性疾病等，以痰鸣气喘为主要表现者	发作期之寒哮证	喉中哮鸣如水鸣声，呼吸急促，胸膈满闷，咳不甚，痰少咳吐不爽，色白而多泡沫，口不渴或渴喜热饮，形寒怕冷，天冷或受寒易发，面色青晦，舌苔白滑，脉弦紧或浮紧	温肺散寒，化痰平喘	白芥子粥
		发作期之热哮证	喉中哮鸣如吼，喘而气粗息涌，咳呛阵作，胸膈烦闷，咳痰色黄或白，黏浊稠厚，咳吐不利，口苦，口渴喜饮，汗出，面赤，或有身热，舌质红，苔黄腻，脉滑数或弦滑	清热宣肺，化痰定喘	瓜蒌饼 枇杷叶粥 贝母粥 二冬茶
		缓解期之肺虚证	平素自汗，怕风，常易感冒，气短声低，咳痰清稀色白，喉中常闻痰鸣，面色㿠白，每因气候变化而诱发，发前喷嚏频作，鼻塞流清涕，舌淡，苔薄白，脉细弱或虚大	补肺固卫	人参诃子茶 杏仁猪肺粥 参味苏梗茶 人参固本茶 虫草炖老鸭 人参血耳炖燕窝 双贝蒸甲鱼
		缓解期之脾虚证	平素痰多，呈泡沫状，食少脘痞，气短难息，少气懒言，每因饮食不当或劳累而引发。面色萎黄，倦怠乏力，畏寒肢冷，便溏，或食油腻易腹泻，或泛吐清水，或少腹坠胀，甚则脱肛。舌质淡，苔薄腻或白滑，脉细软	健脾化痰	茯苓酒 燕窝粥 八宝饭 腐皮白果粥 糖溜白果 杏仁猪肺粥
		缓解期之肾虚证	平素短气息促，动则为甚，吸气不利，不耐劳累，腰膝酸软。或伴畏寒肢冷，面色苍白，自汗，或颧红，烦热，汗出粘手，脑转耳鸣。舌淡苔白，质胖嫩，或舌红少苔，脉沉细或细数	补肾摄纳	五味子蛋茶 人参固本茶 虫草炖老鸭 双母蒸甲鱼
肺痨是指由正气虚弱，痨虫侵蚀肺脏所致的以咳嗽、咯血、潮热、盗汗及身体逐渐消瘦等为主要特征的具有传染性的慢性消耗性疾病	肺结核、某些肺外结核等以咳嗽、咯血、潮热、盗汗及身体逐渐消瘦为主要表现者	肺阴亏损证	干咳，咳声短促，或咳少量黏痰，或痰中带血丝或血点，色鲜红，午后手足心热，皮肤干灼，胸部隐痛，口干咽燥，或有轻微盗汗，舌边尖红苔薄，脉细或兼数	滋阴润肺，清热抗痨	燕窝粥 五汁蜜膏 沙参粥 猪肺粥 百合粥 百合蜂蜜饮

续表

病名定义	讨论范围	证候名称	临床表现	食疗原则	食疗方举例
肺痨是指由正气虚弱,痨虫侵蚀肺脏所致的以咳嗽、咯血、潮热、盗汗及身体逐渐消瘦等为主要特征的具有传染性的慢性消耗性疾病	肺结核、某些肺外结核等以咳嗽、咯血、潮热、盗汗及身体逐渐消瘦为主要表现者	阴虚火旺证	呛咳气急,痰少质黏,或黄稠量多,时时咯血,血色鲜红,午后潮热,骨蒸,五心烦热,颧红,盗汗量多,心烦失眠,口渴,急躁易怒,或胸胁掣痛,男子可见遗精,女子月经不调,形体日渐消瘦,舌绛而干,苔薄黄或剥,脉细数	滋阴降火,补肺益肾	白及肺 猪肺粥 燕窝粥 文武膏 百合粥 百合蜂蜜饮
		气阴耗伤证	咳嗽无力,气短声低,咳痰清稀色白,偶或夹血,血色淡红,午后潮热,神疲乏力,伴纳少,便溏,面色㿠白,自汗与盗汗并见,畏风怕冷,颧红,舌质嫩红,边有齿印,苔薄,脉细弱而数	养阴润肺,益气健脾	虫草炖老鸭 洋参雪耳炖燕窝 双母蒸甲鱼 人参固本茶 二冬茶
		阴阳两虚证	咳逆喘息,痰呈泡沫状或见夹血,血色黯淡,骨蒸,潮热,盗汗,形体羸弱,形寒自汗,声嘶或失音,面浮肢肿,伴心慌,唇紫,或见五更泄泻,口舌生糜,男子滑精、阳痿,女子经少、经闭,舌光质红少津,或舌淡体胖,边有齿痕,脉微细而数,或虚大无力	滋阴温阳	琼脂膏
心悸是指患者自觉心中悸动,惊惕不安,甚则不能自主为主要临床表现的常见病证,临床一般呈发作性,每因情志波动或劳累过度而发作,常伴胸闷、气短、健忘、眩晕、耳鸣等症	心律失常,如心动过速、心动过缓、期前收缩、心房颤动或扑动、房室传导阻滞、病态窦房结综合征、预激综合征及心功能不全、神经官能症等,以心悸为主要临床表现者	心虚胆怯	心悸不宁,善惊易恐,坐卧不安,少寐多梦而易惊醒,食少纳呆,恶闻声响,苔薄白,脉细略数或细弦	镇惊定志,养心安神	大枣粥 人参枣仁茶 清宫安神茶 补虚正气粥 养心粥 甘麦大枣汤
		心血不足	心悸气短,头晕目眩,少寐多梦,健忘,面色无华,神疲乏力,纳呆食少,腹胀便溏,舌淡红,脉细弱	补血养心,益气安神	归圆杞菊酒 酸枣仁粥 养心粥 参归猪心汤 桂圆醴 大枣粥 十全大补汤 鸡子羹
		阴虚火旺	心悸易惊,心烦失眠,五心烦热,口干,盗汗,思虑劳心则症状加重,伴有耳鸣,腰酸,头晕目眩,舌质红少津,苔薄黄或少苔,脉细数	滋阴清火,养心安神	百合粥 龙骨粥 磁石粥 珍珠母粥

病名 定义	讨论 范围	证候名称	临床表现	食疗原则	食疗方举例
心悸是指患者自觉心中悸动，惊惕不安，甚则不能自主为主要临床表现的常见病证，临床一般呈发作性，每因情志波动或劳累过度而发作，常伴胸闷、气短、健忘、眩晕、耳鸣等症	心律失常，如心动过速、心动过缓、期前收缩、心房颤动或扑动、房室传导阻滞、病态窦房结综合征、预激综合征及心功能不全、神经官能症等，以心悸为主要临床表现者	心阳不振	心悸不安，胸闷气短，动则尤甚，面色苍白，形寒肢冷，舌淡苔白，脉虚弱，或沉细无力	温补心阳，安神定悸	桂圆粥 桂圆醴 龙眼酒 薤白粥
		水饮凌心	心悸，胸闷痞满，渴不欲饮，下肢水肿，形寒肢冷，伴有眩晕，恶心呕吐，流涎，小便短少，舌淡白苔滑或沉细而滑	振奋心阳，化气利水	山药芡实粥
		心血瘀阻	心悸，胸闷不适，心痛时作，痛如针刺，唇甲青紫，舌质紫暗或有瘀斑，脉涩或结或代	活血化瘀，理气通络	山楂红糖汤 三七蒸蛋 楂核散 月季花汤 橙膏 益母草煮鸡蛋
胸痹是以胸部闷痛，甚则胸痛彻背，喘息不得卧为主要临床表现的一种病证。轻者仅感胸闷如窒，呼吸不畅，重者则有胸痛，严重者心痛彻背，背痛彻心，或发展为真心痛	冠状动脉粥样硬化性心脏病（心绞痛、心肌梗死）、其他如病毒性心肌炎、心包炎、慢性阻塞性肺气肿、慢性胃炎，甚至一些神经官能症等疾病以膻中及左胸部发作性憋闷疼痛为主要表现者	阴寒凝滞	猝然胸痛彻背，背痛彻心，或感寒痛甚，或胸闷，心悸，气短，形寒肢冷，面色苍白，苔薄白，脉沉紧或沉细，多因气候骤冷或感寒而发病或加重	辛温通阳，开痹散寒	羊肾馄饨 苁蓉羊肉粥 附子粥 丁姜糖
		心血瘀阻	胸痛剧烈，如刺如绞，痛有定处，入夜尤甚，甚则心痛彻背，背痛彻心，或痛引肩背，伴有胸闷，日久不愈，可因暴怒而加重，舌质紫暗，舌下瘀筋，苔薄，脉弦涩或结代	活血化瘀，通脉止痛	山楂红糖汤 三七蒸蛋 楂核散 月季花汤 橙膏 益母草煮鸡蛋
		痰浊壅塞	胸闷如窒而痛，或痛引肩背，形体肥胖，痰多，气短喘促，遇阴雨天而易发作或加重，伴有倦怠乏力，纳呆便溏，口黏，恶心，咳吐痰涎，苔白腻或白滑，脉弦滑	通阳泄浊，豁痰开结	珍珠母茯神汤 瓜蒌饼
		气阴两虚	心胸阵阵隐痛，胸闷气短，动则喘息，心中动悸，倦怠乏力，面色少华，头晕目眩，遇劳则甚，或易汗出、易感冒，舌偏红或有齿印，脉细弱无力，或结代	益气养阴，活血通络	洋参雪耳炖燕窝 人参固本茶 养心粥

病名定义	讨论范围	证候名称	临床表现	食疗原则	食疗方举例
胸痹是以胸部闷痛,甚则胸痛彻背,喘息不得卧为主要临床表现的一种病证。轻者仅感胸闷如窒,呼吸不畅,重者则有胸痛,严重者心痛彻背,背痛彻心,或发展为真心痛	冠状动脉粥样硬化性心脏病(心绞痛、心肌梗死)、其他如病毒性心肌炎、心包炎、慢性阻塞性肺气肿、慢性胃炎,甚至一些神经官能症等疾病以膻中及左胸部发作性憋闷疼痛为主要表现者	心肾阴虚	心胸疼痛时作,心悸怔忡,心烦不寐,头晕耳鸣,五心烦热,口燥咽干,潮热盗汗,舌红少津,苔薄或剥,脉细数或结代	滋阴益肾,养心安神	石斛玉竹粥龙骨粥珍珠母茯神汤枸杞叶粥枸杞子酒枸杞子粥
		阳气虚衰	胸闷气短,心悸怔忡,神倦怯寒,遇冷心痛加剧,动则更甚,四肢欠温,自汗,舌质淡胖,苔白腻,脉沉细迟	益气温阳,活血通络	羊肾馄饨龙眼酒苁蓉羊肉粥当归生姜羊肉汤桂圆醴桂圆粥
不寐又称失眠,是以经常不能获得正常睡眠为特征的一类病证。主要表现为睡眠时间、深度的不足以及不能消除疲劳、恢复体力与精力	神经官能症、更年期综合征、贫血、慢性疾病、脑震荡后遗症等以失眠为主要临床表现者	肝火扰心	急躁易怒,心烦,不寐多梦,甚至彻夜不眠,伴有头晕头胀,面红目赤,耳鸣耳聋,口干而苦,便秘溲赤,舌红苔黄,脉弦而数	清肝泻火,镇心安神	芹菜红枣汤
		痰热内扰	心烦不寐,胸闷,泛恶,嗳气,伴有头重目眩,口苦,舌红苔黄腻,脉滑数	清化痰热,和中安神	珍珠母茯神汤
		阴虚火旺	心烦不寐,心悸不安,腰酸足软,伴头晕,耳鸣,健忘,口干津少,五心烦热,舌红少苔,脉细而数	滋阴降火,清心安神	柏子仁粥百合粥夜交藤粥磁石粥珍珠母粥龙骨粥酸枣仁粥百合蜂蜜饮

病名定义	讨论范围	证候名称	临床表现	食疗原则	食疗方举例
不寐又称失眠,是以经常不能获得正常睡眠为特征的一类病证。主要表现为睡眠时间、深度的不足以及不能消除疲劳、恢复体力与精力	神经官能症、更年期综合征、贫血、慢性疾病、脑震荡后遗症等以失眠为主要临床表现者	心脾两虚	多梦易醒,心悸健忘,神疲食少,头晕目眩,伴有四肢倦怠,面色少华,舌淡苔薄,脉细无力	补益心脾,养心安神	茯苓酒 桂圆醴 大枣粥 桂圆粥 龙眼酒 乌灵参炖鸡 山药茯苓糕 桂圆杞菊酒 山药芡实粥 甘麦大枣汤
		心胆气虚	心烦不寐,多梦易醒,胆怯心悸,触事易惊,伴有气短自汗,倦怠乏力,舌淡,脉弦细	益气镇惊,安神定志	养心粥 参归猪心汤 清宫安神茶
呕吐是由于胃失和降,胃气上逆,使胃中之物从口中吐出的一种病证。为多种急慢性疾病常见的症状之一	急性胃炎、神经性呕吐、心源性呕吐、食源性呕吐、贲门痉挛、幽门痉挛及梗阻、肠梗阻、肝炎、胰腺炎、胆囊炎、尿毒症、颅脑疾病及部分传染病等以呕吐为主症者	外邪犯胃	突然呕吐,伴有恶寒发热,头身疼痛,胸脘满闷,舌苔白腻,脉濡缓	疏邪解表,和胃降逆	姜糖苏叶饮 生姜粥 生姜红糖汤 醋浸生姜饮 姜露
		饮食停滞	呕吐酸腐,脘腹胀满拒按,嗳气厌食,得食更甚,吐后反快,大便或溏或结,气味臭秽,苔厚腻,脉滑实	消食化滞,和胃降逆	萝卜生姜汁 楂核散 焦三仙消食汤 豆蔻馒头 萝卜瘦肉饼 橘皮粥 益脾饼 莱菔子粥
		痰饮内停	呕吐清水痰涎,胸脘满闷,不思饮食,头眩心悸,苔白腻,脉滑	温化痰饮,和胃降逆	益脾饼
		肝气犯胃	呕吐吞酸,嗳气频作,胸胁胀满,每因情志不遂而加重,舌边红,苔薄腻,脉弦	疏肝理气,和胃止呕	茉莉花露 暗香汤 玫瑰花茶 糖渍柠檬 姜橘饮 豆蔻馒头 橘皮粥

病名定义	讨论范围	证候名称	临床表现	食疗原则	食疗方举例
呕吐是由于胃失和降,胃气上逆,使胃中之物从口中吐出的一种病证。为多种急慢性疾病常见的症状之一	急性胃炎、神经性呕吐、心源性呕吐、食源性呕吐、贲门痉挛、幽门痉挛及梗阻、肠梗阻、肝炎、胰腺炎、胆囊炎、尿毒症、颅脑疾病及部分传染病等以呕吐为主症者	脾胃虚寒	呕吐反复发作,时作干呕,呕量不多,或仅吐唾涎沫,口燥咽干,胃中嘈杂,似饥而不欲食,舌红少津,脉细数	滋养胃阴,和胃降逆	干姜粥 丁香煮酒 姜汁砂仁粥 丁香姜糖 醋浸生姜饮 姜露 小暴腌肉 益脾饼 吴茱萸粥 赤石脂干姜粥 干姜肉桂猪肚
胃痛,又称胃脘痛,是以上腹胃脘部近心窝处疼痛为主要表现的病证	急、慢性胃炎,消化性溃疡,胃下垂,胃神经官能症,胃癌等疾患表现为以上腹部疼痛为主症者	寒邪客胃	胃痛暴作,甚则拘急作痛,恶寒喜暖,得温痛减,遇寒痛增,口淡不渴,或喜热饮,舌淡,苔薄白,脉弦紧	温胃散寒,行气止痛	干姜粥 姜糖苏叶饮 生姜粥 生姜红糖汤 附子粥 姜露 豆蔻馒头
		饮食停滞	胃脘疼痛,胀满不消,疼痛拒按,嗳腐吞酸,得食更甚,或呕吐不消化食物,其味腐臭,吐后痛减,不思饮食,大便不爽,得矢气及便后稍舒,舌苔厚腻,脉滑或实	消食导滞,和胃止痛	萝卜生姜汁 楂核散 橄榄萝卜 焦三仙消食汤 豆蔻馒头 曲米粥 萝卜瘦肉饼 槟榔粥 莱菔子粥 益脾饼

续表

病名定义	讨论范围	证候名称	临床表现	食疗原则	食疗方举例
胃痛,又称胃脘痛,是以上腹胃脘部近心窝处疼痛为主要表现的病证	急、慢性胃炎,消化性溃疡,胃下垂,胃神经官能症,胃癌等疾患表现为以上腹部疼痛为主症者	肝气犯胃	胃脘胀闷,攻撑作痛,脘痛连胁,遇烦恼郁怒则痛作或痛甚,大便不畅,嗳气、矢气则舒,苔多薄白,脉沉弦	疏肝理气,和胃止痛	茉莉花露 暗香汤 玫瑰花茶 糖渍柠檬 姜橘饮 豆蔻馒头 橘皮粥 橙膏
		肝胃郁热	胃脘灼痛,痛势急迫,喜冷恶热,得凉则舒,心烦易怒,泛酸嘈杂,口干口苦,舌红苔黄,脉弦数	清肝泻热,和胃止痛	荸荠内金饼 雪红汤 鲜李汁
		瘀血阻滞	胃脘疼痛,状如针刺刀割,痛有定处,痛如针刺,按之痛甚,食后加剧,入夜尤甚,或见吐血、黑便,舌质紫黯或有瘀斑,脉涩	活血化瘀,理气止痛	山楂红糖汤 月季花汤 三七蒸蛋 益母草煮鸡蛋
		胃阴亏虚	胃脘隐隐灼痛,似饥而不欲食,口燥咽干,五心烦热,消瘦乏力,大便干结,舌红少津,脉细数	养阴益胃,和中止痛	竹茹芦根茶 天门冬萝卜汤 石斛子竹粥 沙参粥 山药百合大枣粥 燕窝粥 麦冬糯米粥
		脾胃虚寒	胃痛隐隐,绵绵不休,空腹痛甚,得食则缓,喜温喜按,劳累或受凉后疼痛发作或加重,泛吐清水,纳差,神疲乏力,手足不温,大便溏薄,舌淡苔白,脉虚弱或迟缓	温中健脾,和胃止痛	干姜粥 丁香煮酒 姜汁砂仁粥 丁香姜糖 醋浸生姜饮 姜露 小暴腌肉 益脾饼 吴茱萸粥 赤石脂干姜粥 干姜肉桂猪肚

病名定义	讨论范围	证候名称	临床表现	食疗原则	食疗方举例
泄泻是指排便次数增多、粪质稀薄或完谷不化,甚至泻出如水样为主症的病证	急慢性腹泻,如急、慢性胃炎,胃肠功能紊乱,肠结核,结肠过敏等,以泄泻为主症者	寒湿泄泻	泻下清稀,甚则如水样,腹痛肠鸣,脘闷食少,或兼恶寒发热,鼻塞头痛,肢体酸痛,苔薄白或白腻,脉濡缓	芳香化湿,解表散寒	干姜粥 生姜粥 丁香煮酒
		湿热泄泻	腹痛泄泻,泻下急迫,或泻而不爽,粪色黄褐,气味臭秽,肛门灼热,或烦热口渴,小便短赤,苔黄腻,脉滑数或濡数	清热利湿	赤小豆内金粥 马齿苋粥
		食滞肠胃	腹痛肠鸣,泻后痛减,泻下粪便臭如败卵,夹有不消化食物,脘腹痞满,嗳腐酸臭,不思饮食,舌苔垢浊或厚腻,脉滑	消食导滞	萝卜生姜汁 焦三仙消食汤 曲米粥 槟榔粥 红枣益脾膏
		脾虚泄泻	大便时泻时溏,迁延反复,稍有饮食不慎,大便次数即明显增多,夹见水谷不化,饮食减少,食后脘闷不舒,面色萎黄,神疲倦怠,舌淡苔白,脉细弱	健脾益胃	涩肠止泻乌梅粥 红枣益脾糕 山药百合大枣粥 苹果山药散 八宝饭 补虚正气粥 茯苓粥 山药茯苓膏 赤石脂干姜粥 石榴皮茶
		肾阳虚衰	黎明之前脐腹作痛,肠鸣即泻,完谷不化,泻后即安,形寒肢冷,腹部喜暖,腰膝酸软,舌淡苔白,脉沉弱	温补脾肾,固涩止泻	附子粥 金樱子粥
痢疾是以腹痛、里急后重、下痢赤白脓血为主症的病证	急慢性细菌性痢疾,阿米巴痢疾,慢性非特异性溃疡性结肠炎,过敏性结肠炎等肠道疾病	湿热痢	腹痛,里急后重,下痢赤白脓血,赤多白少,或纯下赤冻,肛门灼热,小便短赤,舌苔黄腻,脉滑数	清热化湿,调气行血	马齿苋粥
		疫毒痢	发病急骤,壮热,痢下鲜紫脓血,腹痛剧烈,里急后重明显,口渴,头痛,烦躁,或神昏谵语,或面色苍白,汗出肢厥,舌质红绛,苔黄燥,脉滑数或微细欲绝	清热解毒,凉血止痢	马齿苋粥 鱼腥草饮

续表

病名定义	讨论范围	证候名称	临床表现	食疗原则	食疗方举例
痢疾是以腹痛、里急后重、下痢赤白脓血为主症的病证	急慢性细菌性痢疾,阿米巴痢疾,慢性非特异性溃疡性结肠炎,过敏性结肠炎等肠道疾病	寒湿痢	痢下赤白黏冻,白多赤少,或纯为白冻,伴有腹痛,里急后重,脘腹满闷,头身困重,口淡,饮食乏味,舌质淡,苔白腻,脉濡缓	温化寒湿,调气和血	附子粥蕹白粥
		阴虚痢	痢下赤白黏冻,或下鲜血黏稠,日久不愈,脐腹灼痛或脐下急痛,虚坐努责,食少,心烦口干,疲倦乏力,舌红绛少苔,或舌光红乏津,脉细数	养阴清肠	燕窝粥
		虚寒痢	久痢不已,下痢稀薄,夹有白冻,甚则滑脱不禁,或腹部隐痛,食少神疲,四肢不温,腰酸怕冷,舌淡苔薄白,脉沉细而弱	温补脾肾,收涩固脱	赤石脂干姜粥石榴皮茶
		休息痢	下痢时发时止,日久难愈,发则下痢脓血,腹痛,里急后重,饮食减少,神疲乏力,舌淡,苔腻,脉濡软或细数	温中清肠,调气化滞	涩肠止泻乌梅粥补虚正气粥
便秘是指大肠传导功能失常,导致大便秘结不通,排便周期延长,或周期不长,但粪质干结,排便艰难,或粪质不硬,虽有便意,但便而不畅的病证,也是临床多种病证的常见症状	功能性便秘,肠易激综合征,肠炎恢复期,直肠及肛门疾病所致便秘,药物性便秘,内分泌及代谢性疾病引起的便秘等	实秘之热秘	大便干结,腹胀腹痛,面红身热,口干口臭,心烦不安,小便短赤,舌红苔黄燥,脉滑数	泻热导滞,润肠通便	桃花面枳实粥
		实秘之气秘	大便干结,或不甚干结,欲便不得出,或便而不畅,肠鸣矢气,腹中胀痛,胸胁满闷,嗳气频作,饮食减少,舌苔薄腻,脉弦	顺气导滞	茉莉花露槟榔粥
		虚秘之气虚秘	粪质并不干硬,虽有便意,但临厕努挣乏力,汗出短气,便后乏力,面白神疲,肢倦懒言,舌淡苔白,脉弱	益气润肠	麻仁栗子糕黄芪汤鲢鱼肉丸汤黄芪粥黄芪蒸鸡
		虚秘之血虚秘	大便干结,排出困难,面色无华,头晕目眩,心悸气短,失眠健忘,口唇色淡,苔白,脉细	养血润肠	芝麻归杏粥桃仁炖墨鱼

续表

病名定义	讨论范围	证候名称	临床表现	食疗原则	食疗方举例
便秘是指大肠传导功能失常,导致大便秘结不通,排便周期延长,或周期不长,但粪质干结,排便艰难,或粪质不硬,虽有便意,但便而不畅的病证,也是临床多种病证的常见症状	功能性便秘,肠易激综合征,肠炎恢复期,直肠及肛门疾病所致便秘,药物性便秘,内分泌及代谢性疾病引起的便秘等	虚秘之阳虚秘	大便艰涩,排便困难,小便清长,面色㿠白,手足不温,喜热怕冷,或腹中冷痛,得热则减,腰膝冷痛,舌淡苔白,脉沉迟	温阳通便	苁蓉羊肉粥
		虚秘之阴虚秘	大便干结,如羊屎状,形体消瘦,头晕耳鸣,两颧红赤,心烦少眠,潮热盗汗,腰膝酸软,舌红少苔,脉细数	滋阴通便	郁李仁粥麻仁紫苏粥百合蜂蜜饮鲢鱼肉丸汤桑葚醪瓜蒌饼
黄疸是以目黄、身黄、小便黄为主症的一种病证,其中尤以目睛黄染为本病的重要特征	肝细胞性黄疸、阻塞性黄疸、溶血性黄疸	阳黄	身目俱黄,黄色鲜明,发热口渴,或见心中懊恼,脘腹胀满,口干而苦,恶心欲吐,小便短少黄赤,大便秘结,舌苔黄腻,脉弦数	清热利湿,通腑泻下	茵陈粥麦苗汁赤小豆内金粥
		阴黄	身目俱黄,黄色晦暗,或如烟熏,纳少脘闷,或见腹胀,大便溏薄或不实,神疲畏寒,口淡不渴,舌质淡苔腻,脉濡缓或沉迟	健脾和胃,温化寒湿	薏苡仁粥山药茯苓膏附子粥
胁痛是以一侧或两侧胁肋部位疼痛为主要表现的病证	肝胆疾病,如急慢性肝炎、肝硬化、脂肪肝、肝脓肿、肝癌、肝脏寄生虫病以及急慢性胆囊炎、胆道感染、胆石症、胰腺炎、肋间神经痛等以胁痛为主要表现者	肝气郁结证	胁痛以胀痛为主,走窜不定,甚则引及胸背肩臂,疼痛每因情志而增减,善太息,伴有胸闷气短,脘腹胀满,纳呆,嗳气频作,舌苔薄白,脉弦	疏肝理气	暗香汤玫瑰花茶茉莉花露姜菊饮橘皮粥月季花汤
		肝胆湿热证	胁肋胀痛或灼痛,触痛明显而拒按,或牵及肩背,常伴有胸闷纳呆,恶心呕吐,口苦,或有黄疸,或有身热恶寒,小便黄赤,大便不爽,舌质红,苔黄腻,脉弦滑数	清热利湿	栀子仁粥大小蓟饮芹菜粥

病名定义	讨论范围	证候名称	临床表现	食疗原则	食疗方举例
胁痛是以一侧或两侧胁肋部位疼痛为主要表现的病证	肝胆疾病,如急慢性肝炎、肝硬化、脂肪肝、肝脓肿、肝癌、肝脏寄生虫病以及急慢性胆囊炎、胆道感染、胆石症、胰腺炎、肋间神经痛等以胁痛为主要表现者	瘀血停着证	胁肋刺痛,痛处固定而拒按,疼痛持续不已,入夜尤甚,或胁下有癥块,或见面色晦暗,舌质紫暗,脉沉涩	祛瘀通络	楂核散 山楂红糖汤 三七蒸蛋 月季花汤
		肝阴不足证	胁肋隐痛,悠悠不休,绵绵不已,遇劳加重,伴有口干咽燥,心中烦热,头晕目眩,两目干涩,舌红少苔,脉细弦而数	养阴柔肝	天钩石藕饮 鲜李汁 枸杞叶粥 枸杞子粥
鼓胀是指腹大胀满,绷急如鼓,皮色苍黄,脉络显露的病证	肝炎后肝硬化、血吸虫病肝硬化、酒精性肝硬化及营养不良性肝硬化的腹水形成期,另外,结核性腹膜炎腹水、腹腔内晚期恶性肿瘤、慢性缩窄性心包炎、肾病综合征等合并腹水	气滞湿阻证	腹部胀大,按之不坚,胁下胀满或疼痛,纳呆食少,食后作胀,得嗳气、矢气后稍减,小便短少,舌苔薄白腻,脉弦	疏肝理气,行湿散满	赤豆羹
		寒湿困脾证	腹大胀满,按之如囊裹水,甚则颜面微浮,下肢水肿,脘腹痞胀,得热稍舒,精神困倦,怯寒懒动,周身困重,小便短少,大便溏薄,舌苔白腻水滑,脉缓、脉弦迟	温中健脾,行气利水	鲤鱼汤 参芪鸡丝冬瓜汤
		湿热蕴结证	腹大坚满,脘腹撑急,外坚内胀,拒按,扪之灼手,烦热口苦,渴不欲饮,或有面目、肌肤发黄,小便赤涩,大便秘结或溏垢,舌边尖红,苔黄腻或兼灰黑而润,脉象弦数	清热利湿,攻下逐水	赤小豆鲤鱼汤 赤小豆内金粥 赤豆羹
		肝脾血瘀证	腹大坚满,按之下陷而硬,青筋显露,脉络怒张,胁下癥结痛如针刺,面色晦黯黎黑,面颈胸臂有血痣赤缕,呈丝纹状,手掌赤痕,唇色紫褐,口渴,饮水不欲下咽,大便色黑,舌质紫暗或有瘀斑,脉细涩	活血化瘀,行气利水	益母草煮鸡蛋 山楂红糖汤 月季花汤 三七蒸蛋

病名定义	讨论范围	证候名称	临床表现	食疗原则	食疗方举例
鼓胀是指腹大胀满,绷急如鼓,皮色苍黄,脉络显露的病证	肝炎后肝硬化、血吸虫病肝硬化、酒精性肝硬化及营养不良性肝硬化的腹水形成期,另外,结核性腹膜炎腹水、腹腔内晚期恶性肿瘤、慢性缩窄性心包炎、肾病综合征等	脾肾阳虚证	腹大胀满不舒,形如蛙腹,朝宽暮急,面色苍黄,或呈㿠白,脘闷纳呆,神倦怯寒,肢冷或下肢水肿,小便短少不利,便溏,舌体胖边有齿痕,舌质色淡,苔腻水滑,脉沉弱无力	温补脾肾,化气行水	补虚止气粥
		肝肾阴虚证	腹大胀满,甚则青筋暴露,形体反见消瘦,面色晦滞,唇紫,口燥咽干,心烦,失眠,牙宣出血,鼻时衄血,小便短少,舌质红绛少津,苔少或光剥,脉弦细数	滋养肝肾,凉血化瘀	益寿饮
眩晕是以自觉头晕眼花,视物旋转动摇为临床特征的一类病证	高血压病、动脉硬化症、内耳性眩晕如梅尼埃病、迷路炎、位置性眩晕、乘车船引起的晕动病以及神经官能症等以眩晕为主要表现者	肝阳上亢证	性情急躁易怒,眩晕耳鸣,头胀头痛,每因烦劳或恼怒而头晕、头痛加剧,面色潮红,少寐多梦,口干口苦,腰膝酸软,头重足飘或肢体震颤,颜面潮红,舌质红,苔黄,脉弦细数	平肝潜阳,清火息风	桑菊薄竹饮芹菜粥芹菜拌海带芹菜红枣汤夏枯草煲猪肉醋泡花生仁天钩石藕饮菊楂决明饮菊花绿茶饮桑芽粥菊花酒益寿饮珍珠母粥
		痰浊中阻证	眩晕,头重如裹,胸闷恶心,呕吐痰涎,食少多寐,舌淡胖苔白厚腻,脉濡滑	燥湿化痰,健脾和胃	赤小豆内金粥瓜蒌饼
		气血亏虚证	头晕目眩,劳累则甚,气短声低,神疲懒言,面色淡白,唇甲不华,发色不泽,心悸少寐,饮食减少,舌淡胖嫩,且边有齿印,苔少或薄白,脉细弱	补益气血,健运脾胃	春盘面木耳粥蜀椒糕十全大补汤补虚正气粥桂圆杞菊酒桂圆醴人参枣仁茶桂圆粥

病名定义	讨论范围	证候名称	临床表现	食疗原则	食疗方举例
眩晕是以自觉头晕眼花,视物旋转动摇为临床特征的一类病证	高血压病、动脉硬化症、内耳性眩晕如梅尼埃病、迷路炎、位置性眩晕、乘车船引起的晕动病以及神经官能症等以眩晕为主要表现者	肾精不足证	头晕而空,健忘耳鸣,腰酸遗精,齿摇发脱,偏于阴虚者,少寐多梦,颧红咽干,烦热形瘦,舌嫩红,苔少或光剥,脉细数;偏于阳虚者,精神萎靡,四肢不温,形寒肢冷,舌质淡,脉沉细无力	补肾养精,充养脑髓	猪脑天麻粥 五味枸杞饮 枸杞子酒 桑葚醪 山茱萸粥 山药山茱粥 文武膏 菟丝子茶 枸杞子粥 菟丝子粥 煮料豆
		瘀血阻窍证	眩晕时作,反复不愈,头痛,唇甲紫黯,舌有瘀点、瘀斑,伴有善忘,夜寐不安,心悸,精神不振及肌肤甲错等,脉弦涩	祛瘀生新,活血通窍	山楂红糖汤 月季花汤 楂核散 三七蒸蛋 菊楂决明饮
中风是卒中的俗称,是以突然昏仆,不省人事,半身不遂,口眼歪斜,不语或言语謇涩为主要特征的一种病证	短暂性脑缺血发作、局限性脑梗死、原发性脑出血和蛛网膜下腔出血等急性脑血管疾病	中经络之风痰入络证	半身不遂,口眼歪斜,舌强言謇或不语,偏身麻木,兼见头晕目眩,舌质黯淡,苔薄白或白腻,脉弦滑	祛风化痰通络	白芥子粥
		中经络之风阳上扰证	素有眩晕头痛,突然发生口眼歪斜,舌强言謇或不语,甚至半身不遂,或面红目赤,口苦咽干,心烦易怒,尿赤便干,舌质红,苔薄黄,脉弦有力	平肝潜阳,息风通络	芹菜粥 芹菜拌海带 菊花绿茶饮 桑芽粥 猪脑天麻粥 天钩石藕饮 菊楂决明 菊花酒 桑菊薄竹饮
		中经络之阴虚风动证	素有眩晕耳鸣,腰酸膝软,烦躁失眠,五心烦热,手足蠕动,突然出现半身不遂,口眼歪斜,言语不利,舌质红或黯红,少苔或无苔,脉细弦或细弦数	滋阴潜阳,息风通络	益寿饮 珍珠茯神粥 珍珠母粥 龙骨粥
		恢复期	半身不遂,口眼歪斜,舌强言謇,偏身麻木	益气养血,化瘀通络	白芥子粥 五加皮醪 威灵仙酒 海桐皮酒 益春饮 枸杞子酒 黄芪蒸鸡 白花蛇酒 三七蒸蛋 十全大补汤 益寿饮

病名定义	讨论范围	证候名称	临床表现	食疗原则	食疗方举例
头痛是临床上常见的自觉症状,可以发生在许多急慢性疾病过程中,多由于外感或内伤,致使脉络绌急或失养,清窍不利所引起的以患者自觉头部疼痛为特征的一种常见病证,有时亦是某些相关疾病加重或恶化的先兆	偏头痛、三叉神经痛、枕神经痛、血管神经性头痛、高血压病、动脉硬化、贫血及神经官能症等,以头痛为主症者	外感头痛之风寒头痛	头痛起之较急,其痛如破,连及项背,恶风畏寒,遇风尤剧,口不渴,苔薄白,脉浮紧	疏散风寒	防风粥 葱豉黄酒汤 荆芥粥 白花蛇酒
		外感头痛之风热头痛	头痛而胀,甚则头痛如裂,发热或恶风,面红目赤,口渴欲饮,便秘溲黄,舌红苔黄,脉浮数	疏风清热	菊花绿茶饮 桑芽粥 薄荷糖
		外感头痛之风湿头痛	头痛如裹,肢体困重,纳呆胸闷,小便不利,大便或溏,苔白腻,脉濡滑	祛风胜湿	薏苡仁粥 白花蛇酒 海桐皮酒
		内伤头痛之肝阳头痛	头胀痛而眩,心烦易怒,夜眠不宁,或兼胁痛,面红口苦,舌红苔薄黄,脉弦有力	平肝潜阳	芹菜粥 菊楂决明饮 菊花绿茶饮 桑菊薄竹饮 芹菜拌海带 芹菜红枣汤 夏枯草煲猪肉 天钩石藕饮 桑芽粥 菊花酒 益寿饮 珍珠母粥
		内伤头痛之肾虚头痛	头痛而空,每兼眩晕,腰痛酸软,神疲乏力,遗精带下,耳鸣少寐,舌红少苔,脉细无力	养阴补肾	归圆杞菊酒 猪脑天麻粥 五味枸杞饮 枸杞子酒 桑葚醪 山茱萸粥 山药山茱粥 文武膏 菟丝子茶 枸杞子粥 菟丝子粥 煮料豆

续表

病名定义	讨论范围	证候名称	临床表现	食疗原则	食疗方举例
头痛是临床上常见的自觉症状,可以发生在许多急慢性疾病过程中,多由于外感或内伤,致使脉络绌急或失养,清窍不利所引起的以患者自觉头部疼痛为特征的一种常见病证,有时亦是某些相关疾病加重或恶化的先兆	偏头痛、三叉神经痛、枕神经痛、血管神经性头痛、高血压病、动脉硬化、贫血及神经官能症等,以头痛为主症者	内伤头痛之血虚头痛	头痛而晕,心悸不宁,遇劳则重,自汗,气短,畏风,神疲乏力,面色㿠白,舌质淡苔薄白,脉细弱	滋阴养血	归圆杞菊酒 芝麻归杏粥 十全大补汤 补虚正气粥 桂圆粥 桂圆醴 桂圆杞菊酒
		内伤头痛之痰浊头痛	头痛昏蒙,胸脘满闷,呕恶痰涎,舌胖大有齿痕,苔白腻,脉滑或弦滑	化痰降逆	橄榄萝卜 海桐皮酒
		内伤头痛之瘀血头痛	头痛经久不愈,痛如锥刺,固定不移,或有头部外伤史,舌紫或有瘀斑,苔薄白,脉细或细涩	活血化瘀	菊楂决明饮 山楂红糖汤 月季花汤 楂核散 三七蒸蛋
淋证是以小便频数短涩,淋沥刺痛,小腹拘急引痛为主要临床表现的病证	急、慢性尿路感染,泌尿道结核,尿路结石,急慢性前列腺炎,乳糜尿及尿道综合征等	热淋	小便频数短涩,灼热刺痛,溺色黄赤,少腹拘急胀痛,或有寒热,口苦,呕恶,或有腰痛拒按,或有大便秘结,苔黄腻,脉滑数	清热利湿通淋	滑石粥 葡萄藕蜜膏 竹叶粥 麦苗汁 苎麻粥
		石淋	尿中夹砂石,排尿涩痛,或排尿时突然中断,尿道窘迫疼痛,少腹拘急,往往突发,一侧腰腹绞痛难忍,甚则牵及外阴,尿中带血,舌红,苔薄黄,脉弦或带数	清热利湿,通淋排石	茵陈粥 赤小豆内金粥
		血淋	小便热涩刺痛,尿色深红,或夹有血块,疼痛满急加剧,或见心烦,舌尖红,苔黄,脉滑数。病延日久,尿色淡红,尿痛涩滞不显著,腰膝酸软,神疲乏力,舌淡红,脉细数	清热通淋,凉血止血;或滋阴清热,补虚止血	大小蓟饮 栀子仁粥 益母草煮鸡蛋 苎麻粥

续表

病名定义	讨论范围	证候名称	临床表现	食疗原则	食疗方举例
淋证是以小便频数短涩,淋沥刺痛,小腹拘急引痛为主要临床表现的病证	急、慢性尿路感染,泌尿道结核,尿路结石,急慢性前列腺炎,乳糜尿及尿道综合征等	气淋	郁怒之后,小便涩滞,淋漓不尽,少腹胀满疼痛,苔薄白,脉弦。或见少腹坠胀,尿有余沥,面色苍白,舌质淡,脉虚细无力	理气疏导或补中益气,通淋利尿	玫瑰花茶 茉莉花露 暗香汤 橘皮粥 黄芪粥 黄芪蒸鸡 补虚正气粥
		膏淋	小便浑浊,乳白或如米泔水,上有浮油,置之沉淀,或伴有絮状凝块物,或混有血液、血块,尿道热涩疼痛,尿时阻塞不畅,口干,苔黄腻,舌质红,脉濡数。病久反复发作,淋出如脂,涩痛反见减轻,形体消瘦,头昏无力,腰膝酸软,舌淡,苔腻,脉细弱无力	清热利湿,分清泄浊,或补虚固涩	茵陈粥 麦苗汁 山药山萸粥 山药茯苓糕
		劳淋	小便不甚赤涩,溺痛不甚,但淋漓不已,时作时止,遇劳即发,腰膝酸软,神疲乏力,病程缠绵,舌质淡,脉细弱	健脾益肾	十全大补汤 补虚正气粥
水肿是指体内水液潴留,泛溢肌肤,引起以眼睑、头面、四肢、腹背甚至全身水肿为临床特征的一类病证	急慢性肾小球肾炎、肾病综合征、继发性肾小球疾病等,以眼睑、头面、四肢、腹背甚至全身水肿为主要表现者	阳水	起病较急,病程较短,水肿多由上而下,继及全身,肿处皮肤绷急光亮,按之凹陷即起,兼见烦热,口渴,小便赤涩,大便秘结等表、热、实证	宣肺健脾,通阳利水	防风粥 黄豆芫荽煎 鱼腥草饮 赤豆羹 赤小豆鲤鱼汤 清络饮 茯苓粥 黄芪粥 鲤鱼汤 冬瓜粥 栀子仁粥
		阴水	病势较缓,病程较长,肿多由下而上,继及全身,肿处皮肤松弛,按之凹陷,不易恢复,甚则按之如泥,兼见小便少而不赤涩,大便溏薄,神疲气怯等里、寒、虚证	温阳祛瘀,化气行水	参芪鸡丝冬瓜汤 益母草煮鸡蛋 附子粥 干姜粥

续表

病名 定义	讨论 范围	证候名称	临床表现	食疗原则	食疗方举例
消渴是以多饮、多食、多尿、乏力、消瘦,或尿有甜味为主要临床表现的一种病证	糖尿病、尿崩症等	上消之肺热津伤证	烦渴多饮,口干舌燥,尿频量多,舌边尖红,苔薄黄,脉洪数	清热润肺,生津止渴	天花粉粥 二冬茶
		中消之胃热炽盛证	多食易饥,口渴,尿多,形体消瘦,大便干燥,苔黄,脉滑实有力	清胃泻火,养阴增液	五汁饮 荞麦面 二冬茶 鲜李汁 苹果山药散
		下消之肾阴亏虚证	尿频量多,混浊如脂膏,或尿甜,腰膝酸软,乏力,头晕耳鸣,口干唇燥,皮肤干燥、瘙痒,舌红苔,脉细数	滋阴补肾,润燥止渴	土茯苓猪骨汤 桑葚醪 枸杞叶粥 枸杞子粥
		下消之阴阳两虚证	小便频数,混浊如膏,甚至饮一溲一,面容憔悴,耳轮干枯,腰膝酸软,四肢欠温,畏寒肢冷,阳痿或月经不调,舌苔淡白而干,脉沉细无力	温阳滋阴,补肾固摄	琼脂膏
痹证是由于风、寒、湿、热等外邪侵袭人体,致使气血运行不畅,经络痹阻,引起以肌肉、筋骨、关节发生酸痛、麻木、重着、屈伸不利,甚或关节肿大灼热等为主要临床表现的病证	风湿性关节炎、类风湿关节炎、骨关节炎、风湿热、坐骨神经痛、骨质增生等	风寒湿痹之行痹	肢体关节酸痛,游走不定,关节屈伸不利,或见恶风发热,苔薄白,脉浮	祛风通络,散寒除湿	白花蛇酒 海桐皮酒 威灵仙酒 五加皮醪
		风寒湿痹之痛痹	肢体关节疼痛较剧,痛有定处,得热痛减,遇寒痛增,关节不可屈伸,局部皮色不红,触之不热,舌苔薄白,脉弦紧	温经散寒,祛风除湿	川乌粥 附子粥 吴茱萸粥
		风寒湿痹之着痹	肢体关节重着,酸痛,或有肿胀,痛有定处,手足沉重,活动不便,肌肤麻木不仁,苔白腻,脉濡缓	除湿通络,祛风散寒	薏苡仁粥 海桐皮酒
		风湿热痹之热痹	关节疼痛,局部灼热红肿,得冷稍舒,痛不可触,多兼有发热、恶风、口渴、烦闷不安等全身症状,苔黄燥,脉滑数	清热通络,祛风除湿	固春酒

病名定义	讨论范围	证候名称	临床表现	食疗原则	食疗方举例
郁证是由于情志不舒、气机郁滞所致，以心情抑郁、情绪不宁、胸部满闷、胁肋胀痛或易怒喜哭，或咽中如有异物梗塞等症为主要临床表现的一类病证	神经衰弱、癔症、焦虑症、更年期综合征及反应性精神病等	肝气郁结证	精神抑郁，情绪不宁，胸部满闷，胁肋胀痛，痛无定处，脘闷嗳气，不思饮食，大便不调，苔薄腻，脉弦	疏肝解郁，理气畅中	暗香汤 玫瑰花茶 茉莉花露 橘皮粥
		气郁化火证	性情急躁易怒，胸胁胀满疼痛，口苦而干，或头痛，目赤耳鸣，或嘈杂吞酸，大便秘结，舌质红，苔黄，脉弦数	疏肝解郁，清肝泻火	桑菊薄竹饮 栀子仁粥 夏枯草煲猪肉
		痰气郁结证	精神抑郁，胸部闷塞，胁肋胀满，咽中如有物梗塞，吞之不下，咳之不出，苔白腻，脉弦滑	行气开郁，化痰散结	珍珠母茯神汤 夏枯草煲猪肉 贝母粥 清宫安神茶
		心神失养证	精神恍惚，心神不宁，多疑易惊，悲忧善哭，喜怒无常，或时时欠伸，或手舞足蹈，叫骂喊叫等，舌质淡，苔薄白，脉弦细	甘润缓急，养心安神	甘麦大枣粥 百合粥 夜交藤粥 珍珠母粥
		心脾两虚证	多思善疑，头晕神疲，心悸胆怯，失眠健忘，纳差，面色不华，舌质淡，苔薄白，脉细	健脾养心，补益气血	桂圆醴 山药茯苓糕 大枣粥 桂圆汤 人参枣仁汤 麦冬糯米粥
		阴虚火旺证	眩晕，心悸，少寐，心烦易怒，或遗精腰酸，妇女则月经不调，舌红少津，脉弦细数	滋阴清热，镇心安神	百合粥 珍珠母茯神粥 百合蜂蜜饮 葡萄藕蜜粥 文武膏 桑葚醴
血证是由多种原因引起火热熏灼或气虚不摄，致使血液不循常道，或上溢于口鼻诸窍，或下泄于前后二阴，或渗出于肌肤所形成的病证	多种急慢性疾病所引起的出血，包括呼吸、消化、血液、泌尿系统疾病有出血症状者	咳血之燥热伤肺证	喉痒咳嗽，痰中带血，口干鼻燥，或有身热，舌质红，少津，苔薄黄，脉数	清热润肺，宁络止血	鱼腥草饮 阿胶糯米粥 百合粥 燕窝粥 杏仁猪肺粥 双母蒸甲鱼
		咳血之肝火犯肺证	咳嗽阵作，痰中带血或纯血鲜红，胸胁胀痛，烦躁易怒，口苦，舌质红，苔薄黄，脉弦数	清肝泻肺，凉血止血	大小蓟饮 玫瑰花汤 石钩石藕饮 桑芽饮

病名定义	讨论范围	证候名称	临床表现	食疗原则	食疗方举例
血证是由多种原因引起火热熏灼或气虚不摄,致使血液不循常道,或上溢于口鼻诸窍,或下泄于前后二阴,或渗出于肌肤所形成的病证	多种急慢性疾病所引起的出血,包括呼吸、消化、血液、泌尿系统疾病有出血症状者	咳血之阴虚肺热证	咳嗽痰少,痰中带血或反复咳血,血色鲜红,口干咽燥,颧红,潮热盗汗,舌质红,脉细数	滋阴润肺,宁络止血	白及肺 猪肺粥 百合粥 燕窝粥 阿胶糯米粥 枇杷叶粥 沙参粥 洋参雪耳炖燕窝 双母蒸甲鱼
		吐血之胃热炽盛证	脘腹胀闷,甚则作痛,吐血色红或紫黯,常夹有食物残渣,口臭,便秘,大便色黑,舌质红,苔黄腻,脉滑数	清胃泻火,化瘀止血	五汁饮 栀子仁粥
		吐血之肝火犯胃证	吐血色红或紫黯,口苦胁痛,心烦易怒,寐少梦多,舌质红绛,脉弦数	泻肝清胃,凉血止血	大小蓟饮 天钩石藕饮
		吐血之气虚血溢证	吐血缠绵不止,时轻时重,血色暗淡,神疲乏力,心悸气短,面色苍白,舌质淡,脉细弱	健脾养心,益气摄血	山药茯苓糕 黄芪蒸鸡 黄芪汤 阿胶糯米粥 三七蒸蛋 鱼鳔膏 桂圆粥
		便血之肠道湿热证	便血色红,大便不畅或稀溏,或腹痛,口苦,舌质红,苔黄腻,脉濡数	清化湿热,凉血止血	清络饮 荆芥馄饨 槐叶茶 马齿苋粥 大小蓟饮
		便血之脾胃虚寒证	便血紫黯,甚则黑色,腹部隐痛,喜热饮,面色不华,神倦懒言,便溏,舌质淡,脉细	健脾温中,养血止血	赤石脂干姜粥 阿胶糯米粥 三七蒸蛋 艾叶炖母鸡
		尿血之下焦湿热证	小便黄赤灼热,尿血鲜红,心烦口渴,面赤口疮,夜寐不安。舌质红,脉	清热利湿,凉血止血	蕹菜汤 大小蓟饮 葡萄藕蜜膏
		尿血之肾虚火旺证	小便短赤带血,头晕耳鸣,神疲,颧红潮热,腰膝酸软。舌质红,脉细数	滋阴降火,凉血止血	蕹菜汤 栀子仁粥 鱼鳔膏

续表

病名定义	讨论范围	证候名称	临床表现	食疗原则	食疗方举例
血证是由多种原因引起火热熏灼或气虚不摄，致使血液不循常道，或上溢于口鼻诸窍，或下泄于前后二阴，或渗出于肌肤所形成的病证	多种急慢性疾病所引起的出血，包括呼吸、消化、血液、泌尿系统疾病有出血症状者	尿血之脾不统血证	久病尿血，甚或兼见齿衄、肌衄，食少，体倦乏力，气短声低，面色不华，舌质淡，脉细弱	补中健脾，益气摄血	红枣益脾糕 山药百合大枣粥 桂圆粥 三七蒸蛋 黄芪蒸鸡 阿胶糯米粥
		尿血之肾气不固证	久病尿血，血色淡红，头晕耳鸣，精神困惫，腰脊酸痛，舌质淡，脉沉弱	补益肾气，固摄止血	金樱子粥 山药芡实粥
		紫斑之血热妄行证	皮肤出现青紫斑点或斑块，或伴有鼻衄、齿衄、便血、尿血，或有发热，口渴，便秘，舌质红，苔黄，脉弦数	清热解毒，凉血止血	蕹菜汤 大小蓟饮 葡萄藕蜜膏 槐叶茶
		紫斑之阴虚火旺证	皮肤出现青紫斑点或斑块，时发时止，常伴鼻衄、齿衄或月经过多，颧红，心烦，口渴，手足心热，或有潮热，盗汗，舌质红，苔少，脉细数	滋阴降火，宁络止血	燕窝粥 槐叶茶 葡萄藕蜜膏 沙参雪耳炖燕窝
		紫斑之气不摄血证	反复发生肌衄，久病不愈，神疲乏力，头晕目眩，面色苍白或萎黄，食欲不振。舌质淡，脉细弱	补气摄血	黄芪蒸鸡 黄芪粥 阿胶糯米粥 三七蒸蛋 桂圆粥
瘿病是由于情志内伤，饮食及水土失宜等因素引起的，以致气滞、痰凝、血瘀壅结颈前为基本病机，以颈前喉结两旁结块肿大为主要临床特征的一类病证	单纯性甲状腺肿大、甲状腺功能亢进、甲状腺肿瘤、慢性淋巴细胞性甲状腺炎等	气郁痰阻证	颈前喉结两旁结块肿大，质软不痛，颈部觉胀，胸闷，喜太息，或兼胸胁窜痛，病情的波动常与情志因素有关，苔薄白，脉弦	理气舒郁，化痰消瘿	橘皮粥 橄榄萝卜 玫瑰花茶 茉莉花露 暗香汤
		痰结血瘀证	颈前喉结两旁结块肿大，按之较硬或有结节，肿块经久未消，胸闷，纳差，舌质暗或紫，苔薄白或白腻，脉弦或涩	理气活血，化痰消瘿	山楂红糖汤 月季花汤 贝母粥
		肝火旺盛证	颈前喉结两旁轻度或中度肿大，一般柔软光滑，性情急躁易怒，心烦，怕热，容易出汗，面部烘热，口苦，眼球突出，手指颤抖，舌质红，苔薄黄，脉弦数	清肝泻火，消瘿散结	菊花绿茶饮 芹菜拌海带 栀子仁粥 桑芽饮
		心肝阴虚证	瘿肿或大或小，质软，心悸不宁，心烦少寐，易出汗，手指颤动，眼干，目眩，倦怠乏力，或兼胁痛隐隐，舌质红，苔少或无苔，舌体颤动，脉弦细数	滋阴降火，宁心柔肝	甘麦大枣粥 双母蒸甲鱼 酸枣仁粥 桑葚醪

续表

病名 定义	讨论 范围	证候名称	临床表现	食疗原则	食疗方举例
肥胖是由于多种原因导致体内膏脂堆积过多,体重异常增加,并伴有头晕乏力、神疲懒言、动则气短等症状。肥胖的发生与过食肥甘、先天禀赋、气虚、痰湿、七情及地理环境等因素有关	单纯性肥胖病、某些继发性肥胖病(如继发与下丘脑和垂体病、胰岛病及甲状腺功能低下等的肥胖病),可参照本节内容进行治疗	脾胃湿热证	形体肥胖,多食易饥,脘腹胀满,心烦头晕,渴喜冷饮,口苦,胃脘灼热,嘈杂,得食则缓;舌红苔黄腻,脉滑数	清热祛湿	荷叶减肥茶 冬瓜粥
		痰湿内盛证	形盛体胖,身体重着,肢体困倦,胸脘痞闷,头晕目眩,口干而不欲饮,纳呆,神疲嗜卧;舌胖大,苔白腻或白滑,脉滑或濡缓	燥湿化痰	荷叶减肥茶 鲤鱼汤 茼蒿炒萝卜
		脾湿不运证	形体臃肿,困倦无力,脘腹胀满,四肢轻度水肿,晨轻暮重,劳累后明显,纳差食少,小便不利,便溏或便秘;舌淡胖,边有齿痕,苔薄白,脉濡细或缓	健脾利湿	参芪冬瓜鸡丝汤 鲤鱼汤 赤豆羹 茯苓粥
阳痿是指成年男子性交时,由于阴茎痿软不举,或举而不坚,或坚而不久,无法进行正常性生活的病症。多因劳累久伤、饮食不节、七情所伤、外邪侵袭致肝、肾、心、脾受损,经脉空虚,或经络阻滞,导致宗筋失养,发为阳痿	各种功能及器质性疾病造成的阳痿,可参照本节内容治疗	命门火衰证	阳事不举,或举而不坚,精薄稀冷;神疲倦怠,畏寒肢冷,面色晄白,头晕耳鸣,腰膝酸冷,夜尿清长;舌淡胖,苔薄白,脉沉细	温肾壮阳	雀儿药粥 对虾酒 珍珠鹿茸 春盘面
		心脾两虚证	阳痿不举,心悸,失眠多梦,神疲乏力,面色萎黄,食少纳呆,腹胀便溏;舌淡,苔薄白,脉细弱	补益心脾	八宝饭 大枣粥 桂圆酒 桂圆汤 桂圆醅
		肝气郁结证	阳事不起,或起而不艰,精神抑郁,痛无定处,脘闷不适,食少便溏;苔薄白,脉弦	疏肝理气解郁	暗香汤 玫瑰花汤 橘皮粥 茉莉花露
		湿热下注证	阴茎痿软,阴囊潮湿,瘙痒腥臭,睾丸坠胀,小便赤涩灼痛,胁胀腹满,肢体困倦,泛恶口苦,舌红苔黄腻,脉滑数	清利湿热	薏苡仁粥 固春酒

病名定义	讨论范围	证候名称	临床表现	食疗原则	食疗方举例
自汗、盗汗是指由于阴阳失调,腠理不固,而致汗液外泄失常的病证。其中,不因外界环境因素的影响,而白昼时时汗出,动辄益甚者,称为自汗;寐中汗出,醒来自止者,称为盗汗,亦称为寝汗	甲状腺功能亢进,自主神经功能紊乱、风湿热、结核病等所致的自汗、盗汗	肺卫不固证	汗出恶风,稍劳汗出尤甚,或表现半身,某一局部出汗,易于感冒,体倦乏力,周身酸,面色㿠白少华,苔薄白,脉细弱	益气固表	黄芪蒸鸡 黄芪粥 麻仁苏子粥 浮小麦饮 人参诃子茶 补虚正气粥
		心血不足证	自汗或盗汗,心悸少寐,神疲气短。面色不华,舌质淡,脉细	养血补心	酸枣仁粥 参归猪心汤 柏子仁粥
		阴虚火旺证	夜寐盗汗,或有自汗,五心烦热,或兼午后潮热,两颧色红,口渴,舌红少苔,脉细数	滋阴降火	百合粥 龙骨粥 百合蜂蜜饮 五味枸杞饮 桑葚醪 甘麦大枣粥 双母蒸甲鱼 五味子蛋茶
虚劳又称虚损,是以脏腑亏损,气血阴阳虚衰,久虚不复成劳为主要病机,以五脏虚证为主要临床表现的多种慢性虚弱证候的总称	多个系统的多种慢性消耗性和功能衰退性疾病	气虚之肺气虚证	咳嗽无力,痰液清稀,短气自汗,声音低怯,时寒时热,平素易于感冒,面白	补益肺气	黄芪粥 黄芪蒸鸡 人参诃子茶 补虚正气粥
		气虚之心气虚证	心悸,气短,劳则尤甚,神疲体倦,自汗	益气养心	人参枣仁茶 乌灵参炖鸡 清宫安神药
		气虚之脾气虚证	饮食减少,食后胃脘不舒,倦怠乏力,大便溏薄,面色萎黄	健脾益气	山药芡实粥 人参枣仁茶 黄芪粥 黄芪蒸鸡 乌灵参炖鸡 春盘面 保精汤 补虚正气粥
		气虚之肾气虚证	神疲乏力,腰膝酸软,小便频数而清,白带清稀,舌质淡,脉弱	益气补肾	珍珠鹿茸 保精汤 山药山萸粥

续表

病名 定义	讨论 范围	证候名称	临床表现	食疗原则	食疗方举例
虚劳又称虚损,是以脏腑亏损,气血阴阳虚衰,久虚不复成劳为主要病机,以五脏虚证为主要临床表现的多种慢性虚弱证候的总称	多个系统的多种慢性消耗性和功能衰退性疾病	血虚之心血虚证	心悸怔忡,健忘,失眠,多梦,面色不华	养血宁心	归圆杞菊酒 酸枣仁粥 养心粥 龙眼酒 参归猪心汤 糯米阿胶粥 柏子仁粥
		血虚之肝血虚证	头晕,目眩,胁痛,肢体麻木,筋脉拘急,或惊惕肉困,妇女月经不调甚则闭经,面色不华	补血养肝	猪肝羹 地骨爆两样 生炒羊肝 当归生姜羊肉汤 枸杞子酒 枸杞子粥 芝麻枣糕
		阴虚之肺阴虚证	干咳,咽燥,甚或失音,咯血,潮热,盗汗,面色潮红	养阴润肺	五汁蜜膏 燕窝粥 百合蜂蜜饮 百合粥 天门冬萝卜汤 白及肺 麦冬糯米粥
		阴虚之心阴虚证	心悸,失眠,烦躁,潮热,盗汗,或口舌生疮,面色潮红	滋阴养心	柏子仁粥 百合粥 百合蜂蜜饮
		阴虚之脾胃阴虚证	口干唇燥,不思饮食,大便燥结,甚则干呕,呃逆,面色潮红	养阴和胃	竹茹芦根茶 天门冬萝卜汤 麦冬糯米粥 石斛玉竹粥
		阴虚之肝阴虚证	头痛,眩晕,耳鸣,目干畏光,视物不明,急躁易怒,或肢体麻木,筋惕肉瞤,面色潮红	滋养肝阴	沙苑蒺藜鱼胶汤 猪肝羹 地骨爆两样 生炒羊肝 枸杞子粥 芝麻枣糕

病名定义	讨论范围	证候名称	临床表现	食疗原则	食疗方举例
虚劳又称虚损,是以脏腑亏损,气血阴阳虚衰,久虚不复成劳为主要病机,以五脏虚证为主要临床表现的多种慢性虚弱证候的总称	多个系统的多种慢性消耗性和功能衰退性疾病	阴虚之肾阴虚证	腰酸,遗精,两足痿弱,眩晕,耳鸣,甚则耳聋,口干,咽痛,颧红,舌红,少津,脉沉细	滋补肾阴	土茯苓猪骨汤 五味枸杞饮 燕窝粥 珍珠母茯神粥 百合粥 百合蜂蜜饮 桑葚醪 甘麦大枣粥 白及肺 双母蒸甲鱼 五味子蛋茶
		阳虚之心阳虚证	心悸,自汗,神倦嗜卧,心胸憋闷疼痛,形寒肢冷,面色苍白	益气温阳	人参枣仁茶 养心粥 参归猪心汤 补虚正气粥
		阳虚之脾阳虚证	面色萎黄,食少,形寒,神倦乏力,少气懒言,大便溏薄,肠鸣腹痛,每因受寒或饮食不慎而加剧	温中健脾	附子粥 吴茱萸粥 艾叶炖母鸡
		阳虚之肾阳虚证	腰背酸痛,遗精,阳痿,多尿或不禁,面色苍白,畏寒肢冷,下利清谷或五更泄泻,舌质淡胖,有齿痕	温补肾阳	鹿肾粥 雀儿药粥 对虾酒 附子粥 吴茱萸粥 艾叶炖母鸡

附 1-2　外科常见病证食疗

病名 定义	讨论 范围	证候名称	临床表现	食疗原则	食疗方举例
疮疡是各种致病因素侵袭人体后引起的体表化脓性疾病，包括急性和慢性两大类	疖、疔、痈、发、有头疽、流注、发颐、丹毒、无头疽、走黄与内陷、流痰、瘰疬、压疮、窦道	疮疡初期	局部皮肤红肿结块，灼热疼痛，根脚很浅，范围局限；可伴发热、口干、便秘等，苔黄，脉数	清热解毒	天花粉粥 苦菜姜汁 鱼腥草饮 竹叶粥 天花粉粥 菊花绿茶饮
		疮疡中期	疮疡肿势逐渐增大，四周浸润明显，疼痛加剧，脓头破溃	凉血托脓	马齿苋粥 天花粉粥 茵陈粥 赤小豆内金粥
		疮疡后期	原发病灶处疮顶突然塌陷黑无脓，肿势软漫，迅速向周围扩散，边界不清，失去护场，皮肤转为暗红；全身有寒战、高热、头痛、烦躁、胸闷，四肢酸软无力；舌质红绛，苔多黄燥，脉洪数或弦滑数	凉血清热解毒补虚	大小蓟饮 珍珠鹿茸 黄芪粥
乳癖是以乳房出现肿块，且肿块和疼痛与月经周期相关为主要表现的一种病证，它是乳腺组织的既非炎症也非肿瘤的良性增生性疾病	乳腺组织的良性增生性病证如乳腺小叶增生、乳房囊性增生、乳房纤维瘤等	肝郁痰凝证	多见于青壮年妇女，乳房肿块质韧不坚，胀痛或刺痛，肿块月经前加重，经后缓减，随喜怒消长，伴有胸闷胁胀，善郁易怒，失眠多梦，心烦口苦，苔薄黄，脉弦滑	疏肝解郁，化痰散结	暗香汤 玫瑰花茶 月季花汤 夏枯草煲猪肉 茉莉花露

续表

病名定义	讨论范围	证候名称	临床表现	食疗原则	食疗方举例
湿疹是一种过敏性炎症性皮肤病,又称湿疮,其特点是皮肤对称分布,多形损害,剧烈瘙痒,有湿润倾向,反复发作,易成慢性等	局限性湿疹,泛发性湿疹	湿热浸淫证	发病时间短,皮损面积大,色红灼热,丘疱疹密集,瘙痒剧烈,抓破脂水淋漓;伴胸闷纳呆,身热不扬,腹胀便溏,小便黄	清热利湿,解毒止痒	鱼腥草饮 赤小豆鲤鱼汤 茵陈粥 清络饮 荆芥馄饨槐叶茶
		血虚风燥证	病程久,反复发作,皮损色暗或色素沉着,或皮肤粗糙肥厚,剧痒难忍,遇热或肥皂水后瘙痒加重;伴有口干不欲饮,纳差,腹胀;舌淡,苔白,脉弦细	养血润肤,祛风止痒	五白糕 玉柱杖粥 芝麻枣糕 瓜子芝麻糊 阿胶糯米粥

附1-3　妇科常见病证食疗

病名定义	讨论范围	证候名称	临床表现	食疗原则	食疗方举例
痛经是指妇女正值经期或经行前后出现周期性小腹疼痛或痛引腰骶,甚至剧痛晕厥者,又称"经行腹痛"	原发性痛经,继发性痛经如子宫内膜异位症、子宫腺肌病、盆腔炎或宫颈狭窄等	气滞血瘀证	经前或经期小腹胀痛拒按,经量血少,行而不畅,血色紫暗有块,血块排出后痛暂减;乳房胀痛,胸闷不舒;舌质紫暗或有瘀点,脉弦	理气行滞,化瘀止痛	月季花汤 玫瑰花茶 三七蒸蛋 暗香汤 茉莉花露 橙膏
		寒凝血瘀证	经前或经期小腹冷痛拒按,得热痛减,得热痛减;月经或见推后,量少,经色暗而有瘀块;面色青白、肢冷畏寒;舌暗苔白,脉弦紧	温经散寒,化瘀止痛	羊肾馄饨 吴茱萸粥 当归生姜羊肉汤 鹿肾粥 艾叶炖母鸡 三七蒸蛋 附子粥

续表

病名定义	讨论范围	证候名称	临床表现	食疗原则	食疗方举例
痛经是指妇女正值经期或经行前后出现周期性小腹疼痛或痛引腰骶,甚至剧痛晕厥者,又称"经行腹痛"	原发性痛经,继发性痛经如子宫内膜异位症、子宫腺肌病、盆腔炎或宫颈狭窄等	湿热瘀阻证	经前或经期小腹疼痛或胀痛不适,有灼热感,或痛连腰骶,或平时小腹疼痛,经前加剧;经血量多或经期长,色暗红,质稠或夹较多黏液;素常带下量多,色黄质稠有臭味;或伴有低热起伏,小便黄赤;舌质红,苔黄腻,脉滑数或弦数	清热除湿,化瘀止痛	栀子仁粥 土茯苓猪骨汤 益母草煮鸡蛋
		气血虚弱证	经期或经后小腹隐隐作痛,喜按或小腹及阴部空坠不适;月经量少,色淡,质清稀;面色无华,头晕心悸,神疲乏力;舌质淡,脉细无力	益气养血,调经止痛	乌鸡白凤汤 当归生姜羊肉汤 桂圆杞菊酒 桂圆粥 十全大补汤 乌雄鸡粥
		肾气亏损证	经前或经期后 1~2 天内小腹绵绵作痛,伴腰骶酸痛;经色暗淡,量少质稀薄;头晕耳鸣,面色晦暗,健忘失眠;舌质淡红,苔薄,脉沉细	补肾益精,养血止痛。	煮料豆 乌雄鸡粥 琼脂膏 鹿肾粥
闭经指女子年逾16周岁,月经尚未来潮,或月经周期已建立后又中断6个月以上者,前者称原发性闭经,后者称继发性闭经	子宫性闭经、卵巢性闭经、垂体性闭经、下丘脑性闭经以及其他内分泌功能异常闭经	气血虚弱证	月经周期延迟、量少、色淡红、质薄,渐至经闭不行;神疲肢倦,头晕眼花,心悸气短,面色萎黄;舌淡、苔薄、脉沉缓或细弱	益气养血调经	乌鸡白凤汤 当归生姜羊肉汤 桂圆杞菊酒 桂圆粥 十全大补汤 乌雄鸡粥
		肾气亏损证	年逾16岁尚未行经,或月经初潮偏迟,时有月经停闭,或有月经周期建立后,由月经周期延后、经量减少渐至月经停闭;或体质虚弱,全身发育欠佳,第二性征发育不良,或腰膝酸软,头晕耳鸣,倦怠乏力,夜尿频多;舌淡暗,舌苔薄,脉沉细	补肾益气,调理冲任	煮料豆 乌雄鸡粥 琼脂膏 鹿肾粥 对虾酒

续表

病名定义	讨论范围	证候名称	临床表现	食疗原则	食疗方举例
闭经指女子年逾16周岁,月经尚未来潮,或月经周期已建立后又中断6个月以上者,前者称原发性闭经,后者称继发性闭经	子宫性闭经、卵巢性闭经、垂体性闭经、下丘脑性闭经以及其他内分泌功能异常闭经	阴虚血燥证	月经周期延后、经量少、色红质稠,渐至月经停闭不行;五心烦热,颧红唇干,盗汗甚至骨蒸劳热,干咳或咳嗽唾血;舌红,苔少,脉细数	养阴清热调经	糯米阿胶粥 玉柱杖粥 百合蜂蜜饮 燕窝粥 百合粥 珍珠母茯神汤 芝麻枣膏 瓜子芝麻糊
		气滞血瘀	月经停闭不行,胸肋、乳房胀痛,精神抑郁,少腹胀痛拒按,烦躁易怒,舌紫暗,有瘀点,脉沉弦而涩	理气活血,祛瘀通经	月季花汤 益母草煮鸡蛋 三七蒸蛋 山楂红糖汤
		痰湿阻滞	月经延后,经量少,色淡质黏腻,渐至月经停闭;伴体型肥胖,胸闷泛恶,神疲倦怠,纳少痰多或带下量多,色白;苔腻,脉滑	健脾燥湿化痰,活血调经	鲤鱼汤 枳实粥 茯苓酒 五白糕 山药茯苓糕
崩漏是指经血非时暴下不止或淋漓不尽,前者谓之崩中,后者谓之漏下		脾虚证	经血非时暴下不止,或淋漓日久不尽,血色淡,质清稀;面色㿠白,神疲气短,或面浮肢肿,小腹空坠,四肢不温,纳呆便溏;舌质淡胖,边有齿痕,苔白,脉沉弱	补气摄血,固冲止崩	乌雄鸡粥 保精汤 黄芪粥 黄芪蒸鸡 桂圆粥 阿胶糯米粥
		肾虚证	多见于青春期少女或经断前后妇女出现经乱无期,出血量多,势急如崩,或淋漓日久不净,或由崩而淋,由淋而崩反复发作,色淡红或暗淡,质清稀;面色晦暗,眼眶暗,小腹空坠,腰脊酸软;舌淡暗,苔白润,脉沉弱	补肾益气,固冲止血	山茱萸粥 山药山萸粥 山药芡实粥 玉柱杖粥 人参诃子茶 保精汤 雀儿药粥 金樱子粥
		血热证	经来无期,量少淋漓不尽或量多势急,血色鲜红;面颊潮红,烦热少寐,咽口干燥,便结,舌红,少苔,脉细数	养阴清热,固冲止血	苎麻粥 大小蓟饮 葡萄藕蜜膏 栀子仁粥

病名定义	讨论范围	证候名称	临床表现	食疗原则	食疗方举例
崩漏是指经血非时暴下不止或淋漓不尽,前者谓之崩中,后者谓之漏下		血瘀证	经血非时而下,量时多时少,时出时止,或淋漓不断,或停闭数月又突然崩中,继之漏下,经色暗有血块;小腹疼痛或胀痛;舌质紫暗或尖边有瘀点,脉弦细或涩	活血化瘀,固冲止血	益母草煮鸡蛋 月季花汤 三七蒸蛋 山楂红糖汤 艾叶炖母鸡
带下病是指带下量明显增多或减少,色、质、气味发生异常,或伴有全身或局部症状者	阴道炎、宫颈炎、盆腔炎、妇科肿瘤	带下过多之脾肾虚弱证	带下量多,绵绵不断,质清稀如水,腰酸如折,畏寒肢冷,小腹冷感,面色晦暗,小便清长,或夜尿多,大便溏薄;舌质淡,苔白润,脉沉迟	补益脾肾,固涩止带	糖溜白果 山药芡实粥 白果乌鸡汤 保精汤 吴茱萸粥 鹿肾粥 金樱子粥 蟠桃果 对虾酒 苹果山药散
		带下过多之湿热蕴毒证	带下量多,色黄或成脓性,或带下色白质黏,成豆渣样,外阴瘙痒;小腹作痛,口苦口腻,或五色杂下,质黏腻,臭秽难闻;小腹疼痛,腰骶酸痛,小便短赤,大便干结;舌红,苔黄或黄腻,脉滑数	清利湿热,佐以解毒杀虫	菊花酒 马齿苋粥 薏苡仁粥
		带下过少之肝肾亏损证	带下过少,甚至全无,阴部干涩灼痛,或伴阴痒,阴部萎缩,性交疼痛;头晕耳鸣,腰膝酸软,烘热汗出,烦热胸闷,夜寐不安,小便黄,大便干结;舌红少苔,脉细数或沉弦细	滋补肝肾,养经益血	玉柱杖粥 七宝美髯蛋 文武膏 菟丝子茶 沙苑蒺藜鱼胶汤 枸杞子酒 枸杞叶粥 枸杞子粥
		带下过少之血枯瘀阻证	带下过少,甚至全无,阴中干涩,阴痒;或面色无华,头晕眼花,心悸失眠,神疲乏力,或经行腹痛,经色紫暗,有血块,肌肤甲错,或下腹有包块;舌质暗,边有瘀点瘀斑,脉细涩	补血益精,活血化瘀。	糯米阿胶粥 补虚正气粥 三七蒸蛋

续表

病名定义	讨论范围	证候名称	临床表现	食疗原则	食疗方举例
绝经前后诸证是指妇女在绝经前后，围绕月经紊乱或绝经出现如烘热汗出、烦躁易怒、潮热面红、眩晕耳鸣、心悸失眠、腰背酸困楚、面浮肢肿、皮肤蚁行样感、情志不宁等症状		肾阴虚证	绝经前后，月经紊乱，月经提前量少或量多，或崩或漏，经色鲜红；头晕目眩，耳鸣，头部面颊阵发性烘热，汗出，五心烦热，腰膝酸疼，足跟疼痛，或皮肤干燥、瘙痒，口干便结，尿少色黄；舌红少苔，脉细数	滋养肾阴，佐以潜阳	酸枣仁粥 糯米阿胶粥 甘麦大枣汤 玉柱杖粥 七宝美髯蛋 文武膏 菟丝子茶 沙苑蒺藜鱼胶汤 枸杞子酒 枸杞叶粥 枸杞子粥
		肾阳虚证	经断前后，经行量多，经色暗淡，或崩中漏下；精神萎靡，面色晦暗，腰背冷痛，小便清长，夜尿频数，或面浮肢肿；舌淡，或胖嫩边有齿印，苔薄白，脉沉细弱	温肾扶阳	鹿肾粥 艾叶炖母鸡 雀儿药粥 对虾酒 附子粥 吴茱萸粥
		肾阴阳俱虚证	经断前后，月经紊乱，量少或多；乍寒乍热，烘热汗出，头晕耳鸣，健忘，腰背冷痛；舌淡，苔薄，脉沉弱	阴阳双补	琼脂膏 蜀椒膏
妊娠恶阻是指妊娠早期出现恶心呕吐，头晕倦怠，甚知食入即吐者	轻度呕吐、中度呕吐、重度呕吐	脾胃虚弱证	妊娠早期，恶心呕吐不食，甚则食入即吐，口淡，呕吐清涎，头晕体倦，脘痞腹胀，舌淡，苔白，脉缓滑无力	健脾和胃，降胃止呕	糖渍柠檬 姜汁砂仁粥 橙膏
		肝胃不和证	妊娠早期，恶心呕吐酸水或苦水，恶闻油腻，烦渴，口干口苦，头胀而晕，胸满肋痛，嗳气叹息，舌淡红，苔微黄，脉弦滑	清肝和胃，降逆止呕	茉莉花露 暗香汤 玫瑰花茶 姜糖苏叶饮 姜汁砂仁粥
胎动不安是指妊娠期间出现腰酸、腹痛、小腹下垂，或伴有少量阴道出血者	先兆流产、先兆早产	肾虚证	妊娠期阴道少量出血，色暗淡、腰酸、腹痛、下坠，或曾屡孕屡坠，头晕耳鸣，夜尿多，眼眶暗黑或有面部暗斑，舌淡暗，苔白，脉沉细滑尺脉弱	补肾健脾，益气安胎	红枣益脾糕 山药百合大枣粥 山药茯苓膏 艾叶炖母鸡 菟丝子粥 保精汤 山药山萸粥 山药芡实粥

394

病名定义	讨论范围	证候名称	临床表现	食疗原则	食疗方举例
胎动不安是指妊娠期间出现腰酸、腹痛、小腹下垂,或伴有少量阴道出血者	先兆流产、先兆早产	血热证	妊娠期阴道少量下血,色鲜红或深红,质稠,或腰酸,口苦咽干,心烦不安,便结溺黄,舌质红,苔黄,脉滑数	清热凉血,养血安胎	苎麻粥
		气血虚弱证	妊娠期少量阴道出血,色淡红,质清稀。或小腹空坠而痛、腰酸,面色㿠白,心悸气短,神疲肢倦,舌质淡,苔薄白,脉细弱略滑	补气养血,固肾安胎	乌鸡白凤汤 糯米阿胶粥 鸡子羹 乌雄鸡粥 八宝饭
产后缺乳是指产后哺乳期内,产后乳汁甚少或无乳可下者,其主要病机为乳汁生化不足或乳络不畅		气血虚弱证	产后乳汁少甚或全无,乳汁稀薄,乳房柔软无胀感;面色少华,倦怠乏力;舌淡苔薄白,脉细弱	补气养血,佐以通乳	当归生姜羊肉汤 乌鸡白凤汤 糯米阿胶粥 猪蹄通乳羹 花生炖猪蹄 珍珠鹿茸 乌雄鸡周 八宝饭 黄芪蒸鸡
		痰浊阻滞证	乳汁甚少或无乳可下,乳房硕大或下垂不胀满,乳汁不稠;体型肥胖,胸闷痰多,纳少便溏,或食多乳少;舌淡胖,苔腻,脉沉细	健脾化痰,通乳	凉拌莴苣 虾米酒汤 桃仁炖墨鱼
产后恶露不绝是指产后血性恶露持续10天以上,仍淋漓不尽者,其病机主要是冲任失固,气血运行失常	主要为子宫复旧不良	气虚证	恶露过期不尽,量多,色淡,质稀,无臭气;面色㿠白,四肢无力,小腹空坠;舌淡苔薄白,脉细弱	补气摄血固冲	当归生姜羊肉汤 益母草煮鸡蛋 乌鸡白凤汤 糯米阿胶粥 山药山萸粥 艾叶炖母鸡
		血瘀证	恶露过期不尽,量时少或时多,色暗有块,小腹疼痛拒按,舌紫暗或边有瘀点,脉沉涩	活血化瘀止血	三七蒸蛋 山楂红糖汤 益母草煮鸡蛋 当归生姜羊肉汤 桃仁炖墨鱼

附 1-4 儿科常见病证食疗

病名 定义	讨论 范围	证候名称	临床表现	食疗原则	食疗方举例
水痘是由水痘时邪（水痘-带状疱疹病毒）引起的一种急性出疹性传染病	由感染水痘-带状疱疹病毒引起的出疹性传染病	邪伤肺卫证	发热恶寒，或无发热，鼻塞流涕，喷嚏，咳嗽，1~2 天后出现皮疹，初为斑疹，继而丘疹、疱疹，皮疹分布稀疏，疹色红润，疱浆清亮，此起彼伏，伴有痒感，舌苔薄白，脉浮数	疏风清热，利湿解毒	薄荷糖 银花饮
		邪炽气营证	壮热不退，烦躁不安，口渴欲饮，面红目赤，皮疹分布稠密，疹色紫暗，疱浆浑浊，甚至可见出血性皮疹、紫癜，可呈离心性分布，大便干结，小便短黄，舌红或绛，苔黄燥而干，脉数有力	清气凉营，解毒化湿	鲜李汁 五汁饮 鱼腥草饮
厌食是以较长时期厌恶进食，食量减少为特征的一种小儿常见病症	小儿食欲不振等表现的摄食行为异常性疾病	脾失健运证	食欲不振，厌恶进食，食而乏味，食量减少，或伴胸脘痞闷、嗳气烦恶，大便不调，偶尔多食后则脘腹饱胀，形体尚可，精神正常，舌淡红，苔薄白或薄腻，脉上有力	调和脾胃，运脾开胃	萝卜生姜汁 焦三仙消食汤 曲米粥 萝卜瘦肉饼 益脾饼 荞麦面
		脾胃气虚证	不思进食，食而不化，大便偏稀夹不消化食物，面色少华，形体偏瘦，肢倦乏力，舌质淡，苔薄白，脉缓无力	健脾益气，左以助运	红枣益脾糕 黄芪蒸鸡 黄芪粥 山药百合大枣粥 苹果山药散 山药茯苓糕
		脾胃阴虚证	不思进食，食少饮多，皮肤湿润，大便偏干，小便短黄，甚或烦躁少寐，手足心热，舌红少津，苔少或花剥，脉细数	滋脾养胃，佐以助运	石斛玉竹粥 天门冬萝卜汤 山药百合大枣粥 山药茯苓糕 苹果山药散
		肝脾不和证	厌恶进食，嗳气频繁，胸胁痞满，性情急躁，面色少华，神疲肢倦，大便不调，舌质淡，苔薄白，脉细数	疏肝健脾，理气助运	糖渍柠檬 橙膏 豆蔻馒头 楂核散 姜汁砂仁粥

病名定义	讨论范围	证候名称	临床表现	食疗原则	食疗方举例
食积是小儿内伤乳食,停聚中焦,积而不化,气滞不行所形成的一种胃肠疾病,以不思乳食,食而不化,腹部胀满,嗳腐、吞酸,大便不调为临床特征	小儿消化功能紊乱或功能性消化不良	乳食内积证	不思乳食,嗳腐酸馊或呕吐食物、乳片,脘腹胀满,疼痛拒按,大便酸臭,哭闹不宁,夜眠不安,舌质淡红,苔白垢腻,脉象弦滑,指纹紫滞	消乳化食,和中导滞	萝卜生姜汁 焦三仙消食汤 曲米粥 雪红汤
		食积化热证	不思乳食,口干,脘腹胀满,腹部灼热,手足心热,心烦易怒,夜寐不安,小便黄,大便臭秽或秘结,舌质红,苔黄腻,脉滑数,指纹紫	清热导滞,消积和中	荸荠内金饼 雪红汤 荞麦面 焦三仙消食汤
		脾虚夹积证	面色萎黄,形体消瘦,神疲肢倦,不思乳食,食则饱胀,腹满喜按,大便稀溏酸腥,夹有乳片或不消化食物残渣,舌质淡,苔白腻,脉细滑,指纹淡滞	健脾助运,消食化积	红枣益脾糕 豆蔻馒头 益脾饼 焦三仙消食汤 苹果山药散
疳证是由喂养不当或多种疾病影响,导致脾胃受损,气液耗伤,不能濡养脏腑、经脉、筋骨、肌肤而形成的一种慢性消耗性疾病	蛋白质 - 能量营养不良、维生素营养障碍、微量元素缺乏等疾病	疳气证	形体略瘦,或体重不增,面色萎黄少华,毛发稀疏,不思饮食,腹胀,精神欠佳,性急易怒,大便干稀不调,舌质略淡,苔薄微腻,脉细有力,指纹淡	调脾助运	红枣益脾糕 萝卜瘦肉饼 五白糕 山药芡实粥 苹果山药散 曲米粥
		疳积证	形体明显消瘦,面色萎黄少华或面白无华,肚腹膨胀,甚则青筋暴露,毛发稀疏结穗,精神烦躁,夜卧不宁,或见揉眉挖鼻,吮指磨牙,动作异常,食欲不振,或善食易饥,或嗜食异物,舌质淡,苔白腻,脉沉细而滑,指纹紫滞	消积理脾	槟榔粥 白术猪肚粥 绿豆汁 十全大补汤 补虚正气粥 茯苓粥 八宝饭 九仙王道糕 百合粥 桂圆粥 蜀椒糕
遗尿是3周岁以上的小儿睡中小便频繁自遗,醒后方觉的一种病证	原发性遗尿和继发性遗尿。	下元虚寒证	夜间遗尿,多则一夜数次,尿量多,小便清长,面色少华,神疲倦怠,畏寒肢冷,腰膝酸软,舌质淡,苔白滑,脉沉无力	温补肾阳,培元固扶	鹿肾粥 雀儿药粥 对虾酒 苁蓉羊肉粥 麻仁栗子糕 山茱萸粥 羊肾馄饨

病名定义	讨论范围	证候名称	临床表现	食疗原则	食疗方举例
遗尿是3周岁以上的小儿睡中小便频繁自遗,醒后方觉的一种病证	原发性遗尿和继发性遗尿。	肺脾气虚证	夜间遗尿,日间尿频而量多,小便清长,大便溏薄,面色少华或萎黄,神疲乏力,食欲不振,自汗、动则多汗,经常感冒,舌质淡红,苔薄白,脉弱无力	补肺健脾,益气升清	山药茯苓糕 腐皮白果粥 山药芡实粥 山药百合大枣粥
		心肾失交证	梦中遗尿,寐不安宁,烦躁叫扰,白天多动少静,难以自制,或五心烦热,形体消瘦,舌质红,舌苔少,脉沉细数	清心滋肾,安神固扶	参归猪心汤 沙苑蒺藜鱼胶汤
		肝经湿热证	梦中遗尿,小便量少色黄,大便干结,性情急躁,夜卧不安或寐中龂齿,目睛红赤,舌质红,苔黄腻,脉滑数	清热利湿,泻肝止遗	芹菜红枣汤 栀子仁粥 夏枯草煲猪肉
五迟、五软是小儿生长发育障碍的病证	脑发育不全、脑性瘫痪、智力低下等病症	肝肾亏虚证	筋骨萎软,发育迟缓,坐起、站立、行走、萌齿等明显迟于正常同龄小儿,头顶萎软,天柱骨倒,头型方大,目无神采,反应迟钝,囟门宽大,易惊,夜卧不安,舌质淡,舌苔少,脉沉细无力,指纹淡	补肾填髓,养肝强筋	文武膏 雀儿药粥 桑葚醪 山茱萸粥 猪脑天麻粥 芝麻枣膏 菟丝子粥
		心脾两虚证	语言发育迟缓,精神呆滞,智力低下,头发生长迟缓,发稀萎黄,四肢萎软,肌肉松弛,口角流涎,吮吸咀嚼无力,或见弄舌,纳食欠佳,大便秘结,舌淡胖,脉细缓	健脾养心,补益气血	桂圆汤 桂圆粥 山药茯苓膏 大枣粥 山药百合大枣粥

附 1-5　五官科常见病证食疗

病名定义	讨论范围	证候名称	临床表现	食疗原则	食疗方举例
雀盲是以入暮或在暗处视力锐减,甚至不辨人物,天明或于明亮处则视觉恢复正常为特征的眼病	年龄相关性白内障等各类白内障	肝肾不足证	视物昏花,视力缓降,晶珠混浊;或头昏耳鸣,少寐健忘,腰酸腿软,口干;舌红苔少,脉细。或见耳鸣耳聋,潮热盗汗,虚烦不寐,口咽干痛,小便短黄,大便秘;舌红少津,苔薄黄,脉细弦数	补益肝肾,清热明目	沙苑蒺藜鱼胶汤 枸杞子粥 枸杞叶粥 文武膏 猪肝羹 菟丝子茶
		脾气虚弱证	视物模糊,视力下降,或近视尚明而视远模糊,晶珠混浊;伴面色萎黄,少气懒言,肢体倦怠;舌淡苔白,脉缓弱	益气健脾,利水渗湿	益脾饼 桂圆杞菊酒 山药茯苓糕 十全大补汤 补虚正气粥
		肝热上扰证	视物不清,视力下降,晶珠混浊,或有眵泪,目涩胀;时有头昏痛,口苦咽干,便结;舌红苔薄黄,脉弦或弦数	清热平肝,明目退障	天钩石藕饮 菊花绿茶 菊楂决明饮 桑菊薄竹饮 菊花粥 雪羹汤 栀子仁粥 茵陈粥 芹菜粥 芹菜拌海带 芹菜红枣汤
咽喉痛是因外邪壅遏肺胃或脏腑虚损、咽喉失养所致的以咽痛或咽部不适感,咽部红肿,或喉底有颗粒状突起为主要特征的眼部疾病	咽炎及某些全身性疾病在咽部的表现	外邪侵袭,上犯咽喉证	咽部疼痛,吞咽不利。偏于风热者,咽痛较重,吞咽时痛增,发热,伴恶风,头痛,咳痰黄稠,舌苔薄黄,脉浮数,检查可见咽部黏膜鲜红、肿胀,或颌下有瘰核。偏于风寒者,咽痛较轻,伴恶寒发热,身痛,咳嗽痰稀,舌质淡红,脉浮紧,检查见咽部黏膜淡红	疏风散邪,宣肺利咽	荆芥粥 梨粥 丝瓜花蜜饮 桑芽粥 双花杏蜜茶 银花饮 薄荷糖

续表

病名定义	讨论范围	证候名称	临床表现	食疗原则	食疗方举例
咽喉痛是因外邪壅遏肺胃或脏腑虚损、咽喉失养所致的以咽痛或咽部不适感，咽部红肿，或喉底有颗粒状突起为主要特征的眼部疾病	咽炎及某些全身性疾病在咽部的表现	肺胃热盛，上攻咽喉证	咽部疼痛较剧，吞咽困难，发热，口渴喜饮，口气臭秽，大便结燥，小便短赤，舌质红，舌苔黄，脉洪数。检查见咽部红赤肿胀明显，喉底颗粒红肿或有瘀点，颌下有臖核	清热解毒，消肿利咽	五汁饮 竹茹芦根茶 麦冬糯米粥 沙参粥 二冬茶 银花饮 薄荷糖 双花杏蜜茶 梨粥
		肺肾阴虚，虚火上炎证	咽部干燥，灼热疼痛不适，午后较重，或咽部哽哽不利，干咳痰少而稠，或痰中带血，手足心热，或见潮热盗汗，颧红失眠，耳鸣等，舌红少津，脉细数。检查可见咽部黏膜暗红，或咽部黏膜干燥少津	滋养阴液，降火利咽	生津茶 山药百合大枣粥 洋参雪耳炖燕窝 双母蒸甲鱼
		脾肾阳虚，咽失温煦证	咽部哽哽不利，异物感，微干微痛，痰涎稀白，面色苍白，形寒肢冷，腰膝冷痛，夜尿频而清长，腹胀纳呆，下利清谷，舌质嫩淡，舌体胖，苔白，脉沉细弱。检查见咽部黏膜淡红	补益脾肾，温阳利咽	小暴腌肉 干姜肉桂猪肚 附子粥 吴茱萸粥 山药百合大枣粥 红枣益脾糕 雀儿药粥 桂圆粥
		痰凝血瘀，结聚咽喉证	咽部异物感，痰黏着感，烁热感，或咽微痛，痰黏难咳，咽干不欲饮，易恶心呕吐，胸闷不适。舌质暗红，或有瘀斑、瘀点，苔白或微黄，脉弦滑。检查见咽黏膜暗红，喉底颗粒增多或融合成片，咽侧索肥厚	祛痰化瘀，散结利咽	橄榄萝卜 雪羹汤 瓜蒌饼 贝母粥 丝瓜花蜜饮 鱼腥草饮 夏枯草煲猪肉

续表

病名 定义	讨论 范围	证候名称	临床表现	食疗原则	食疗方举例
口疮是脏腑功能失调失调所致的以唇、颊、舌、上颚等处肌膜发生黄白色溃烂点且灼热疼痛为主要特征的疾病	复发性阿弗他溃疡等	心脾积热，上炎口舌证	口腔黏膜溃疡,灼痛明显,进饮食或说话时尤甚,伴口渴口干、心烦失眠、大便秘结、小便短黄,舌红,苔黄或腻,脉数有力。检查见溃疡表面有黄色或黄白色假膜,周边红肿	清心泄脾,消肿止痛	竹叶粥 百合粥 栀子仁粥 双花杏蜜茶 银花饮
		阴虚火旺,上炎口舌证	口腔溃疡数量少,疼痛较轻,但口疮此愈彼起,绵延不止,手足心热,失眠多梦,口舌干燥不欲饮,舌红少苔,脉细数。检查见溃疡面积小,个数少,色灰白,周边红肿不甚	滋阴补肾,降火敛疮	桑葚醪 天花粉粥 贝母粥 五汁饮 葡萄藕蜜膏 百合蜂蜜饮

附 2

中国居民膳食营养素参考摄入量表

附 2-1　中国居民膳食能量需要量（EER）

人群	能量				单位:kcal/d	
	身体活动水平(轻)		身体活动水平(中)		身体活动水平(重)	
	男	女	男	女	男	女
0 岁 ~	—ᵃ	—	90kcal/(kg·d)	90kcal/(kg·d)	—	—
0.5 岁 ~	—	—	80kcal/(kg·d)	80kcal/(kg·d)	—	—
1 岁 ~	—	—	900	800	—	—
2 岁 ~	—	—	1,100	1,000	—	—
3 岁 ~	—	—	1,250	1,200	—	—
4 岁 ~	—	—	1,300	1,250	—	—
5 岁 ~	—	—	1,400	1,300	—	—
6 岁 ~	1,400	1,250	1,600	1,450	1,800	1,650
7 岁 ~	1,500	1,350	1,700	1,550	1,900	1,750
8 岁 ~	1,650	1,450	1,850	1,700	2,100	1,900
9 岁 ~	1,750	1,550	2,000	1,800	2,250	2,000
10 岁 ~	1,800	1,650	2,050	1,900	2,300	2,150
11 岁 ~	2,050	1,800	2,350	2,050	2,600	2,300
14 岁 ~	2,500	2,000	2,850	2,300	3,200	2,550
18 岁 ~	2,250	1,800	2,600	2,100	3,000	2,400
50 岁 ~	2,100	1,750	2,450	2,050	2,800	2,350
65 岁 ~	2,050	1,700	2,350	1,950	—	—
80 岁 ~	1,900	1,500	2,200	1,750	—	—
孕妇(早)	—	+0ᵇ	—	+0	—	+0

续表

人群	能量 单位:kcal/d					
	身体活动水平(轻)		身体活动水平(中)		身体活动水平(重)	
	男	女	男	女	男	女
孕妇(中)	—	+300	—	+300	—	+300
孕妇(晚)	—	+450	—	+450	—	+450
乳母	—	+500	—	+500	—	+500

ᵃ:未制定参考值者用"—"表示;
ᵇ:"+"表示在同龄人群参考值基础上额外增加量。

附2-2 中国居民膳食蛋白质参考摄入量(DRIs)

人群	EAR 单位:g/d		RNI 单位:g/d	
	男	女	男	女
0 岁 ~	—ᵃ	—	9(AI)	9(AI)
0.5 岁 ~	15	15	20	20
1 岁 ~	20	20	25	25
2 岁 ~	20	20	25	25
3 岁 ~	25	25	30	30
4 岁 ~	25	25	30	30
5 岁 ~	25	25	30	30
6 岁 ~	25	25	35	35
7 岁 ~	30	30	40	40
8 岁 ~	30	30	40	40
9 岁 ~	40	40	45	45
10 岁 ~	40	40	50	50
11 岁 ~	50	45	60	55
14 岁 ~	60	50	75	60
18 岁 ~	60	50	65	55
50 岁 ~	60	50	65	55
65 岁 ~	60	50	65	55
80 岁 ~	60	50	65	55

续表

人群	EAR 单位:g/d		RNI 单位:g/d	
	男	女	男	女
孕妇(早)	—	+0[b]	—	+0
孕妇(中)	—	+10	—	+15
孕妇(晚)	—	+25	—	+30
乳母	—	+20	—	+25

[a]:未制定参考值者用"—"表示;

[b]:"+"表示在同龄人群参考值基础上额外增加量。

附 2-3　中国居民膳食碳水化合物、脂肪酸的参考摄入量(DRIs)

人群	总碳水化合物 单位:g/d	亚油酸 单位:%E[b]	α-亚麻酸 单位:%E	EPA+DHA 单位:mg/d
	EAR	AI	AI	AI
0 岁~	60(AI)	7.3(150mg[c])	0.87	100[d]
0.5 岁~	85(AI)	6.0	0.66	100[d]
1 岁~	120	4.0	0.60	100[d]
4 岁~	120	4.0	0.60	—
7 岁~	120	4.0	0.60	—
11 岁~	150	4.0	0.60	—
14 岁~	150	4.0	0.60	—
18 岁~	120	4.0	0.60	—
50 岁~	120	4.0	0.60	—
65 岁~	—[a]	4.0	0.60	—
80 岁~	—	4.0	0.60	—
孕妇(早)	130	4.0	0.60	250(200[d])
孕妇(中)	130	4.0	0.60	250(200[d])
孕妇(晚)	130	4.0	0.60	250(200[d])
乳母	160	4.0	0.60	250(200[d])

[a]:未制定参考值者用"—"表示;

[b]:%E 为占能量的百分比;

[c]:为花生四烯酸;

[d]:DHA。

注:2 岁以上儿童及成人膳食中来源于食品工业加工产生的反式脂肪酸的 UL 为 <1%E。

附 2-4　中国居民膳食矿物质的推荐摄入量（RNI）或适宜摄入量（AI）

人群	钙 mg/d RNI	磷 mg/d RNI	钾 mg/d AI	钠 mg/d AI	镁 mg/d RNI	氯 mg/d AI	铁 mg/d RNI 男	铁 mg/d RNI 女	碘 μg/d RNI	锌 mg/d RNI 男	锌 mg/d RNI 女	硒 μg/d RNI	铜 mg/d RNI	氟 mg/d AI	铬 μg/d AI	锰 mg/d AI	钼 μg/d RNI
0岁~	200 (AI)	100 (AI)	350	170	20 (AI)	260	0.3 (AI)		85 (AI)	2.0 (AI)		15 (AI)	0.3 (AI)	0.01	0.2	0.01	2 (AI)
0.5岁~	250 (AI)	180 (AI)	550	350	65 (AI)	550	10		115 (AI)	3.5		20 (AI)	0.3 (AI)	0.23	4.0	0.7	15 (AI)
1岁~	600	300	900	700	140	1 100	9		90	4.0		25	0.3	0.6	15	1.5	40
4岁~	800	350	1 200	900	160	1 400	10		90	5.5		30	0.4	0.7	20	2.0	50
7岁~	1 000	470	1 500	1 200	220	1 900	13		90	7.0		40	0.5	1.0	25	3.0	65
11岁~	1 200	640	1 900	1 400	300	2 200	15	18	110	10	9.0	55	0.7	1.3	30	4.0	90
14岁~	1 000	710	2 200	1 600	320	2 500	16	18	120	11.5	8.5	60	0.8	1.5	35	4.5	100
18岁~	800	720	2 000	1 500	330	2 300	12	20	120	12.5	7.5	60	0.8	1.5	30	4.5	100
50岁~	1 000	720	2 000	1 400	330	2 200	12	12	120	12.5	7.5	60	0.8	1.5	30	4.5	100
65岁~	1 000	700	2 000	1 400	320	2 200	12	12	120	12.5	7.5	60	0.8	1.5	30	4.5	100
80岁~	1 000	670	2 000	1 300	310	2 000	12	12	120	12.5	7.5	60	0.8	1.5	30	4.5	100
孕妇（早）	+0[b]	+0	+0	+0	+40	+0	—[a]	+0	+110	—	+2	+5	+0.1	+10	+1.0	+0.4	+10
孕妇（中）	+200	+0	+0	+0	+40	+0	—	+4	+110	—	+2	+5	+0.1	+10	+4.0	+0.4	+10
孕妇（晚）	+200	+0	+0	+0	+40	+0	—	+9	+110	—	+2	+5	+0.1	+10	+6.0	+0.4	+10
乳母	+200	+0	+400	+0	+0	+0	—	+4	+120	—	+4.5	+18	+0.6	+3	+7.0	+0.3	+3

a：未制定参考值者用"—"表示；

b："+"表示在同龄人群参考值基础上额外增加量。

405

附 2-5 中国居民膳食矿物质的可耐受最高摄入量（UL）

人群	钙 mg/d	磷 mg/d	铁 mg/d	碘 μg/d	锌 mg/d	硒 μg/d	铜 mg/d	氟 mg/d	锰 mg/d	钼 μg/d
0岁~	1 000	—ᵃ	—	—	—	55	—	—	—	—
0.5岁~	1 500	—	—	—	—	80	—	—	—	—
1岁~	1 500	—	25	—	8	100	2	0.8	—	200
4岁~	2 000	—	30	200	12	150	3	1.1	3.5	300
7岁~	2 000	—	35	300	19	200	4	1.7	5.0	450
11岁~	2 000	—	40	400	28	300	6	2.5	8	650
14岁~	2 000	—	40	500	35	350	7	3.1	10	800
18岁~	2 000	3 500	42	600	40	400	8	3.5	11	900
50岁~	2 000	3 500	42	600	40	400	8	3.5	11	900
65岁~	2 000	3 000	42	600	40	400	8	3.5	11	900
80岁~	2 000	3 000	42	600	40	400	8	3.5	11	900
孕妇(早)	2 000	3 500	42	600	40	400	8	3.5	11	900
孕妇(中)	2 000	3 500	42	600	40	400	8	3.5	11	900
孕妇(晚)	2 000	3 500	42	600	40	400	8	3.5	11	900
乳母	2 000	3 500	42	600	40	400	8	3.5	11	900

ᵃ：未制定参考值者用"—"表示，主要是因为研究资料不充分并不表示过量摄入没有健康风险。

附 2-6　中国居民膳食维生素的推荐摄入量（RNI）或适宜摄入量（AI）

人群	维生素A μgRAE/d[c] RNI 男	女	维生素D μg/d RNI	维生素E mgα-TE/d[d] AI	维生素K μg/d AI	维生素B₁ mg/d RNI 男	女	维生素B₂ mg/d RNI 男	女	维生素B₆ mg/d RNI	维生素B₁₂ μg/d RNI	维生素C mg/d RNI	泛酸 mg/d AI	叶酸 μgDFE/d[e] RNI	烟酸 mgNE/d[f] RNI 男	女	胆碱 mg/d AI 男	女	生物素 μg/d AI
0 岁 ~	300(AI)		10(AI)	3	2	0.1(AI)		0.4(AI)		0.2(AI)	0.3(AI)	40(AI)	1.7	65(AI)	2(AI)		120		5
0.5 岁 ~	350(AI)		10(AI)	4	10	0.3(AI)		0.5(AI)		0.4(AI)	0.6(AI)	40(AI)	1.9	100(AI)	3(AI)		150		9
1 岁 ~	310		10	6	30	0.6		0.6		0.6	1.0	40	2.1	160	6		200		17
4 岁 ~	360		10	7	40	0.8		0.7		0.7	1.2	50	2.5	190	8		250		20
7 岁 ~	500		10	9	50	1.0		1.0		1.0	1.6	65	3.5	250	11	10	300		25
11 岁 ~	670	630	10	13	70	1.3	1.1	1.3	1.1	1.3	2.1	90	4.5	350	14	12	400		35
14 岁 ~	820	630	10	14	75	1.6	1.3	1.5	1.2	1.4	2.4	100	5.0	400	16	13	500	400	40
18 岁 ~	800	700	10	14	80	1.4	1.2	1.4	1.2	1.4	2.4	100	5.0	400	15	12	500	400	40
50 岁 ~	800	700	10	14	80	1.4	1.2	1.4	1.2	1.6	2.4	100	5.0	400	14	12	500	400	40
65 岁 ~	800	700	15	14	80	1.4	1.2	1.4	1.2	1.6	2.4	100	5.0	400	14	11	500	400	40
80 岁 ~	800	700	15	14	80	1.4	1.2	1.4	1.2	1.6	2.4	100	5.0	400	13	10	500	400	40
孕妇(早)	—[a]	+0[b]	+0	+0	+0	+0		+0		+0.8	+0.5	+0	+1.0	+200	+0		—	+20	+0
孕妇(中)	—	+70	+0	+0	+0	+0.2		+0.2		+0.8	+0.5	+15	+1.0	+200	+0		—	+20	+0
孕妇(晚)	—	+70	+0	+0	+0	+0.3		+0.3		+0.8	+0.5	+15	+1.0	+200	+0		—	+20	+0
乳母	—	+600	+0	+3	+5	+0.3		+0.3		+0.3	+0.8	+50	+2.0	+150	+3		—	+120	+10

a "—"表示未制定参考值者用 "—" 表示；

b "+"表示在同龄人群参考值基础上额外增加量；

c 视黄醇活性当量（μgRAE）=膳食或补充剂纯品来源全反式视黄醇 μg + 1/2 补充剂纯品来源全反式 β-胡萝卜素 μg + 1/12 膳食全反式 β-胡萝卜素 μg + 1/24 其他膳食维生素 A 类胡萝卜素 μg；

d α-生育酚当量（α-TE），膳食中总 α-TE 当量（mg）= 1×α-生育酚（mg）+0.5×β-生育酚（mg）+0.1×γ-生育酚（mg）+0.02×δ-生育酚（mg）+0.3×α-三烯生育酚（mg）；

e 叶酸当量（μgDFE）=天然食物来源叶酸（μg）+1.7×合成叶酸（μg）；

f 烟酸当量（mgNE）=烟酸（mg）+1/60 色氨酸（mg）。

附 2-7　中国居民膳食维生素的可耐受最高摄入量（UL）

人群	维生素 A μg RAE/d[b]	维生素 D μg/d	维生素 E mg α-TE/d[c]	维生素 B$_6$ mg/d	维生素 C mg/d	叶酸[e] μg/d	烟酸 mg NE/d[d]	烟酰胺 mg/d	胆碱 mg/d
0 岁～	600	20	—[a]	—	—	—	—	—	—
0.5 岁～	600	20	—	—	—	—	—	—	—
1 岁～	700	20	150	20	400	300	10	100	1 000
4 岁～	900	30	200	25	600	400	15	130	1 000
7 岁～	1 500	45	350	35	1 000	600	20	180	1 500
11 岁～	2 100	50	500	45	1 400	800	25	240	2 000
14 岁～	2 700	50	600	55	1 800	900	30	280	2 500
18 岁～	3 000	50	700	60	2 000	1 000	35	310	3 000
50 岁～	3 000	50	700	60	2 000	1 000	35	310	3 000
65 岁～	3 000	50	700	60	2 000	1 000	35	300	3 000
80 岁～	3 000	50	700	60	2 000	1 000	30	280	3 000
孕妇（早）	3 000	50	700	60	2 000	1 000	35	310	3 000
孕妇（中）	3 000	50	700	60	2 000	1 000	35	310	3 000
孕妇（晚）	3 000	50	700	60	2 000	1 000	35	310	3 000
乳母	3 000	50	700	60	2 000	1 000	35	310	3 000

[a]：未制定参考值者用 "—" 表示，主要是因为研究资料不充分并不表示量摄入没有健康风险；

[b]：视黄醇活性当量（μgRAE）= 膳食或补充剂来源全反式视黄醇 μg + 1/2 补充剂纯品全反式 β- 胡萝卜素 μg + 1/12 膳食全反式 β- 胡萝卜素 μg + 1/24 其他膳食维生素 A 类胡萝卜素 μg；

[c]：α- 生育酚当量（α-TE），膳食中总 α-TE 当量（mg）=1×α- 生育酚（mg）+0.5×β- 生育酚（mg）+0.1×γ- 生育酚（mg）+0.02×δ- 生育酚（mg）+0.3×α- 三烯生育酚（mg）；

[d]：烟酸当量（NE，mg）= 烟酸（mg）+1/60 色氨酸（mg）；

[e]：指合成叶酸摄入量上限，不包括天然食物来源的叶酸量。

附 2-8　中国居民膳食宏量营养素的可接受范围（AMDR）

人群	总碳水化合物 %E[a]	添加糖 %E	总脂肪 %E	饱和脂肪酸 U-AMDR %E	n-6 多不饱和 脂肪酸 %E	n-3 多不饱和脂肪 %E	EPA+DHA g/d
0 岁 ～	—	—[b]	48（AI）	—	—	—	—
0.5 岁 ～	—	—	40（AI）	—	—	—	—
1 岁 ～	50~65	—	35（AI）	—	—	—	—
4 岁 ～	50~65	<10	20~30	<8	—	—	—
7 岁 ～	50~65	<10	20~30	<8	—	—	—
11 岁 ～	50~65	<10	20~30	<8	—	—	—
14 岁 ～	50~65	<10	20~30	<8	—	—	—
18 岁 ～	50~65	<10	20~30	<10	2.5~9	0.5~2.0	0.25~2.0
50 岁 ～	50~65	<10	20~30	<10	2.5~9	0.5~2.0	0.25~2.0
65 岁 ～	50~65	<10	20~30	<10	2.5~9	0.5~2.0	0.25~2.0
80 岁 ～	50~65	<10	20~30	<10	2.5~9	0.5~2.0	0.25~2.0
孕妇（早）	50~65	<10	20~30	<10	2.5~9	0.5~2.0	—
孕妇（中）	50~65	<10	20~30	<10	2.5~9	0.5~2.0	—
孕妇（晚）	50~65	<10	20~30	<10	2.5~9	0.5~2.0	—
乳母	50~65	<10	20~30	<10	2.5~9	0.5~2.0	—

a：%E 为占能量的百分比；
b：未制定参考值者用 "—" 表示。

附 2-9　中国居民膳食水适宜摄入量（AI）

人群	饮水量[a] 单位:L/d		总摄入量[b] 单位:L/d	
	男	女	男	女
0 岁 ~	—[d]		0.7[c]	
0.5 岁 ~	—		0.9	
1 岁 ~	—		1.3	
4 岁 ~	0.8		1.6	
7 岁 ~	1.0		1.8	
11 岁 ~	1.3	1.1	2.3	2.0
14 岁 ~	1.4	1.2	2.5	2.2
18 岁 ~	1.7	1.5	3.0	2.7
50 岁 ~	1.7	1.5	3.0	2.7
65 岁 ~	1.7	1.5	3.0	2.7
80 岁 ~	1.7	1.5	3.0	2.7
孕妇（早）	—	+0.2[e]	—	+0.3
孕妇（中）	—	+0.2	—	+0.3
孕妇（晚）	—	+0.2	—	+0.3
乳母	—	+0.6	—	+1.1

[a]:温和气候条件下,轻体力活动水平。如果在高温或进行中等以上身体活动时,应适当增加水摄入量;

[b]:总摄入量包括食物中的水以及饮水中的水;

[c]:来自乳母;

[d]:未制定参考值者用"—"表示;

[e]:"+"表示在同龄人群参考值基础上额外增加量。

附 2-10　中国居民膳食营养素的建议摄入量（PI）

人群	钾 单位:mg/d	钠 单位:mg/d	维生素 C 单位:mg/d
0 岁 ~	—[a]	—	—
0.5 岁 ~	—	—	—
1 岁 ~	—	—	—
4 岁 ~	2 100	1 200	—

人群	钾 单位:mg/d	钠 单位:mg/d	维生素 C 单位:mg/d
7 岁 ～	2 800	1 500	—
11 岁 ～	3 400	1 900	—
14 岁 ～	3 900	2 200	—
18 岁 ～	3 600	2 000	200
50 岁 ～	3 600	1 900	200
65 岁 ～	3 600	1 800	200
80 岁 ～	3 600	1 700	200
孕妇(早)	3 600	2 000	200
孕妇(中)	3 600	2 000	200
孕妇(晚)	3 600	2 000	200
乳母	3 600	2 000	200

[a]:未制定参考值者用"—"表示。

附 2-11　中国成人其他膳食成分特定建议值(SPL)和可耐受最高摄入量(UL)

其他膳食成分	SPL	UL
膳食纤维	25(AI)g/d	—[a]
植物甾醇 /	0.9g/d	2.4g/d
植物甾醇酯	1.5g/d	3.9g/d
番茄红素	18mg/d	70mg/d
叶黄素	10mg/d	40mg/d
原花青素		800mg/d
大豆异黄酮[b]	55mg/d	120mg/d
花色苷	50mg/d	—
氨基葡萄糖 /	1 000mg/d	—
硫酸或盐酸氨基葡萄糖	1 500mg/d	—
姜黄素	—	720mg/d

[a]:未制定参考值者用"—"表示;

[b]:指绝经后妇女。

附 3

常用食物一般营养成分表

所列食物品种是我国人民的主要食品,包括主食和副食。每种食物的营养素含量是具有全国代表性的数值,它不是含量最高的也不是含量最低的数值,而是一个适中的数值,也就是说全国各地都可以采用此数值,而不至于过高或过低地估计。

1. **食部** 就是可以吃的部分,不包括应该丢掉的和不可以吃的部分。例如带骨头的肉,只能吃肉而要将骨头丢掉;橘子不能吃皮和核等。在表中标明"食部"为 80% 的,就说明这种食物只有 80% 可食用,其余部分不可吃。本表中所列的"食部"只是按大多数人的食用习惯计算,例如有的人连皮吃苹果,只是不吃核,那么"食部"就可能是 90%;如果不吃皮也不吃核,那么"食部"就可能只有 80%。因此,"食部"的多少,也可以按每个人的食用习惯去改变它的比例。

2. **各种营养素的计算方法和说明**

(1)能量:不是直接测定的,而是由蛋白质、碳水化合物和脂肪等的含量计算出来的。

(2)蛋白质:表中"蛋白质"一栏是指粗蛋白,它除了蛋白质以外,还含有一点其他的含氮物质,故不是纯蛋白质。

(3)碳水化合物:这不是直接测定的值,而是计算出来的,包括了可利用的碳水化合物和膳食纤维两部分。成分表中均以 100g 可食部计算,因此 100g 食物中的碳水化合物的计算即:

$$100g-(水分 + 蛋白质 + 脂肪 + 灰分)g= 碳水化合物 g$$

(4)膳食纤维:本表中所列的数据为不可溶性膳食纤维,不包括可溶性膳食纤维。

3. **表中符号的说明**

(1)"Tr"表示未检出或微量,低于目前采用的检测方法的检出线或未检出。

(2)"-"表示未检测,理论上食物中应该存在一定量的该种成分,但未实际检测。

(3)"0"估计 0 值,理论上为 0 值或不存在,或测定后为 0。

4. **怎样使用食物成分表** 食物成分表中所列各种营养素的含量均以每 100g 食部中所含营养素的量来计算。因此当你买到 2 两(100g)芹菜时只吃芹菜的茎,那么就要去掉根和叶子。剩下的茎即为食部,称一下食部的重量为 66g,即食部占总重量 100g 中的 66%,也就是食部为 66%。在计算芹菜的营养素含量时,就只能用 66g 食部来计算,而不能用买到的带叶子和根的芹菜 100g 来计算。如果你买了 1 斤(500g)芹菜,食部为 66%,那么 500g × 65%=330g(食部),因此,就只能用325g来计算芹菜中的各种营养素的含量。如果买的是 100g 大米,大米的食部为 100%,那就用 100g 来计算大米中的各种营养素。

谷类及其制品

食物名称	食部/%	能量/kJ(kcal)	水分/g	蛋白质/g	脂肪/g	膳食纤维/g	碳水化合物/g	灰分/g	胡萝卜素/μg	视黄醇当量/μg	硫胺素/mg	核黄素/mg	尼克酸/mg	维生素E/mg	钾/mg	钠/mg	钙/mg	镁/mg	铁/mg	锰/mg	锌/mg	铜/mg	磷/mg	硒/μg
大麦(元麦)	100	1 367 327	13.1	10.2	1.4	9.9	73.3	2.0	0	0	0.43	0.14	3.9	1.23	49	Tr	66	158	6.4	1.23	4.36	0.63	381	9.80
稻米(粳,标一)	100	1 442 345	13.7	7.7	0.6	0.6	77.4	0.6	0	0	0.16	0.08	1.3	1.01	97	2.4	11	34	1.1	1.36	1.45	0.19	121	2.50
稻米(早籼,标一)	100	1 474 352	12.3	8.8	1.0	0.4	77.2	0.7	0	0	0.16	0.05	2.0	—	124	1.9	10	57	1.2	1.21	1.59	0.23	141	2.05
稻米(晚籼,标一)	100	1 448 346	13.5	7.9	0.7	0.5	77.3	0.6	0	0	0.17	0.05	1.7	0.22	112	1.5	9	53	1.2	1.11	1.52	0.16	140	2.83
高粱米	100	1 505 360	10.3	10.4	3.1	4.3	74.7	1.5	0	0	0.29	0.10	1.6	1.88	281	6.3	22	129	6.3	1.22	1.64	0.53	329	2.83
挂面(标准粉)	100	1 454 348	12.4	10.1	0.7	1.6	76	0.8	—	—	0.19	0.04	2.5	1.11	157	150.0	14	51	3.5	1.28	1.22	0.44	153	9.90
苦荞麦粉	100	1 320 316	19.3	9.7	2.7	5.8	66.0	2.3	—	—	0.32	0.21	1.5	1.73	320	2.3	39	94	4.4	1.31	2.02	0.89	244	5.57
油面筋	100	2 061 492	7.1	26.9	25.1	1.3	40.4	0.5	—	—	0.03	0.05	2.2	7.18	45	29.5	29	40	2.5	1.28	2.29	0.50	98	22.80
糯米(粳)	100	1 440 344	13.8	7.9	0.8	0.7	76.7	0.8	0	—	0.20	0.05	1.7	0.08	125	2.8	21	42	1.9	1.56	1.77	0.24	94	3.30
荞麦	100	1 410 337	13.0	9.3	2.3	6.5	73	2.4	20	2	0.28	0.16	2.2	4.40	401	4.7	47	258	6.2	2.04	3.62	0.56	297	2.45

续表

食物名称	食部/%	能量/kJ(kcal)	水分/g	蛋白质/g	脂肪/g	膳食纤维/g	碳水化合物/g	灰分/g	胡萝卜素/μg	视黄醇当量/μg	硫胺素/mg	核黄素/mg	尼克酸/mg	维生素E/mg	钾/mg	钠/mg	钙/mg	镁/mg	铁/mg	锰/mg	锌/mg	铜/mg	磷/mg	硒/μg
小麦粉(富强粉)	100	1 467(351)	12.7	10.3	1.1	0.6	75.2	0.7	0	0	0.17	0.06	2.0	0.73	128	2.7	27	32	2.7	0.77	0.97	0.26	114	6.88
小米	100	1 511(361)	11.6	9.0	3.1	1.6	75.1	1.2	100	8	0.33	0.10	1.5	3.63	284	4.3	41	107	5.1	0.89	1.87	0.54	229	4.74
燕麦	100	1 433(338)	10.2	10.1	0.2	6.0	77.4	2.1	Tr	Tr	0.46	0.07	—	0.91	356	2.1	58	116	2.9	3.91	1.75	0.21	342	—
油条	100	1 624(388)	21.8	6.9	17.6	0.9	51.0	2.7	—	—	0.01	0.07	0.7	3.19	227	585.2	6	19	1.0	0.52	0.75	0.19	77	8.60
玉米(黄,干)	100	1 457(348)	13.2	8.7	3.8	6.4	73.0	1.3	100	8	0.21	0.13	2.5	3.89	300	3.3	14	96	2.4	0.48	1.70	0.25	218	3.52
玉米面(黄)	100	1 483(350)	11.2	8.5	1.5	5.6	78.4	0.4	40	3	0.07	0.04	0.8	0.98	249	2.3	22	84	0.4	0.02	0.08	0.01	196	2.68

干豆类及其制品

食物名称	食部/%	能量/kJ(kcal)	水分/g	蛋白质/g	脂肪/g	膳食纤维/g	碳水化合物/g	灰分/g	胡萝卜素(μg)	视黄醇当量/μg	硫胺素/mg	核黄素/mg	尼克酸/mg	维生素E/mg	钾/mg	钠/mg	钙/mg	镁/mg	铁/mg	锰/mg	锌/mg	铜/mg	磷/mg	硒/μg
扁豆(干)	100	1 420(339)	9.9	25.3	0.4	6.5	61.9	2.5	30	3	0.26	0.45	2.6	1.86	439	2.3	137	92	19.2	1.19	1.90	1.27	218	32.0
蚕豆(去皮)	100	1 450(347)	11.3	25.4	1.6	2.5	58.9	2.8	300	25	0.20	0.20	2.5	6.68	801	2.2	54	94	2.5	0.96	3.32	1.17	181	4.83
豆腐(代表值)	100	351(84)	83.8	6.6	5.3	—	3.4	0.9	—	—	0.06	0.02	0.21	5.79	118	5.6	78	41	1.2	0.12	0.57	0.08	82	1.5

续表

食物名称	食部/%	能量/kJ(kcal)	水分/g	蛋白质/g	脂肪/g	膳食纤维/g	碳水化合物/g	灰分/g	胡萝卜素/(μg)	视黄醇当量/μg	硫胺素/mg	核黄素/mg	尼克酸/mg	维生素E/mg	钾/mg	钠/mg	钙/mg	镁/mg	铁/mg	锰/mg	锌/mg	铜/mg	磷/mg	硒/μg
豆腐干(代表值)	100	823 197	61.3	14.9	11.3	—	9.6	3.1	25	2	0.02	0.05	0.4	13	137	329	447	69	7.1	1.07	1.84	0.41	174	7.12
豆浆	100	128 31	93.8	3.0	1.6	—	1.2	0.4	—	—	0.02	0.02	0.14	1.06	117	3.7	5	15	0.4	0.16	0.28	0.16	42	Tr
腐竹	100	1 928 461	7.9	44.6	21.7	1.0	22.3	3.5	—	—	0.13	0.07	0.8	27.84	553	26.5	77	71	16.5	2.55	3.69	1.31	284	6.65
黑豆(黑大豆)	100	1 678 401	9.9	36.0	15.9	10.2	33.6	4.6	30	3	0.20	0.33	2.0	17.36	1 377	3.0	224	243	7.0	2.83	4.18	1.56	500	6.79
黄豆(大豆)	100	1 631 390	10.2	35.0	16.0	15.5	34.2	4.6	220	18	0.41	0.20	2.1	18.90	1 503	2.2	191	199	8.2	2.26	3.34	1.35	465	6.16
豇豆(干)	100	1 407 336	10.9	19.3	1.2	7.1	65.6	3.0	60	5	0.16	0.08	1.9	8.61	737	6.8	40	36	7.1	1.07	3.04	2.10	344	5.74
绿豆(干)	100	1 376 329	12.3	21.6	0.8	6.4	62.0	3.3	130	11	0.25	0.11	2.0	10.95	787	3.2	81	125	6.5	1.11	2.18	1.08	337	4.28
千张(百页)	100	1 096 262	52.0	24.5	16.0	1.0	5.5	2.0	30	3	0.04	0.05	0.2	23.38	94	20.6	313	80	6.4	1.96	2.52	0.46	309	1.75
素鸡	100	810 194	64.3	16.5	12.5	0.9	4.2	2.5	60	5	0.02	0.03	0.4	17.80	42	373.8	319	61	5.3	1.12	1.74	0.27	180	6.73
豌豆(干)	100	1 395 334	10.4	20.3	1.1	10.4	65.8	2.4	250	21	0.49	0.14	2.4	8.47	823	9.7	97	118	4.9	1.15	2.35	0.47	259	1.69
油豆腐	100	1 024 245	58.8	17.0	17.6	0.6	4.9	1.7	30	3	0.05	0.04	0.3	24.70	158	32.5	147	72	5.2	1.38	2.03	0.30	238	0.63

鲜豆类

食物名称	食部/%	能量/kJ(kcal)	水分/g	蛋白质/g	脂肪/g	膳食纤维/g	碳水化合物/g	灰分/g	胡萝卜素/µg	视黄醇当量/µg	硫胺素/mg	核黄素/mg	尼克酸/mg	抗坏血酸/mg	维生素E/mg	钾/mg	钠/mg	钙/mg	镁/mg	铁/mg	锰/mg	锌/mg	铜/mg	磷/mg	硒/µg
扁豆(鲜)	91	172 41	88.3	2.7	0.2	2.1	8.2	0.6	150	13	0.04	0.07	0.9	13	0.24	178	3.8	38	34	1.9	0.34	0.72	0.12	54	0.94
蚕豆(鲜)	31	463 111	70.2	8.8	0.4	3.1	19.5	1.1	310	26	0.37	0.10	1.5	16	0.83	391	4.0	16	46	3.5	0.55	1.37	0.39	200	2.02
刀豆(鲜)	92	165 40	89.0	3.1	0.3	1.8	7.0	0.6	220	18	0.05	0.07	1.0	15	0.40	209	8.5	49	29	4.6	0.45	0.84	0.09	57	0.88
豇豆(鲜)	97	134 32	90.1	2.2	0.3	—	7.3	0.7	526	44	0.06	0.05	0	13	0.39	171	9.5	62	55	0.8	0.27	0.38	0.12	55	0.66
绿豆芽	100	65 16	95.3	1.7	0.1	1.2	2.6	0.3	11	1	0.02	0.02	0.35	64	Tr	32	25.8	14	18	0.3	0.05	0.20	0.05	19	0.27
毛豆(青豆)	53	550 131	69.6	13.1	5.0	4.0	10.5	1.8	130	11	0.15	0.07	1.4	27	2.44	478	3.9	135	70	3.5	1.20	1.73	0.54	188	2.48
豌豆(鲜)	42	465 111	70.2	7.4	0.3	3.0	21.2	0.9	220	18	0.43	0.09	2.3	14	1.21	332	1.2	21	43	1.7	0.65	1.29	0.22	127	1.74

根茎类

食物名称	食部/%	能量/kJ(kcal)	水分/g	蛋白质/g	脂肪/g	膳食纤维/g	碳水化合物/g	灰分/g	胡萝卜素/µg	视黄醇当量/µg	硫胺素/mg	核黄素/mg	尼克酸/mg	抗坏血酸/mg	维生素E/mg	钾/mg	钠/mg	钙/mg	镁/mg	铁/mg	锰/mg	锌/mg	铜/mg	磷/mg	硒/µg
荸荠(马蹄、地栗)	78	256 61	83.6	1.2	0.2	1.1	14.2	0.8	20	3	0.02	0.02	0.7	7	0.65	306	15.7	4	12	0.6	0.11	0.34	0.07	44	0.70
甘薯(白心)(红心)(白皮山芋)	86	444 106	72.6	1.4	0.2	1.0	25.2	0.6	220	18	0.07	0.04	0.6	24	0.43	174	58.2	24	17	0.8	0.21	0.22	0.16	46	0.63

续表

食物名称	食部/%	能量/kJ(kcal)	水分/g	蛋白质/g	脂肪/g	膳食纤维/g	碳水化合物/g	灰分/g	胡萝卜素/μg	视黄醇当量/μg	硫胺素/mg	核黄素/mg	尼克酸/mg	抗坏血酸/mg	维生素E/mg	钾/mg	钠/mg	钙/mg	镁/mg	铁/mg	锰/mg	锌/mg	铜/mg	磷/mg	硒/μg
胡萝卜(红)	96	162 39	89.2	1.0	0.2	1.1	8.8	0.8	4 130	344	0.04	0.03	0.6	13	0.41	190	71.4	32	14	1.0	0.24	0.23	0.08	27	0.63
姜(黄姜)	95	194 46	87.0	1.3	0.6	2.7	10.3	0.8	170	14	0.02	0.03	0.8	4	—	295	14.9	27	44	1.4	3.20	0.34	0.14	25	0.56
马铃薯	94	343 81	78.6	2.6	0.2	1.1	17.8	0.8	6	1	0.10	0.02	1.10	14	0.34	347	5.9	7	24	0.4	0.1	0.3	0.09	46	0.47
藕	88	200 47	86.4	1.2	0.2	2.2	11.5	1.0	Tr	Tr	0.04	0.01	0.12	19	0.32	293	34.3	18	14	0.3	0.89	0.24	0.09	45	0.17
春笋(鲜)	66	106 25	91.4	2.4	0.1	2.8	5.1	0.7	30	3	0.05	0.04	0.4	5	—	300	6.0	8	8	2.4	0.78	0.43	0.15	36	0.66

嫩茎、叶、苔花类

食物名称	食部/%	能量/kJ(kcal)	水分/g	蛋白质/g	脂肪/g	膳食纤维/g	碳水化合物/g	灰分/g	胡萝卜素/μg	视黄醇当量/μg	硫胺素/mg	核黄素/mg	尼克酸/mg	抗坏血酸/mg	维生素E/mg	钾/mg	钠/mg	钙/mg	镁/mg	铁/mg	锰/mg	锌/mg	铜/mg	磷/mg	硒/μg
菜花(花椰菜)	82	83 20	93.2	1.7	0.2	2.1	4.2	0.7	11	1	0.04	0.04	0.32	32	Tr	206	39.2	31	18	0.4	0.09	0.17	0.02	32	2.86
大白菜(青口白)	83	70 17	95.1	1.4	0.1	0.9	3.0	0.4	80	7	0.03	0.04	0.4	28	0.36	90	48.4	35	9	0.6	0.16	0.61	0.04	28	0.39
大蒜(白皮,鲜,蒜头)	85	536 128	66.6	4.5	0.2	1.1	27.6	1.1	30	3	0.04	0.06	0.6	7	1.07	302	19.6	39	21	1.2	0.29	0.88	0.22	117	3.09

续表

食物名称	食部/%	能量/kJ(kcal)	水分/g	蛋白质/g	脂肪/g	膳食纤维/g	碳水化合物/g	灰分/g	胡萝卜素/μg	视黄醇当量/μg	硫胺素/mg	核黄素/mg	尼克酸/mg	抗坏血酸/mg	维生素E/mg	钾/mg	钠/mg	钙/mg	镁/mg	铁/mg	锰/mg	锌/mg	铜/mg	磷/mg	硒/μg
茭白	74	110(26)	92.2	1.2	0.2	1.9	5.9	0.5	30	3	0.02	0.03	0.5	5	0.99	209	5.8	4	8	0.4	0.49	0.33	0.06	36	0.45
韭菜	90	102(25)	92	2.4	0.4	—	4.5	0.7	1596	133	0.04	0.05	0.86	2	0.57	241	5.8	44	24	0.7	0.21	0.25	0.05	45	1.33
芦笋	90	79(19)	93.3	2.6	0.1	1.9	3.3	0.7	20	2	0.07	0.08	1.12	7	0.19	304	12.4	9	18	1.4	0.17	0.55	0.1	51	0.62
芹菜茎	67	93(22)	93.1	1.2	0.2	1.2	4.5	1.0	340	28	0.02	0.06	0.4	8	1.32	206	159	80	18	1.2	0.16	0.24	0.09	38	0.57
小白菜(青菜)	94	59(14)	94.8	1.4	0.3	1.1	2.4	1.1	1853	154	0.01	0.05	—	64	0.4	116	132.2	117	30	1.3	0.15	0.23	0.02	26	0.39
油菜	96	79(19)	94.1	1.8	0.2	0.9	32.9	1.0	1460	122	0.01	0.10	Tr	24	0.94	143	98.8	191	34	5.9	1.09	1.27	Tr	34	Tr
波菜(赤根菜)	89	116(28)	91.2	2.6	0.3	1.7	4.5	1.4	2920	243	0.04	0.11	0.6	32	1.74	311	85.2	66	58	2.9	0.66	0.85	0.10	47	0.97

瓜类、茄果类

食物名称	食部/%	能量/kJ(kcal)	水分/g	蛋白质/g	脂肪/g	膳食纤维/g	碳水化合物/g	灰分/g	胡萝卜素/μg	视黄醇当量/μg	硫胺素/mg	核黄素/mg	尼克酸/mg	抗坏血酸/mg	维生素E/mg	钾/mg	钠/mg	钙/mg	镁/mg	铁/mg	锰/mg	锌/mg	铜/mg	磷/mg	硒/μg
冬瓜	80	43(10)	96.9	0.3	0.2	—	2.4	0.2	Tr	Tr	Tr	Tr	0.22	16	0.04	57	2.8	12	10	0.1	0.02	0.1	0.01	11	0.02
黄瓜(胡瓜)	92	65(16)	95.8	0.8	0.2	0.5	2.9	0.3	90	8	0.02	0.03	0.2	9	0.49	102	4.9	24	15	0.5	0.06	0.18	0.05	24	0.38

续表

食物名称	食部/%	能量/kJ(kcal)	水分/g	蛋白质/g	脂肪/g	膳食纤维/g	碳水化合物/g	灰分/g	胡萝卜素/μg	视黄醇当量/μg	硫胺素/mg	核黄素/mg	尼克酸/mg	抗坏血酸/mg	维生素E/mg	钾/mg	钠/mg	钙/mg	镁/mg	铁/mg	锰/mg	锌/mg	铜/mg	磷/mg	硒/μg
葫芦	87	67/16	95.3	0.7	0.1	0.8	3.5	0.4	40	3	0.02	0.01	0.4	11	—	87	0.6	16	7	0.4	0.08	0.14	0.04	15	0.49
丝瓜	83	82/20	94.1	1.3	0.2	0.6	4.0	0.4	155	13	0.02	0.04	0.32	4	0.08	121	3.7	37	19	0.3	0.07	0.22	0.05	33	0.2
番茄(西红柿)	97	62/15	95.2	0.9	0.2	0.5	3.3	0.4	375	31	0.02	0.01	0.49	14	0.42	179	9.7	4	12	0.2	0.06	0.12	0.04	24	Tr
辣椒(尖、青)	91	91/22	93.4	0.8	0.3	2.1	5.2	0.3	98	8	0.02	0.02	0.62	59	0.38	154	7.0	11	15	0.3	0.05	0.21	0.05	20	0.02
茄子	93	97/23	93.4	1.1	0.2	1.3	4.9	0.4	50	4	0.02	0.04	0.6	5	1.13	142	5.4	24	13	0.5	0.13	0.23	0.10	23	0.48

菌藻类

食物名称	食部/%	能量/kJ(kcal)	水分/g	蛋白质/g	脂肪/g	膳食纤维/g	碳水化合物/g	灰分/g	胡萝卜素/μg	视黄醇当量/μg	硫胺素/mg	核黄素/mg	尼克酸/mg	抗坏血酸/mg	维生素E/mg	钾/mg	钠/mg	钙/mg	镁/mg	铁/mg	锰/mg	锌/mg	铜/mg	磷/mg	硒/μg
海带(干)	98	377/90	70.5	1.8	0.1	6.1	23.4	4.2	240	20	0.01	0.10	0.8	Tr	0.85	761	327.4	348	129	4.7	1.14	0.65	0.14	52	5.84
金针菇	100	133/32	90.2	2.4	0.4	2.7	6.0	1.0	30	3	0.15	0.19	4.1	2	1.14	195	4.3	—	17	1.4	0.10	0.39	0.14	97	0.28
香菇(干)	95	1149/274	12.3	20.0	1.2	31.6	61.7	4.8	20	2	0.19	1.26	20.5	5	0.66	464	11.2	83	147	10.5	5.47	8.57	1.03	258	6.42

续表

食物名称	食部/%	能量/kJ(kcal)	水分/g	蛋白质/g	脂肪/g	膳食纤维/g	碳水化合物/g	灰分/g	胡萝卜素/μg	视黄醇当量/μg	硫胺素/mg	核黄素/mg	尼克酸/mg	抗坏血酸/mg	维生素E/mg	钾/mg	钠/mg	钙/mg	镁/mg	铁/mg	锰/mg	锌/mg	铜/mg	磷/mg	硒/μg
银耳干(白木耳)	96	1 092 261	14.6	10.0	1.4	30.4	67.3	6.7	50	4	0.05	0.25	5.3	—	1.26	1 588	82.1	36	54	4.1	0.17	3.03	0.08	369	2.95
紫菜	100	1 050 250	12.7	26.7	1.1	21.6	44.1	15.4	1 370	114	0.27	1.02	7.3	2	1.82	1 796	710.5	264	105	54.9	4.32	2.47	1.68	350	7.32

鲜果及干果类

食物名称	食部/%	能量/kJ(kcal)	水分/g	蛋白质/g	脂肪/g	膳食纤维/g	碳水化合物/g	灰分/g	胡萝卜素/μg	视黄醇当量/μg	硫胺素/mg	核黄素/mg	尼克酸/mg	抗坏血酸/mg	维生素E/mg	钾/mg	钠/mg	钙/mg	镁/mg	铁/mg	锰/mg	锌/mg	铜/mg	磷/mg	硒/μg
菠萝	68	182 44	88.4	0.5	0.1	1.3	10.8	0.2	20	2	0.04	0.02	0.2	18	—	113	0.8	12	8	0.6	1.04	0.14	0.07	9	0.24
西瓜	59	108 31	92.3	0.5	0.3	0.2	6.8	0.2	173	14	0.02	0.04	0.3	5.7	0.11	97	3.3	7	14	0.4	0.03	0.09	0.03	12	0.09
草莓	97	134 32	91.3	1.0	0.2	1.1	7.1	0.4	30	3	0.02	0.03	0.3	47	0.71	131	4.2	18	12	1.8	0.49	0.14	0.04	27	0.70
柑	78	184 44	88.6	0.8	0.1	0.5	10.2	0.3	490	41	0.04	0.04	0.2	35	1.22	128	0.8	24	14	0.2	0.03	0.13	0.11	18	0.7
桂圆(鲜)	50	298 71	81.4	1.2	0.1	0.4	16.6	0.7	20	2	0.01	0.14	1.3	43	—	248	3.9	6	10	0.2	0.07	0.40	0.10	30	0.83
红果(干)	100	1 051 251	11.1	4.3	2.2	49.7	78.4	4.0	60	5	0.02	0.18	0.7	2	0.47	440	9.9	144	—	0.4	0.57	0.61	0.41	440	2.70
橘(蜜橘)	76	189 45	88.2	0.8	0.4	1.4	10.3	0.3	1 660	138	0.05	0.04	0.2	19	0.45	177	1.3	19	16	0.2	0.05	0.10	0.07	18	0.45
梨(鸭梨)	82	187 45	88.3	0.2	0.2	1.1	11.1	0.2	10	1	0.03	0.03	0.2	4	0.31	77	1.5	4	5	0.9	0.06	0.10	0.19	14	0.28

续表

食物名称	食部/%	能量/kJ(kcal)	水分/g	蛋白质/g	脂肪/g	膳食纤维/g	碳水化合物/g	灰分/g	胡萝卜素/μg	视黄醇当量/μg	硫胺素/mg	核黄素/mg	尼克酸/mg	抗坏血酸/mg	维生素E/mg	钾/mg	钠/mg	钙/mg	镁/mg	铁/mg	锰/mg	锌/mg	铜/mg	磷/mg	硒/μg
枇杷	62	170 41	89.3	0.8	0.2	0.8	9.3	0.4	—	—	0.01	0.03	0.3	8	0.24	122	4.0	17	10	1.1	0.34	0.21	0.06	8	0.72
苹果	85	227 53	86.1	0.4	0.2	1.7	13.7	0.2	50	4	0.02	0.02	0.2	3	0.43	83	1.3	4	4	0.3	0.03	0.04	0.07	7	0.1
葡萄	86	185 44	88.5	0.4	0.3	1	10.3	0.3	40	3	0.03	0.02	0.25	4	0.86	127	1.9	9	7	0.4	0.04	0.16	0.18	13	0.11
柿	87	308 74	80.6	0.4	0.1	1.4	18.5	0.4	120	10	0.02	0.02	0.3	30	1.12	151	0.8	9	19	0.2	0.50	0.08	0.06	23	0.24
桃	89	212 42	88.9	0.6	0.1	1.0	10.1	0.4	20	2	0.01	0.02	0.3	10	0.71	127	1.7	6	8	0.3	0.07	0.14	0.06	11	0.47
香蕉(甘蕉)	59	389 93	75.8	1.4	0.2	1.2	22.0	0.6	60	5	0.02	0.04	0.7	8	0.24	256	0.8	7	43	0.4	0.65	0.18	0.14	28	0.87
杏	91	160 38	89.4	0.9	0.1	1.3	9.1	0.5	450	38	0.02	0.03	0.6	4	0.95	226	2.3	14	11	0.6	0.06	0.20	0.11	15	0.20
枣(鲜)	87	524 125	67.4	0.3	1.1	1.9	30.5	0.7	240	20	0.06	0.09	0.9	243	0.78	375	1.2	22	25	1.2	0.32	1.52	0.06	23	0.80

坚果类

食物名称	食部/%	能量/kJ(kcal)	水分/g	蛋白质/g	脂肪/g	膳食纤维/g	碳水化合物/g	灰分/g	胡萝卜素/μg	视黄醇当量/μg	硫胺素/mg	核黄素/mg	尼克酸/mg	抗坏血酸/mg	维生素E/mg	钾/mg	钠/mg	钙/mg	镁/mg	铁/mg	锰/mg	锌/mg	铜/mg	磷/mg	硒/μg
核桃(干)	43	2 704 646	5.2	14.9	58.8	9.5	19.1	2.0	30	3	0.15	0.14	0.9	1	43.21	385	6.4	56	131	2.7	3.44	2.17	1.17	294	4.62
花生仁(生)	100	2 400 574	6.9	24.8	44.3	5.5	21.7	2.3	30	3	0.72	0.13	17.9	2	18.09	587	3.6	39	178	2.1	1.25	2.50	0.95	324	3.94

续表

食物名称	食部/%	能量/kJ(kcal)	水分/g	蛋白质/g	脂肪/g	膳食纤维/g	碳水化合物/g	灰分/g	胡萝卜素/μg	视黄醇当量/μg	硫胺素/mg	核黄素/mg	尼克酸/mg	抗坏血酸/mg	维生素E/mg	钾/mg	钠/mg	钙/mg	镁/mg	铁/mg	锰/mg	锌/mg	铜/mg	磷/mg	硒/μg
莲子(干)	100	1 463 350	9.5	17.2	2.0	3.0	67.2	4.1	—	—	0.16	0.08	4.2	5	2.71	846	5.1	97	242	3.6	8.23	2.78	1.33	550	3.36
山核桃(干)	24	2 576 616	2.2	18.0	50.4	7.4	26.2	3.2	30	3	0.16	0.09	0.5	—	65.55	237	250.7	57	306	6.8	8.16	6.42	2.14	521	0.87
西瓜子(炒)	43	2 434 582	4.3	32.7	44.8	4.5	14.2	4.0	—	—	0.04	0.08	3.4	Tr	1.23	612	187.7	28	448	8.2	1.82	6.76	1.82	765	23.44

畜肉类及其制品

食物名称	食部/%	能量/kJ(kcal)	水分/g	蛋白质/g	脂肪/g	碳水化合物/g	灰分/g	维生素A/μg	视黄醇当量/μg	硫胺素/mg	核黄素/mg	尼克酸/mg	抗坏血酸/mg	维生素E/mg	钾/mg	钠/mg	钙/mg	镁/mg	铁/mg	锰/mg	锌/mg	铜/mg	磷/mg	硒/μg
叉烧肉	100	820 196	60.4	20.9	9.8	6	2.9	Tr	Tr	0.05	0.09	3.83	—	0.97	100	726.4	5	12	3.6	0.06	8.5	0.12	136	6.65
狗肉	80	486 116	76.0	16.8	4.6	1.8	0.8	12	12	0.34	0.20	3.5	Tr	1.40	140	47.4	52	14	2.9	0.13	3.18	0.14	107	14.75
酱牛肉	100	1 029 246	50.7	31.4	11.9	3.2	2.8	11	11	0.05	0.22	4.4	—	1.25	148	869.2	20	27	4.0	0.25	7.12	0.14	178	4.35
驴肉(瘦)	100	491 116	73.8	21.5	3.2	0.4	1.1	72	72	0.03	0.16	2.5	Tr	2.76	325	46.9	2	7	4.3	Tr	4.26	0.23	178	6.10
牛肉(瘦)	100	479 113	73.7	21.3	2.5	1.3	1.1	4	4	0.04	0.13	4.92	Tr	0.83	212	64.1	5	22	2.3	0.03	5.09	0.06	182	3.47
羊肉(瘦)	90	496 118	74.2	20.5	3.9	0.2	1.2	11	11	0.15	0.16	5.2	Tr	0.31	403	69.4	9	22	3.9	0.03	6.06	0.12	196	7.18
猪肉(腿)	100	792 190	67.6	17.9	12.8	0.8	0.9	3	3	0.53	0.24	4.9	Tr	0.30	295	63.0	6	25	0.9	0.04	2.18	0.14	185	13.40

禽肉类及其制品

食物名称	食部/%	能量/kJ(kcal)		水分/g	蛋白质/g	脂肪/g	碳水化合物/g	灰分/g	维生素A/μg	视黄醇当量/μg	硫胺素/mg	核黄素/mg	尼克酸/mg	抗坏血酸/mg	维生素E/mg	钾/mg	钠/mg	钙/mg	镁/mg	铁/mg	锰/mg	锌/mg	铜/mg	磷/mg	硒/μg
北京烤鸭	80	1 805	436	38.2	16.6	38.4	6.0	0.8	36	36	0.04	0.32	4.5	—	0.97	247	83.0	35	13	2.4	Tr	1.25	0.12	175	10.32
鹅	63	1 041	251	61.4	17.9	19.9	0	0	42	42	0.07	0.23	4.9	Tr	0.22	232	58.8	4	18	3.8	0.04	1.36	0.43	144	17.68
鸽	42	835	201	66.6	16.5	14.2	0	1.7	53	53	0.06	0.20	6.9	Tr	0.99	334	63.6	30	27	3.8	0.05	0.82	0.24	136	11.08
鸡(代表值)	63	608	145	70.5	20.3	6.7	0	0.9	92	92	0.06	0.07	7.54	Tr	1.34	249	62.8	13	22	1.8	0.05	1.46	0.09	166	1.92
鸭	68	996	240	63.9	15.5	19.7	0	0.2	52	52	0.08	0.22	4.2	Tr	0.27	191	69.0	6	14	2.2	0.06	1.33	0.21	122	12.25

乳类、蛋类及其制品

食物名称	食部/%	能量/kJ(kcal)		水分/g	蛋白质/g	脂肪/g	碳水化合物/g	灰分/g	维生素A/μg	视黄醇当量/μg	硫胺素/mg	核黄素/mg	尼克酸/mg	抗坏血酸/mg	维生素E/mg	钾/mg	钠/mg	钙/mg	镁/mg	铁/mg	锰/mg	锌/mg	铜/mg	磷/mg	硒/μg
纯牛奶	100	271	65	87.6	3.0	3.3	4.9	0.7	54	54	0.03	0.12	0.11	Tr	0.13	180	63.7	107	11	0.3	0.01	0.28	0.01	90	1.34
全脂奶粉	100	2 005	478	2.3	20.1	21.2	51.7	4.7	141	141	0.11	0.73	0.9	4	0.48	449	260.1	676	79	1.2	0.09	3.14	0.09	469	11.80
酸奶	100	295	70	85.5	3.2	1.9	10	0.7	19	19	0.03	0.14	0.1	1	0.13	135	32.5	140	11	0.2	0.02	0.54	0.01	90	1.19
鹌鹑蛋	86	664	160	73.0	12.8	11.1	2.1	1.0	337	337	0.11	0.49	0.1	Tr	3.08	138	106.6	47	11	3.2	0.04	1.61	0.09	180	25.48
鹅蛋	87	814	196	69.3	11.1	15.6	2.8	1.2	192	192	0.08	0.30	0.4	Tr	4.50	74	90.6	34	12	4.1	0.04	1.43	0.09	130	27.24
鸡蛋(红皮)	87	596	143	77.1	12.2	10.5		0.8	—	138	0.05	0.11	—	Tr	0.84	121	125.7	44	11	1	0.01	0.38	0.07	182	13.83
鸭蛋	87	748	180	70.3	12.6	13.0	3.1	1.0	261	261	0.17	0.35	0.2	Tr	4.98	135	106.0	62	13	2.9	0.04	1.67	0.11	226	15.68

鱼类

食物名称	食部/%	能量/kJ	能量/(kcal)	水分/g	蛋白质/g	脂肪/g	碳水化合物/g	灰分/g	维生素A/μg	视黄醇当量/μg	硫胺素/mg	核黄素/mg	尼克酸/mg	抗坏血酸/mg	维生素E/mg	钾/mg	钠/mg	钙/mg	镁/mg	铁/mg	锰/mg	锌/mg	铜/mg	磷/mg	硒/μg
草鱼	58	475	113	77.3	16.6	5.2	0	1.1	11	11	0.04	0.11	2.8	Tr	2.03	312	46.0	38	31	0.8	0.05	0.87	0.05	203	6.66
大黄鱼(大黄花鱼)	66	407	97	77.7	17.7	2.5	0.8	1.3	10	10	0.03	0.10	1.9	Tr	1.13	260	120.3	53	39	0.7	0.02	0.58	0.04	174	42.57
带鱼	76	535	127	73.3	17.7	4.9	3.1	1.0	29	29	0.02	0.06	2.8	Tr	0.82	280	150.1	28	43	1.2	0.17	0.70	0.08	191	36.57
黄鳝(鳝鱼)	67	378	89	78.0	18.0	1.4	1.2	1.4	50	50	0.06	0.98	3.7	Tr	1.34	263	70.2	42	18	2.5	2.22	1.97	0.05	206	34.56
鲮鱼	61	436	104	77.4	17.8	3.6	0	1.2	20	20	0.03	0.07	2.5	Tr	1.23	277	57.5	53	23	1.4	0.09	1.17	0.06	190	15.68
鲫鱼	54	459	109	76.7	17.6	4.1	0.5	1.1	25	25	0.03	0.09	2.7	Tr	1.27	334	53.7	50	33	1.0	0.05	2.08	0.06	204	15.38
泥鳅	60	407	96	76.6	17.9	2.0	1.7	1.8	14	14	0.10	0.33	6.2	Tr	0.79	282	74.8	299	28	2.9	0.47	2.76	0.09	302	35.30
小黄鱼(小黄花鱼)	62	478	114	79.4	17	3.0	5.1	1.6	94	94	0.03	0.08	0.72	Tr	0.82	198	194.3	191	23	0.7	0.05	0.88	0.04	217	526.71
胖头鱼(花鲢鱼)	61	418	100	76.5	15.3	2.2	4.7	1.3	34	34	0.04	0.11	2.8	Tr	2.65	229	60.6	82	26	0.8	0.08	0.76	0.07	180	19.47
墨鱼	57	359	85	78.7	18.5	1.2	0	1.6	26	26	0.02	0.14	2.5	Tr	0.97	313	48.8	152	33	0.7	0.06	0.8	0.05	232	24.57

虾蟹、油脂类

食物名称	食部/%	能量/kJ(kcal)	水分/g	蛋白质/g	脂肪/g	碳水化合物/g	灰分/g	维生素A/μg	视黄醇当量/μg	硫胺素/mg	核黄素/mg	尼克酸/mg	维生素E/mg	钾/mg	钠/mg	钙/mg	镁/mg	铁/mg	锰/mg	锌/mg	铜/mg	磷/mg	硒/μg
对虾	61	393(93)	76.5	18.6	0.8	2.8	1.3	15	15	0.01	0.07	1.7	0.62	215	165.2	62	43	1.5	0.12	2.38	0.34	228	33.72
河虾	86	368(87)	78.1	16.4	2.4	0	3.9	48	48	0.04	0.03	Tr	5.33	329	133.8	325	60	4.0	0.27	2.24	0.64	186	29.65
蟹(河蟹)	42	433(103)	75.8	17.5	2.6	2.3	1.8	389	389	0.06	0.28	1.7	6.09	181	193.5	126	23	2.9	0.42	3.68	2.97	182	56.72
蟹(梭子蟹)	49	400(95)	77.5	15.9	3.1	0.9	2.6	121	121	0.03	0.30	1.9	4.56	208	481.4	280	65	2.5	0.26	5.50	1.25	152	90.96
茶油	100	3 761(899)	0.1	Tr	99.9	0	Tr	—	—	Tr	Tr	Tr	27.90	2	0.7	5	2	1.1	1.17	0.34	0.03	8	—
花生油	100	3 761(899)	0.1	Tr	99.9	0	0.1	—	—	Tr	Tr	Tr	42.06	1	3.5	12	2	2.9	0.33	0.48	0.15	15	—
玉米油	100	3 745(895)	0.2	Tr	99.2	0.5	0.1	—	—	Tr	Tr	Tr	50.94	2	1.4	1	3	1.4	0.04	0.26	0.23	18	—

淀粉类及其制品

食物名称	食部/%	能量/kJ(kcal)	水分/g	蛋白质/g	脂肪/g	膳食纤维/g	碳水化合物/g	灰分/g	硫胺素/mg	核黄素/mg	尼克酸/mg	钾/mg	钠/mg	钙/mg	镁/mg	铁/mg	锰/mg	锌/mg	铜/mg	磷/mg	硒/μg
粉丝	100	1 413(338)	15.0	0.8	0.2	1.1	83.7	0.3	0.03	0.02	0.4	18	9.3	31	11	6.4	0.15	0.27	0.05	16	3.39
凉粉	100	159(38)	90.5	0.2	0.3	0.6	8.9	0.1	0.02	0.01	0.2	5	2.8	9	3	1.3	0.01	0.24	0.06	1	0.73
藕粉	100	1 559(373)	6.4	0.2	Tr	0.1	93.0	0.4	Tr	0.01	0.4	35	10.8	8	2	17.9	0.28	0.15	0.22	9	2.10

附 4

既是食品又是药品的物品、
可用于保健食品的物品、
保健食品禁用物品名称

2002 年原卫生部为进一步规范保健食品原料管理,根据《中华人民共和国食品卫生法》,印发《既是食品又是药品的物品名单》《可用于保健食品的物品名单》和《保健食品禁用物品名单》,如下:

既是食品又是药品的物品名单

丁香、八角茴香、刀豆、小茴香、小蓟、山药、山楂、马齿苋、乌梢蛇、乌梅、木瓜、火麻仁、代代花、玉竹、甘草、白芷、白果、白扁豆、白扁豆花、龙眼肉(桂圆)、决明子、百合、肉豆蔻、肉桂、余甘子、佛手、杏仁(甜、苦)、沙棘、牡蛎、芡实、花椒、赤小豆、阿胶、鸡内金、麦芽、昆布、枣(大枣、酸枣、黑枣)、罗汉果、郁李仁、金银花、青果、鱼腥草、姜(生姜、干姜)、枳椇子、枸杞子、栀子、砂仁、胖大海、茯苓、香橼、香薷、桃仁、桑叶、桑葚、橘红、桔梗、益智仁、荷叶、莱菔子、莲子、高良姜、淡竹叶、淡豆豉、菊花、菊苣、黄芥子、黄精、紫苏、紫苏籽、葛根、黑芝麻、黑胡椒、槐米、槐花、蒲公英、蜂蜜、榧子、酸枣仁、鲜白茅根、鲜芦根、蝮蛇、橘皮、薄荷、薏苡仁、薤白、覆盆子、藿香。

可用于保健食品的物品名单

人参、人参叶、人参果、三七、土茯苓、大蓟、女贞子、山茱萸、川牛膝、川贝母、川芎、马鹿胎、马鹿茸、马鹿骨、丹参、五加皮、五味子、升麻、天门冬、天麻、太子参、巴戟天、木香、木贼、牛蒡子、牛蒡根、车前子、车前草、北沙参、平贝母、玄参、生地黄、生何首乌、白及、白术、白芍、白豆蔻、石决明、石斛(需提供可使用证明)、地骨皮、当归、竹茹、红花、红景天、西洋参、吴茱萸、怀牛膝、杜仲、杜仲叶、沙苑子、牡丹皮、芦荟、苍术、补骨脂、诃子、赤芍、远志、麦门冬、龟甲、佩兰、侧柏叶、制大黄、制何首乌、刺五加、刺玫果、泽兰、泽泻、玫瑰花、玫瑰茄、知母、罗布麻、苦丁茶、金荞麦、金樱子、青皮、厚朴、厚朴花、姜黄、枳壳、枳实、柏子仁、珍珠、绞股蓝、胡芦巴、茜草、荜茇、韭菜子、首乌藤、香附、骨碎补、党参、桑白皮、桑枝、浙贝母、益母草、积雪草、淫羊藿、菟丝子、野菊花、银杏叶、黄芪、湖北贝母、番泻叶、蛤蚧、越橘、槐实、蒲黄、蒺藜、

426

蜂胶、酸角、墨旱莲、熟大黄、熟地黄、鳖甲。

保健食品禁用物品名单

八角莲、八里麻、千金子、土青木香、山莨菪、川乌、广防己、马桑叶、马钱子、六角莲、天仙子、巴豆、水银、长春花、甘遂、生天南星、生半夏、生白附子、生狼毒、白降丹、石蒜、关木通、农吉痢、夹竹桃、朱砂、米壳（罂粟壳）、红升丹、红豆杉、红茴香、红粉、羊角拗、羊踯躅、丽江山慈姑、京大戟、昆明山海棠、河豚、闹羊花、青娘虫、鱼藤、洋地黄、洋金花、牵牛子、砒石（白砒、红砒、砒霜）、草乌、香加皮（杠柳皮）、骆驼蓬、鬼臼、莽草、铁棒槌、铃兰、雪上一枝蒿、黄花夹竹桃、斑蝥、硫黄、雄黄、雷公藤、颠茄、藜芦、蟾酥。

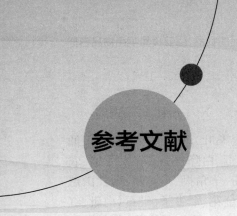

参考文献

［1］李朝品 . 临床营养学 [M]. 北京：人民卫生出版社，2009.

［2］王维群 . 营养学 [M]. 北京：高等教育出版社，2005.

［3］于康 . 临床营养治疗学 [M]. 北京：中国协和医科大学出版社，2004.

［4］张爱红 . 临床营养学 [M]. 上海：同济大学出版社，2013.

［5］陈曦，李哲，等 . 跟国宾大厨学买菜 [M]. 南京：江苏人民出版社，2011.

［6］孙长颢 . 营养与食品卫生学 [M]. 北京：人民卫生出版社，2017.

［7］曾果 . 公共营养学 [M]. 北京：科学出版社，2017.

［8］蔡美琴 . 公共营养学 [M]. 北京：中国中医药出版社，2005.

［9］中国营养学会 . 中国居民膳食指南 [M]. 北京：人民卫生出版社，2016.

［10］中国营养学会 . 中国居民膳食营养素参考摄入量 (2013 版)[M]. 北京：科学出版社，2014.

［11］孙桂菊 . 护理营养学 [M]. 南京：东南大学出版社，2016.

［12］顾景范，杜寿玢，等 . 现代临床营养学 [M]. 北京：科学出版社，2008.

［13］焦广宇，李增宁，等 . 临床营养学 [M]. 北京：人民卫生出版社，2017.

［14］印会河 . 中医基础理论 [M]. 上海：上海科学技术出版社，1984.

［15］印会河，张伯讷 . 中医基础理论 [M]. 北京：人民卫生出版社，1989.

［16］徐桂华 . 中医临床护理学 [M]. 北京：人民卫生出版社，2012.

［17］谭兴贵 . 中医药膳学 [M]. 北京：中国中医药出版社，2003.

［18］倪世美 . 中医食疗学 [M]. 北京：中国中医药出版社，2009.

［19］王绪前 . 中医食疗学 [M]. 湖北：湖北科学技术出版社，2007.

［20］郭瑞华 . 中医饮食调护学 [M]. 北京：人民卫生出版社，2006.

［21］陈岩 . 中医养生与食疗 [M]. 北京：人民卫生出版社，2012.

［22］郭金英 . 食物药膳学 [M]. 北京：中国轻工业出版社，2012.

［23］刘继林 . 中医食疗学 [M]. 山东：山东科学技术出版社，2009.

［24］施奠邦 . 中医食疗营养学 [M]. 北京：人民卫生出版社，1988.

［25］马继兴 . 中医药膳学 [M]. 北京：人民卫生出版社，2009.

［26］翁维建 . 中医饮食营养学 [M]. 上海：上海科学技术出版社，2011.

［27］杨永良、张正浩 . 中医食疗学 [M]. 北京：中国医药科技出版社，1998.

［28］翁维健 . 中医饮食营养学 [M]. 上海：上海科学技术出版社，1992.

［29］ 王琦, 靳琦. 亚健康中医体质辨识与调理 [M]. 北京 : 中国中医药出版社, 2012.

［30］ 高学敏. 中药学 [M]. 北京 : 中国中医药出版社, 2002.

［31］ 张廷模. 临床中药学 [M]. 上海 : 上海科学技术出版社, 2010.

［32］ 张廷模. 临床中药学 [M]. 北京 : 中国中医药出版社, 2004.

［33］ 李冀. 方剂学 [M]. 北京 : 中国中医药出版社, 2008.

［34］ 杨月欣. 中国食物成分表标准版 (第一册)[M]. 北京 : 北京大学医学出版社, 2018.

［35］ 杨月欣. 中国食物成分表标准版 (第二册)[M]. 北京 : 北京大学医学出版社, 2019.